TEXT 整形外科学

ORTHOPEDIC SURGERY

改訂5版

編集

千葉大学教授　　　　大鳥精司
北里大学病院病院長　　髙相晶士
愛知医科大学主任教授　出家正隆
兵庫医科大学名誉教授　吉矢晋一

南山堂

編　集 (五十音順)

大鳥精司　千葉大学教授

髙相晶士　北里大学病院病院長

出家正隆　愛知医科大学主任教授

吉矢晋一　兵庫医科大学名誉教授

執　筆 (執筆順)

吉矢晋一　兵庫医科大学名誉教授

大鳥精司　千葉大学教授

市堰　徹　金沢医科大学教授

川原範夫　金沢医科大学主任教授

竹下克志　自治医科大学教授

髙相晶士　北里大学病院病院長

松山幸弘　浜松医科大学教授

稲見　聡　獨協医科大学准教授

種市　洋　獨協医科大学主任教授

山崎正志　筑波大学教授

鈴木悟士　慶應義塾大学助教

松本守雄　慶應義塾大学教授

名越慈人　慶應義塾大学講師

中村雅也　慶應義塾大学教授

山下一太　徳島大学講師

西良浩一　徳島大学教授

今井晋二　滋賀医科大学教授

中川泰伸　名古屋大学助教

平田　仁　名古屋大学教授

稲垣克記　昭和大学主任教授

亀ヶ谷真琴　千葉こどもとおとなの整形外科名誉院長

小林龍生　防衛医科大学校名誉教授

田中康仁　奈良県立医科大学教授

酒井昭典　産業医科大学教授

鬼頭浩史　あいち小児保健医療総合センター
　　　　　副センター長

出家正隆　愛知医科大学主任教授

藤岡宏幸　兵庫医療大学学長・
　　　　　リハビリテーション学部教授

小嶋俊久　名古屋大学医学部附属病院診療教授

石黒直樹　愛知県医療療育総合センター総長

髙平尚伸　北里大学教授

川井　章	国立がん研究センター中央病院科長	安達伸生	広島大学教授
阿部哲士	帝京大学病院教授	秋山　唯	聖マリアンナ医科大学講師
河野博隆	帝京大学主任教授	仁木久照	聖マリアンナ医科大学教授
須藤啓広	三重大学教授	黒田良祐	神戸大学教授
黒住健人	帝京大学病院准教授	大西哲朗	岡崎市民病院
渡部欣忍	帝京大学教授	砂川　融	広島大学教授
飯塚陽一	群馬大学准教授	面川庄平	奈良県立医科大学教授
筑田博隆	群馬大学教授	牛田享宏	愛知医科大学教授
岩堀裕介	あさひ病院 スポーツ医学・関節センター長	島田洋一	秋田大学名誉教授
鈴木　卓	帝京大学准教授	松永俊樹	秋田大学医学部附属病院准教授
中島康晴	九州大学教授	内尾祐司	島根大学教授
中前敦雄	広島大学准教授		

改訂5版の序

　本書は，第4版の改訂からすでに7年以上の歳月がたちました．最近の技術革新に伴い医学・医療の世界では，診断技術や治療方法の進歩は著しく，整形外科学においても基礎的研究から臨床応用まで，新たな発展が数多くみられます．一方，「TEXT整形外科学」は1996年に第1版が出版されて以来，"教科書とは新知見をくまなく取り込むものではなく，その時代に広く認知されている知見を幅広く網羅し，体系的に理解できるように記載するものであるべき"との考えのもと，編集改訂を行い，学生に理解しやすい記載を心がけてきました．

　この度，第5版を上梓することになり，従来の基本的な編集方針に基づき，最新知見も可能な限り取り込むように工夫しながら，整形外科領域の基礎的知識を幅広く体系的に理解できるように工夫いたしました．

　今回の改訂にあたって，編集者・執筆者の多くを一新し，編集者4名のうち3名が交代し，それぞれ専門とする分野の編集を担当していただき，より詳細に記載内容を検討していただくとともに，新たな執筆者を多数迎え内容のさらなる充実を図りました．従来から取り組んできたように，執筆者には医師国家試験出題基準に準拠する項目と内容を漏れなく記載することをお願いしました．また，4色オールカラー化で視覚的にもより理解しやすいものとしました．

　本書は，当初，医学生の教科書として出版されたものですが，理学療法士や作業療法士，看護師などの医療従事者を目指す学生の教育にも広く使われていると聞いています．第5版も簡潔でありながら必要な情報を漏れなく取り入れるようにコンパクトに編纂されて，基礎知識から最新の治療を体系的に理解できる構成となっています．本書が医療を担うべく勉強している多くの方々の知識の整理に役立ってくれるものと確信しています．本書によって多くの読者が現代整形外科学の知識を深めていただければ，編集者一同の望外の喜びです．

2019年7月

編集者を代表して　出家正隆

初版の序

　最近の科学は，コンピュータを駆使することにより，著しい変貌を遂げている．以前には全く思いもつかなかったことまで解明され，想像もつかなかったことまで可能となっており，その概念を理解することすら，しばしば困難さを伴っていることもある．このような状況のなかで医学の進歩は他の科学分野と比し，多少ゆっくりとした歩みのようにも思えるが，それは特に臨床医学では対象が人間であるという点が一つの大きな理由のように思える．しかしながら医学の進歩も目覚ましいものがあり，日々新しい知見が追加されており，10年前に比し，その情報量は100倍以上になっているといわれている．整形外科領域においても，自分が学生時代に勉強した知識はごくわずかであり，現在の知見に比すべくもない．そして整形外科領域の知識は一般的な基礎医学を学んだだけでは理解しにくいという点がある．どのようにして骨折が治るとか，変形性関節症ではどうして痛みを生じるかなどは，整形外科を勉強しない限り理解できないものである．本書は現在の膨大な整形外科の知見の中から，ごく基本的な知見のみを集め，医師国家試験出題基準を念頭においてその内容を編集したものであり，学生にとってはそのような利用の仕方も可能と思われる．部分的にはやや高度なところまで踏み込んだ記述もあるが，全体を通じて読みやすく，解りやすいことに配慮したつもりである．特に重要な項目には「重要事項」のまとめを挿入してあるので，医学生は試験などの前に目を通し，知識の整理に役立てていただければ幸いである．

　執筆者はいずれもわが国の整形外科の第一線で活躍し，しかも教育に深い関心と情熱を持っている先生方であり，実際の教育現場に即した内容を披露している．

　本書によって多くの読者が現代の整形外科学を楽しく学んでいただき，診療に役立てて頂ければ幸いである．

1995年10月

守屋秀繁
新名正由

Contents

第1章　運動器の構造と機能　　　　吉矢晋一　1

A 骨の構造と機能 … 1
- 1 骨の機能 … 1
- 2 骨の種類 … 1
  - 1 形態による分類 … 1
  - 2 皮質骨と海綿骨 … 2
- 3 骨の構造 … 2
  - 1 長管骨 … 2
  - 2 骨の微細構造 … 3
  - 3 骨の細胞 … 4
  - 4 骨の基質 … 4
- 4 骨の発生と成長 … 5
  - 1 骨の発生 … 5
  - 2 骨の成長 … 5
- 5 骨の代謝 … 6
  - 1 モデリングとリモデリング … 6
  - 2 骨のリモデリングのサイクル … 6
  - 3 骨のリモデリングとカルシウム・リン代謝の調節 … 6

B 関節の構造と機能 … 8
- 1 関節の機能と種類 … 8
- 2 可動（滑膜）関節の構造 … 8
  - 1 関節軟骨 … 8
  - 2 関節包・滑膜 … 10
  - 3 関節液（滑液） … 10
  - 4 半月板（関節円板，関節唇） … 11
  - 5 靱　帯 … 11
- 3 関節の発生 … 11

C 筋・腱の構造と機能 … 12

D 運動にかかわる神経 … 13

第2章　整形外科的診断法　　　　大鳥精司　15

A 病　歴 … 15
- 1 病歴聴取 … 15
  - 1 疼　痛 … 16
  - 2 変　形 … 16
  - 3 機能障害 … 16

B 視　診 … 17
- 1 皮　膚 … 17
- 2 変　形 … 17
- 3 歩　容 … 17

C 触　診 … 18
- 1 関節腫脹 … 18
- 2 関節動揺 … 18
- 3 拘縮，強直 … 18

D 整形外科的計測法 … 19
- 1 姿　勢 … 19
- 2 肢位・変形 … 19
- 3 関節可動域 … 19
- 4 四肢長 … 19
- 5 周囲径 … 19
- 6 筋　力 … 22

E 神経学的所見のとり方 … 22
- 1 運　動 … 22
- 2 感　覚 … 22
- 3 反射・病的反射 … 23
- 4 神経徴候と tension sign … 23
- 5 その他 … 23

F 画像検査 … 25
- 1 単純X線 … 25
- 2 造影検査 … 25
- 3 CT … 25

4 MRI ································· 25
　5 シンチグラフィー，PET ··············· 25
　6 その他の画像検査 ··················· 26
　7 関節鏡検査 ························· 26

G 臨床検査 ····························· 27
H 生理・病理学的検査 ··················· 27
　1 電気生理学的検査 ··················· 27
　2 細胞診・組織診 ····················· 27

第3章　整形外科的治療法
市堰　徹，川原範夫　29

A 保存療法 ····························· 29
　1 薬物療法 ··························· 29
　　1 骨粗鬆症に対する薬物療法 ········· 29
　　2 関節リウマチに対する薬物療法 ····· 29
　　3 変形性関節症に対する薬物療法 ····· 30
　　4 脊柱管狭窄症に対する薬物療法 ····· 30
　　5 その他一般的な薬物療法 ··········· 30
　2 注射療法 ··························· 30
　　1 関節内注射（肩，肘，股，膝，足）·· 30
　　2 トリガーポイント注射 ············· 30
　　3 ブロック注射
　　　（硬膜外ブロック，神経根ブロック）·· 30
　3 牽引療法 ··························· 30
　　1 徒手牽引 ························· 31
　　2 介達牽引 ························· 31
　　3 直達牽引 ························· 31
　4 脱臼整復法 ························· 31
　　1 肩関節 ··························· 31
　　2 股関節 ··························· 31
　　3 肘関節 ··························· 31
　5 ギプスなどによる固定法 ············· 32
　　1 包帯固定，三角巾固定，
　　　アームスリング ··················· 32
　　2 テーピング（絆創膏固定）········· 32
　　3 副　子 ··························· 32
　　4 ギプス固定 ······················· 32
　6 装具療法 ··························· 33
　7 理学療法 ··························· 33
B 手術療法 ····························· 34
　1 手術準備と基本 ····················· 34
　　1 SSI予防の原則 ··················· 34
　2 各部位の手術アプローチ ············· 34
　　1 脊柱・脊髄 ······················· 34
　　2 肩関節〜上肢 ····················· 34
　　3 股関節〜下肢 ····················· 34
　　4 足関節〜足 ······················· 34
　3 骨手術の原則
　　（骨接合術の基本と骨移植術）······· 36
　4 腱手術 ····························· 36
　5 関節手術 ··························· 37
　　1 関節を温存する手術 ··············· 37
　　2 関節を温存しない手術 ············· 38
　6 四肢切断術 ························· 38
　7 組織移植手術 ······················· 38
　8 組織再生手術 ······················· 39
　　1 脚延長法 ························· 39
　　2 軟骨移植術 ······················· 39
C 人工臓器 ····························· 39
　1 人工関節 ··························· 39
　　1 人工関節とは ····················· 39
　　2 股関節 ··························· 39
　　3 膝関節 ··························· 39
　　4 その他の関節 ····················· 40
　2 人工骨 ····························· 40

第4章　脊椎・脊髄

- A 斜　頚 ……………………（竹下克志）41
- B 脊椎・脊髄の先天異常 ……（髙相晶士）43
  - 二分脊椎 …………………………… 45
  - 頭蓋頚椎移行部異常 ……………… 46
    - 頭蓋底陥入症 …………………… 46
  - Klippel-Feil 症候群 ………………… 47
  - Chiari 奇形 ………………………… 47
  - 脊髄空洞症 ………………………… 48
  - 脊髄血管障害 ……………………… 49
    - 脊髄梗塞 ………………………… 49
    - 脊髄出血 ………………………… 50
    - 脊髄動静脈奇形 ………………… 50
- C 脊柱変形 …………………………… 50
  - 1 小児の脊柱変形 ………………… 50
    - 脊柱側弯症 ……………………… 50
    - 特発性側弯症 …………………… 51
    - 先天性側弯症 …………………… 53
    - 神経・筋性側弯症 ……………… 53
    - 間葉系病変による側弯症 ……… 54
    - 神経線維腫症 …………………… 56
    - 後弯症 …………………………… 58
  - 2 成人の脊柱変形 …………（松山幸弘）59
- D 脊椎の炎症性疾患 ……（稲見　聡，種市　洋）63
  - 化膿性脊椎炎 ……………………… 63
  - 結核性脊椎炎 ……………………… 64
  - 強直性脊椎炎 ……………………… 66
- E 頚椎・胸椎疾患 ……………（山崎正志）67
  - 頚椎椎間板ヘルニア ……………… 67
  - 頚椎症，頚椎症性神経根症，
    頚椎症性脊髄症 …………………… 75
  - 脊柱靱帯骨化症 …………………… 81
    - 頚椎後縦靱帯骨化症 …………… 82
    - 黄色靱帯骨化症 ………………… 84
- F 腰椎疾患 ………（鈴木悟士，松本守雄）86
  - 1 腰痛診断の進め方 ……………… 86
  - 2 問　診 …………………………… 86
  - 3 診　察 …………………………… 87
  - 4 検　査 …………………………… 89
  - 5 代表的腰痛疾患 ………………… 93
    - 腰椎椎間板ヘルニア …………… 93
    - 化膿性脊椎炎 …………………… 95
    - 脊椎分離症，脊椎分離すべり症 … 96
    - 腰部脊柱管狭窄症 ……………… 97
    - 脊椎症（変形性腰椎症）………… 99
- G 脊髄腫瘍および馬尾腫瘍
  ……………………（名越慈人，中村雅也）99
- H 脊柱のスポーツ障害
  ……………………（山下一太，西良浩一）106
  - 1 スポーツ障害としての腰痛 …… 106
  - 2 スポーツ障害の屈曲時腰痛と伸展時腰痛
    …………………………………… 106
  - 3 リハビリテーション …………… 109

第5章　上　肢

- A 肩関節の先天異常 …………（今井晋二）113
  - 先天性肩甲骨高位症 ……………… 113
  - その他の先天異常 ………………… 114
  - 1 鎖骨の先天異常 ………………… 114
    - 鎖骨頭蓋異形成症 ……………… 114
    - 先天性鎖骨偽関節 ……………… 114
  - 2 上腕骨・肩甲骨の先天異常 …… 114
- B 肩関節障害 ………………………… 115
  - 1 肩関節の不安定症 ……………… 115
    - 反復性肩関節脱臼 ……………… 115
    - 動揺性肩関節 …………………… 116

2 肩軟部組織の変性疾患 ……………… 117
　　　石灰性腱炎 ………………………………… 117
　　　肩峰下インピンジメント症候群 ……… 118
　　　腱板断裂 …………………………………… 118
　　　凍結肩 ……………………………………… 121
　　　スポーツによる肩の障害
　　　　（投球による障害）……………………… 121
　C 外反肘・内反肘 ……（中川泰伸，平田 仁）122
　D 上腕骨外側上顆炎 ………………………… 124
　E 肘内障 ………………………………………… 124
　F Dupytren 拘縮 ……………………………… 125
　G 手の先天異常 ……………………………… 126
　　　尺側列欠損 ………………………………… 127
　　　橈側列欠損 ………………………………… 127
　　　合指症 ……………………………………… 128

　　　Madelung 変形 …………………………… 128
　　　多指症 ……………………………………… 129
　　　先天性絞扼輪症候群 …………………… 129
　H 手指変形 …………………………………… 130
　　　内在筋マイナス手 ………………………… 131
　　　内在筋プラス手 …………………………… 131
　　　ボタン穴変形 ……………………………… 132
　　　スワンネック変形 ………………………… 132
　　　槌指変形 …………………………………… 132
　　　Heberden 結節 …………………………… 133
　I 化膿性屈筋腱腱鞘炎 ……………………… 134
　J 肘・手のスポーツ障害 ………（稲垣克記）135
　　　肘関節のスポーツ障害 ………………… 135
　　　手関節・手のスポーツ障害 …………… 136

第6章　下　肢　　139

　A 先天性股関節脱臼・臼蓋形成不全
　　………………………………（亀ヶ谷真琴）139
　　　発育性股関節形成不全 ………………… 139
　　　臼蓋形成不全 ……………………………… 143
　B 大腿骨頭すべり症 ………………………… 144
　C 股関節炎 …………………………………… 148
　　　化膿性股関節炎 ………………………… 149
　　　単純性股関節炎 ………………………… 150
　　　結核性股関節炎 ………………………… 151
　D 内反膝・外反膝・反張膝 …（小林龍生）152
　　　内反膝・外反膝 …………………………… 152
　　　Blount 病 …………………………………… 154
　　　先天性膝関節脱臼 ……………………… 154
　E 下肢のスポーツ障害 ………（吉矢晋一）155
　　下肢のスポーツ外傷
　　　膝前十字靱帯損傷 ……………………… 157
　　　膝後十字靱帯損傷 ……………………… 159
　　　膝内側側副靱帯損傷 …………………… 159
　　　膝半月板損傷 …………………………… 160

　　　膝関節部の骨折，軟骨損傷 …………… 162
　　　膝蓋骨脱臼 ………………………………… 162
　　　足関節捻挫 ………………………………… 163
　　下肢のスポーツ障害
　　　Osgood-Schlatter 病 ……………………… 164
　　　離断性骨軟骨炎 ………………………… 165
　　　ジャンパー膝 ……………………………… 166
　　　膝前面痛 …………………………………… 166
　　　腸脛靱帯炎（腸脛靱帯摩擦症候群）…… 167
　　　鵞足炎 ……………………………………… 167
　　下腿・足の障害
　　　疲労骨折 …………………………………… 167
　　　シンスプリント ……………………………… 167
　　　慢性コンパートメント症候群 …………… 168
　　　アキレス腱障害
　　　　（アキレス腱炎，腱周囲炎，
　　　　　腱付着部障害）……………………… 168
　　　足底腱膜炎 ………………………………… 168
　F 先天性下腿偽関節症 ………（亀ヶ谷真琴）168

G 足部疾患 ……………………（田中康仁）170
　先天性内反足 …………………………… 171
　扁平足 …………………………………… 172
　尖　足 …………………………………… 174
　外反母趾 ………………………………… 175
　ハンマートウならびに槌趾 …………… 176
　足の骨端症と無腐性壊死 ……………… 176

第7章　代謝性疾患　　　　　　　　　　　　　　　　　　　　　酒井昭典　179

A 骨粗鬆症 …………………………… 179
B くる病・骨軟化症 ………………… 185
C 副甲状腺（上皮小体）機能亢進症
　および低下症 ……………………… 188
　副甲状腺（上皮小体）機能亢進症 …… 188
　　原発性副甲状腺機能亢進症 ………… 188
　　腎不全に伴う副甲状腺（上皮小体）
　　機能亢進症 …………………………… 189
　　悪性腫瘍に伴う高カルシウム血症 … 189
　副甲状腺（上皮小体）機能低下症 …… 189
　　副甲状腺機能低下症 ………………… 189
　　偽性副甲状腺機能低下症 …………… 190
　　偽性偽性副甲状腺機能低下症 ……… 190
D 甲状腺機能異常およびその他の
　骨代謝疾患 ………………………… 190
　甲状腺機能亢進症 ……………………… 190
　甲状腺機能低下症 ……………………… 190

第8章　骨・関節系統疾患　　　　　　　　　　　　　　　　　　鬼頭浩史　191

A 軟骨無形成症 ……………………… 191
B 骨形成不全症 ……………………… 194
C 大理石骨病 ………………………… 196
D 先天性脊椎骨端異形成症 ………… 198
E 先天性多発性関節拘縮症 ………… 199
F 骨 Paget 病 ………………………… 200

第9章　非感染性骨・関節，軟部組織疾患　　　　　　　　　　　　　　203

A 変形性関節症 ………………（出家正隆）203
　変形性股関節症 ………………………… 204
　変形性膝関節症 ………………………… 209
B 骨壊死症・骨端症 …………（藤岡宏幸）213
　1 骨壊死症 ……………………………… 213
　　大腿骨頭壊死症 ……………………… 213
　　特発性大腿骨頭壊死症 ……………… 213
　　症候性（二次性）大腿骨頭壊死症 … 216
　　膝関節特発性骨壊死
　　（大腿骨内側顆骨壊死）……………… 217
　2 骨端症 ………………………………… 218
　　Perthes（ペルテス）病 ……………… 218
　　Kienböck（キーンベック）病
　　（月状骨軟化症）……………………… 221
　　Panner（パンナー）病 ……………… 222
　　その他の骨端症 ……………………… 222
C 滑膜炎・関節炎 ……（小嶋俊久，石黒直樹）223
　関節リウマチ …………………………… 223
　悪性関節リウマチ ……………………… 231
　若年性特発性関節炎 …………………… 232

痛　風 ………………………… 232
　　偽痛風 ………………………… 234
　　色素性絨毛結節性滑膜炎 …… 235
　　神経病性関節症 Charcot joint
　　　（シャルコー関節）………… 235
　　血友病性関節症 ……………… 236
D 離断性骨軟骨炎 ……………（小林龍生）237
E 軟部病変 …………………（藤岡宏幸）240
　　腱付着部症 …………………… 240

　　de Quervain 病（ドケルバン病）…… 241
　　弾発指（ばね指）……………… 241
　　強剛母指 ……………………… 242
　　滑液包炎 ……………………… 242
　　骨化性筋炎，異所性骨化 …… 243
　　進行性骨化性線維異形成症 … 243
　　ガングリオン ………………… 244

第10章　感染性骨・関節疾患　　245

A 化膿性骨髄炎 ………………（高平尚伸）245
　　急性化膿性骨髄炎 …………… 246
　　慢性化膿性骨髄炎 …………… 248
B 感染性関節炎 ………………（小林龍生）250
　　化膿性関節炎 ………………… 250
　　その他の感染性関節炎 ……… 252

　　結核性関節炎 ………………… 252
　　真菌性関節炎 ………………… 252
　　梅毒性関節炎 ………………… 252
　　淋菌性関節炎 ………………… 252
　　人工関節術後感染 …………… 252

第11章　骨・軟部腫瘍　　255

［総論］

A 分類と疫学 …………………（川井　章）256
　　1 原発性骨腫瘍 ……………… 256
　　2 転移性骨腫瘍 ……………… 257
　　3 原発性軟部腫瘍 …………… 257
B 診　断 ……………………………… 259
　　1 画像診断 …………………… 259
　　2 組織診断 …………………… 260
　　3 病　期 ……………………… 264
C 治　療 ……………………………… 264
　　1 手術療法 …………………… 264
　　2 化学療法 …………………… 266
　　3 放射線治療 ………………… 268

［各論］

A 原発性良性骨腫瘍 ‥（阿部哲士，河野博隆）269
　　骨軟骨腫 ……………………… 269
　　軟骨芽細胞腫 ………………… 271
　　内軟骨腫 ……………………… 272
　　内軟骨腫症（多発性軟骨腫）… 273
　　類骨骨腫 ……………………… 274
　　骨巨細胞腫 …………………… 275
　　非骨化性線維腫 ……………… 277
　　多発性骨軟骨腫 ……………… 278
B 原発性悪性骨腫瘍 ………………… 279
　　骨肉腫 ………………………… 279
　　軟骨肉腫 ……………………… 281
　　Ewing 肉腫 …………………… 282
　　骨悪性線維性組織球腫 ……… 283

脊索腫 ……………………… 284
　　骨髄腫 ……………………… 285
　　線維肉腫 …………………… 287
C 転移性骨腫瘍 ………………… 288
D 骨腫瘍類似疾患 ……………… 289
　　単発性骨嚢腫 ……………… 289
　　動脈瘤様骨嚢腫 …………… 291
　　線維性骨異形成 …………… 292
　　Langerhans 細胞組織球症
　　（好酸球性肉芽腫）………… 293
E 良性軟部腫瘍 ………（須藤啓広）295
　　脂肪腫 ……………………… 295
　　デスモイド型線維腫症 …… 296

　　グロムス腫瘍 ……………… 296
　　血管腫・血管奇形 ………… 297
　　神経鞘腫 …………………… 298
　　神経線維腫 ………………… 299
F 悪性軟部腫瘍 ………………… 300
　　脂肪性腫瘍 ………………… 300
　　線維性/筋線維性腫瘍 …… 301
　　平滑筋肉腫 ………………… 302
　　横紋筋性腫瘍 ……………… 302
　　血管性腫瘍 ………………… 303
　　悪性末梢神経鞘腫瘍 ……… 303
　　滑膜肉腫 …………………… 304
　　未分化多型肉腫 …………… 305

第12章　外傷　　307

A 外傷のプライマリケア ……（黒住健人）307
　1 外傷の初期診療と救急処置 ……… 308
　2 運動器の外傷 ……………………… 310
　3 多発外傷に伴う骨折の治療 ……… 310
　4 開放骨折の治療 …………………… 311
　　圧挫症候群 ………………………… 312
　　四肢血管損傷 ……………………… 313
B 骨折・脱臼 ……………………… 314
　骨折 総論 …………………（渡部欣忍）314
　脱臼 総論 …………………………… 326
　脊椎骨折・脱臼 ………（飯塚陽一，筑田博隆）328
　　上位頚椎損傷 ……………………… 328
　　中・下位頚椎損傷 ………………… 330
　　胸椎・胸腰椎損傷 ………………… 333
　　仙椎損傷 …………………………… 337
　脊髄損傷 ……………………………… 339
　肩関節（亜）脱臼 …………（岩堀裕介）344
　　前方（亜）脱臼 …………………… 345
　　後方（亜）脱臼 …………………… 348
　　反復性前方（亜）脱臼 …………… 349
　上腕骨骨折 …………………………… 351

　　上腕骨近位端骨折 ………………… 351
　　上腕骨骨幹部骨折 ………………… 352
　　上腕骨遠位端骨折 ………………… 353
　肘関節部骨折 ………………………… 354
　　上腕骨遠位部骨折 ………………… 354
　　肘頭骨折 …………………………… 357
　　橈骨近位端骨折 …………………… 357
　　肘内障 ……………………………… 358
　前腕骨骨折 …………………（酒井昭典）360
　　橈骨・尺骨骨幹部骨折 …………… 360
　　橈骨遠位端骨折 …………………… 361
　手の外傷 ……………………………… 363
　　手根骨骨折 ………………………… 363
　　手指骨折 …………………………… 365
　　切断指 ……………………………… 367
　　デグロービング損傷（手袋状剥皮損傷）
　　 …………………………………… 367
　骨盤骨折 ……………………（鈴木　卓）368
　大腿骨近位部骨折 …………（中島康晴）371
　大腿骨骨幹部骨折 …………………… 375
　膝関節部骨折 ………（中前敦雄，安達伸生）378

大腿骨顆上部，顆部骨折 ………… 378
　　大腿骨遠位骨端線損傷 …………… 379
　　膝蓋骨骨折 ………………………… 380
　　脛骨プラトー骨折 ………………… 381
　　膝関節部（骨）軟骨骨折 ………… 381
　　脛骨近位骨端線損傷 ……………… 382
　脛骨骨幹部骨折 ……………………… 382
　足関節部骨折 …………（秋山　唯，仁木久照）384
　　足関節果部骨折 …………………… 384
　　脛骨遠位関節内骨折 ……………… 386
　踵骨骨折 ……………………………… 387
　距骨骨折 ……………………………… 389
　足部の骨折・脱臼 …………………… 391
　　Chopart 関節脱臼骨折 …………… 391
　　Lisfranc 関節脱臼骨折 …………… 392
　　中足骨骨折 ………………………… 393
　　足趾骨折 …………………………… 393
C 筋・腱の損傷 ……………（黒田良祐）394
　肉ばなれ，筋断裂 …………………… 394
　　ハムストリング肉ばなれ ………… 394
　　腓腹筋断裂，その他の筋断裂 …… 396
　腱断裂 ………………………………… 396
　　アキレス腱断裂 …………………… 396
　　その他の腱断裂 …………………… 397
　コンパートメント症候群 …………… 398
　　急性コンパートメント症候群 …… 398
　　慢性コンパートメント症候群 …… 399
D 末梢神経損傷 ………（大西哲朗，平田　仁）399

第13章　末梢神経障害　407

A 絞扼性神経障害 …………………………… 407
　上肢の絞扼性神経障害 ………（砂川　融）407
　　肩甲上神経麻痺 …………………… 407
　　正中神経の絞扼性神経障害 ……… 408
　　　回内筋症候群 …………………… 408
　　　前骨間神経麻痺 ………………… 409
　　　手根管症候群 …………………… 410
　　橈骨神経の絞扼性神経障害 ……… 412
　　　回外筋症候群 …………………… 412
　　　後骨間神経麻痺 ………………… 412
　　　橈骨神経管症候群 ……………… 413
　　尺骨神経の絞扼性神経障害 ……… 413
　　　肘部管症候群，
　　　　遅発性尺骨神経麻痺 ………… 413
　　　Guyon管（尺骨神経管）症候群 … 415
　下肢の絞扼性神経障害 ………（面川庄平）415
　　梨状筋症候群 ……………………… 415
　　異常感覚性大腿痛症 ……………… 416
　　足根管症候群 ……………………… 416
　　前足根管症候群 …………………… 417
　　Morton 病 ………………………… 417
　胸郭出口症候群 ………………（砂川　融）418
B 神経痛 ……………………………（牛田享宏）422
　　複合性局所疼痛症候群（CRPS）… 423
　　神経痛性筋萎縮症 ………………… 425

第14章 整形外科疾患のリハビリテーション治療　島田洋一，松永俊樹　427

A 理学療法と作業療法　427
1 理学療法　427
1. 関節可動域訓練　427
2. 筋力増強訓練　427
3. 持久力訓練　428
4. 起立・歩行訓練　428
5. 物理療法　428

2 作業療法　430
1. 機能的作業療法　430
2. 日常生活動作への働きかけ　430
3. 自助具，装具の作製と使用　431
4. 義手の装着・操作練習　431
5. 高次脳機能障害への働きかけ　431
6. 精神・心理的支持　431
7. 職業前作業療法　431

B 運動器のリハビリテーション治療　431
1 脊椎疾患のリハビリテーション治療　431
1. 頸椎の運動療法　431
2. 胸椎疾患の運動療法　432
3. 腰椎の運動療法　433

2 脊髄損傷のリハビリテーション治療　434
1. 急性期のリハビリテーション治療　434
2. 生活期のリハビリテーション治療　435

3 股関節のリハビリテーション治療　436
1. 温熱療法　436
2. 関節可動域訓練　436
3. 筋力増強訓練　436
4. 歩行訓練　436
5. 水治療法（水中浴）　437

4 膝関節のリハビリテーション治療　437
1. 変形性膝関節症　437
2. 膝靱帯損傷　437

5 肩関節のリハビリテーション治療　437
1. 炎症が強い急性期　437
2. 回復期　438

6 手のリハビリテーション治療　438
1. 末梢神経損傷　438
2. 屈筋腱損傷　439

7 脳性麻痺のリハビリテーション治療　440

C 義肢・装具療法　441
1 義手　441
1. 義手の分類　441
2. 能動義手の構造と機能　441
3. 能動義手装着前の訓練　441
4. 能動義手装着訓練　441

2 義足　441
1. 義足の分類　441
2. 義足のソケット　442
3. 義足の継手　442
4. 義足装着訓練　442

3 上肢装具　442
1. 適応　442
2. 目的　442
3. 代表的な上肢装具　442

4 下肢装具　442
1. 目的　442
2. 主な障害に用いる下肢装具　442

5 体幹装具　443
1. 頸椎装具　443
2. 頸胸椎装具　444
3. 胸腰仙椎装具　444

6 歩行補助具　444
1. 杖　444
2. 歩行器　446

D 身体障害者福祉法・介護保険法・障害者自立支援法・障害者総合支援法　446
1. 身体障害者福祉法　446
2. 介護保険法　447
3. 障害者自立支援法・障害者総合支援法　447

第15章 ロコモティブシンドローム

内尾祐司　*449*

A 総　論 ………………………… *449*
1 ロコモティブシンドロームの概念 …… *449*
2 サルコペニアの概念 ……………… *449*
3 フレイルの概念 …………………… *450*
4 ロコモ，サルコペニア，
　　フレイルの位置づけ …………… *450*

B 各　論 ………………………… *451*
1 ロコモの診断 ……………………… *451*
2 ロコモの予防 ……………………… *453*

資　料　医師国家試験出題基準対応表（平成30年度版）………………………………… *455*

日本語索引 ………………………………………………………………… *465*
外国語索引 ………………………………………………………………… *479*

※本文中の 必修 マークは医師国家試験出題基準（平成30年度版）記載の項目を示す．

第1章 運動器の構造と機能

A 骨の構造と機能

✓ 重要事項

機　　能 ≫ 骨格の形成，支持機能，内部臓器の保護，ミネラルの貯蔵，造血
種　　類 ≫ 形態：長管骨，短骨，扁平骨，混合骨，種子骨
　　　　　　皮質骨と海綿骨
構　　造 ≫ 長管骨の部位：骨端，骨幹端，骨幹
　　　　　　皮質骨：オステオン，ハバース管，フォルクマン管
　　　　　　海綿骨：パケット，骨梁
　　　　　　骨髄：造血細胞，骨髄間質細胞，幹細胞
　　　　　　細胞：骨芽細胞，骨細胞，破骨細胞
　　　　　　基質：無機成分（カルシウム，リン），有機成分（Ⅰ型コラーゲン）
発　　生 ≫ 間葉系幹細胞，軟骨原基
形成と代謝 ≫ 膜性骨化と軟骨内骨化，
　　　　　　モデリングとリモデリング
　　　　　　骨リモデリングの連環
　　　　　　骨形成・吸収と代謝の調節（ホルモン，ビタミン）

1 骨の機能

　骨の機能としては，まず骨格 skeleton を形成し，荷重や運動に際し，四肢・体幹を支持することが挙げられる．肋骨や骨盤は体形を保持し，内部臓器を保護する役割も果たしている（図1-1）．また骨組織はカルシウムやリンといったミネラルを豊富に含み，その貯蔵庫としての機能もある．一方で骨髄内の細胞は，白血球や赤血球といった血液細胞や骨・軟骨・靱帯・腱・筋など運動器の組織を形成する間葉系幹細胞の源となる幹細胞を含んでいる．

2 骨の種類

1 形態による分類

　骨はその形態により長管骨 long bone，短骨 short bone，扁平骨 flat bone に分類される．長管骨は，管状の構造を持ち，四肢長軸の支持を担っている．短骨は短い形状を持つ骨であり，手根骨や足根骨などがこれに当たる．扁平骨には平たい形状を持つ頭蓋骨，骨盤などがある．脊椎は椎体と後方要素（椎弓など）からなり複合的な形状を有するが，このような形状の骨は混合（不規則）骨と称される．

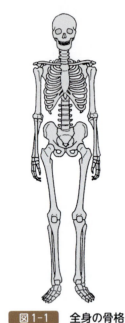

図 1-1　全身の骨格
四肢および体幹の骨から骨格は形成される．

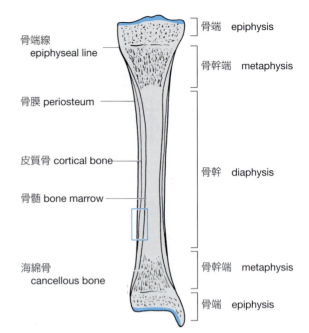

図 1-2　長管骨（脛骨）の各部の名称
関節面に近い部から，骨端，骨幹端，骨幹といわれる．骨幹部外周は皮質骨という緻密な骨からなり，周囲を骨膜で包まれる．骨端に向かうにつれて皮質骨の幅は薄くなり，海綿骨成分が主体となる（□で囲む部分の微細構造を図 1-3 に示す）．

　種子骨 sesamoid bone は通常，腱が対面する骨表面と接触し，その方向を変えながら滑動する部位に存在する．種子骨自体は腱実質の内部に存在し，相対する骨と関節を形成する．第1中足骨遠位足底側などに存在する．膝蓋骨は大腿四頭筋腱内に存在する体内最大の種子骨である．

2 皮質骨と海綿骨

　皮質骨 cortical bone は，骨の外殻を形成する部分で緻密な構造を有する．長管骨の骨幹部では，この皮質骨が管状に表面を取り巻いており，長軸方向の荷重支持において中心的な役割を果たす（図 1-2）．一方，海綿骨 cancellous bone は長管骨では関節近傍に多く存在し，短骨や扁平骨，脊椎ではその構造の主体をなすものである．複合的な方向・種類の荷重負荷を受けて，それを伝達するために三次元的な網目状の骨梁構造を持つ．

3　骨の構造

1 長管骨（図 1-2）

　長管骨は，上肢・下肢の長軸の根幹を形成するもので長管状の形状を有する．その両端はふくらんだ形状になっていて，隣の骨と関節を形成するが，この両端部を骨端 epiphysis，中央部の長管状の部を骨幹 diaphysis，両者の移行部を骨幹端 metaphysis と称する．先に述べたように，骨幹部の外壁は緻密な骨皮質で形成され，管状の構造を持つ．骨皮質の外表面は骨膜 periosteum でおおわれている．骨膜の外（表）層は線維層 fibrous layer，内（深）層で骨に接する側は胚芽層 cambium layer といわれる．皮質骨の内部は骨髄といわれ，脂肪や少量の海綿骨からなる．骨幹端，骨端となるにつれて皮質幅は薄くなって，海綿骨の部分が多くなる．

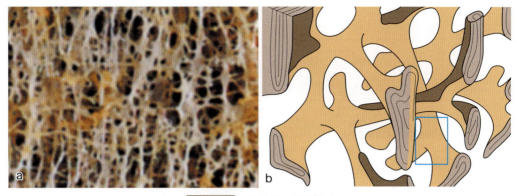

図1-4　海綿骨の骨梁構造
海綿骨は三次元的な網目状の構造を持っている．
a. 海綿骨の断面の写真，b. 骨梁の模式図（□で囲む部分の微細構造を図1-5に示す）

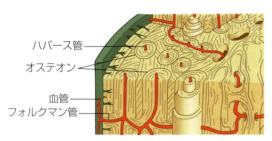

図1-3　皮質骨の構造（オステオン）
ハバース管内を縦走する血管を中心に，同心円状に層板骨が取り巻く皮質骨の基本構造をオステオンと呼ぶ．

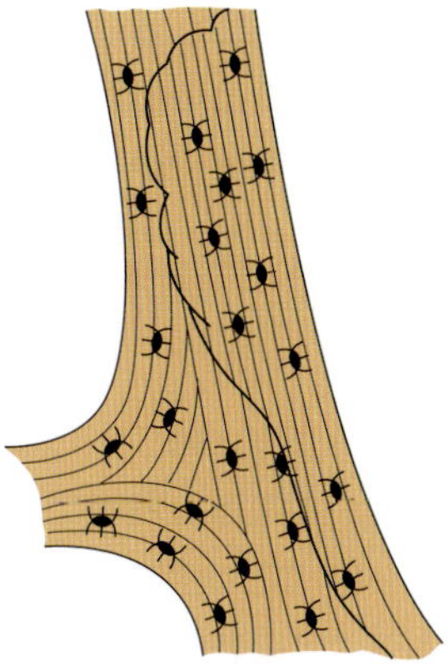

図1-5　海綿骨の構造（パケット）
海綿骨の骨梁にみられる基本構造をパケットと呼ぶ．

2 骨の微細構造

■ 皮質骨

　皮質骨の微細構造については，オステオンosteonといわれる構造がその基本構造となる．これは，中心部に縦走する血管を取り巻く管状のハバース管haversian canalと，その周囲を同心円状に層板骨lamellar boneが取り囲む円柱状の構造である．皮質骨では，このオステオンが縦走する間隙に，骨外周と並行して円周状に走行する層板骨が介在する構造になっている．層状構造を持ったオステオンが組み合わさって皮質骨が形成されることによって，亀裂crackが生じた場合に，その拡大を食い止めることができる．ハバース管内の血管に対し，横方向にその間を連結するように走る血管も存在するが，この構造はその周囲を取り巻く管状の骨を含め，フォルクマン管Volkmann canalといわれる（図1-3）．

■ 海綿骨

　海綿骨は骨梁といわれる三次元的な網目構造からなる（図1-4）．骨梁の間隙には血管と骨髄組織が存在する．骨梁の断面の微細構造をみると，パケットpacketといわれる微小な基本構造が観察される（図1-5）．

■ 骨　髄

　骨髄内には血管，脂肪が存在し，細胞成分は造血細胞hematopoietic cellと線維性細胞や脂肪細胞，骨芽細胞前駆細胞などの骨髄間質細胞bone marrow stromal cellに分類される．骨髄に

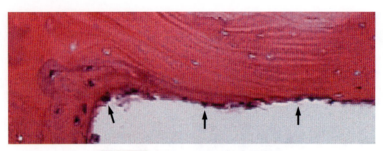

図1-6　新生骨の形成と骨芽細胞
骨形成域の表面に配列した骨芽細胞（矢印）によって，新生骨が形成・付加されている．

は中胚葉系の幹細胞が存在し，これは造血幹細胞 hematopoietic stem cell と間葉系幹細胞 mesenchymal stem cell に大別される．前者からは白血球，赤血球，血小板などの血球成分や破骨細胞が，後者からは骨，軟骨，線維，脂肪細胞などが分化する．

3 骨の細胞

■ 骨芽細胞

骨芽細胞は，骨形成に関与する細胞であり，骨形成の生じている組織の表面に列をつくって配列する（図1-6）．その由来は中胚葉系の間葉系幹細胞である．この幹細胞から骨芽細胞への分化に重要な役割を果たしているものとして，bone morphogenetic protein（BMP）によって誘導される Runx2，そして Wnt シグナル経路がある．その機能は，新生骨組織（骨基質蛋白）の合成である．形成された類骨 osteoid にミネラル沈着が生じ，骨組織へと分化が進んでいく．その過程で 60〜80％はアポトーシス apoptosis によって死滅するが，残りの細胞は骨被覆細胞または骨細胞へと分化する．またこの細胞は RANKL（receptor activator of nuclear factor-κB）などを発現し，破骨細胞の分化や調節にもあずかっている．

■ 骨細胞

骨細胞は骨芽細胞が最終分化したもので，骨組織の中に埋まった形で骨小腔 bone lacuna の中に存在する．近くの骨細胞や骨芽細胞とは骨内の骨小管 bone canaliculus を通じて，細長い突起によりギャップ結合 gap junction のかたちで連絡している．この細胞間の連結により外部から加わった力学負荷を検知する．また骨細胞は RANKL の主たる発現細胞であり，骨形成やその制御にかかわる sclerostin などの産生にもかかわる．このように骨細胞は，骨に加わった力学負荷に応じた骨形成を制御するための重要な役割を果たしている．

■ 破骨細胞

破骨細胞は，骨の吸収を行う多核の巨細胞である．造血系幹細胞に由来し，単球・マクロファージ系の前駆細胞が分化し，融合，多核化して生じる．細胞分化過程においては，前述した RANKL やマクロファージコロニー刺激因子 macrophage colony-stimulating factor（M-CSF）が重要な役割を果たす．組織学的には酒石酸抵抗性酸ホスファターゼ tartrate-resistant acid phosphatase 陽性を呈する．骨吸収に際しては，明帯 clear zone によって骨表面に付着するが，骨組織に対する面は波状縁 ruffled border といわれる多数の突起からなる．そこから蛋白分解酵素や酸が放出され，骨基質は溶解される．その骨吸収に伴ってできた骨表面のくぼみを吸収窩（ハウシップ窩 Howship's lacunae）と呼ぶ（図1-7）．骨吸収が終了すると，細胞はアポトーシスに陥り消滅する．

4 骨の基質

細胞以外の組織成分は基質といわれるが，骨の基質はカルシウムやリンなどのミネラルから

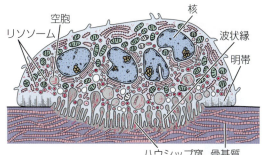

図 1-7 破骨細胞による骨の吸収

骨表面に付着した破骨細胞から蛋白分解酵素，水素イオンが放出され，骨基質に溶解，骨吸収が生じる．骨吸収に伴ってできた骨表面のくぼみを吸収窩（ハウシップ窩）という．
（阿部和厚，他著：組織学 改訂20版．p.94，南山堂，2019）

なる無機質 inorganic substance と，蛋白質などの有機質 organic substance からなる．これら基質の組成によって，骨の力学的な特性は決定される．

■ **無機質（ミネラル）**

無機質の主成分はカルシウムとリンである．これらは結晶性のリン酸カルシウム（ヒドロキシアパタイト hydroxyapatite, $Ca_{10}(PO_4)_6(OH)_2$）として存在する．人体内のカルシウムとリンはそのほとんどが骨に存在しており，骨は体（血液）内のカルシウムやリンの調節において，その主体となっている組織である．

■ **有機質**

有機質の主成分はコラーゲン collagen で，そのコラーゲンの大部分は骨芽細胞によってつくられたⅠ型コラーゲンである．その他，非コラーゲン蛋白としてプロテオグリカン proteoglycan，オステオカルシン osteocalcin，オステオポンチン osteopontin，骨シアロ蛋白 bone sialoprotein などが骨基質の有機質成分に含まれている．

4 骨の発生と成長

1 骨の発生

骨は間葉系幹細胞から発生する．骨の発生過程は膜性骨化 intramembranous ossification と軟骨内骨化 endochondral ossification に分けられる．

膜性骨化は頭蓋骨などにおいてみられる軟骨形成を介することのない骨形成過程である．骨形成部位に集まった間葉系幹細胞から骨が形成されていく．

一方，長管骨など大部分の骨は軟骨内骨化により形成される．骨を形成すべき部位に集まった間葉系幹細胞はまず，軟骨細胞へと分化し，軟骨組織（軟骨原基）を形成する．その後，軟骨原基内で骨芽細胞の分化が生じ骨髄内への血管の進入に伴い骨化が進んでいく．また骨幹端部では成長軟骨板が，骨端部では血管進入に伴う二次骨化中心が形成される．

脊椎の発生においては，体軸にそって形成された体節が，神経管 neural tube や脊索 notochord を取り囲む形で，そこに脊椎の骨組織が形成されていく．

2 骨の成長

前項で述べたごとく，扁平骨および短骨の成長はそれぞれ膜性骨化と，軟骨内骨化の機序で進む．長管骨の横径の増大には膜性骨化がかかわるが，長軸方向の成長は，骨端と骨幹端の境界に存在する成長軟骨板における軟骨内骨化によって進んでいく．

成長軟骨板での骨形成の機序を以下に述べる．同部では骨端側から骨幹端に向かって軟骨細胞が柱状に配列しており，軟骨細胞は，その形態により，骨端側から，まず，胚芽細胞層 germinal cell zone，そして増殖細胞層 proliferative cell zone，肥大細胞層 hypertrophic cell zone といわれる層に区別される．はじめに胚芽細胞層で軟骨細胞が形成され，増殖細胞層では骨幹端に向かうにつれ細胞は肥大し，さかんに基質を合成するようになる．肥大細胞層では細胞はさらに肥大し，カルシウム含量が増えてくる．その次の予備石灰化層 provisional calcification zone，石灰化層 calcified zone へといたる段階で石灰化は進み，軟骨細胞は肥大し，アポトーシスに陥り死滅する．ここに血管とともに骨芽細胞が侵入して骨梁が形成される（図1-8）．

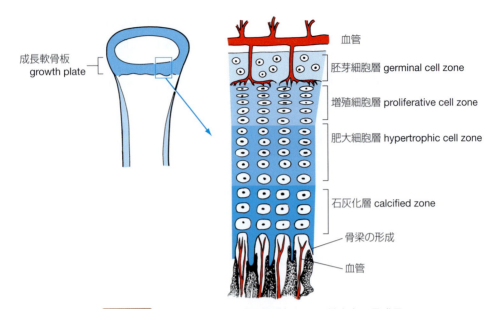

図1-8 成長期における成長軟骨板での長軸方向の骨成長

長管骨骨幹端での成長軟骨板の細胞の縦方向の層状配列を示す．胚芽細胞層で軟骨細胞が形成され，増殖細胞層・肥大細胞層に向かうにつれ細胞は肥大し，カルシウム含量が増えてくる．その後，石灰化層へといたる段階で骨梁が形成される．

5 骨の代謝

1 モデリングとリモデリング

成長，発育に伴い，骨は新たな骨組織を形成しながら，最終的な形態やサイズを獲得していくが，その過程を骨モデリング modeling (construction) と称する．一方，リモデリング remodeling (reconstruction) とは，いったんできた骨組織が吸収と新生骨形成という過程をくり返して，組織の恒常性を維持し再構成を行うことをさす．

2 骨のリモデリングのサイクル

骨のリモデリングにおいては活性化，吸収，反転，骨形成，休止というサイクルがくり返される．活性化・吸収期には，局所で破骨細胞が形成されて骨を吸収する．骨吸収が終了すると，破骨細胞はアポトーシスに陥り，反転・骨形成期では骨芽細胞が出現して，骨吸収の起こった部位に新生骨を添加していく．この過程は骨代謝回転といわれる．骨形成が終われば骨芽細胞は一部は骨細胞になり，その他はアポトーシスを起こして消失していく（図1-9）．成長が終わって成人期になって以降も，骨組織においては，常にこの破骨細胞による骨吸収と骨芽細胞による新生骨付加（リモデリング）の連環がくり返され，成人では10年単位で骨全体の再置換が生じるとされている．骨のリモデリングがなぜ生じるかということについては，死滅した組織の除去，疲労による骨組織のダメージの修復，酸素や栄養の供給経路の維持，新たな基質の産生などの因子が挙げられている．

骨のリモデリング過程を調節するものとしては，力学的因子と生物学的因子とがある．局所に加わる力学的負荷に応じて，骨組織の形態が変化することはWolffの法則として古くから知られている．また同時に，種々の全身，局所的な生理物質もこの調節に関与している．

3 骨のリモデリングとカルシウム・リン代謝の調節

骨のリモデリングは，体内のカルシウムやリンの代謝とも密接にかかわっているが，細胞の活性調節やミネラル代謝にはホルモンやビタミ

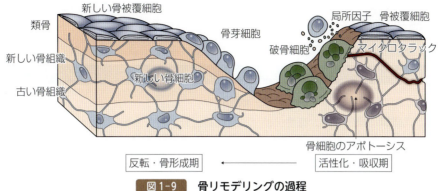

図1-9 骨リモデリングの過程
アポトーシスに陥った骨細胞からのシグナルによって破骨細胞が誘導されて骨吸収が生じ（活性化・吸収期），引き続いて骨芽細胞による骨形成によって骨吸収の起こった部位に新生骨が添加されていく（反転・骨形成期）．

(Seeman, et al.：New Eng J Med 354：2250-2261, 2006 より改変)

ンなど多くの生物学的因子が関与している．

　副甲状腺ホルモン parathyroid hormone（PTH）は骨のリモデリングを吸収（破骨細胞）・形成（骨芽細胞）両面で促進するとともに，骨組織から血液へカルシウムを移動させ，血清カルシウムを増加させる．また血清カルシウム低下時には，このホルモンが増加し，血清カルシウム値を定常状態に保つ役割を果たす．一方 PTH は，リンに対しても，腎の近位尿細管におけるリン再吸収を調節することによって，血清リン値を一定に保つ役割がある．カルシトニンは破骨細胞による骨吸収を抑制し，血清カルシウムの上昇時には，これを低下させる．成長ホルモンは insulin-like growth factor（IGF）と共同して成長軟骨板に作用し，同部での細胞の増殖と肥大を促進する．甲状腺ホルモンは骨吸収・形成をともに促進することで，骨リモデリング過程を全般に亢進させる．性ステロイドホルモンのうち，エストロゲンには破骨細胞・骨芽細胞両方に作用して，骨代謝回転を調節する機能がある．

思春期後半には同ホルモンによる骨吸収抑制の作用が成長軟骨板閉鎖を誘導する．一方，アンドロゲン（テストステロン）も，特に男性において骨量の維持の役割を果たす．グルココルチコイドは過剰になると骨芽細胞や骨細胞のアポトーシスを促進するとともに，腸管からのカルシウム吸収を抑制する．

　ビタミン D もカルシウム・リン代謝に大きな役割を果たす．ビタミン D は食事から体内に吸収されたのち，肝臓および腎臓で活性化され活性型ビタミン D $1\alpha,25(OH)_2D$ となる．このビタミンは腸管でのカルシウム・リン吸収と，骨のミネラル化を促進し，骨においては破骨細胞および骨芽細胞の分化を誘導する．血清カルシウムが低下すると，活性化ビタミン D の合成が促進され，その作用で血中カルシウムを上昇させる．その他，ビタミン K はオステオカルシンの生成の促進にあずかり，ビタミン C が欠乏すると，骨吸収の促進，骨形成の減少につながるとされる．

B 関節の構造と機能

重要事項

種　類 » 可動（滑膜）関節と不動関節，軟骨結合
　　　　球関節，楕円関節，蝶番関節，平板関節，鞍関節，車軸関節
構　造 » 関節軟骨（軟骨細胞，コラーゲン，プロテオグリカン）
　　　　関節包，滑膜，関節液
　　　　半月板，関節円板，関節唇
　　　　靱帯
関節の発生

1 関節の機能と種類

　関節 articulation, joint とは 2 つ以上の骨が連結する部位をさす．相対する骨が動くかどうかによって，可動関節 diarthroidal joint と不動関節 synarthroidal joint に分類される．前者は滑膜関節 synovial joint ともいわれ，内面を滑膜 synovial membrane によっておおわれた関節包 joint capsule で包まれた構造になっている．この関節包により関節腔が形成されていて，関節腔内には滑膜細胞から産生された関節（滑）液 synovial fluid が存在している．一方，不動関節では相対する骨同士は軟骨や骨，線維組織により結合されていてほとんど可動性を持たない．

　可動（滑膜）関節はその形態により，球関節，楕円関節，蝶番関節，平板関節，鞍関節，車軸関節などに分類される．球関節は股関節が代表的なものであり，その構造上，運動の自由度が大きい．それに対し，蝶番関節と分類されるものには指節間関節があり，骨同士のかみ合わせにより，運動が 1 軸方向（屈伸方向）のみに限定される．

2 可動（滑膜）関節の構造

　このタイプの関節には，可動性と支持性の両者が求められる．力学的にみると例えば下肢関節では，歩行時には体重の 3 倍程度の負荷が加わり，また年間百万サイクル単位での運動を行う．したがって関節には反復して加わる負荷に対する耐久性も求められる．そういった機能を果たすために，以下に述べる各構成体がそれぞれの役割を担って機能している．関節の構造を概説すると，まず相対する骨の表面は関節軟骨でおおわれ，周囲は関節包で包まれている．関節内外には骨同士を結合する靱帯，関節内の辺縁部には線維軟骨でできた半月板や関節唇という構造があって，関節運動に際して以下に述べるように多様な機能を果たす（図 1-10）．

1 関節軟骨 articular cartilage

　関節軟骨は，組織としては硝子軟骨 hyaline cartilage に分類される．血管や神経は存在せず，軟骨細胞と基質からなるが，組織の特徴は細胞成分が少ないことである（全容積の 4% 以下）．内部構造についてみると，軟骨細胞の形態や線維の走行により，その表層から，輝板 lamina splendens，表層 tangential zone，中間層 transitional zone，深層 radial zone，石灰化層 calcified zone に分けられる．最表層は輝板という薄いコラーゲンの膜でおおわれる．以下，表層の tangential zone では，細胞は扁平で基質のコラーゲン線維とともに，関節表面に並行に配列する．中間層では細胞の形態は球形化し，コラーゲン線維配列は不規則となる．深層になると，細胞や線維の配列は垂直方向となる．その深部では

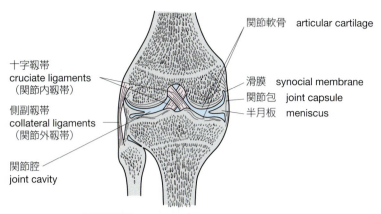

図 1-10　関節の構造（膝関節を例に示す）
関節は関節包によって包まれ，関節腔内には関節液が存在する．相対する関節面は関節軟骨でおおわれるが，関節辺縁では線維軟骨からできた半月板がその間隙を埋めて衝撃の吸収や関節運動の誘導，安定化にあずかる．

軟骨は石灰化するが，この石灰化層と深層の境界では，光学顕微鏡下でヘマトキシリンに濃染する波状のタイドマーク tide mark といわれる線が観察される．石灰化層の下には軟骨下骨 subchondral bone，そして海綿骨 cancellous bone が存在し，支持・荷重伝達の基盤となる力学的特性を有している（図 1-11）．

軟骨細胞以外の基質成分は湿重量としては，水分が 70～80％を占めるとされているが，水分を除いた乾燥重量ではコラーゲンとプロテオグリカン proteoglycan が大部分を占める．コラーゲンは軟骨細胞によって産生されるが，その 90％以上がⅡ型コラーゲンであり，基質内では三次元的に網目構造を作っている．コラーゲンに次いで多く含まれる成分は，プロテオグリカンである．これはコア蛋白といわれる蛋白質に，多数のムコ多糖（コンドロイチン硫酸，ケラタン硫酸）が結合したもので，櫛状の構造を持ち，プロテオグリカンモノマー，またはアグリカン aggrecan といわれる（図 1-12）．これらムコ多糖は陰性に荷電しており，お互いに反発すると同時に，水や陽性イオン成分を引き寄せ膨張しようとするが，これがコラーゲンの三次元的ネットワークでつなぎとめられることが，軟骨組織に弾力性をもたらす一要因となっている（図 1-13）．軟骨基質内では，このアグリカ

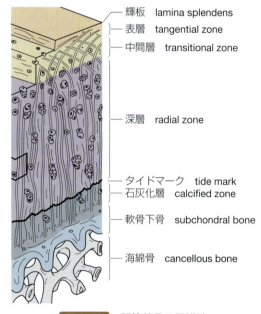

図 1-11　関節軟骨の層構造
表層では細胞は扁平でコラーゲン線維とともに，関節表面に並行に配列する．中間層では細胞の形態は球形化し，コラーゲン線維配列は不規則となる．深層になると，細胞や線維の配列は垂直方向となる．その深部では軟骨は石灰化するが，この石灰化層と深層の境界では，光学顕微鏡下でヘマトキシリンに濃染する波状のタイドマークといわれる線が観察される．

ンがヒアルロン酸 hyaluronic acid にリンク蛋白によって結合し，凝集体 aggregate として存在している．成熟軟骨細胞は軟骨基質内では分裂しないが，コラーゲンやプロテオグリカンの合成

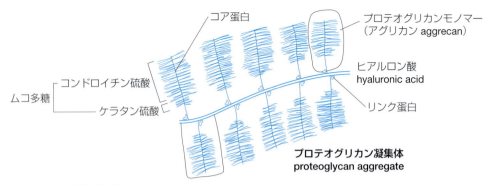

図 1-12　プロテオグリカンモノマー（アグリカン）と凝集体の構造

プロテオグリカンはコア蛋白といわれる蛋白質に多数のムコ多糖（コンドロイチン硫酸，ケラタン硫酸）の結合したもので，櫛状の構造を持つ．プロテオグリカンモノマー，またはアグリカンといわれる．軟骨基質内では，このアグリカンがヒアルロン酸に結合し，凝集体として存在している．

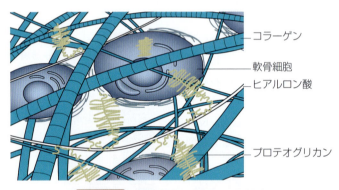

図 1-13　関節軟骨の微細三次元構造

プロテオグリカンのムコ多糖は陰性に荷電しており，お互いに反発すると同時に，水や陽性イオン成分を引き寄せ膨張しようとするが，これがコラーゲンの三次元的ネットワークでつなぎとめられる．

と分解を継続して行っている．

関節軟骨の重要な機能は，まず第一に低摩擦，低摩耗である．関節軟骨間の摩擦係数は，氷上でのアイススケートにおける摩擦の約10分の1といわれていて，高度な低摩擦が達成されている．これには関節内に存在する関節液や荷重・運動に伴う関節軟骨への水分の流入・流出などに基づく複雑な潤滑機構が関与するといわれている．またくり返す荷重負荷に対して，衝撃を吸収する機能もあり，先に述べたアグリカンによる水分保持作用，コラーゲンの三次元的ネットワーク，水分の出入りなどがこの機能に寄与している．

2 関節包・滑膜

関節において相対する接触面は，関節軟骨によっておおわれる．この部は周囲を関節包により包まれ，閉鎖された関節腔を形成し，腔内には関節液が存在している．関節包は緻密な結合組織からなるが，その内面は滑膜という組織でおおわれている．滑膜の表層は2～3層の細胞が配列するが，これは滑膜細胞といわれる．これには貪食機能を有する細胞と，関節液を産生する細胞の2種類が混在する．滑膜下の組織には，血管や神経が豊富に存在する．

3 関節液（滑液）

関節液は滑膜細胞において産生されたヒアルロン酸などの成分と血漿成分の合わさったもの

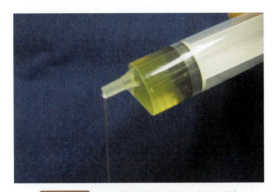

図 1-14 正常関節液の性状（曳糸性）

正常関節液は黄色，透明であり粘稠性が高い．そのため滴下すると糸を引く．

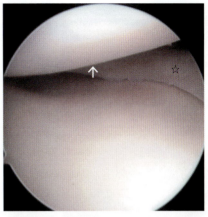

図 1-15 関節鏡でみた関節内の状態（関節軟骨と半月板）

膝関節の関節軟骨（矢印）と半月板（☆印）を，関節鏡で観察した様子を示す．

であり，関節における潤滑や衝撃吸収において，前に述べたように，関節軟骨とともに重要な役割を果たす．また，関節軟骨の栄養は関節液の流入・流出による物質の移動によって行われるが，このしくみを拡散 diffusion という．正常関節液は黄色，透明であり粘稠性が高い．そのため滴下すると糸を引き，この性状を曳糸性という（図 1-14）．

4 半月板（関節円板，関節唇）

相対する関節軟骨の間隙に堤防状または円板状の構造を持つ軟骨組織が存在する関節がある．膝関節においては半月板といわれるが，股関節や肩（肩甲上腕）関節では関節唇，肩鎖関節などでは関節円板と称される．いずれも線維軟骨からなる組織であり，主成分は水分で，その他コラーゲン（大半はⅠおよびⅡ型）が含まれる．半月板は三日月型の組織で，内側・外側に1つずつ存在し，前後端は骨に付着部を持ち，辺縁は関節包に付着する（図 1-15）．その断面形状は楔型で関節軟骨の間隙を埋める構造になっているため，関節運動に伴う接触部位の変化に合わせて移動する．そして関節間に加わった圧迫力は，半月板の長軸方向に沿った環状のストレス（hoop stress）に変換される．そのストレスに対抗するために，コラーゲンは主に組織の長軸方向に走行する配列をとる．力学的機能としては，関節運動の誘導，関節の安定化，衝撃の吸収などの役割を果たす．

5 靱帯

靱帯は，関節において相対する骨同士をつなぐ線維組織で，基本的に縦方向に密に配列するコラーゲン（大半はⅠ型）と少数の線維系細胞からなる．膝側副靱帯など関節外に存在するもの，関節包自体の一部が肥厚した関節包靱帯，膝前十字靱帯などの関節内靱帯に分類される．その機能は生理的運動においては関節運動を誘導するが，強い外力負荷が加わった際には相対する骨端間の過度のずれを制動し，関節の安定性を担う役割もある．靱帯と骨との付着部構造には，靱帯，非石灰化軟骨層，（tide mark をはさみ）石灰化軟骨層，骨の4層構造からなる direct insertion（図 1-16）と靱帯内と骨組織（骨膜）の線維が直接連絡する Sharpey 線維の形態をもって付着する indirect insertion（図 1-17）の2つの種類がある．前者は膝十字靱帯などに，そして後者は膝内側側副靱帯など幅広い付着部を持つ部の付着部に認められる．また靱帯組織内には，血管とともに，痛覚や深部知覚にかかわる神経終末や受容器も存在する．

3 関節の発生

胎生期，四肢関節の発生においてはまず，関節が形成される部位に間葉系幹細胞が凝集す

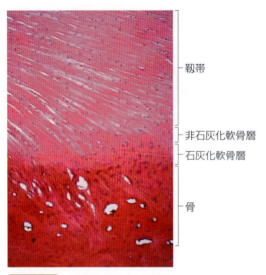

図1-16 靱帯の骨への付着部（direct insertion）

膝前十字靱帯の脛骨への付着部の靱帯長軸方向切片の組織像である．上方の靱帯組織から，下方の骨にいたるまで，靱帯から軟骨，そして軟骨が石灰化し骨組織へと4層構造をつくって配列する（HE染色，弱拡大）．

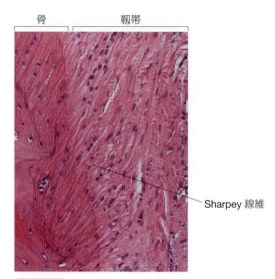

図1-17 靱帯の骨への付着部（indirect insertion）

右側の靱帯組織と左側の骨組織の間に，直接的な線維（Sharpey線維）による連絡があり，張力負荷が靱帯から骨へと伝達される仕組みとなっている（HE染色，弱拡大）．

る．そして同部に軟骨化が生じ，引き続いて関節包，関節腔が形成される．その後靱帯や半月板などの組織が形成され，関節としての形状ができあがっていく．

C 筋・腱の構造と機能

✓ 重要事項

機　能 ≫ 骨格筋，随意筋
構　造 ≫ 筋腹，腱
　　　　　筋線維，筋原線維
　　　　　Ⅰ型とⅡ型線維，速筋と遅筋

　運動にかかわる筋は，その両端が骨格に付着する骨格筋といわれ，骨格への付着部には腱組織が介在する．神経の制御により随意的に収縮を行う（随意筋）．

　骨格筋は間葉系幹細胞から分化して発生する．長軸の中央部分の径の太い部分は筋腹 muscle belly といわれ，その両端は径が細くなり腱組織へと移行する．骨格筋は構造的には横紋筋 striated muscle であり，筋線維からなるが，筋線維は筋原線維といわれる微小単位の集合体である．筋原線維はミオシンとアクチンのフィラメントで構成された束状の構造を持つ．径の太いミオシンフィラメントと細いアクチンフィラメントは相互に配列するため，筋原線維は偏光顕微鏡下で明・暗の横縞が認められ，そのために横紋筋と表される．

筋線維は組織学的にⅠ型，ⅡA型，ⅡB型に分類される．筋はその収縮速度により，速筋と遅筋に分類されるが，速筋はⅡB線維を多く含み色調が白いので白筋とも称され，遅筋はⅠ型線維が多く赤筋といわれる．速（白）筋は速い収縮が可能であるが疲労しやすい．一方，姿勢の維持にあずかる筋肉には遅（赤）筋成分が多く含まれる．

腱は靱帯と類似したⅠ型コラーゲンを主体とする縦走する線維からなる組織である．骨との付着部の組織像も靱帯と同様のinsertionの構造を持つ．

D 運動にかかわる神経

☑ 重要事項

機　　能	≫ 神経筋協調
構　　造	≫ 脊髄神経，末梢神経
	機械受容器と固有知覚受容器

　ヒトの神経系は脳・脊髄の中枢神経系と末梢神経系に分かれる．脊髄は近位では脳につながり，遠位端は成人では第1～2腰椎の高さで円錐の形状になって終わる（脊髄円錐）．脊髄神経は各椎間のレベルから左右に1本ずつ分岐する．脊髄神経を構成するのは前根の運動神経と後根の感覚神経である（図1-18）．そこに続く末梢神経は，周囲をおおうSchwann細胞により形成される髄鞘の有無によって，有髄神経と無髄神経に分類される．末梢神経のうち運動神経（下位運動ニューロン）は神経筋接合部を介して，その神経の支配する筋線維を収縮させる．感覚神経は末梢の感覚受容器につながっている．筋，腱，靱帯，関節包など運動器における受容

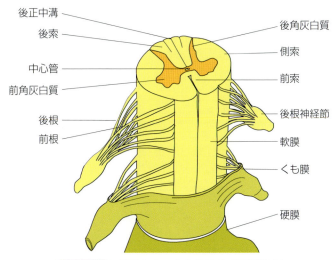

図1-18　脊髄とそこから分岐する脊髄神経
脊髄神経は各椎間のレベルから左右に1本ずつ分岐する．脊髄神経を構成するのは前根の運動神経と後根の感覚神経である．
（Carpenter MB：Human neuroanatomy. 8th ed, Williams & Wilkins, 1983）

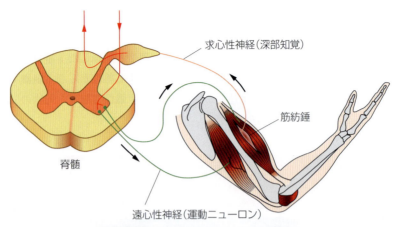

図1-19 関節運動における神経筋協調

運動に際しては，筋肉内の筋紡錘から求心（上行）性線維を介して深部知覚の感覚情報が中枢神経に送られ，その情報に基づいて，遠心（下行）性の神経（運動ニューロン）を介したシグナルによって，複数の骨格（随意）筋の収縮により運動が行われる．

器には，機械的な刺激を感知する機械受容器mechanoreceptorと，筋紡錘，Golgi 腱器官などの深部知覚を伝える固有知覚受容器proprioceptorとがある．受容器からの情報は脊髄から脳へと上行性に伝えられる．

運動に際しては，末梢の受容器からの感覚情報が求心（上行）性神経を介して中枢神経に送られ，そこで情報が統合される．その情報に基づいて，遠心（下行）性の神経（運動ニューロン）を介して，シグナルが神経筋接合部に送られ，複数の骨格（随意）筋の収縮により運動が行われる．こういった感覚・運動神経系を介した運動調節のサイクルを神経筋協調という（図1-19）．

第2章 整形外科的診断法

　整形外科の各種疾患を正確に診断するためには，詳細な病歴の聴取，適切な身体診察，神経学的診察が大切である．

　これらにより，推定される診断あるいは鑑別診断を考慮し，必要な各種画像検査，電気生理学的検査，血液検査，検体検査，内視鏡検査などを行い，診断を確定する．重要なことは，画像検査に捉われず，診察を行うことである．

A　病　歴

✓ 重要事項

病歴聴取 》 主訴，現病歴，既往歴，家族歴，生活歴，アレルギー歴，常用薬，職業歴，スポーツ歴など

1　病歴聴取　　必修

　病歴聴取に際しては，主訴，現病歴，既往歴，家族歴，生活歴，アレルギー歴，常用薬，職業歴，スポーツ歴などについて聞く．診察全体を通して，患者がリラックスできるようにするとともに，プライバシーに十分配慮する．

　主訴は患者が受診するきっかけとなった主たる愁訴のことで，簡明に記載する．現病歴では，症状の種類，強さおよび部位，原因，誘因，増悪あるいは寛解因子，発症からの経時的変化の把握が大切である．

　既往歴では，関連する疾病や外傷，糖尿病，循環器疾患，呼吸器疾患，肝疾患，腎疾患，悪性腫瘍，結核，アレルギー，精神神経疾患，手術の既往あるいはこれらの疾患の現在の治療内容について聞く．

　家族歴では，血縁者における糖尿病，関節リウマチ，その他，家族集積性のある疾患の有無について聞く．

　生活歴では，飲酒，喫煙などを聞く．大腿骨頭壊死，腰痛の発症リスクを増加させ，周術期管理に問題となる．

　アレルギー歴，常用薬を聞く．検査における造影剤や治療における抗菌薬の使用の是非，ステロイドなどの内服では易感染性や，骨粗鬆症をもたらす．

　職業歴では就業状況，具体的な作業内容を含め，主訴や現病歴との関連を聞く．

　整形外科的疾患には，脊椎分離症，上腕骨外側上顆炎，膝前十字靱帯損傷などスポーツ歴と関連する疾患も多い．病歴の聴取に際しては，患者の家族的・社会的背景，精神的負荷状態の評価もあわせて行う．また，労働災害補償の有無，交通事故の関与などについても聞く必要がある．重要な点は，後で問題とならないように

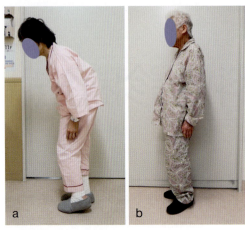

図 2-1　高齢者の腰椎後弯症（a）と首垂れ（b）による変形（外観）

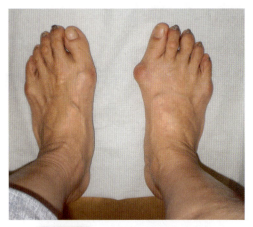

図 2-2　外反母趾の変形（外観）
左側に軽度，右側に高度外反母趾をみとめる．

カルテ記載をしっかりと行うことである．特に最近はセカンドオピニオンも多く，前医に対する批判的意見は極力避けるべきである．整形外科に来院する患者の主訴として多いのは，疼痛，変形，機能障害などである．

1 疼痛

整形外科疾患では疼痛が主訴となることが多い．疼痛の部位は患者自身に指し示してもらう．例えば「腰」といっても患者により背部，腰部，殿部，仙骨部，ときには大転子部を意味する場合もある．外傷をはじめとする筋骨格系の痛みは局所の動きによって増強し，安静によって寛解する．局所の安静を保っても増強する場合は化膿性関節炎や膿瘍などの炎症，悪性腫瘍の原発あるいは転移などが考えられる．神経や神経根の障害では，当該神経の支配領域に放散する疼痛を認め，感覚鈍麻，感覚過敏，異常感覚を伴うことがある．障害箇所が疼痛部位のこともあるが，脊椎圧迫骨折で腸骨稜に疼痛を認知するような関連痛もあるので注意する．また心理社会的因子があると，疼痛の強度が増強し，難治性になることも考慮する．

2 変形

主訴となる身体の変形には，脊柱変形（後弯，前弯，側弯など），上肢の変形（外反肘あるいは内反肘など），下肢の変形（外反膝あるいは内反膝など），萎縮，上肢長差，下肢長差などがある．多くの変形は視診にて明らかとなるが，個々の患者の変形に対する感じ方は異なっており，原疾患との関係や精神的な面の配慮も大切である．ときに立位，歩行時のその変形が増強することがあり，坐位のみの視診では十分ではない．図 2-1 に高齢者の腰椎後弯症と首垂れによる変形，図 2-2 に外反母趾による変形を示す．

3 機能障害

脊髄，馬尾，末梢神経の障害による四肢の筋力低下，感覚鈍麻，上肢の巧緻運動障害，歩行障害などが主訴となることも多い．ときに膀胱直腸障害も呈する．また，関節拘縮や動揺関節などによる機能障害が主訴となることもある．また近年，骨粗鬆症，筋量，筋力減少を伴ったロコモティブシンドローム（運動器の障害のために移動機能の低下をきたした状態）の概念が導入され，高齢者に特徴的な機能障害も観察する（第 15 章 p.449 参照）．

B 視診

✓ 重要事項

皮　　膚 » 発赤，チアノーゼ，カフェオレ斑，仙骨部の発毛，腫瘤，瘻孔
変　　形 » 内外反変形，回旋変形，脊柱側弯・後弯変形
歩　　容 » 痙性歩行，小刻み歩行，失調性歩行

視診では，歩容，姿勢，肢位，脊柱・四肢の変形，皮膚の色調の変化，腫脹，浮腫などについてみる．図2-3に変形性膝関節症患者の膝の外観を示す（術前後）．診察室に入室する際から，体格，顔色，歩容や姿勢を観察することは各種整形外科疾患の把握に大切である．診察に際して，局所を必要なだけ露出させるが，患者の羞恥心やプライバシーに配慮しなければならない．

1 皮膚　　必修

整形外科疾患と関連する皮膚疾患には，乾癬，掌蹠膿疱症などがある．また，疼痛を主訴とする患者には帯状疱疹がみられることに注意が必要である．脊柱管癒合不全では仙骨部に発毛がみられることがある．神経線維腫症では皮膚にカフェオレ斑をみる．このほか，皮膚所見としては，発赤，腫脹，チアノーゼ，筋萎縮，瘢痕，腫瘤，瘻孔，色素沈着，解放創などがみられる．

2 変形　　必修

四肢や脊柱の変形が主訴となることも多く，角状変形，回旋変形，萎縮，下肢長差，脊柱変形などがある．四肢の変形として，新生児の足部の内反変形，骨折治癒後の変形，変形性膝関節症，ヘバーデン Heberden 結節（手指遠位指節間：DIP関節），脊柱側弯症における体幹前屈位での肋骨隆起の観察など，変形の部位，病態に応じた診察法がある．

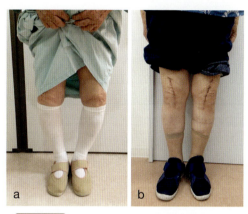

図2-3　変形性膝関節症患者の膝（外観）
術前は内反変形（a）であるが，術後は正常のアライメントになっている（b）．

3 歩容　　必修

診察室に入室する際の歩容や姿勢は脊椎・脊髄疾患の大まかな把握に大切である．頚椎症，脊髄腫瘍などでは痙性歩行がみられ，パーキンソン症候群では前傾姿勢ですり足，小刻み歩行がみられる．このほか，小脳疾患では失調性歩行，神経筋疾患では筋力低下による異常歩行がみられる．腰部脊柱管狭窄症は間欠跛行が特徴的である．

変形性膝関節症患者では坐位から立ち上がる動作で痛みが強く，歩きはじめの歩行がスムーズではない．

脚長差がある場合，短縮側の骨盤を下降させた歩容となる．また膝関節の破壊に伴う同様性の有無を確認する．

C 触診

✓ 重要事項

■膝蓋跳動 ballottement of patella（BOP）
関節の拘縮 » 可動域の減少
関節の強直 » 可動域がない

触診では，筋の緊張，皮膚，関節や軟部組織の腫脹，関節の動揺，拘縮，強直，熱感，圧痛，運動痛などについてみる．このほか，必要に応じてリンパ節の触診，腹部の触診などを行う．頚部や体幹の痛みを訴える患者では，局所の叩打痛の有無が疾患の鑑別に有用である．損傷された末梢神経を遠位から近位へ叩いていくと，損傷された部位では，その神経の固有感覚領域にチクチク感が生じる．これはTinel徴候である．

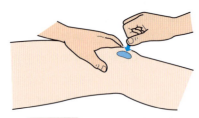

図2-4　膝蓋跳動（BOP）
膝上嚢と，内側および外側の関節包を片方の手掌および手指で押さえ，関節液を膝蓋骨の下に集めるようにし，もう一方の手の母指で膝蓋骨を押すようにすると，膝蓋骨が浮き沈みするのがわかる．

1│関節腫脹　必修

関節の腫脹は視診，触診にて明らかとなるが，同時に熱感，圧痛の有無も調べる．図2-4は膝関節内の関節液貯留（関節水症〈水腫〉）を調べる膝蓋跳動 ballottement of patella（BOP）検査である．

2│関節動揺　必修

関節部の触診に際しては，関節の動揺性についても調べる．原因により神経性，靱帯性，骨性に分けられる．個々の関節および病態により，その手技は異なる．膝前十字靱帯損傷においては，前方引き出しテスト，Lachman テストなどが陽性となる（詳細はp.158参照）．

3│拘縮，強直　必修

皮膚，筋，腱，靱帯，関節包など関節周囲の組織が，収縮あるいは短縮し，関節の可動域が減少した状態を拘縮 joint contracture という．これに対し，関節内の病変により関節がまったく動かない状態を強直 ankylosis と呼ぶ．関節強直は日常生活を著しく障害する．ただし，強直の肢位によっては機能上比較的便利に使用できる肢位があり，これを良肢位と呼ぶ．

D 整形外科的計測法

✓ 重要事項

■整形外科的計測法
- 上 肢 長》肩峰から橈骨茎状突起
- 上 腕 長》肩峰から上腕骨外側上顆
- 下肢長 spina malleolar distance（SMD）》上前腸骨棘から脛骨内果
- 下肢長 trochanter malleolar distance（TMD）》大腿骨大転子から脛骨外果

■筋力評価
- 徒手筋力テスト manual muscle testing（MMT）》5：正常，4：抵抗に抗する，3：重力に抗する，2：重力を除くと動く，1：筋収縮はある，0：筋収縮なし

四肢の症状を訴える患者では，上腕，前腕，大腿，下腿などの筋萎縮に注意し，周径を計測し左右を比較する．わずかな萎縮は視診のみでは見逃すことがある．

1 姿 勢　必修

姿勢は，正面，背面，側面から観察を行う．立位，歩行時に悪化することがあるので注意を要する．脊椎疾患を疑う患者では，体幹の前後屈，側屈，捻転などの可動性をみる．前屈制限を評価するには，前屈時の手指先から床までの距離，すなわち指尖床間距離 finger floor distance（FFD）が有用である．脊柱の可動性をみる際には，疼痛などの愁訴の出現や増強に注意する．

2 肢位・変形　必修

四肢が，外反位，内反位，内旋位，外旋位，屈曲位，過伸展位などをとる場合がある．左右を比較することで，四肢の長さや変形を認識しやすくなる．角度の計測にはゴニオメーター（角度計）を用いる．

3 関節可動域　必修

関節可動域 range of motion（ROM）を測定する目的は，関節機能障害の評価，障害因子の診断，治療法の選択，治療効果の判定などである．

特に，障害認定時の等級の決定にも用いられる．関節可動域測定には受動的可動域と能動的可動域がある．表2-1は主な関節の可動域測定法を示す．

4 四肢長　必修

上肢長は肩峰の先端から橈骨茎状突起までの距離を計測し，上腕長は肩峰の先端から上腕骨外側上顆までの距離を測定する（図2-5a）．下肢長には，上前腸骨棘の下端から脛骨内果までの距離 spina malleolar distance（SMD）と大腿骨大転子と脛骨外果までの距離 trochanter malleolar distance（TMD）とがある（図2-5b）．前者は股関節部を含めた下肢長であり，後者は股関節を含めない下肢長を計測するものである．股関節が脱臼していると，SMDには差が生じるが，TMDには差が生じない．

5 周囲径　必修

四肢の周囲径を測定することは，筋の萎縮，腫脹などを定量的に評価する際に有用である．上腕周径，前腕周径は最も太い部位で測定し，大腿周径は成人では膝蓋骨上縁から10 cm上，下腿周径は下腿の最も太い部位にて測定する．重要な点は左右差の有無である．

表2-1 関節可動域 range of motion (ROM) (1)

関節名(部位名)	運動方向	正常可動範囲	備考	関節名(部位名)	運動方向	正常可動範囲	備考
上肢測定 / 肩 shoulder 肩甲骨の動きも含む	屈曲 flexion	20°		上肢測定 / 手 wrist	橈屈 radial flexion	0°～25°	
	伸展 extension	20°			尺屈 ulnar flexion	0°～55°	
	挙上 elevation	20°		手指測定 / 母指 thumb	橈側外転 radial abduction	0°～60°	
	引き下げ(下制) depression	10°			尺側内転 ulnar adduction	0°	運動方向は手掌面上
	屈曲(前方挙上) flexion	0°～180°			掌側外転 palmar abduction	0°～90°	
	伸展(後方挙上) extension	0°～50°			掌側内転 palmar adduction	0°	運動方向は手掌面に直角
	外転(側方挙上) abduction	0°～180°			屈曲(MCP) flexion	0°～60°	
	内転 adduction	0°			伸展(MCP) extension	0°～10°	
	外旋 external rotation	0°～60°			屈曲(IP) flexion	0°～80°	
	内旋 internal rotation	0°～80°			伸展(IP) extension	0°～10°	
	水平屈曲 horizontal flexion (horizontal adduction)	0°～135°			対立 opposition		母指尖端と小指MP間の距離で表示する
	水平伸展 horizontal extension (horizontal abduction)	0°～30°	手掌は原則として下向き	指 fingers	屈曲(MCP) flexion	0°～90°	
肘 elbow	屈曲 flexion	0°～145°			伸展(MCP) extension	0°～45°	
	伸展 extension	0°～5°			屈曲(PIP) flexion	0°～100°	
前腕 forearm	回内 pronation	0°～90°			伸展(PIP) extension	0°	
	回外 supination	0°～90°			屈曲(DIP) flexion	0°～80°	
手 wrist	伸展(背屈) extension (dorsal flexion)	0°～70°			伸展(DIP) extension	0°	
	屈曲(掌屈) flexion (palmar flexion)	0°～90°			外転 abduction		
					内転 adduction		第Ⅲ指を中心とする

表2-1 関節可動域 range of motion (ROM) (2)

関節名(部位名)		運動方向	正常可動範囲	備考	関節名(部位名)		運動方向	正常可動範囲	備考
下肢測定	股 hip	屈曲 flexion	0°〜90° 0°〜125° (膝屈曲のとき)		下肢測定	母指(趾) great toe	屈曲 (MTP)	0°〜35°	
		伸展 extension	0°〜15°				伸展 (MTP)	0°〜60°	
		外転 abduction	0°〜45°				屈曲 (IP)	0°〜60°	
		内転 adduction	0°〜20°				伸展 (IP)	0°	
		外旋 external rotation	0°〜45°			足指(趾) toes	屈曲 (MTP)	0°〜35°	
		内旋 internal rotation	0°〜45°				伸展 (MTP)	0°〜40°	
							屈曲 (PIP)	0°〜35°	
							伸展 (PIP)	0°	
							屈曲 (DIP)	0°〜50°	
							伸展 (DIP)	0°	
	膝 knee	屈曲 flexion	0°〜130°		体幹測定	頚部 cervical spines	屈曲(前屈) flexion	0°〜60°	
		伸展 extension	0°				伸展(後屈) extension	0°〜50°	
	足 ankle	伸展(背屈) dorsiflexion	0°〜20°				回旋 左回旋	0°〜60°	右回旋
		屈曲(底屈) plantar flexion	0°〜45°				回旋 右回旋	0°〜60°	
	足部 foot	外がえし eversion	0°〜20°				側屈 左側屈 lateral bending	0°〜50°	左側屈 C7
		内がえし inversion	0°〜30°				側屈 右側屈	0°〜50°	
		外転 abduction	0°〜10°			胸腰部 thoracic, and lumbar spines	屈曲(前屈) flexion	0°〜45°	L5
		内転 adduction	0°〜20°	第一・第二中足骨の間の足軸で測定			伸展(後屈) extension	0°〜30°	
							回旋 左回旋	0°〜40°	右回旋
							回旋 右回旋	0°〜40°	
							側屈 左側屈 lateral bending	0°〜50°	左側屈 L5
							側屈 右側屈	0°〜50°	

関節可動域はマイナス表示することもある.たとえば膝関節で可動域が10°〜100°の場合,伸展-10°〜屈曲100°と表示してもよい.

(日本整形外科学会,日本リハビリテーション医学会,1995年改訂抜粋,一部改変)

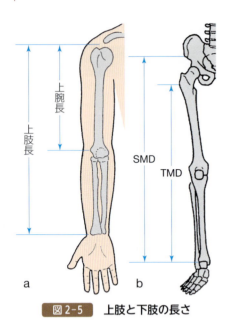

図 2-5 上肢と下肢の長さ

表 2-2 徒手筋力テスト manual muscle testing（MMT）

5	正常（Normal）
4	正常ではないが抵抗に抗して動かせる（Good）
3	重力に抗して動かすことができる（Fair）
2	重力の影響を除けば動かせる（Poor）
1	筋の収縮がみられるが動かない（Trace）
0	筋の収縮がみられない（Zero）

6 筋力　必修

上肢の筋力を簡便に調べる方法として，肘を伸ばした状態で上肢を十分に挙上できるか，握手して握力が落ちていないかを調べることである．下肢の筋力は，爪先立ち，踵立で歩行ができるかなどで調べることができる．正確な筋力測定法には徒手筋力テスト manual muscle testing（MMT）がある（表 2-2）．握力の測定には握力計を用いる．

E 神経学的所見のとり方

✓ 重要事項

■病的反射
　Wartenberg 反射，Hoffman 反射，Babinski 反射
神経徴候と tension sign » Lhermitte 徴候，Romberg 徴候，Spurling テスト，Kemp 徴候，下肢伸展挙上テスト（SLR），大腿神経伸展テスト（FNST）

神経学的所見とは，運動麻痺，感覚障害，腱反射・病的反射，その他である．これらの神経症状から，障害が脳，脊髄，馬尾，神経根，末梢神経のいずれに由来するかを診断する．脊髄損傷は高位別分類では，頸髄損傷，胸髄損傷，腰仙髄・馬尾併存部損傷，馬尾損傷に分けられ，横断面での分類では横断型損傷，前部損傷，後部損傷，中心性損傷，Brown-Séquard 型損傷，神経根損傷に分類される（表 2-3）．表 2-4 に機能が残存した脊髄損傷高位と神経学的所見を示す．

1 運動　必修

麻痺には痙性麻痺と弛緩性麻痺とがある．筋力低下は徒手筋力テスト（表 2-2）にて評価する．

2 感覚（sensation）　必修

感覚障害には，表在感覚（温痛覚，痛覚，触覚），深部感覚（位置覚，運動覚，振動覚）の障害がある．感覚鈍麻や感覚脱失のほかに，感覚過敏，異常感覚を示すこともある．知覚（percep-

表 2-3　脊髄損傷の横断面の損傷範囲による分類

横断型損傷 transverse cord injury	完全横断損傷では感覚および運動の完全麻痺を示す
前部損傷 anterior cord injury	運動麻痺とともに表在性感覚障害がみられる
後部損傷 posterior cord injury	運動麻痺とともに深部感覚が障害される
中心性損傷 central cord injury	下肢より上肢の感覚，運動障害が強い
Brown-Séquard型損傷 Brown-Séquard injury	脊髄片側のみの損傷であり，障害側の運動麻痺，深部感覚障害と反体側の表在性感覚障害がみられる
神経根損傷 nerve root injury	神経根の損傷である

表 2-4　機能が残存した脊髄損傷高位と神経学的所見

C4 髄節	横隔膜は機能するが，肋間筋・腹筋の麻痺により呼吸運動を障害する
C5 髄節	上腕外側の感覚および三角筋，上腕二頭筋の運動機能が残存
C6 髄節	C5 に加え，手関節伸筋群の運動機能が残存
C7 髄節	C6 に加え，手関節伸筋群，指伸筋群の運動機能が残存
C8 髄節	前腕の感覚および C7 に加え，指伸筋群の運動機能が残存
T1 髄節	上肢機能は正常
T4 髄節	前胸部感覚障害レベルが乳頭以下
T10 髄節	前胸部感覚障害レベルが臍部以下で，肋間筋が機能する
T12 髄節	感覚障害レベルが会陰部以下で，腹筋が機能し，呼吸は正常である
L1 髄節	大腿 1/3 以上の感覚および腸腰筋機能が部分的に残存，膀胱直腸障害あり，尿閉となる
L2 髄節	大腿 2/3 以上の感覚および腸腰筋に加え，内転筋機能が部分的に残存
L3 髄節	大腿の感覚および L2 髄節に加え大腿四頭筋の運動機能が部分的に残存
L4 髄節	下腿内側の感覚および L3 髄節に加え，大腿四頭筋の運動機能が正常となり，前脛骨筋が部分的に機能する
L5 髄節	感覚は足部外側・足底を除いて正常，L4 髄節に加え，殿筋・ハムストリングスが部分的に機能
S1 髄節	下肢感覚は正常，足関節底屈減弱を除いて下肢運動機能正常，膀胱直腸障害を認め，尿閉となる

tion）とは，意識された内容が経験や学習に基づいて解釈されたもので脳での認知を示す．

3　反射・病的反射　必修

反射には腱反射，病的反射がある．病的反射には Wartenberg 反射，Hoffmann 反射，Babinski 反射などがある（図 2-6）．代表的な診断的反射を表 2-5 に示す．

クローヌス（clonus）とは患者の筋腱を急激に他動的伸展させると，律動的な筋肉の収縮が連続して生じるもので，錘体路障害が考えられる．膝と足のクローヌスがある．

4　神経徴候と tension sign　必修

神経徴候と誘発テストには，Romberg 徴候，Spurling テスト，Kemp 徴候，下肢伸展挙上テスト（SLR），大腿神経伸展テスト（FNST），Lhermitte 徴候などがある（図 2-7）．

5　その他

その他の神経学的所見には手指の巧緻性障害，歩行障害，膀胱直腸障害などがある．

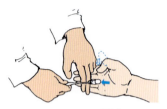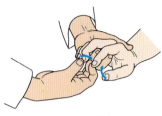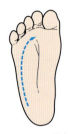

Wartenberg 反射
手をなかば回外位にし，手背を膝の上に置き，手指を少し曲げさせる．検者は自分の示指，中指を伸ばして，これを患者の4本の指の末端に横に置き，その上をハンマーで叩く．患者の母指が内転屈曲すれば陽性である

Hoffmann 反射
患者の中指の末節を挟み，検者の母指で患者の中指の爪を，手掌側にはじく．患者の母指が内転すれば陽性とする．上位運動ニューロンの障害で陽性となる

Babinski 反射
足の裏の外側をゆっくりと踵から上に向かってこすり，先端で母趾のほうに曲げる．母趾が背屈する場合，陽性とする．上位運動ニューロンの障害で陽性となる

図 2-6　各種病的反射

（田崎義昭，斎藤佳雄：「ベッドサイドの神経の診かた」改訂 17 版，p.82, 83, 86, 南山堂，2010）

表 2-5　代表的な診断的反射

下顎反射	橋より上の両側錐体路障害で陽性
上腕二頭筋腱反射	C5-6 の神経根，脊髄障害で減弱・消失する
上腕三頭筋腱反射	C6-8 の神経根，脊髄障害で減弱・消失する
膝蓋腱反射	L2-4 の神経根障害で減弱・消失する
アキレス腱反射	S1 神経根の障害で減弱・消失する
挙睾筋反射	大腿の内側を上から下へピンなどで軽くこすると，同側の精巣挙筋の収縮により，睾丸が挙上する．反射中枢は L1-2 である
球海綿体反射	男性では亀頭，女性では陰核を圧迫して外肛門括約筋の反射性収縮をみるものである．仙髄機能が保たれていることを示す．反射中枢は S2-4 である
肛門反射	肛門周辺の会陰部を針で刺激すると外肛門括約筋が反射的に収縮する．反射中枢は S3-5 である

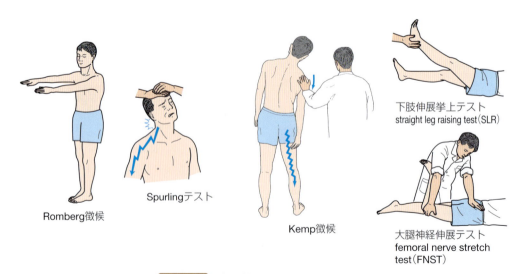

図 2-7　各種神経徴候と tension sign

Romberg 徴候　　Spurling テスト　　Kemp 徴候　　下肢伸展挙上テスト straight leg raising test (SLR)　　大腿神経伸展テスト femoral nerve stretch test (FNST)

F 画像検査

骨関節疾患においては病歴の聴取，身体診察，神経学的診察を行い，病変の種類と部位を推定したうえで画像検査を行う．画像検査には，単純X線撮影，MRI，CT，脊髄造影，神経根造影（神経根ブロックを含める），椎間板造影（症状誘発テストを含める），シンチグラフィー（Tc，Ga，I），骨塩定量（DEXA法），筋量定量（DXA法，インピーダンス法）などがある．

1 単純X線　必修

単純X線撮影は骨・関節疾患における基本的画像検査である．撮影に先立って，妊娠の可能性の有無を問診するとともに，できるかぎり患者の被曝線量を軽減する配慮が必要である．通常は正面および側面の2方向撮影を行うが，撮影部位や想定した疾患によって撮影法が異なる．撮影に当たっては，撮影目的，撮影肢位，撮影条件を十分に考慮する．単純X線像の読影では骨の配列，骨質，関節裂隙，軟部組織，骨膜陰影，異所性骨化，左右差に注意を払う．関節や脊椎において，臥位，立位，負荷時で大きく画像が変化する場合は不安定性が強いことを意味する．

2 造影検査　必修

単純X線撮影やMRI検査に引き続き，診断を確定するために各種造影検査が行われる．整形外科領域では，各種関節造影（股関節，膝関節，足関節，肩関節，肘関節，手関節など），脊髄造影，神経根造影，椎間板造影，椎間関節造影，血管造影，リンパ管造影，瘻孔造影などが行われる．造影検査においては，局所麻酔薬や造影剤によるショック，感染，神経損傷（神経根造影など）などの危険もある．このためMRIなど非侵襲的検査では不十分で，造影検査が必要な理由を明確にし，患者からはインフォームドコンセントを得る．

3 CT　必修

単純X線検査後にCT検査が行われる．CTにより横断面での観察が可能となり，必要に応じて3D-CT画像により診断精度が向上する．CTはMRIと比較して，骨病変の描出に適している．しかし，CTの撮影に際してはほかのX線撮影と同様に被曝線量の軽減に留意する必要がある．CTスキャンには，経静脈的に造影剤を投与し撮影する造影CT（図2-8は血管造影後の3D-CTを示す），関節造影後に行われる関節造影後CT，脊髄造影検査後や椎間板造影後のCTなどがある．

4 MRI　必修

MRIは椎間板，半月板，靱帯などの軟部組織の描出に優れ，矢状面，横断面，冠状面，あるいは特殊な断面での撮像が可能である．MRIにより，軟部腫瘍，脊髄病変などの診断が外来診療にて可能となった．ただし，MRIはCTスキャンと比較して骨病変の描出が劣っている．MRI画像のうち，T1強調像では水は低信号，脂肪は高信号となる．また，T2強調像では水は高信号となる．腫瘍などではT1強調ガドリニウム造影像にて高信号の造影所見がみられる．最近では，荷重負荷時のMRI，動態的なシネMRI，障害度や生理学的計測も可能な，新たな拡散強調MRIも開発され，より病的診断に優れている．

5 シンチグラフィー，PET　必修

ラジオアイソトープを用いた検査にはテクネシウムMDP骨シンチグラフィーやガリウムシンチグラフィーが行われる．骨シンチグラフィーは骨転移や炎症部位の全身的な検索に有用である（図2-9）．ただし，病巣の質的診断は困難であり，変形性関節症変化を生じた部位に

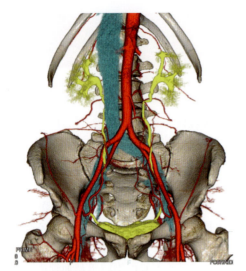

図 2-8　血管造影後の 3D-CT
赤が動脈，青が静脈，黄色が尿管を示す．

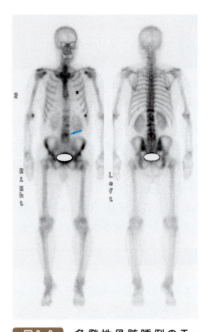

図 2-9　多発性骨髄腫例の T_c-MDP 骨シンチグラフィー
腰椎（矢印）などにアイソトープの集積を認める．

も放射性同位元素の集積がみられる点が欠点である．PET（positron emission tomography）検査は陽電子放出断層撮影法のことで，がん細胞は正常細胞に比べ3～8倍のブドウ糖を取り込むという，がん細胞の性質を利用する．悪性腫瘍，感染の診断に有用である（図2-10）．

6　その他の画像検査

その他の画像検査には超音波検査（先天性股関節脱臼，術中の脊髄検査など），サーモグラフィー（皮膚温の変化の評価）などがある．

7　関節鏡検査　　必修

膝関節鏡は，渡辺正毅らによりわが国にて世界に先駆けて開発が進められた．その後，機器の進歩とともに股関節，足関節，肩関節，肘関節，手関節，脊椎など広範に関節鏡検査が行われるようになった．現在，関節鏡は検査手段としてのみではなく，広く鏡視下手術に用いられている．図2-11は膝関節の前十字靱帯損傷の内視鏡所見を示す．

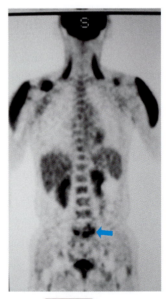

図 2-10　PET
脊椎の感染部（化膿性脊椎炎）に放射性同位元素の集積を認める．

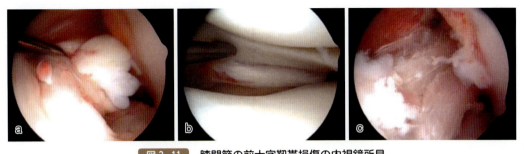

図2-11　膝関節の前十字靱帯損傷の内視鏡所見
前十字靱帯損傷（a）と合併した外側半月板損傷（b）．前十字靱帯再建後（c）

G　臨床検査

　各種臨床検査は診察所見に基づく診断を確定する手段として用いる．すなわち，検査を行う目的を明確にする必要がある．

　血液検査は感染症，関節リウマチ，痛風，膠原病，多発性骨髄腫などの診断において有用である．関節液は化膿性関節炎，偽痛風などの診断に有用である．このほか，髄膜炎などの診断には脳脊髄液検査が行われる．

H　生理・病理学的検査

1　電気生理学的検査　必修

　電気生理学的検査には筋電図検査，末梢神経伝導速度測定，脊髄誘発電位などがある．筋電図検査は神経学的高位診断や神経原性疾患と筋原性疾患の鑑別に有用であり，末梢神経伝導速度測定は末梢神経損傷や絞扼神経障害などの診断に用いられる．

2　細胞診・組織診　必修

　生検によって得られた標本がわずかな場合，あるいは血液や尿などの検査では細胞診が行われる．生検組織あるいは手術中に採取した組織を病理学的に検討することにより，確定診断が得られる場合が多い．

第3章 整形外科的治療法

A 保存療法 必修

✓ 重要事項

薬物療法》非ステロイド性抗炎症薬，抗菌薬，抗結核薬，抗真菌薬，骨粗鬆症治療薬，抗リウマチ薬，抗がん剤などが各疾患に応じて使用される．

注射療法》関節注射療法：主として消炎・鎮痛の目的にはステロイド薬を，関節の潤滑，軟骨保護，消炎・鎮痛の目的にはヒアルロン酸の関節内注入を行う．感染性関節炎が疑われる場合にはステロイド薬の関節内注入は禁忌である．その他，トリガーポイント注射やブロック注射（硬膜外ブロック，神経根ブロック，仙骨神経ブロックなど）がある．

牽引療法》目的は安静，固定，矯正である．骨折や脱臼の整復，脊椎や関節疾患の免荷と安静，変形や拘縮の矯正と予防に適応がある．介達牽引と直達牽引がある．

脱臼整復》肩関節，股関節，肘関節などが脱臼しやすく，意識下に整復不能の場合は鎮静剤を使用して行う．

固 定 法》包帯固定，三角巾，アームスリングなどを用いた固定や，テーピング，副子固定，石膏，ギプス（プラスチック）包帯固定がある．

1 薬物療法

1 骨粗鬆症に対する薬物療法

骨吸収抑制効果を期待して，活性型ビタミンD製剤，カルシトニン，エストロゲン，ビスフォスフォネート製剤，選択的エストロゲン受容体調節薬 selective estrogen receptor modulator（SERM）などが使用され，骨形成促進効果を期待してビタミンK製剤，副甲状腺ホルモン parathyroid hormone（PTH）などが使用される．また，最近では月1回製剤や年1回製剤，もしくは注射剤なども登場しており，効果が期待される．副作用としては，活性型ビタミンD製剤は高カルシウム血症，カルシトニンはショックやアナフィラキシー，エストロゲンは血栓症，ビスフォスフォネートは胃腸障害などがある．最近ではビスフォスフォネート製剤での不顕性骨折などの報告もあるため注意を要する．

2 関節リウマチに対する薬物療法

非ステロイド性抗炎症薬（NSAIDs），疾患修飾性抗リウマチ薬（DMARDs），生物学的製剤（抗TNF，抗IL-6など），副腎皮質ステロイド薬が使用される．早期からのメトトレキサート（MTX）を中心としたDMARDsが使用されている．間質性肺炎や易感染性などに注意が必要である．

3 変形性関節症に対する薬物療法

薬物療法は疼痛緩和および関節機能の増悪を防ぐために行われる．主に非ステロイド性抗炎症薬が使用され，関節の炎症を軽減し疼痛を緩和する．その補助として外用薬が使用される．最近では，弱オピオイド製剤やセロトニン・ノルアドレナリン再取り込み阻害薬（SNRI）に分類されている薬剤などが使用されている．

4 脊柱管狭窄症に対する薬物療法

非ステロイド性抗炎症薬，筋弛緩薬，末梢循環改善薬，末梢神経修復薬などが用いられる．プロスタグランジンE1製剤は強い血管拡張作用と血小板凝集抑制作用があり，馬尾血流の改善が期待できる．

5 その他一般的な薬物療法

整形外科的疾患（運動器の疾患）の症状は主に疼痛と機能障害である．ほとんどの疾患に対して非ステロイド性抗炎症薬が基本となる．効果が得にくい場合には，副腎皮質ステロイド薬を使用したり，注射，リハビリテーション療法を併用する．最近では，慢性疼痛に対して経皮吸収型の弱オピオイドや内服でのSNRIなどが使用されており，以前に比較して疼痛コントロールにバリエーションが増している．

2 注射療法

1 関節内注射（肩，肘，股，膝，足）

主として消炎・鎮痛の目的にはステロイド薬を，関節の潤滑，軟骨保護および消炎・鎮痛にはヒアルロン酸製剤を使用する．

肩関節：関節内のみならず肩峰下滑液包内にも注射する．肩関節周囲炎や関節リウマチにはステロイド薬の注入が鎮痛・消炎を目的に使用される．ヒアルロン酸製剤は重度の変形性肩関節症や可動域制限のある肩関節周囲炎に適応される．

肘関節：主にステロイド薬を使用するが，上腕骨外上顆炎などでは腱鞘内に注入する．

股関節：ほかの関節に比較して関節内注射の適応になることは非常に少なく，疼痛の高度なものや診断のために局所麻酔薬（ときにステロイド薬を混合）を使用する．

膝関節：頻度としては最も多い．荷重関節であり，関節症の頻度も高いため，多くがヒアルロン酸製剤を使用する．関節水腫を認めるものや，関節リウマチ，疼痛の高度なものにはステロイド製剤を使用する．頻回の注射は軟骨の破壊や骨壊死といった合併症を起こす可能性があるため，注意を要する．感染が疑われる場合はステロイド薬の関節内注入は禁忌である．まれに注入後に結晶誘発性関節炎が発生し，強い疼痛が起きることがある．

足関節：疼痛の強いものに対して，ステロイド薬を注入する場合がある．

2 トリガーポイント注射

疼痛の局在が明確な場合に行う．主に筋・筋膜性の疼痛に行い，疼痛の強い部位に局所麻酔薬を投与する．

3 ブロック注射（硬膜外ブロック，神経根ブロック）

硬膜外ブロック：坐骨神経痛やがん性疼痛に対して施行される．頸椎や腰椎，仙骨裂孔から針を刺入し，硬膜外に局所麻酔薬などを注入する．抗凝固薬などを服用中の症例の場合は，硬膜外血腫が発生する可能性があり，十分な注意が必要である．

神経根ブロック：腰椎椎間板ヘルニアなどの明らかな神経根性の疼痛を認める症例が適応である．また，術前高位診断のために施行する場合がある．疼痛を伴うことが多いため，最近では，神経根の穿刺は避け，椎間孔内に局所麻酔薬を注入する場合が多くなってきている．

この場合も血腫を起こすことがまれにあるため，十分に注意を払う必要がある．

3 牽引療法

牽引療法の目的は安静，固定，矯正である．骨折や脱臼の整復，脊椎や関節疾患の免荷と安静，変形や拘縮の矯正と予防に適応がある．

1 徒手牽引

骨折や脱臼の整復に行われる．ゆっくり愛護的に牽引しながら整復を行い，ときには麻酔を用いて除痛と筋弛緩を得てから牽引して整復を行う．

2 介達牽引

皮膚を介して牽引する方法である．

スピードトラック牽引法（四肢牽引法）：絆創膏やスポンジなどを皮膚にあてて，弾力包帯などで圧迫固定して牽引する．簡便で約3kgまでの牽引が可能であるが，皮膚摩擦による水泡形成や，高齢者やステロイド製剤内服患者などの皮膚が脆弱な患者の場合には褥瘡が発生しやすいので，皮膚の状態の観察が必要である．

頸椎牽引：Glisson係締を用いて，頸椎の牽引を行う．整復や局所安静が目的の場合は仰臥位で，鎮痛を目的とする場合は坐位で頭部を牽引する．

骨盤牽引：骨盤帯を用いて仰臥位で行う．膝関節を伸展すると腰椎の前弯が増強し，腰椎の牽引効果が減少するため，膝関節屈曲位で行う．

3 直達牽引（図3-1）

骨を介して牽引する方法である．

鋼線牽引：主に長管骨にキルシュナー鋼線を刺入して締結器を取り付けて牽引する．下腿の骨折などでは踵骨に刺入する．介達牽引よりも強い力で牽引することが可能である．

頭蓋牽引：頭蓋骨にピンを刺入して牽引する．主に頸椎の骨折や脱臼に用いられる．Crutchfield法，Barton法やhalo牽引法などがある．小児の場合は頭蓋骨が成人に比較して軟らかいためピンの刺入数を多くする．

4 脱臼整復法

1 肩関節

肩関節脱臼の多くは前方脱臼である．前方には腋窩神経が存在するので，整復前後で麻痺の有無を十分に確認する．意識下に整復不能の場合は静脈路確保のうえ，鎮静薬を使用する．その際気管支喘息の有無の確認を行い，十分な準備のうえ施行する．整復方法として，ヒポクラ

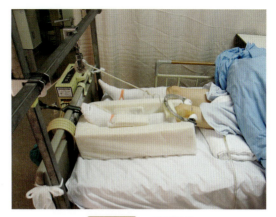

図3-1 直達牽引
大腿骨頸部骨折に対する大腿骨顆上部での直達牽引．

テス法とコッヘル法が古くから知られているが，わが国では以下の方法が多く行われている．

挙上法：上肢を牽引しながら骨をゼロポジションまで挙上する．

スティムソン法：腹臥位で患側の上肢をベッドからたらし，手関節に5～10kgの重りをつけて脱力させる．

いずれの方法でも整復後は，約2～3週間の簡易固定（三角巾など）が必要である．固定を除去した後は，徐々に肩関節の運動を許可していくが，極端な外旋運動は再脱臼の危険性があるため，注意を要する．

2 股関節

股関節は肩と逆に多くが後方脱臼である．ほとんどが意識下での整復は困難であり，鎮静薬を使用して行う．仰臥位で助手に骨盤をしっかり押さえてもらい，その状態で患者の膝関節，股関節を90°に屈曲内旋させ，術者は下腿をわきにはさみ大腿を強く上方（患者側からは前方）に牽引しながら外旋して整復する．大きな力を必要とするが，二次的に骨折などを合併することもあるため，なるべく愛護的に行う．

3 肘関節

後方脱臼のことが多い．肘関節を屈曲位のまま前腕を牽引し，同時に上腕は2～5指で後方を押さえながら母指で肘頭を押さえて整復する．整復後は側副靱帯の損傷を十分に確認する．

5 ギプスなどによる固定法

保存療法の原則は患部を安静にすることである．患部の安静を図るためにさまざまな固定方法がある．

1 包帯固定，三角巾固定，アームスリング

布やバンドを用いて固定し，関節の安定を図る．鎖骨骨折に用いる8の字包帯固定や三角巾固定，アームスリングなどがある．

2 テーピング（絆創膏固定）

テーピングとは，外傷の予防，応急処置，怪我（捻挫など）の再発防止を目的とし，テープを用いて関節の正常可動範囲を超えることなく身体（主に関節，筋肉，靱帯・腱など）を保護する技法である．最近では早期からの機能回復訓練や運動への参加などを目的として行われるようになった．

3 副子

骨折の際に，添え木をすることで骨折部を固定する．材質としてはプラスチックやアルミニウムなどがある．

4 ギプス固定

ギプスとは，骨折・靱帯損傷などの治療において患部が動かないよう外から固定・保護し安静を保つために用いられる包帯材料もしくは包帯法である．ギプス粉末は硫酸カルシウムの白い粉末で水を加えると固まる．現在一般に使用されているものは，ガラス繊維やポリエステル繊維をポリウレタン樹脂加工したものを用いており，水につけると数分で硬化し，硬化後は濡れても壊れることなく，X線の透過性もよい．

■ ギプス（プラスチック）包帯の巻き方

①ギプスを装着する部位の皮膚に損傷などがないかを確認する．
②まず遠位から近位方向に均一に1～2層の下敷きを巻く．特に浅いところを走行している神経や骨突出部は下敷きを厚くし圧迫しないように心がける．
③固定部位の肢位が適切かどうかを確認しながら，無理な力を入れずに締めすぎないよう下敷きの上を転がすように巻く．固定範囲は隣接する両端の関節を含め，3点支持の原則に従う．しかし最近では固定関節を少なくする工夫がされることもある．

■ ギプス（プラスチック）包帯の種類

①有窓ギプス包帯：創部や手術創を開窓し，観察や治療ができるようにしたもの．
②架橋ギプス包帯：ギプスを上下に分離させ，支柱を用いて架橋して一体化したもの．
③歩行ギプス包帯：足底部にゴム製のヒールをつけてギプスのまま歩行できるようにしたもの．
④免荷ギプス包帯：骨折部に直接荷重がかからないように固定し，歩行できるようにしたもの．膝蓋腱支持ギプス，長下肢ギプスなどがある．
⑤ギプス副子：ギプス（プラスチック）包帯を折り重ねて板状にしたものを患肢にあてて固定したもの．
⑥矯正ギプス包帯：変形や拘縮の矯正を目的としたもの．小児の先天性内反足の矯正ギプス包帯固定など．

■ 合併症

ギプス（プラスチック）包帯による固定後に，患部の腫脹が増大することによって，循環障害や神経麻痺の原因となることがある．重篤な場合には阻血性拘縮を生じる．少なくともギプス（プラスチック）包帯による固定後24時間は，循環状態と運動機能を確認する必要がある．循環障害や運動機能障害が疑われた場合には，ギプス（プラスチック）包帯の長軸方向に割入れをして開大しなければならない．

■ 上肢のギプス（図3-2）

①上肢ギプス（プラスチック）包帯：上腕から手までのギプスで，主に肘周囲や前腕の骨折などに用いる．
②前腕ギプス（プラスチック）包帯：前腕から手までのギプスで，前腕遠位部骨折などに用いる．
③吊り下げギプス（プラスチック）包帯(hanging cast)：上腕骨近位部骨折や上腕骨骨幹部骨折

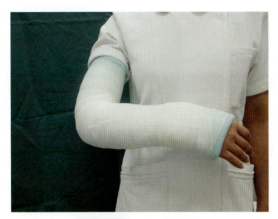

図 3-2　長上肢ギプス
肘周辺の骨折などで上腕から手部にかけて固定する．

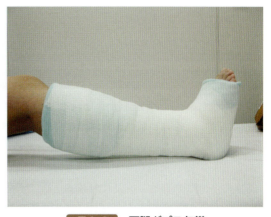

図 3-3　下腿ギプス包帯
下腿骨骨折，足関節周辺の骨折などで膝下から足部にかけて固定する．

などで，上腕から手関節までギプスを巻き，手関節付近にストラップを設置し，それを首から吊り下げることでギプスの重みを利用して，骨折部への持続的な牽引力に加え，さらにストラップの長さと設置位置による屈曲および回旋力の作用で骨折部の整復位を保持する特殊なギプスである．

■ 下肢のギプス

①股関節ギプス（プラスチック）包帯：腸骨稜から下肢までのギプスで，股関節疾患や大腿骨の骨折などに用いる．
②大腿ギプス（プラスチック）包帯：大腿から足までのギプスで，主に膝周囲や下腿の骨折などに用いる．
③下腿ギプス（プラスチック）包帯（図 3-3）：下腿から足までのギプスで，主に足関節周囲の骨折や疾患に用いる．
④膝蓋腱支持ギプス（プラスチック）包帯：膝蓋腱と脛骨顆で体重を受け，下腿を免荷するギプスである．

6 装具療法 （第 14 章 p.441 参照）

体重の支持，患肢の免荷，変形の予防と矯正，脚長差の補正などを目的に使用する．装具の使用は疾患が治癒するまでの一時的な使用，疾患の進行を防ぐための予防的な使用，ADL を確保するために常に使用する場合などがある．

7 理学療法 （第 14 章 p.427 参照）

疾患，外傷などによって引き起こされた障害に対して，その基本的動作能力の回復を図るために治療体操やその他の運動を行わせ，電気療法，温熱やマッサージなどの物理的手段を加えることである．理学療法は大きく分けて，運動療法と物理療法があり，保存的治療の中でも最も重要な要素を占める．また運動障害による能力低下が残った場合には，基本的動作や日常生活動作を改善するための指導，そして社会生活を送るうえで不利な要素を少なくするために，福祉用具の選定や住宅改修・環境調整，在宅ケアなども行う．最近では，生活習慣病の予防やコントロール，障害予防も理学療法の対象となっている．

B 手術療法 必修

☑ 重要事項

手術部位感染（surgical site infection：SSI）の予防 》 糖尿病，喫煙，ステロイド服用者，離れた部位の感染巣の存在などが患者自身にある危険因子である．手術時間が長いことも SSI の危険因子である．SSI の予防として糖尿病の治療，禁煙，術前の抗菌薬投与などがある．

基本的手術法 》 脊柱・脊髄に対する手術，末梢神経の手術，骨の手術，筋・腱の手術，関節の手術がある．
閉塞性動脈硬化症，糖尿病性壊疽などに対して，大腿や下腿での切断術が行われることもある．
骨折治療，人工関節置換術，脊椎固定術などで骨移植が広く用いられている．骨移植には自家骨移植，同種骨移植，血管柄付き骨移植がある．

1 手術準備と基本

1 SSI 予防の原則

SSI とは手術部位感染 surgical site infection のことである．

SSI の危険因子が患者自身にある場合と手術時にある場合がある．患者自身にある危険因子は糖尿病，喫煙，ステロイド服用者，離れた部位に感染巣があるなどである．一方，手術時の危険因子は術前の除毛，手洗いの時間，患者の皮膚消毒，手術時間などである．

SSI の予防手段として，糖尿病の治療，禁煙，術前の抗菌薬の投与，手術時のヨードホールドレープの使用などがある．

2 各部位の手術アプローチ

多くの手術方法があるため，以下，代表的な手術方法について述べる．

1 脊柱・脊髄

脊椎・脊髄の手術法として，ヘルニア摘出術，椎体間固定術，椎弓形成術，前方固定術（図3-4），後方固定術などがある．

2 肩関節〜上肢

骨折に対しては各種内固定材料を用いた骨接合術が施行される．肩腱板損傷には腱板縫合術が行われる．肘部管症候群には Osborne 靱帯を切除する単純除圧術（図3-5）や尺骨神経前方移行術が，手根管症候群には手根管開放術（図3-6）が行われる．

3 股関節〜下肢

大腿骨頸部骨折では，転位がないときにはピンやスクリューによる骨接合術が行われ，転位が大きいときは人工骨頭置換術（図3-7）が行われている．大腿骨転子部骨折に髄内釘やプレート（図3-8）による骨接合術を行っている．

変形性股関節症，変形性膝関節症にはそれぞれ人工股関節置換術（図3-9），人工膝関節置換術（図3-10）が施行される．

膝半月板損傷には鏡視下半月板切除術または鏡視下半月板縫合術が行われる．前十字靱帯断裂に対しては鏡視下前十字靱帯修復術が行われる．また，膝蓋骨骨折に対しては引き寄せ締結法による骨接合術が行われている．

4 足関節〜足

外反母趾には矯正骨切り術が行われ，足関節骨折には各種のプレート，スクリューが用いられる．

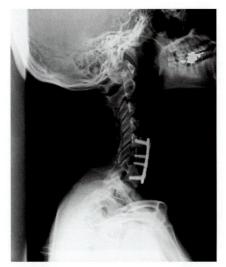

図 3-4　頸椎前方固定術（プレート使用）
頸椎に対する前方固定術．

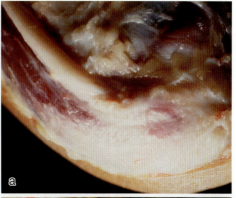
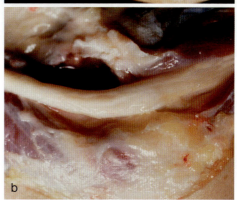

図 3-5　尺骨神経単純除圧術
Osborne 靱帯の切離を行う．a. 切離前，b. 切離後

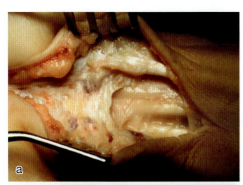
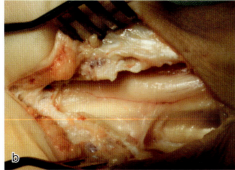

図 3-6　手根管開放術
横手根靱帯を切離する．a. 切離前，b. 切離後

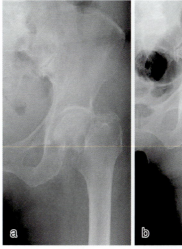
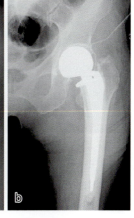

図 3-7　人工骨頭置換術
左大腿骨頚部骨折に人工骨頭置換術を行う．
a. 手術前，b. 手術後

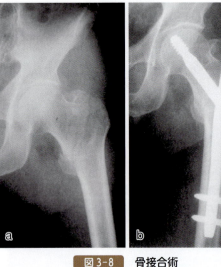

図3-8 骨接合術
左大腿骨転子部骨折にガンマネイルを用いた骨接合術を行う．a.手術前，b.手術後

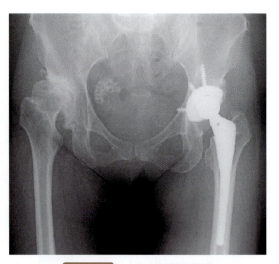

図3-9 人工股関節置換術
左変形性股関節症に人工股関節置換術を行う．

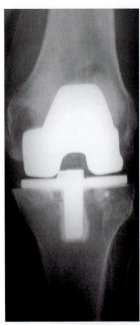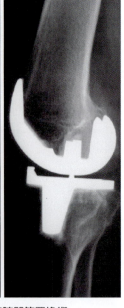

図3-10 人工膝関節置換術
左変形性膝関節症に人工膝関節置換術を行う．

3 骨手術の原則（骨接合術の基本と骨移植術）

骨接合術とは骨折部を整復し，内固定を行うことである．内固定材料として，ステンレス鋼，チタン合金が多く使用されている．固定法として，キルシュナー Kirschner 鋼線固定（図3-11），プレート固定（図3-12），髄内釘固定（図3-13），引き寄せ締結法（図3-14）などがある．

骨欠損が大きいときや偽関節手術では骨移植術が併用される．

4 腱手術

腱の手術法として，腱縫合術，腱移植術，腱移行術，腱切り術・腱延長術などが行われる．腱縫合術は腱断裂の治療法として最も多く行われる方法である．手指の伸筋腱・屈筋腱断裂，アキレス腱断裂，膝蓋腱断裂などに行われる．

腱移植術は陳旧性断裂や腱が広範囲に欠損し腱縫合術ができないときに行われる．採取する腱として長掌筋腱や足底筋腱などが選択される．

腱移行術は断裂した腱が変性しており，単に縫合術を行っても再断裂が起こりやすい場合に行われる．リウマチで起こりやすい長母指伸筋腱断裂には示指固有伸筋腱の腱移行術が行われる．

腱切り術は脳性麻痺の痙性麻痺，先天性筋性斜頚などに行われており，アキレス腱延長術は麻痺性尖足に行われる代表的なものである．

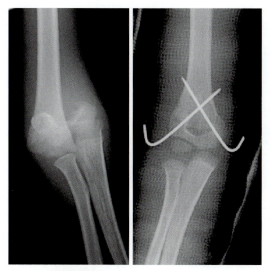

図3-11 キルシュナー鋼線固定
右上腕骨顆上骨折に対してキルシュナー鋼線で内固定する．

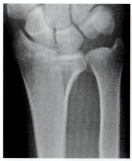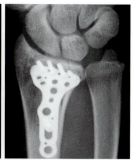

図3-12 プレート固定
右橈骨遠位端骨折にプレートを用いた骨接合術を行う．

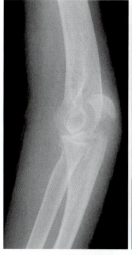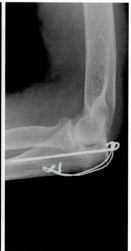

図3-14 引き寄せ締結法
左肘頭骨折に対して引き寄せ締結法による骨接合術を行う．

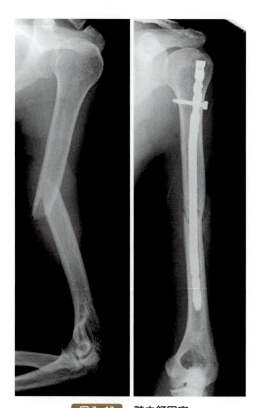

図3-13 髄内釘固定
左上腕骨骨幹部骨折に対して髄内釘を用いて骨接合術を行う．

5 関節手術

　関節手術の目的は，疼痛を除去し，関節可動域や関節支持性の改善を図ることである．関節手術は年齢，性別，職業，患者の社会状況などを考慮して最も患者に適した手術方法を選択する必要がある．関節手術には関節を温存する手術と温存しない手術の2つに大きく分類される．

1 関節を温存する手術

　骨切り術，関節制動術，関節受動術，関節鏡手術などがある．
　骨切り術には臼蓋形成不全による変形性股関節症に対する寛骨臼回転骨切り術（図3-15），

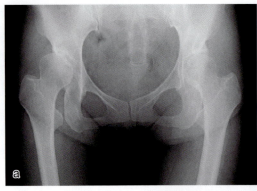
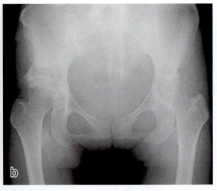

図 3-15　寛骨臼回転骨切り術
右臼蓋形成不全を伴う変形性股関節症に寛骨臼回転骨切り術を行う．a. 手術前，b. 手術後

内反膝による変形性膝関節症に対する高位脛骨骨切り術などがある．

関節制動術は不安定な関節に対して関節包の縫縮，靱帯の短縮，腱移行，骨移植などを行い，過度な動きを制限する手術である．反復性肩関節脱臼に対する Bristow 法，Bankart 法，習慣性膝蓋骨脱臼に対する Campbell 法が代表的なものである．

関節受動術は関節内や関節周囲組織の癒着によって起こる関節の可動域制限を改善する目的として行う手術方法である．膝関節拘縮に対する Thompson 法が代表的なものである．

関節鏡手術は数ヵ所の 1 cm 程度の皮膚切開で周囲の組織を傷めることなく，侵襲を軽減でき，入院期間の短縮，早期社会復帰に貢献している．膝関節では最も汎用性が高く，半月板縫合・切除術，前・後十字靱帯再建術などがある．肩関節では腱板断裂に対する縫合術，肩インピンジメント症候群に対する肩峰下除圧術などがある．股関節では股関節唇損傷に対する縫合・切除術が行われている．その他肘関節，手関節，足関節でも遊離体摘出術や滑膜切除術などが行われる．

2 関節を温存しない手術

人工関節置換術，関節固定術，関節切除術などがある．

人工関節置換術は関節面の一部あるいは全体を切除して人工材料で置換する手術である．股関節や膝関節で多く行われており（図 3-9，10），近年肩関節や肘関節などにも行われている．感染，緩みなどの合併症が起こりうるため，適応には十分注意が必要である．

関節固定術は関節を骨性に癒合させ，関節の支持性を得て，変形の矯正，除痛を目的とする手術である．股関節・膝関節の感染後の股関節・膝関節固定術や三角筋麻痺に対する肩関節固定術が行われている．

関節切除術は一方の関節端を切除して可動域の改善，疼痛を消失させる手術である．大腿骨頭，上腕骨頭などが切除される．

6 四肢切断術

切断術の原因には閉塞性動脈硬化症，糖尿病性壊疽，外傷，腫瘍などがあるが，近年閉塞性動脈硬化症が原因として多い．

切断部位として，大腿，下腿での切断が多い．切断後は義手，義足を装着するが，切断後の合併症として創の遷延治癒，関節拘縮，幻肢痛などがある．

7 組織移植手術

整形外科領域では骨移植が広く用いられている．骨折治療，人工関節再置換術，脊椎固定術などで多く行われている．骨移植術には自家骨移植，同種骨移植，血管柄付き骨移植などがある．

自家骨移植では腸骨，腓骨などを採取して骨

移植が行われる．

同種骨移植は手術時に採取して冷凍保存した切除大腿骨頭が多く使用されている．骨移植術が広範囲に必要なときには有用である．

血管柄付き骨移植は血管をつけたまま自家骨，多くは腓骨を採取して移植する方法である．骨腫瘍切除術後に生じた広範囲の骨欠損，難治性偽関節，大腿骨頭壊死症などに用いられることが多い．

8 組織再生手術

1 脚延長法

骨幹端部を骨切りし，骨切り端部に創外固定器を装着させる．骨切り部を徐々に開大させて仮骨を形成し，骨を延長する方法である．

外傷後の骨欠損，悪性骨腫瘍の広範囲切除後，感染性偽関節などに使用される．

2 軟骨移植術

損傷した関節軟骨の再生は困難であり，骨軟骨移植が行われている．骨軟骨移植には自家骨軟骨移植が行われることが多い．膝関節大腿骨内側関節面の軟骨欠損などに用いられ，大腿関節面の近位部の非荷重部から複数の円柱骨軟骨を採取して，モザイク状に骨軟骨を移植する方法である．

培養軟骨細胞移植は自家関節軟骨を培養して，関節軟骨の欠損部に移植する方法である．今後の期待される有用な方法である．

C 人工臓器

✓ 重要事項

人工関節》高度に機能が障害された関節を人工材料を用いて置換，再建するものである．骨切り術などの関節温存手術では機能回復が不可能な場合に適応がある．股関節，膝関節に用いる場合が多いが，肩，肘，足，手指の関節にも用いられる．長期的には，人工関節の緩み，破損が問題となる．

人 工 骨》骨伝導能を有するハイドロキシアパタイト hydroxyapatite（HA）やリン酸三カルシウム tricalcium phosphate（TCP）が主に用いられている．

1 人工関節

1 人工関節とは

高度に機能が障害された関節を人工材料を用いて置換，再建するために開発されたものである．現在用いられている人工関節はチタン合金やセラミック製のものが多く，骨セメントで固定するものと骨セメントを使用しないセメントレスタイプがある．

股関節や膝関節に多く使用されている．

2 股関節（適応，合併症）

適応：人工股関節置換術は変形性股関節症，大腿骨頭壊死症，リウマチ性股関節炎などで高度に股関節機能が障害され，骨切り術などほかの手術方法で機能回復が得られない場合に用いられる（図3-9）．

合併症：過度の内旋・屈曲位をとると脱臼することがある．感染やステム周囲に骨折を生じることがある．長期的には人工関節の緩み・破損が生じることがあるため再置換を要することがある．それゆえ若年者では別に選択できる治療があれば，第1選択とはならない．

3 膝関節（適応，合併症）

適応：変形性膝関節症，関節リウマチ，大腿骨顆部骨壊死などによって関節軟骨の消失や変形によって疼痛や生活動作に大きな障害が生じた

場合である（図3-10）．
合併症：感染，長期的には人工関節の緩み・破損である．

4 その他の関節

肩関節，肘関節，足関節，手指の関節などに用いられている．

2 人工骨

骨伝導能を有するハイドロキシアパタイトやリン酸三カルシウムが主に用いられている．しかし，人工骨は自家骨に比べて骨誘導能に欠けるため，人工骨に骨形成因子 bone morphogenetic protein（BMP）を組み合わせたハイブリッド人工骨が研究されている．さらに最近では，骨髄間葉系幹細胞を用いた細胞シートによる骨再生が注目され盛んに研究が行われている．これが完成されれば同種骨移植によるドナー不足などの問題が解決されることが期待される．

■ **同種保存骨**

自家骨や人工骨では補填できない広範囲の骨欠損に行う手段として他人の骨を移植する方法である．①骨バンクを利用したり，②設備の整っている施設ではあらかじめドナーの同意を得ておき，人工骨頭置換術や人工股関節置換術などで切除した大腿骨頭を無菌的に保管しておく．

第4章 脊椎・脊髄

A 斜頸 torticollis, wryneck 必修

✓ 重要事項

筋性斜頸と環軸椎回旋位固定が多い．筋性斜頸は乳幼児期に胸鎖乳突筋の片側の短縮で生じ，自然治癒することが多い．残存する場合には切腱術を行う．

環軸椎回旋位固定は軽度な外傷や耳鼻科手術時の回旋位手術後などに小児でみられる．数週で自然治癒することが多いが，持続例では入院牽引治療に切り替え，難治例では整復固定術を行う．

斜頸にはさまざまな病態がある（表4-1）．先天性には筋性斜頸，骨性斜頸，眼性斜頸，後天性には炎症性斜頸，環軸椎回旋位固定，痙性斜頸（攣縮性斜頸），心因性斜頸がある．骨性斜頸と痙性斜頸の頻度は高くない．

■ 筋性斜頸

胸鎖乳突筋の片側の短縮で生じ，頭部が回旋した状態で傾く（図4-1）．生後早期に見つかることが多い．生後数週で胸鎖乳突筋に腫瘤状の硬結が明確となるが，徐々に自然治癒することが多い．斜頸が持続した場合，頭蓋や顔面の変形も合併することがある．保存治療として日常生活指導を行う．すなわち患児が患側に向くように，例えば右筋性斜頸であれば，患児の頭が左になるように抱く．また患児の関心が矯正位である患側に向くように，玩具やテレビなど刺激物を患側に配置するようにする．幼児の段階で斜頸が高度な場合には手術治療に移行する．鎖骨枝，胸骨枝の切腱術を行い，術後カラーを着用する．

■ 骨性斜頸

半椎や椎弓癒合など脊椎骨の先天的変形で生じる（図4-2）．Klippel–Feil症候群を合併していることが多い．

■ 眼性斜頸

高度の乱視や上斜筋麻痺などの眼筋麻痺による斜頸である．

■ 炎症性斜頸

咽頭炎など周囲組織の炎症に伴って生じる反射斜頸で，Grisel syndromeと呼ばれる．後述の環軸椎回旋位固定に含まれることもある．

■ 環軸椎回旋位固定（図4-3, 4）

軽度な外傷や耳鼻科手術時の回旋位手術後などに小児でみられる．またダウン症で環軸椎不

表4-1 斜頸の種類

先天性	後天性
筋性斜頸	炎症性斜頸
骨性斜頸	環軸椎回旋位固定
眼性斜頸	痙性斜頸（攣縮性斜頸）
	心因性斜頸

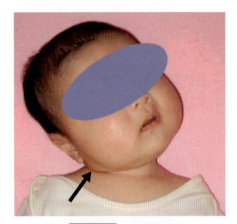

図 4-1　筋性斜頸

右胸鎖乳突筋の短縮と腫瘤状の硬結（矢印）により，頭部が回旋位となって健側を向いている．（千葉県こども病院　西須　孝先生の写真）

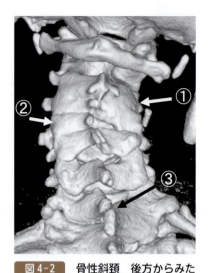

図 4-2　骨性斜頸　後方からみたCT再構成画像

① 椎弓癒合，② 半椎弓，③ 二分脊椎など先天的奇形がみられる．

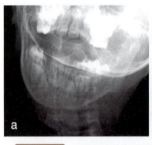
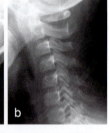

図 4-3　環軸椎回旋位固定の単純X線画像

a. 正面像：視診同様に頭が回旋位となっている．
b. 側面像：環椎の前弓部分はしっかり確認できない．

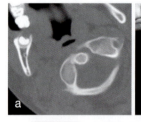
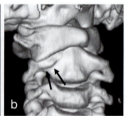

図 4-4　環軸椎回旋位固定のCT画像

a. 水平断画像(C1レベル)：下顎と環椎が回旋している．
b. 前方からみた再構成画像：右環軸関節の変形がみえる（矢印）．

安定症に合併してみられることがある．斜頸に加え頸部痛，頸部の運動制限が生じる．数週で自然治癒することが多いが，斜頸位が持続すると環軸関節の変形が生じ治療が困難となる．できる限り回旋異常を長引かせないことが重要で，外来での頸椎カラーで整復が困難な場合には，入院牽引治療に切り替える．難治例では整復固定術を行う．

■ 痙性斜頸（攣縮性斜頸）

書痙や眼瞼痙攣などと同様，ジストニアの局所発症である．大脳基底核などの機能異常が推定されている．特発性が多いが，脳性麻痺や脳血管障害・脳腫瘍・脳症，薬物性など痙性亢進のひとつとして現れる二次性もある．ストレスなど心理的要因で増悪をきたす．治療ではボツリヌス療法や筋弛緩薬内服，認知行動療法，鍼治療のほか，脳深部刺激療法などが行われる．

心因性斜頸は，かつてヒステリーと呼ばれていた転換反応のひとつと考えられている．

B 脊椎・脊髄の先天異常 [必修]

1 脊椎の発生（図4-5）

　脊椎の発生は中胚葉由来の脊索notochordと外胚葉由来の神経管が形成されることに端を発する．次に脊索が分節化して体節somiteを形成する．第3週初め頃には沿軸中胚葉は体節分節を形成する．体節は椎板（軟骨と骨），筋板（筋組織），および皮板（真皮と皮下組織）へと変貌していく．体節の最初の1対は発生第20日頃に頸部に生じ，第5週末までに42～44対となる．これらは4対の後頭体節，8対の頸体節，12対の胸体節，5対の腰体節，5対の仙骨体節，および8～10対の尾骨体節となる．これが脊柱のもとである．

　発生第4週，体節の腹内側の細胞は椎板と呼ばれ，脊髄と脊索を取り囲み本来の脊柱をつくることになる．椎板の尾方部が集合・増殖し，下方の椎板頭方部まで入り込んだ結果，2つの連続する椎体の上半部と下半部および節間部の組織で前軟骨性椎体が形成される．

　椎板と椎板の間に位置した間葉細胞は2つの前軟骨性椎体の間に存在し，椎間円板を形成する．椎間円板域において脊索が髄核をつくり，さらに線維輪に取り囲まれ，最終的に椎間円板が形成される．胎生8週頃には椎板の尾側半分と下位の頭側の半分が癒合し椎体の間葉系原基が形成される．脊索は将来的に椎体レベルでは完全に消失し，髄核となる（図4-6）．筋板は椎間円板をまたがって存在することになり，このため脊柱が可動可能となるしくみとなる．

　椎体の間葉系原基には一次骨化中心が現れ，その後軟骨性椎体centrumとなる．さらに椎板は背側と外側に伸び，背側は椎弓の間葉系原基，外側は肋骨の間葉系原基を形成し，左右の一次骨化中心から軟骨性の椎体・椎弓・肋骨突起を形成する．軟骨性の椎弓・椎体は3歳頃までにneurocentral junctionにて癒合する（図4-7）．

2 脊髄の発生

　脊髄の発生は，外胚葉が肥厚することに由来する．この肥厚は発生3週初めに外胚葉板となり，これは神経板と呼ばれるものとなる．神経板の中央に神経溝という陥凹が形成される．この左右の盛り上がりは神経ひだとなり，神経堤となる．神経堤の外側縁は隆起・癒着し神経管を形成する．神経管は体表外胚葉から離れ，体内に落ち込み閉鎖腔状態となる（図4-8）．神経管は発生25日に頭側が，発生27日に尾側端が閉鎖し，管状構造の中枢神経系が形成される．神経管は頭側では脳となり尾側は脊髄が形成される．この発生過程に癒合不全などの異常が生じると脊椎や脊髄の先天性異常が生じ，その代

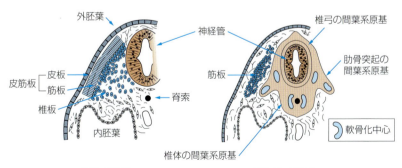

図4-5　脊椎の発生，体節の形成，椎板の分化

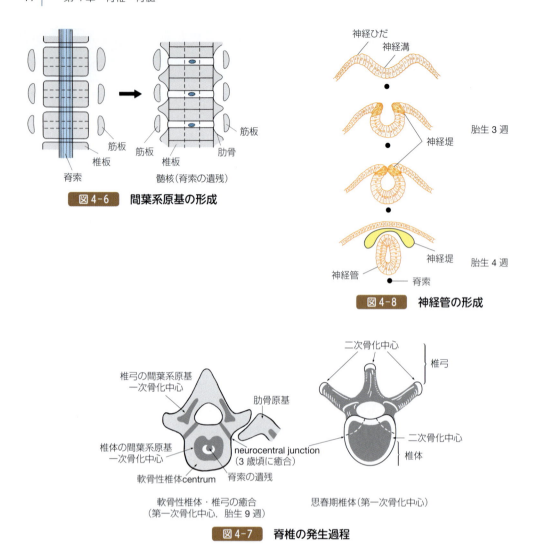

図 4-6 間葉系原基の形成

図 4-8 神経管の形成

図 4-7 脊椎の発生過程

表的なものが脊柱管癒合不全などである．

神経管壁をなす神経上皮細胞は，神経芽細胞を生じる．これらの細胞は神経上皮層を取り囲み，蓋層を形成し，最終的には脊髄灰白質を形成する．脊髄の最外層は神経芽細胞から伸びる神経線維を含み，白質となる．蓋層に神経芽細胞が加わり，神経管の腹方と背方が肥厚する．腹方の肥厚は基板と呼ばれ，運動性前角細胞を含み脊髄の運動を司る領域をなす．背側の肥厚は翼板と呼ばれ感覚を司る領域をなす．

脊椎・脊髄の発生と進行とともに，脊柱と硬膜は神経管よりも急速に伸長する現象によって，脊髄末端は成人のときと比べ，より高位に存在する．この結果，出生時には脊髄末端・脊髄円錐は第 3 腰椎高位に，一方，成人では脊髄末端は第 1 腰椎〜第 2 腰椎高位で終わるのが通常である．第 2 腰椎から第 3 腰椎より下位では軟膜が伸びることにより，終糸を形成する．脊髄の終末端以下の神経線維・神経根の集まりはいわゆる馬尾となる．

二分脊椎 spina bifida　必修

　二分脊椎は脊椎の発生段階において椎弓の癒合不全を起こすことにより生じる．脊椎奇形のなかでは比較的よく遭遇するが，最もよく遭遇するのは潜在性二分脊椎である．

1　分類

■ 顕在性二分脊椎 spina bifida aperta

　先天的な椎弓の癒合不全部分から硬膜が囊胞状に露出している．囊胞の内容に神経組織を含まない髄膜瘤 meningocele と神経組織を含む脊髄髄膜瘤 myelomeningocele がある（図 4-9）．なかには脊髄裂 myeloschisis は硬膜に神経がおおわれることなく椎弓の癒合不全部分から突出・露呈し，さらには筋肉や皮下脂肪にもおおわれることなく神経そのものが体外に露出するものもある．生後早期の処置や手術が必要な場合がある．

■ 潜在性二分脊椎 spina bifida occulta

　先天的な椎弓の癒合不全のみ認め，神経の異常は解剖学的にも臨床的にも認めないものがほとんどである．しかしながらまれに，癒合不全部分に脂肪腫や血管腫，皮膚の異常毛髪を確認できるものもある．さらに，これらにより神経への圧迫や障害をきたすことにより，感覚・運動障害，膀胱直腸障害を示す場合がある．このような場合は潜在性脊柱管癒合不全と呼ぶときもある．脊髄の異常形態には二分脊髄（脊髄正中離開，割髄症），脂肪髄膜瘤，先天性皮膚洞がある．これらにより低位脊髄円錐を伴う脊髄係留 tethered cord や脊髄終糸症候群 filum terminale syndrome などを示すことがある（図 4-10）．

2　症状

　顕在性二分脊椎に伴う脊髄髄膜瘤と脊髄裂の症状は重篤である．生後すぐに脊髄障害による神経症状を認める．水頭症を合併することが多く，脳神経の障害を認めることがある．また整形外科的症状，いわゆる"orthopaedic sign"と呼ばれる脊柱変形，股関節変形，膝関節変形，足部変形（尖足，内反足，踵足），足部低形成などを示すことがある．また，潜在性二分脊椎のなかでも潜在性脊柱管癒合不全などに伴う低位脊髄円錐は，下肢の疼痛や腱反射異常，膀胱直腸障害や運動・感覚障害などのさまざまな神経症状の原因となることがあり，他の脊椎疾患との鑑別が重要である．

3　診断

■ 外見

　生後すぐ認める髄膜瘤と脊髄髄膜瘤は囊胞を確認することができる．両者は透光試験による囊胞の内容物の確認で鑑別が可能である．脊髄裂は外観で膨隆を認める．また潜在性脊柱管癒合不全では母斑や血管腫，異常毛髪，皮膚の陥凹などの皮膚異常が重要な所見であり，加えて下肢の萎縮や足部の異常所見（変形や低形成，潰瘍）が重要な所見となり診断の助けとなる．

■ 画像

▶ 単純 X 線

　単純 X 線では椎弓欠損を証明する．欠損が大きいほど重篤であり，脊髄髄膜瘤や潜在性脊柱管癒合不全を疑うべきである．

▶ 脊髄造影

　囊胞内の占拠状態を確認することができる．また，脊髄形態の異常をある程度確認することができる．

▶ CT および CT-myelography

　脂肪腫，filum terminale，二分脊髄の詳細な様

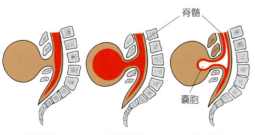

図 4-9　顕在性二分脊椎
（髄膜瘤　脊髄髄膜瘤　脊髄囊瘤）

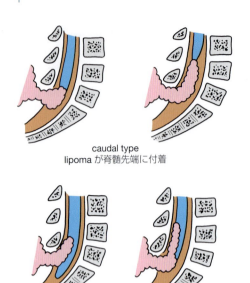

図 4-10 脊髄係留症候群（Chapman の分類）

caudal type
lipoma が脊髄先端に付着

dorsal type
lipoma が脊髄背側に付着

transitional type
両者移行型

子が示される．先天性皮膚洞などによる脊髄係留の様子が明らかとなる．

▶ MRI

上記の検査に加えさらに詳細な様子が描出できる．脂肪腫や先天性脊柱管癒合不全などに伴う脊髄空洞症，Chiari 奇形や脊髄円錐高位を容易に描出することができる．また脂肪腫や先天性皮膚洞と脊髄円錐との位置関係や治療戦略を立てるのにきわめて有用な検査である．

4 治 療

無症状の場合には治療は要さない．脊髄髄膜瘤のうち脊髄裂のように体外に神経組織が露呈している場合には感染の危険性が高く，また神経障害の悪化防止のためにも早期の神経組織の還納手術が必要となる．

脊髄髄膜瘤により麻痺を伴っている場合はリハビリテーションが必要であり，可能な限りの自立をめざす．

頭蓋頚椎移行部異常

頭蓋底陥入症
basilar impression

1 概 要

頭蓋底陥入症は，後頭骨の先天性奇形により，頚椎が大後頭孔より後頭蓋窩内に陥入する疾患である．頭蓋底陥入症では大後頭孔後縁の後頭骨が内反挙上したために頭蓋底が上方に突出する．

本疾患は先天性と二次性が存在する．先天性においては後頭骨，環椎などの形成不全，環椎頭蓋癒合症，環椎後弓欠損，歯突起形成不全などの先天性奇形や異常との関連が強い．また，二次性は関節リウマチ，骨形成不全症，ページェット Paget 病，くる病などの疾患やときに外傷や突出による骨折や変形，関節リウマチが原因である場合がある．症状は頭蓋腔内に陥入した歯突起や上位頚椎が脊髄や脳幹を圧迫し，四肢の運動感覚障害，嚥下障害さらに呼吸障害，小脳失調などを起こすことがある．

2 診 断

単純 X 線にて頭蓋計測を行い判定する（図 4-11）．McGregor 法は X 線撮影側面像で硬口蓋後縁と後頭骨下縁を結ぶ線（McGregor 線）と歯突起先端との距離により判定する．歯突起先端が McGregor 線より 4.5 mm 以上頭側に突出していれば診断となる．Bimastoid line 法は X 線正面像で歯突起先端が両方の乳様突起下端を結ぶ線（Bimastoid 線）より 10 mm 以上頭側に突出している場合，診断となる．Redlund-Johnell 法は X 線側面像で McGregor 線と軸椎椎体下縁の中点との距離が男性 34 mm 未満，女性 29 mm 未満である場合，診断となる．Ranawat 法は X 線側面像で環椎前弓の中心と後弓の中心を結ぶ線と軸椎の椎体部における椎弓根影の中心との距離が男性 15 mm 未満，女性 13 mm 未満の場合，診断される．

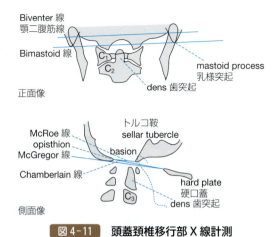

図 4-11 頭蓋頚椎移行部 X 線計測

3 治療

脊髄への圧迫解除のため除圧を行う．大後頭孔拡大術や環椎後弓切除を行うのが通常であるが，術後に軸椎歯突起形成不全頭蓋─頚椎不安定症が生じる可能性があるため，何らかの固定術が望まれる．

Klippel-Feil 症候群　必修

Klippel-Feil 症候群は，1912 年にモーリス・クリッペルとアンドレ・ファイルによって報告された一種の奇形症候群である．頚椎の少なくとも 2 つが癒合し，3 徴として，短頚，後頭部の毛髪縁の低下，頚部の可動域制限が挙げられる．脊柱変形，側弯症，Sprengel 奇形，上肢の形成不全，顔面の奇形や変形，肋骨の異常や変形，などを合併することがある．骨格系以外では腎臓奇形，心臓奇形，聴覚障害，口蓋裂などがある．脊柱変形はときに脊柱管狭窄症や脊柱の異常可動性を認め，脊髄症や頚部痛を訴えることがある．脊柱変形に対しては装具療法，さらに高度悪化例には手術療法を行うことがある．

Chiari 奇形　必修

1 分類

キアリ Chiari 奇形は，後脳（小脳，橋，延髄）の一部，もしくはすべてが頚椎の脊柱管内に大後頭孔を通り，下垂する奇形である．1 型から 4 型に分類される．1 型は成人に多く，小脳扁桃が大後頭部孔から頚椎の脊柱管内に嵌入し，多くが脊髄空洞症を伴う．2 型は Arnold Chiari 奇形と呼ばれ，小脳下部，延髄，第四脳室までも頚椎脊柱管内に嵌入し，顕在性二分脊椎，脊髄髄膜瘤，さらにほぼ全例に水頭症を伴う．近年はすべてを Chiari 奇形と呼ぶ．ほとんどが 1 型と 2 型であり 3 型はまれである．近年，4 型は Chiari 奇形には含めないとされる．

2 症状

Chiari 1 型は，脊髄の圧迫症状を認めることがある．また脊髄空洞症があれば，その症状，頭痛，頚部痛，小脳失調症状などを認める．さらに頭痛が特徴的でもあり，特にいきみや咳き込み，くしゃみにより強い頭痛が誘発される．後脳の下垂が強い場合はめまい，誤嚥，嗄声，歩行障害などの症状を認める．合併する脊髄空洞症により，上肢の感覚障害や運動障害，筋力低下を自覚することが多いが，症状は長い年月において，緩徐に進行するため患者の自覚症状は乏しい．

Chiari 2 型は，延髄の下垂や屈曲による喘鳴や嚥下障害などの症状が認められる．また，脊髄圧迫症状が認められる．

3 診断

頭頚部 MRI 検査が有用かつ重要である．小脳扁桃が大後頭孔より下垂していると，Chiari 奇形と診断される．大後頭孔の位置から小脳扁桃先端までの距離が 3 mm までを正常とし，3〜5 mm を境界，5 mm を超えると Chiari 奇形と判定するのが通常である．さらに脊髄空洞症の有無を確認することが重要である．また CT や X 線で頭蓋骨の形成異常，側弯など脊柱変形の有無を確認する．脊柱変形から Chiari 奇形や脊髄空洞症が発見されることがある．

4 治療

基本的には小脳扁桃が下垂して空間が狭くなり，延髄などが圧迫されている大後頭孔部の減

圧術（大孔下減圧術）やときに頸椎の椎弓切除を行うことがある．治療により脊髄空洞症が改善したり，脊柱変形の進行が抑制される．水頭症にはV-Pシャントが有効である場合がある．

脊髄空洞症 syringomyelia 必修

脊髄空洞症は，頸髄ときに胸髄以下の脊髄の中に液体が貯留した空洞が形成され，脊髄の機能が障害されることである．詳しいメカニズムはいまだ不明である．ときに脊柱変形を伴うことは整形外科的に大きな問題となる．

1 分類

脊髄空洞症には，Chiari奇形・癒着性くも膜炎・脊髄腫瘍にそれぞれ伴うもの，脊髄出血後・外傷後に生じるものがある．このうち脊髄空洞症はChiari奇形，癒着性くも膜炎によるものに大別される．

■ Chiari奇形に伴う脊髄空洞症（図4-12）

Chiari奇形とは，小脳，ときに脳幹が頸椎に下垂している状態である（前項参照）．この奇形による脊髄の空洞化のメカニズムは，いまだ不明で多くの仮説が出されている．

■ 癒着性くも膜炎に伴う脊髄空洞症

癒着性くも膜炎は，脊髄腔に炎症が起こり，脊髄と硬膜の間のくも膜に癒着が生じることにより髄液の流れが妨げられ，空洞が出現すると考えられる．

2 症状

無症状もしくは自覚症状に乏しい場合も多いが，腕や手の痛み，しびれを訴える場合もある．症状が進行する場合には，手や腕の麻痺，歩行障害，さらには排尿や排便の障害にいたる場合もある．

自覚症状がない場合でも腱反射・腹皮反射・感覚神経・自律神経の異常，異常反射の出現など，脊髄の異常に関連するさまざまな症状が他覚的に認められることがある．

3 診断

頸髄（ときに胸髄）のMRIの検査がきわめて有効である．ときに脊髄液の流れを画像として捉えるシネMRIの検査も診断に有用である．

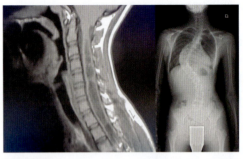

図4-12 Chiari奇形に脊髄空洞症と脊柱側弯症を合併した症例

MRIにてChiari奇形とともに頸髄以下に脊髄空洞症を認める．X線写真では脊柱側弯症を認める．

4 整形外科的問題

本疾患には脊柱変形を伴うことが多い．脊柱変形は通常高度となり，神経原性脊柱変形と分類される．

脊柱変形を認めた場合，感覚神経の異常・腹皮反射の左右差・腱反射の異常や病的反射の有無など，常に脊髄空洞症の存在を意識した診察とチェックが重要である．

5 治療

Chiari奇形に伴う脊髄空洞症は，大後頭孔減圧術が有効な場合がある．大後頭孔減圧術は，大後頭孔の骨周囲を削り，脊髄と硬膜の空間のスペースを拡大し，髄液の流れを物理的に良好にするものである．

小児の場合などには，空洞の縮小や症状が自然に改善することも多く，手術適応の決定には十分な検討と経過観察が必要である．

脊柱変形を認めた場合，特発性の場合と同様の治療計画が必要である．空洞の縮小を期待するシャント手術が将来必要なこともあるため，脊椎手術法の選択時には念頭に入れておく必要がある．

脊髄血管障害 必修

1 脊椎・脊髄循環系，血管支配
（図4-13）

脊髄における動脈系は椎骨動脈，上行頚動脈，肋間動脈，腰動脈，腸腰動脈などから根動脈に分岐し，前根または後根動脈として吻合し広範囲に脊髄を網羅した後，1本の前脊髄動脈と2本の後脊髄動脈となる．前根動脈のなかで最も太い大前根動脈 Adamkiewicz artery は脊髄の下部1/3と前2/3を網羅する．脊髄循環系の障害により脊髄梗塞，脊髄出血，硬膜外血腫，くも膜下血腫などが生じる．

脊髄梗塞

脊髄動脈は，脳動脈を含めた全身のあらゆる動脈と比べてアテローム性変化をはじめとした動脈硬化が少ないため，脊髄梗塞は脳梗塞に比べ頻度が低い．しかし，発症は急激であり，数時間から48時間程度で症状は完成する．症状は突然の疼痛，急激な脊髄症状や膀胱直腸障害を呈する．胸腹部大動脈の解離性大動脈瘤，アテローム性動脈硬化，大動脈手術や脊椎手術に随伴して発生することが報告され，若年者から高齢者まで幅広く発生を認める．治療は，抗血栓薬や脊髄浮腫を抑制し二次障害を防ぐためにステロイドやグリセオールを投与するなど脳梗塞に準じた治療を行う．何らかの塞栓性の機序や原因が考えられる場合は，抗凝固療法，抗血小板療法なども考慮する．

■ **前脊髄動脈症候群**
anterior spinal artery syndrome

前脊髄動脈は，中心灰白質と周囲の白質を支配する．後脊髄動脈は脊髄後部の1/3を支配する．前脊髄動脈の支配領域である脊髄腹側約2/3の領域に梗塞などの血流障害が生じると，脊髄前方部分の灰白質が障害される．急速に発現す

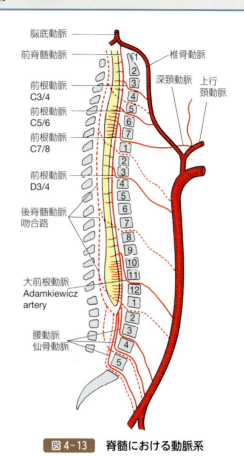

図4-13 脊髄における動脈系

る対麻痺ないし四肢麻痺，解離性感覚障害（温痛覚のみが障害され，触覚，振動覚，位置覚は保たれる），膀胱直腸障害などの症状を示す．原因は血管塞栓や動静脈奇形，血管の圧迫などが考えられているが，詳細はよくわかっていない．発症は急速であり，上下肢の運動障害に先立ち，膀胱直腸障害が早期に出現する．このとき，脊髄後索は保たれているため，触覚・深部感覚は正常であり，解離性感覚障害を示す．発症当初は脊髄浮腫の腫大を呈し，MRIではT2高信号を示す．発症後，時間の経過により脊髄は萎縮を示す．

■ **後脊髄動脈症候群**
posterior spinal artery syndrome

本疾患は脊髄梗塞のなかでもさらに頻度は少

ない．後脊髄動脈が栄養する後索障害が原因となる深部感覚障害や後角障害による病変髄節に一致した全感覚脱失，後側索にまで及んだ場合には運動麻痺，膀胱直腸障害などを呈する．

脊髄出血

1 概念

自覚症状は脊椎の急激かつ強い疼痛である．麻痺は緩徐もしくは急速に進行性か非進行性に認める．脊髄出血には，脊髄硬膜外出血，脊髄くも膜下出血，脊髄硬膜下血腫，さらに脊髄腫瘍内からの出血などがある．手術後の硬膜外出血は特に注意が必要である．またアスピリンやワルファリン，その他抗凝固薬，抗血小板薬の使用は手術にかかわりなく硬膜外血腫のリスクとなる．脊髄硬膜下血腫の頻度は低いが，外傷，医療行為に伴う穿刺にも注意する．脊髄くも膜下出血はきわめてまれで，特発性出血や硬膜や硬膜周囲の動静脈奇形などが原因と考えられている．血管奇形，海綿状血管腫などが原因の脊髄髄内出血もまれである．

2 治療

硬膜下血腫や硬膜外血腫で疼痛のみの症例や，麻痺が軽度かつ非進行性もしくは改善傾向にある場合は経過観察する．進行性麻痺の場合は血腫除去術を行う．血管奇形を認める場合は塞栓術などを考慮する．

脊髄動静脈奇形

脊髄動静脈奇形 arteriovenous malformation は，動脈と静脈が異常なつながり（動静脈瘻）を形成するまれな疾患である．発生部位により硬膜動静脈瘻，硬膜外動静脈瘻，辺縁部動静脈瘻，髄内動静脈瘻の4種類に分類できる．原因はいずれも不明である．

1 症状

脊髄動静脈奇形により，脊髄の血流悪化や脊髄圧迫により，下肢筋力低下・感覚障害や膀胱直腸障害が生じる．通常，時間経過とともに悪化する．ときに急激な出血症状を呈することがある．辺縁部動静脈瘻・髄内動静脈瘻では急激な出血により，くも膜下出血や脊髄内出血となり，強い頸部痛・背部痛・腰痛を生じ，症状は劇的なものとなる．

2 治療

手術や治療にいたることはまれであるが，治療は後方法による手術とカテーテルによるものがある．

C 脊柱変形

1 小児の脊柱変形

脊柱側弯症 scoliosis 必修

1 分類

脊柱変形の原因・種類は多岐にわたる．脊柱変形のなかでは，脊柱側弯症がその代表である．

脊柱側弯症は構築性と機能性もしくは非構築性に分けられる．真の脊柱側弯症は構築性であり，後者には疼痛性や姿勢，ヒステリー，または脚長差によるものなどがある．これらは原因の除去により改善する．これに対し構築性側弯は一時的もしくは二次的に脊椎そのものの変形と回旋を認め，進行性であることがある．国際側弯症学会（Scoliosis Research Society）による分類が有名である（表 4-2）．

一般に最も大きいカーブを主カーブとして，

表4-2 脊柱側弯症の分類

Ⅰ 特発性側弯症
  1）乳幼児期（0～3歳）
  2）学童期（3～10歳）
  3）思春期（10歳～）
Ⅱ 神経・筋性側弯症
  1）神経原性
    a．上位運動ニューロン
      脳性麻痺 cerebral palsy（CP）
      小脳変性疾患 Friedreich ataxia
      脊髄空洞症 syringomyelia
      脊髄腫瘍
      脊髄損傷
      その他
    b．下位運動ニューロン
      ポリオ
      脊髄性筋萎縮症（Kugelberg-Welander病, Werdnig-Hoffmann病）
      脊髄髄膜瘤 myelomeningocele（MMC）
      その他
  2）筋　性
    アルトログリポージス
    筋ジストロフィー
      Duchenne 型
      Limb-girdle 型
      Facioscapulohumeral 型
    先天性筋萎縮症
    その他
Ⅲ 先天性側弯症
  1）failure of formation
  2）failure of segmentation
  3）mixed type
Ⅳ 神経線維腫症 neurofibromatosis（von Recklinghausen disease）
Ⅴ 間葉系病変 mesenchymal disorder
  1）Marfan 症候群
  2）Ehlers-Danlos 症候群
  3）その他
Ⅵ リウマチ性疾患
Ⅶ 外傷性側弯症
  1）脊椎骨折
  2）外科手術後 post-surgical
    椎弓切除後 post-laminectomy
    肋骨切除後 rib cage defects
  3）放射線照射後 post-irradiation
Ⅷ 瘢痕性側弯症
Ⅸ 骨軟骨異形成症 osteochondrodystrophies
  1）diastrophic dwarfism
  2）mucopolysaccharidoses（Morquio）
  3）spondyloepiphyseal dysplasia（SED）
  4）multiple epiphyseal dysplasia
Ⅹ 感　染
Ⅺ 代謝性疾患
  1）くる病
  2）骨形成不全症 osteogenesis imperfecta（OGI）
  3）ホモシスチン尿症 homocystinuria
Ⅻ 腰仙部疾患
  1）腰椎分離すべり症
  2）先天性腰仙部奇形
XIII 脊椎腫瘍
  1）osteoid osteoma
  2）その他

その上下に存在するカーブを代償性カーブと呼ぶ．また，カーブパターンによる分類として，頂椎の場所により胸椎カーブ（T2-T10），胸腰椎カーブ（T12-L1），腰椎カーブ（L2-L4）に分類される．

特発性側弯症 idiopathic scoliosis

1 概　要

構築性側弯症の代表であり，多くは年齢・成長過程の時期により進行性であり，他の疾患を伴わないなど，除外診断として診断されることになる．ときに精査を行うことにより他の診断がつく場合もある．通常，カーブの大きさ，程度は Cobb 角により評価する（図4-14）．現状維持が発見されたカーブの維持が成長期終了時最高の目標となる．原因は遺伝子によるものと考えられている．この特発性側弯症は発症時期により3つに分類される．本疾患は学校検診などによる発見が進められている（図4-15）．

■ 乳幼児期側弯症 infantile scoliosis

乳幼児期側弯症はあまり多くないが，0～3歳に発症し高度な変形にいたることもある．男子に多く左凸のカーブが多い．なかには改善するものもあり胸椎・胸腰椎カーブに多い resolving type がある．ダブルカーブは進行性であることが多い．治療は進行性である場合は装具となるが，あまり適切な装具がないのも現状である．

■ 学童期側弯症 juvenile scoliosis

学童期側弯症は4～9歳に発症する．男女比は

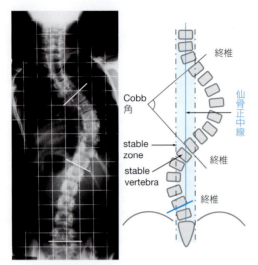

図4-14　側弯度 Cobb 角の計測

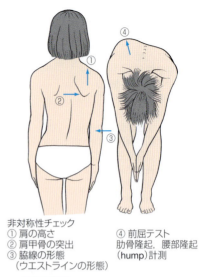

図4-15　側弯症発見のためのチェックポイント

非対称性チェック
① 肩の高さ
② 肩甲骨の突出
③ 脇線の形態
　（ウエストラインの形態）
④ 前屈テスト
　肋骨隆起，腰部隆起
　（hump）計測

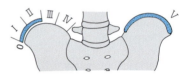

図4-16　Risser sign
腸骨骨端核出現，閉鎖状況にて0〜V段階に分類．

同等であり，多くは進行性である．しかし，なかには経過観察中に改善していく例もある．

■ 思春期側弯症 adolescent scoliosis

　最も多い側弯症であり，男女比は1：7〜10と女子に圧倒的に多い．脊椎の成長に伴い進行するのが特徴であり，10〜12歳の女子においては90％が進行性であるとされる．成長の可能性は Risser sign や triradiate cartilage で判断する（図4-16）．

　成長が終了すると側弯の進行も一時的もしくは恒久的に停止する．ときに成人後も胸椎のCobb 角 50°以上，腰椎で 35°を超えたカーブは進行することがあるので注意が必要である．

2 身体への影響

　脊柱側弯症は年齢とともに背部の痛みや下肢痛などの症状が現れることがある．思春期の患者は同年代の健常人と比較して，自己イメージが悪いとされる．変形が強いほどその程度は増し，整容が大きな問題となる．思春期における体幹変形の精神的影響は重要な課題であり，これを含めた患者立脚型評価法 SRS-24 がよく用いられる．

　Cobb 角が 80°を超えると，肺の機能障害につながり，息切れが多くなる．胸椎，腰椎ともに，Cobb 角 50°を超えたカーブは成人後，年齢とともに 1 年で 0.7°程度悪化するとされるため，適切な経過観察を受けなければ，カーブの進行に気がつくことなく，将来的に呼吸機能の悪化や，腰背部痛を認める可能性が示唆されている．

3 治療

　Cobb 角により経過観察，装具療法，手術療法が決定される．Cobb 角 25°未満であれば，経過観察のみでよい．これを超え身長の増加とカーブの進行が考えられる場合は，装具療法を勧める．

　思春期において，Cobb 角 45°以上になると手術療法が勧められてきた．手術の固定範囲を決めるうえでは，以前から議論が多いが，King-Moe 分類と Lenke 分類（表4-3）がある．

　近年では腰椎カーブに対しては，35°程度でも手術が勧められる傾向にある．椎弓根スクリュー，pedicle screw（PS）の出現より，固定範囲の縮小，固定力の増大などにより矯正効果は格段に向上している．以前は前方法のよい適応であった胸腰椎・腰椎カーブにも PS を用いた方法が主流になっている．

表 4-3　Lenke 分類

type	カーブタイプ	上位胸椎カーブ	主胸椎カーブ	胸腰椎・腰椎カーブ
1	主胸椎カーブ（MT）	非構築性	構築性（主カーブ）	非構築性
2	二重胸椎カーブ（DT）	構築性	構築性（主カーブ）	非構築性
3	二重カーブ（DM）	非構築性	構築性（主カーブ）	構築性
4	三重カーブ（TM）	構築性	構築性（主カーブ）	構築性（主カーブ）
5	胸腰椎・腰椎カーブ（TL/L）	非構築性	非構築性	構築性（主カーブ）
6	胸腰椎・腰椎-胸椎二重カーブ（TL/T-MT）	非構築性	構築性	構築性（主カーブ）

構築性：左右屈 X 線 ≧25° あるいは後弯 ≧20°　主カーブ：最も大きいカーブ

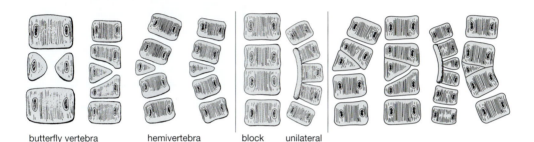

図 4-17　脊椎先天異常の分類

先天性側弯症
congenital scoliosis

　先天性側弯症は先天的な奇形椎の存在により，さまざまな弯曲が生じうる脊柱変形である．奇形椎のタイプは，① 形成異常 defect of formation，② 分節異常 defect of segmentation，③ 両者の混合 mixed type の 3 つのタイプに分けられる．脊柱の成長段階において，前後左右非対称であるため発育差が生じ，側弯症や後弯症が生じる（図 4-17）．

　通常，蝶形椎 butterfly vertebra や癒合椎 fused vertebra は前後左右対称であり，脊柱変形の進行はないか軽微である．これに対して，半椎 hemivertebra や片側癒合椎 unilateral unsegmented bar や両者の混合型などは進行性であり，ときに大きな変形にいたる．単純 X 線のみではその形態は判然としない場合も多く，CT や 3D-CT によりその詳細な形態を検討する必要がある．

神経・筋性側弯症
neuromuscular scoliosis

1　概　要

　神経・筋原性疾患は神経原性疾患と筋原性疾患に分けられる．神経原性疾患は上位運動ニューロン障害と下位運動ニューロン障害に分けられ，所見・症状として筋肉は痙性麻痺，固縮，弛緩，アテトーゼのいずれかを示す．これに対して筋原性疾患は筋力低下を示す．

　脊椎に関する問題点は，いずれの疾患も背筋を中心とした筋力低下や筋肉の不均衡，脊柱の直立の維持の困難などが原因となり脊柱変形が効率に合併する．

　神経・筋原性側弯症の特徴は，脊柱変形は高率で進行性となり，その多くが重篤にいたる．神経・筋原性疾患に伴う脊柱変形に対する保存療法のエビデンスは低く，装具の効果は手術の時期を遅らせる程度とされている．

2 身体への影響

　脊柱に側弯や後弯などの変形が生じると，進行性に高度な変形に達する．また，腰背部痛などの自覚症状を伴うことも多い．脊柱変形の進行は呼吸機能や立位や坐位バランスの悪化をもたらし，患者によっては強い腰背部痛を訴え，さまざまなADL低下を認める．疾患の種類と重症度により歩行が不可能となり車椅子生活中心となった患者にとっては，脊柱変形は坐位保持困難となり，ADLに大きな影響を及ぼすとともに，特発性側弯症と同様に患者の自己イメージをも悪化させる．

3 治　療

■ 保存療法

　神経・筋原性疾患に伴う脊柱変形の保存療法は効果が立証されていない．しかし，10°未満のカーブには有効であり，20°未満のカーブには一時的に効果があり，手術時期を遅らせる可能性があるとの意見も存在する．また，装具のなかにはADL向上を目的とするものもある．近年，筋ジストロフィーに対するステロイド治療の有効性が示され，同時に脊柱変形の抑制効果も示唆されている．

■ 手術療法

　神経・筋疾患を有する患者が歩行可能である場合は，体幹バランスを整え歩行しやすくし，整容を改善し自己イメージを良好にする．一方，歩行が不可能である場合は腰背部痛を軽減し，長時間坐位を可能とする車椅子でのADLを改善することが手術目的となる．

　脊柱変形手術において，pedicle screw（PS）の出現は画期的である．PSはきわめて有効なアンカーであるが，フックやワイヤー，もしくはテープを適切に利用することも有効である（図4-18）．

　周術期管理はきわめて重要かつ問題が多い．神経・筋性側弯症の周術期合併症の発生率は24〜75％ときわめて高く，循環器系および呼吸器系合併症，術中多出血，術後創感染が重篤な合併症として挙げられている．特に筋性側弯症は心機能の低下や心筋症を有することも多い．

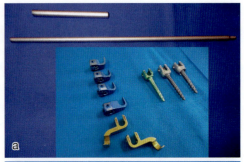
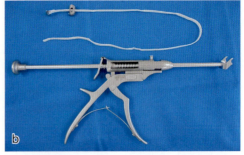

図4-18　手術に用いるインプラント
a. 手術に用いるロッド，フック，スクリュー
b. コネクター付きサブラミナ・テープ

間葉系病変による側弯症

　間葉系病変による側弯症は結合組織に問題のある疾患に伴う側弯症であり，Marfan症候群，Ehlers-Danlos症候群が代表的疾患である．

■ Marfan症候群

　Marfan症候群の原因遺伝子は15q15-q21に存在することが知られており，フィブリリン1（FBN1）遺伝子がクローニングされており，さらに，トランスフォーミング増殖因子β受容体-1, 2型（TGF-β1, 2）も同定されているが，未知の遺伝子や環境因子も複雑に関与していると推定されている．

　常染色体優性遺伝が75％，散在性（特発性）が25％存在する．Ghentの診断基準が示されている（表4-4）．

　鑑別診断としてはLoeys-Dietz症候群（LDS），Shprintzen-Goldberg症候群（SGS），先天性拘縮

表4-4　Marfan症候群の診断基準（改訂Ghent診断基準）

家族歴がない場合	家族歴がある場合
1. 大動脈基部拡張（Z≧2，20歳以下Z≧3）＋水晶体亜脱臼 2. 大動脈基部拡張＋FBN1変異 3. 大動脈基部拡張＋身体所見（≧7pt） 4. 水晶体亜脱臼＋FBN1変異（基部拡張が証明された場合）	5. 水晶体亜脱臼＋家族歴 6. 身体所見＋家族歴 7. 大動脈基部拡張＋家族歴

大動脈基部拡張AAE：Z≧2（20歳以下Z≧3）
AAE基準以下はFBN1（＋）でも潜在的Marfan症候群とする

身体所見（≧7pt以上所見あり）
1. wrist sign＋thumb sign：3pt（wrist sign or thumb sign：1pt）
2. 鳩胸：2pt（漏斗胸 or 胸郭非対称：1pt）
3. 足変形：2pt（扁平足のみは1pt）
4. 気胸：2pt
5. 硬膜拡張：2pt
6. 寛骨臼突出：2pt
7. 上節/下節比減少＋指間長/身長比の増加：1pt
8. 側弯または胸腰椎後弯：1pt
9. 肘関節伸展障害：1pt
10. 特徴的顔貌：1pt
11. 皮膚線条：1pt
12. 近視（−3D）：1pt
13. 僧帽弁逸脱：1pt

鑑別診断
LDS（Loeys-Dietz症候群）
SGS（Shprintzen-Goldberg症候群）
CCA（先天性拘縮性クモ状指症）
WMS（Weil-Marchesani症候群）
ELS（ectopia lentis症候群）
EDS（Ehlers-Danlos症候群）
ホモシスチン尿症
家族性大動脈瘤　ほか

性クモ状指症 congenital contracural arachnodactyly（CCA），Weil-Marchesani症候群（WMS），ectopia lentis症候群（ELS），Ehlers-Danlos症候群（EDS）などが挙げられる．

Marfan症候群に伴う側弯症は多くは進行性である（図4-19）．装具療法が無効の場合は，手術療法が必要となる．カーブパターンはダブルカーブが多く，ときにトリプルカーブを示す．胸郭が薄く，胸椎前弯が強いこともしばしばで，腰椎後弯も多くみられ，矢状面のアライメント異常を認めることも多い．また，成人後にもカーブの悪化を認めることも多く，特発性と比べ早期に手術が必要と考えられている．

Ehlers-Danlos症候群（EDS）

過去において6つの主病型（古典型，関節型，血管型，後側弯型，多発関節弛緩型，皮膚脆弱型）に分類されていた遺伝性疾患である．その病態と原因は，皮膚，関節，血管などの結合組織の脆弱性によるものである．現在では病型はさらに増え，13の主病型となっている．

原因は結合組織の脆弱性によるものであり，

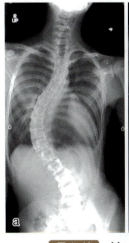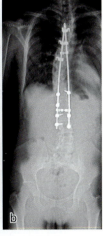

図4-19　Marfan症候群
a. Marfan症候群の15歳男性の術前X線写真．
b. 後方固定術後のX線写真．

コラーゲン分子またはコラーゲン成熟過程に関与する酵素の遺伝子変異に基づくと考えられているが，それぞれの遺伝子変異がどのような機序でさまざまな合併症を引き起こしているのかはいまだ不明で，治療に結びつく詳しい病態はなおも明らかにされていない．

皮膚過伸展，全身関節の弛緩・脱臼・変形，皮下血腫，心臓弁逸脱，血流の逆流などさまざまな症状を呈する．また，いずれの病型も脊柱変形を生じうる．脊柱変形が高度となった場合には，他の合併症を慎重に考慮し，症例により手術療法が適応となる．

治療法はすべて対症療法である．皮膚，関節の症状に対しては，運動を避けたり，サポーターや装具を装着するなどの予防が有用である．関節の症状には，ときに関節を保護するリハビリテーションが有効であり，関節の疼痛緩和のための鎮痛薬の投与を行う．動脈や血管の病変には，定期的な画像検査・発症時の慎重な評価と適切な治療が必要である．

多くの患者は日常的にQOL低下を伴う．血管型EDSでは，動脈解離・動脈瘤破裂を中心に，腸破裂，妊娠中の子宮破裂など臓器破裂による若年成人死亡の危険性がある．死亡年齢の中央値は50歳前後である．

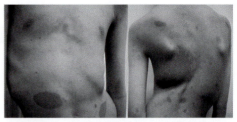

図4-20　神経線維腫症に伴うカフェオレ斑と背部に生じた神経線維腫

神経線維腫症

1 概　要

神経線維腫症は，脳や脊髄などに腫瘍が多数発生し，全身的な症状を引き起こす．

遺伝子異常の違いによって，神経線維腫症Ⅰ型，神経線維腫症Ⅱ型，シュワノマトーシスSchwannomatosisの3つに分類される．

■ 神経線維腫症Ⅰ型（neurofibromatosis type 1：NF1, von Recklinghausen病）

常染色体性優性の遺伝性疾患であり，カフェオレ斑cafe au lait spotと神経線維腫を特徴的所見とする（図4-20）．加えて，骨，眼，神経，副腎，消化管などに多彩な症状を呈する母斑症である．

■ 神経線維腫症Ⅱ型（neurofibromatosis type 2：NF2）

常染色体優性の遺伝性疾患であり，両側性に発生する聴神経鞘腫（前庭神経鞘腫）を主なる症状とし，その他の脳・脊髄神経鞘腫，髄膜腫，脊髄上衣腫などの神経系腫瘍や皮膚病変（皮下や皮内の末梢神経鞘腫，色素斑），さらに若年性白内障などの眼病を呈する．

■ Schwannomatosis

神経線維腫症Ⅱ型に類似した部分が多いが，両側性の聴神経鞘腫を認めないなどの相違から鑑別は可能である．また明らかな腫瘍が発生する前から，慢性的な痛みを訴えることが多い．

2 原　因

詳しい機構については不明な点も多い．現在では，神経線維腫症Ⅰ型の原因遺伝子は第17番染色体長腕（17q11.2）に位置するとされ，その遺伝子産物はニューロフィブロミンneurofibrominと呼ばれ癌抑制の働きを担っている．したがってNF1遺伝子に変異をきたした神経線維腫症Ⅰ型では，Rasの恒常的な活性化のため，神経線維腫をはじめとする多種多彩な病変を生じると推測されている．

神経線維腫症Ⅱ型の責任遺伝子は第22番染色体長腕22q12に存在し，この遺伝子がつくり出す蛋白質はmerlin（またはschwannomin）である．merlinは癌抑制因子として働くのが通常であるが，神経線維腫症Ⅱ型は，merlinの遺伝子に異常が生じ，癌抑制が効かなくなり，発症および進展すると考えられる．

3 症　状

神経線維腫症Ⅰ型は，以下の症状を特徴とする．

①6個以上のカフェオレ斑（小児では径0.5cm以上，成人では径1.5cm以上），②2個以上の皮膚神経線維腫またはびまん性神経線維腫，

③腋下や股周辺の小色素斑，④目にできる小さな腫瘍，⑤特徴的な骨病変，⑥家族歴．

神経線維腫症Ⅱ型の発症年齢はさまざまであるが，10〜20代の発症が多い．両側聴神経鞘腫と多数の神経系腫瘍が認められる．よく認められる症状は，聴神経鞘腫による難聴・めまいやふらつきで，脊髄神経鞘腫による手足のしびれ・感覚低下・運動機能低下や脱力を生じることがある．その他，頭痛，顔面神経麻痺，顔面のしびれ，歩行障害や小脳失調，痙攣，半身麻痺，視力障害，嚥下障害や構音障害などさまざまな症状を伴うこともある．

4 治 療

■ 神経線維腫症Ⅰ型

▶ 色素斑

色素斑を完全に消失させる確実な治療法はない．しかし，美容を問題視する場合のみ，希望に応じて可能な限りの切除，摘出などの対症療法を行う．

▶ 神経線維腫

治療を希望する患者に対して，整容的な観点ないし患者の精神的苦痛を改善させるため，外科的切除が第1選択となる．数が少なければ，局所麻酔下に切除する．数が多ければ全身麻酔下にできる限り切除する．小型のものはトレパンによる切除，電気焼灼術，炭酸ガスレーザーによる切除も有効である．びまん性神経線維腫は内在する豊富な血管に対処しながら切除する．悪性末梢神経鞘腫瘍は早期の根治的切除術を原則とする．

▶ 多臓器病変

中枢神経病変，骨病変，褐色細胞腫，消化管間質腫瘍など種々の多臓器の病変に対する専門的な治療を診療科横断的に行う．

▶ 脊柱変形

脊柱変形は側弯，後弯，前弯などさまざまな変形を呈する．脊柱変形を効率に合併し，また高度進行例が多いため，手術的治療が必要となることが多い．脊椎への腫瘍浸潤が変形の原因

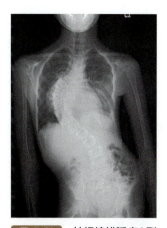

図4-21 神経線維腫症Ⅰ型に伴う脊柱変形
高度の脊柱変形を認める．

であるため，手術固定範囲は広範囲に及ぶ．ときに肋骨が脊柱管内に達しているなど，さまざまな病態が存在する（図4-21）．

■ 神経線維腫症Ⅱ型

治療には手術による腫瘍の摘出と定位放射線治療が行われる．薬物療法，遺伝子治療はいまだ困難である．聴神経鞘腫については左右の腫瘍サイズと残存聴力に応じて種々の病状が想定され，各病態に応じた治療方針が要求される．一般に，腫瘍が小さいうちに手術すれば術後顔面神経麻痺の可能性は低く，聴力が温存できる可能性もある．外科手術のほかに，ガンマナイフなどの定位放射線手術も小さな腫瘍には有効である．

5 予 後

神経線維腫症Ⅰ型の生命の予後は良好である．悪性末梢神経鞘腫瘍の合併率は低く，2〜4％程度である．

神経線維腫症Ⅱ型は，腫瘍があっても何年も無症状で経過することもあるが，特に若年者では腫瘍が成長して，急速に難聴などの神経症状が進行することがある．両側聴神経鞘腫など頭蓋内腫瘍の成長を制御できない場合には，QOLが悪化し，生命の危険も高いとされる．

後弯症 kyphosis 必修

　正常な胸椎（T1-T12）は20〜45°の軽度の後弯を呈する．しかし，後弯角が45°以上の場合，後弯症 hyperkyphosis と呼ぶ．また，通常腰椎は後弯を認めず前弯状態が正常であるため，前弯が消失した時点で後弯症という．姿勢により後弯を呈し姿勢矯正などにより改善をみる機能性後弯，仰臥位や後方からの圧迫によっても後弯がなお残存する構築性後弯の2つのタイプが主に存在する．構築性後弯がいわゆる後弯症と呼ばれており，若年性後弯症（ショイエルマン病），先天性後弯症，神経筋性疾患に伴うもの，二分脊椎・脊髄髄膜瘤，外傷性・骨粗鬆症による圧迫骨折，椎弓切除後，放射線治療後，骨系統疾患，神経線維腫症，腫瘍や感染などが代表的である．

■ 若年性後弯症（ショイエルマン病）（図4-22）

　Scheuermann's kyphosis（ショイエルマン病）の原因は不明であり，女性より男性に多い．代表的な後弯を示す疾患で思春期に進行し椎体の楔状化を示す．脊柱の運動制限，姿勢不良，痛みや疲労感を引き起こす．デンマークの外科医，ショイエルマンが報告した．若年性脊柱後弯とも称されるが，日本では比較的珍しい．遺伝的疾患と考えられる症例も存在するが，なおも原因は不明である．

■ 先天性後弯症

　胎生6〜8週頃，1つ以上の椎体や椎間板で，形成不全や分節不全が生じ，これらの先天性奇形椎が成長に伴い，脊椎の弯曲を生じる．生下時以前にすでに存在していたものは先天性後弯症という．先天性側弯を伴うこともある．先天性側弯症には大きく2つのタイプ（形成不全と分節不全）があるが，椎体形成不全は，通常，成長とともに悪化し後弯を形成する．分節不全は，2つ以上の椎体が分離せず，正常の椎間板や矩形の椎体がなく，このタイプの先天性後弯症は，歩行開始後に診断されることが多い．先

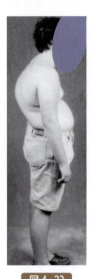

図4-22
Scheuermann病（若年性脊柱後弯，16歳，男性）
（植田尊善：神中整形外科学 第23版 下巻．p.105,
南山堂，2013）

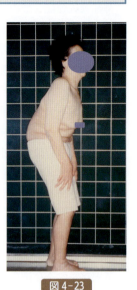

図4-23
腰部変性後弯症高度例
腰椎部後弯により歩行時体幹は前傾前屈し，股関節，膝関節を屈曲，手を大腿部について支えている．
（竹光義治：神中整形外科学 第23版 下巻．p.107,
南山堂，2013）

天性後（側）弯症では，さまざまな臓器の先天的異常を伴っていることがあり，注意が必要である．形成異常による変形は高度な変形にいたることがある．急速な脊柱の成長により，脊柱変形は進行する可能性がある．分節異常による変形では，悪化速度は遅く，高度な変形にはいたらないことが多い．

■ 加齢による後弯脊柱変形（図4-23）

　加齢により脊柱変形が生じる．いわゆる変形性脊椎症や成人脊柱変形，また側弯症の遺残の結果，後弯症を呈することや，骨粗鬆症による椎体骨折の結果として後弯症を認めることが最近多くなっている．疼痛，強度な脊柱変形，本人の強い希望，逆流性食道炎などを理由にインストゥルメンテーションによる矯正手術を行うことがある（成人脊柱変形の項を参照）．

2 成人の脊柱変形

✓ 重要事項

腰痛を呈する変形性脊椎症が，脊柱管狭窄症なのか腰椎変性側弯症なのか，変形を伴った脊柱管狭窄症なのか，また両方の治療が必要なのかを明確にして手術計画を立てる必要がある．成人脊柱変形で症状を呈するのは矢状面アライメントが悪い場合で，変形矯正目標は，正常人に照らし合わせた至適骨盤アライメント，特に骨盤後傾角を至適角度まで矯正すべきである．

1 疾患概念

変形性脊椎症とは，加齢が進むとともに椎間板変性や椎間関節障害，またこれに伴って背筋筋力低下や腰椎の前弯消失，さらには側弯変形も伴ってくる場合がある．このように腰椎変性後側弯症と呼ばれる中高年者の脊椎変性に伴う後側弯変形は，患者のQOLを著しく低下させる．しかし腰椎変性側弯症の定義や疾患の概念もいまだ一定のコンセンサスがない．また腰痛を呈する変形性脊椎症が，脊柱管狭窄症なのか腰椎変性側弯症なのか，変形を伴った脊柱管狭窄症なのか，また両方の治療が必要なのかを明確にして手術計画を立てる必要がある．すなわち脊柱管狭窄と側弯変形があっても，腰痛はなく間欠性跛行や下肢のしびれや痛みなど神経刺激症状が主体であれば，腰部脊柱管狭窄症として診断する．治療も変形矯正に主眼を置かず，除圧あるいは除圧固定の狭窄症に対する術式を選択すべきである．側弯変形でも30°を超えるような場合や後側弯変形のように後弯変形も伴ってくると腰痛を生ずることが多く，このような場合は変形を矯正する必要があり変性後側弯症と診断すべきである．

2 分類

腰椎変性後側弯症の成因や，病態，画像所見，治療方針に基づきさまざまな分類がなされているが，定義についてはいまだ統一されていない．Aebi は成因により分類しており，骨成熟以降のCobb角10°以上の脊柱変形について，type 1：成人発症の腰椎変性側弯症（de novo），type 2：先天性や特発性側弯症の遺残，type 3：腰仙椎，下肢病変や骨粗鬆症などに起因する変形と分類している．戸山らは腰椎椎間板変性を基盤としてCobb角10°以上の側弯を呈するものを腰椎変性側弯症と定義し，X線上の病態を基にtypeⅠ：L4/5の椎間板楔状化が主体の上位腰椎の代償性側弯，typeⅡ：中位腰椎の多椎間変性に伴う側弯変形を主因とする側弯と分類している．現在はSRS-Schwab分類が汎用されている（表4-5）．

3 症状

■ 変形による症状の判断

変形による症状は，一般的には腰椎側弯が30°以上を呈す場合や腰椎の前弯が失われた後側弯変形がある場合に発症する．姿勢保持時の腰背部痛（例えばキッチンでの作業中に腰痛が強くなり立位困難となる），また腰痛性間欠跛行（5〜10分ほどの歩行で腰痛背部痛が強くなり歩行が困難になる），また腹部圧迫による逆流性食道炎，姿勢外観への心的苦痛などが脊柱変形による症状として挙げられる．

4 治療方針

変形が30°以上の側弯変形あるいは後側弯変形を伴い，この変形自体を治療すべき「後側弯症患者群」と，側弯変形があるが神経根や馬尾症状が主体の側弯変形を有する「狭窄症患者群」，また双方を持ち合わせた患者群が存在する．成人の脊柱変形による症状は，冠状面の変形である側弯よりも矢状面の変形である後弯や，脊柱矢状面アライメントやバランス異常が

表4-5 SRS-Schwab分類

4 curves type	3 modifiers
T　thoracic only 　　with lumbar curve <30°	PI minus LL A：within 10° B：moderate 10-20° C：marked >20°
L　TL/lumbar only 　　with thoracic curve <30°	pelvic tilt L：PT <20° M：PT 20-30° H：PT >30°
D　double curve 　　with at least one T and one TL/L, both >30°	
S　sagittal deformity 　　for coronal curve <30° and moderate to 　　severe modifier（S）	global balance N：SVA <4 cm P：SVA 4 to 9.5 cm VP：SVA >9.5 cm

guide to the classification system, including curve type and 3 modifiers
（Schwab F, et al：Neurosurgery, 71：E556, 2012）

より大きく関与していることが報告されており，治療の目標も冠状面の矯正よりも矢状面アライメントやバランスの改善，そして後弯の矯正がより優先される．

まず保存療法を可能な限り行う．保存療法は運動療法，装具療法，そして痛みに対しては薬物療法が主体であるが，変形の重度な患者，特に後弯変形の強い患者には無効な場合が多い．

■ 運動療法

背筋運動を中心として行うが，重要なのは股関節の可動域が悪い患者が高齢者には多いので，股関節可動域訓練，そしてその周囲筋の筋力強化が必要である．また骨盤周囲筋を強化することによって骨盤を前傾する補助にもなる．

■ 装具療法

de novo の脊柱変形は比較的やわらかい後弯変形が主体で，後弯矯正装具のジュエットタイプの装具を装着させることによって痛みの改善が得られる症例がある．また手術適応があるかどうかの判断にも筆者はこの方法をとっている．ほかには一時的にギプス固定を行い，痛みの改善の有無で手術適応を決定している施設もある．

■ 薬物療法

基本的には対症療法であるが，骨粗鬆症を伴っていることも多く，骨密度強化を行いながら手術に備えることも重要である．

痛みのコントロールに関して注意が必要なのは，消炎鎮痛剤やオピオイドを長期に，また多量に使用して痛み緩和を図ることは慎むべきである．鎮痛剤，鎮痛補助薬の大量あるいは長期投与はさけ，このような場合には手術療法への転換も必要である．

以上の保存療法抵抗性の場合や，容姿への不満やそれに伴ったストレスが強い場合，また後弯変形に合併した薬物療法抵抗性の逆流性食道炎を呈する場合は手術適応と考える．

5 必要な検査

■ 単純X線像

1：中間位，前後屈位の側面像が最も重要である．すべりの程度と不安定性の評価が可能となる（すべりが3 mm以上，後方開大角15°以上など）．
2：正面像では側弯，側方すべりの有無
3：斜位像では分離の有無
4：全脊柱立位正面，側面像：全脊柱の立でのアライメント評価が重要で，最近では骨盤パラメータが特に重要とされている（図4-24）．特に全脊柱立位正面，側面像を撮影し，脊椎アライメントを評価することが重要である．

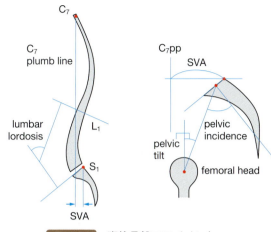

図 4-24 脊柱骨盤アライメント
SVA：sagittal vertical axis, PI：pelvic incidence,
PT：pelvic tilt, SS：sacral slope
(Schwab F, et al：Spine, 25：E959-E967, 2006 より改変)

■ MRI

非侵襲的で情報量は多く，現在では必須であろう．狭窄の程度，椎間板変性の評価，椎間孔の狭窄の有無など多くの情報が得られる．また斜位 MRI ではより椎間孔部の神経根圧迫や走行異常の評価も可能である．また脊髄造影に変わって MRI ミエログラフィーも可能となり，神経根圧迫も描出できる．

■ CT

CT では今までと違って 3D 構成や，MPR 矢状面像，冠状面での立体的な評価が可能となり，MRI との違いは骨の状態をより正確に評価可能なことである．また仰臥位での CT Sagittal MPR 像では腰椎，胸椎の柔軟性の評価も可能である．

6 手術方針

議論は多く，さまざまな治療方法が存在する．筆者らにおける成人側弯手術方針の概要は以下の通りである．

■ 変性側弯症の手術アルゴリズム（表 4-6）

変形患者を，症状と変形形態で分類し手術方針を立てる．具体的には，下肢の神経症状のみのものをレベル I とし，除圧術のみ行う．神経症状に加えて，腰痛や画像上の不安定性のあるものをレベル II とし，矯正なしの除圧固定を行う．姿勢異常や疲労性の腰痛，腰痛性間欠跛行など変形による症状を呈する患者で，30°以上の側弯変形とスムーズな後弯を呈し，SVA が 50 mm 以上の矢状面アライメントが崩れたものをレベル III とし，ポンテ骨切り（通常 L2/3, L3/4, L4/5, L5/S1 の 4 椎間に行う）と rod rotation による腰椎前弯形成を行う．側弯変形が腰椎高位にある強い回旋を伴う変性（後）側弯症（レベル III）に対しては Simmons らの提唱するように，rod rotation を用いて矯正し，腰椎多椎間（posterior lumbar interbody fusion：PLIF）を行う．最近では前方からアプローチして腰椎の後弯変形，側弯変形矯正を可能とした XLIF や OLIF を使用して，first stage として前方矯正固定を行う．術後立位歩行を許可して全脊柱アライメントを確認する．後方からの固定範囲を決めて 1 週間後に後方から矯正固定する方法を行っている．この方法では前方から L2/3, L3/4, L4/5 の 3 椎間を矯正固定でき，50 mL 前後の少量出血と比較的短時間（1 時間半程度）で施行できる．低侵襲手術として注目されている．

レベル IV は，側弯変形は 30°以内の軽度にとどまり，変形の主体はスムーズな後弯変形を呈したものとし，PSO（pedicle subtraction osteotomy），Schwab grade 3 or 4（Schwab's spinal osteotomy classification）（図 4-25）を用いて後弯矯正を行う．

レベル V は，側弯変形は 30°以内の軽度なもので，変形の主体は強い椎体変形を伴った局所後弯症例とし，VCR（vertebral column resection）を行って矯正固定する．

レベル III 以上の脊柱後側弯症の矯正固定術の固定範囲に関しては，固定上位は後弯の頂椎を超え，rib cage に達する胸椎（ほとんどが第 10 胸椎以上），下位は腸骨スクリューを挿入し，骨盤まで固定を行う．変形自体が硬い例があることや，矢状面アライメント改善のため，SPO（Smith-Peterson osteotomy）や PSO，VCR などの椎体や椎間関節の骨切りを必要とする症例が

表4-6 surgical strategy chart for ASD

	I	II	III	IV	V
L/E pain	+	+	+	+	+
low back pain (LBP)	−	+	+	+	+
instability	−	+	+	+	+
lumbar scoliosis >30°	−	−	+	±	±
smooth lumbar kyphosis	−	−	+	+	+
sharp lumbar kyphosis	−	−	−	−	+
sagittal imbalance (SVA >50 mm)	−	−	+	+	+

level I : decompression
level II : decompression+Fusion
level III : ponte+rod rotation (RR)
　　　　　LIF+PCO
level IV : PSO
level V : VCR

<instability>
・spondylolisthesis >3 mm
　intervertebral posterior
　angulation >15°
・lateral slip >2 mm
　intervertebral lateral
　angulation >10°

(Matsuyama Y, et al：Spine Surg Relat Res, 1(2)：56-60, 2017)

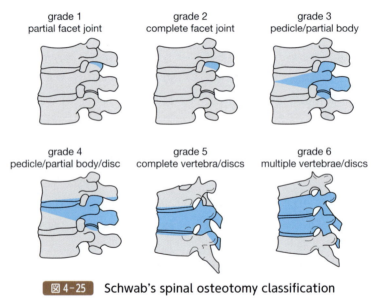

図4-25 Schwab's spinal osteotomy classification
(Schwab F, et al：Neurosurgery, 74, 2014)

多い．椎体の楔状変形や高度な後弯変形例に対してはPSOやVCRなどの椎体骨切りを併用した矯正固定を行う．矯正固定目標は至適な骨盤後傾位と腰椎前弯を獲得することであるが，その至適骨盤後傾角度と腰椎前弯角度はPI（pelvic incidence）によって規定されており，ここでは詳細は省くが，ボランティアのデータを基にして策定したHamamatsuフォーミュラを参考に導き出した値を使用している．

実際の症例を図4-26に示す．

D 脊椎の炎症性疾患

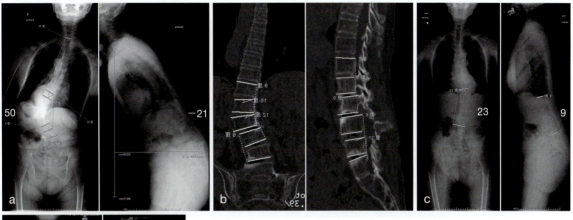
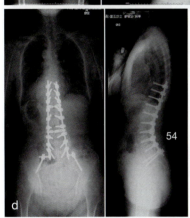

図 4-26　実際の症例（82 歳，女性）

a. 立位正面 X 線像で，T12-L4 に Cobb 角 50°，立位側面像では腰椎に 21°の後弯を呈する後側弯変形症．全脊椎立位側面 X 線像では，SVA は 182 mm と前方へシフトし，骨盤パラメータで SS：10°，PI：52°，PT：42°で著しい骨盤後傾を呈していた．
b. CT-MPR 冠状断，矢状断像ではより鮮明に骨棘と骨融合の有無が確認でき，また矢状断像では臥位で撮像されているので，腰椎カーブの柔軟性が確認できる．
c. T12-L4 で 50°の側弯は 23°に矯正され，また腰椎前弯は 21°の後弯から 9°の前弯まで矯正された．
d. 一週間後に後方から L2/3，L3/4，L4/5，L5/S1 のポンテ骨切りをして可動性を得た後 Cantilever force で矯正を行い，最後に L4/5，L5/S1 に PLIF にて骨癒合固定性を確保した．側弯は 3°，前弯は 54°まで獲得できた．術前の予測至適 PT は 17°，LL は 55°であり，実際の手術では LL は 54°，PT は 11°となり，予想通りの矯正が得られた．

化膿性脊椎炎　pyogenic spondylitis

1 概念

細菌による椎体の感染である．

2 病態

起因菌で最多なものは黄色ブドウ球菌で，約 50％を占める．主に血行性感染であり，尿路系の感染巣から波及する場合が多く，その他では化膿性関節炎や軟部組織感染からの波及も注意が必要である．好発年齢は中年以降で比較的高齢者に多い．罹患部位は全脊椎にみられるが腰椎に多く，次いで胸椎，頚椎の順である．

3 症状

初期症状は腰痛（罹患部位によっては背部痛や頚部痛），発熱である．進行し硬膜外膿瘍を伴うと，神経学的異常を認める．感染症の疑いがある，または感染巣の治療中の高齢者が安静時の背部痛を訴える場合は，本疾患を考える必要がある．

4 診断

■ 身体所見

安静時の腰痛や背部痛，脊椎の叩打痛を認める．

■ 検体検査

血液検査では赤沈値の亢進と CRP 陽性を認める．起因菌同定のために，血液培養や椎間板穿刺を行う．

■ 画像検査（図 4-27）

▶ 単純 X 線像

早期では明瞭な所見がない，または椎間板腔

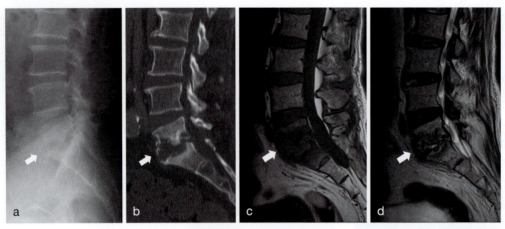

図4-27 化膿性脊椎炎
a. 腰椎X線写真側面：L5とS1の椎体終板に骨破壊を認める（矢印）．
b. CT：骨破壊はX線写真よりも明瞭にわかる（矢印）．
c. MRI，T1強調像：椎間板と椎体終板の破壊を認める（矢印）．
d. MRI，T2強調像：椎間板内の膿瘍が高信号を呈している（矢印）．

の狭小化を認める程度である．進行に伴い椎間板を挟む椎体表面（椎体終板）の破壊や不整像を認める．

▶ CT

単純X線よりも椎体終板の変化を詳細に観察できる．

▶ MRI

早期診断に最も有効である．椎間板腔の膿瘍貯留はT1低信号T2高信号を呈する．また椎体終板破壊や骨髄浮腫の描出に優れる．

5 治 療

■ 保存療法

起因菌が不明な場合は広域スペクトラムの抗菌薬を静脈内投与するが，先行感染症があればそれに効果のある抗菌薬を使用する．起因菌が同定されれば，感受性に基づき抗菌薬を選択する．脊椎の安定を目的として，初期では体幹ギプス，その後は体幹装具を使用する．保存療法が奏効すると罹患椎体が癒合して治癒する．

■ 手術療法

抗菌薬治療の治療効果が不十分で椎体の骨破壊が進行した場合や，膿瘍による脊髄圧迫がある場合は，病巣掻爬，骨移植，脊椎固定術が必要である．

結核性脊椎炎　必修
tuberculous spondylitis

1 概 念

肺結核などの感染巣から血行性に二次感染して生じる．腰椎と胸椎が好発部位で90％を占める．

2 病 態

椎間板に接した椎体終板近くに初期病巣が生じ，進行すると椎間板も破壊され多椎間におよんでいく．結核菌による膿瘍は，腰部では腸腰筋筋膜下を伝わって鼠径部へと流れ膿瘍形成し，流注膿瘍と呼ばれる．椎体の破壊，脊柱後弯，膿瘍が脊髄を圧迫すると脊髄障害をきたす．

3 症 状

初期には軽度の痛みで，安静で軽快する．進行すると脊柱の前屈は痛みのために制限される．反射性に筋肉は緊張しこれを脊柱不撓性という．椎体破壊が進行すると脊柱後弯変形（亀背）を認める．腸腰筋に膿瘍がある場合に，筋の収縮により股関節は軽度屈曲位で伸展が制限される（psoas position）．これは化膿性脊椎炎でも腸腰筋に膿瘍が存在する場合に認める．

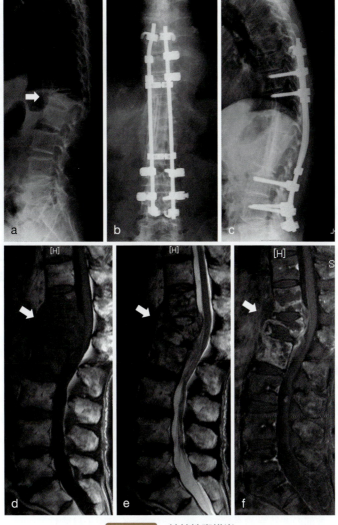

図 4-28　結核性脊椎炎
a. 腰椎 X 線写真側面，術前：L1 椎体が圧壊し後弯を呈している（矢印）．
b, c. 腰椎 X 線写真，術後：L1 椎体と膿瘍を搔爬，腓骨移植を行い脊柱を再建した．
d. MRI，T1 強調像：L1 椎体の圧壊，脊柱前方に膿瘍貯留（矢印）を認める．
e. MRI，T2 強調像：脊柱前方の膿瘍（矢印）の内部は高信号を呈している．
f. MRI，ガドリニウム造影：病巣の境界や肉芽組織が造影され，膿瘍（矢印）は造影されない．

4　診　断

■ 検体検査

赤沈値の亢進と CRP 陽性がみられるが比較的低値である．ツベルクリン反応は陽性である．膿瘍穿刺で結核菌を証明できれば確実な診断となる．

■ 画像検査

▶ 単純 X 線像（図 4-28）

初期は骨萎縮で，その後骨破壊や椎間板腔の狭小化がみられる．腸腰筋膿瘍があると正面像で腸腰筋陰影の拡大や腫脹を認める．進行すると椎体が破壊され脊柱の後弯が生じる．慢性期や治癒したものでは椎体は後弯の状態で塊となり癒合する．

▶ MRI

T1強調像では骨病巣は低信号，肉芽は等信号を呈する．骨病巣と肉芽はガドリニウム造影陽性であるが，膿瘍や腐骨は造影されない．

5 治　療
■ 保存療法
▶ 化学療法

基本的には肺結核に準じた化学療法を行う．

▶ 局所の安静

骨破壊が軽度で腐骨形成がない場合は，安静臥床，ギプスやコルセットによる外固定を行う．

■ 手術療法

骨破壊と腐骨形成がある場合は手術療法を行う．麻痺を伴っている場合は絶対的適応である．手術の目的は病巣の掻爬と骨移植による破壊された脊柱の再建である．近年では脊椎内固定により早期の離床が可能となった．

強直性脊椎炎　ankylosing spondylitis　必修

1 概　念

原因は不明であるが，HLA-B27の陽性率は約95％である．25歳前後の年代で発症が多く，男女比は10対1で男性に多い．

2 病　態

主な病変は靱帯付着部の非特異的炎症で，骨の増生を認める．仙腸関節から病変が出現し，やがて骨癒合が仙腸関節から上方の脊椎に進行して脊柱は竹様に強直する（bamboo spine）．股関節，膝関節，肩関節などの大関節でも関節周囲の骨化や強直を生じる．

3 症　状

初期には腰仙部の疼痛が生じ，しだいに痛み

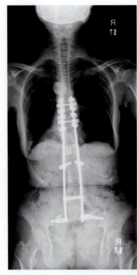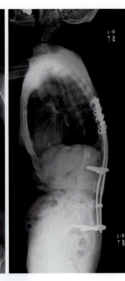

図 4-29　**強直性脊椎炎**
後弯変形に対する矯正固定術後のX線写真である．仙腸関節の骨性強直と bamboo spine は術前からみられた．

は背部に広がり脊柱の強直が生じると運動性を失う．脊柱が後弯位で強直し前方注視が困難になる場合がある．また，関節病変として疼痛や可動域制限を認める．骨関節以外の症状は，ブドウ膜炎，大動脈炎，潰瘍性大腸炎などがある．

4 診　断
■ 検体検査

約95％でHLA-B27が陽性．原則としてリウマトイド因子は陰性．

■ 画像検査（図 4-29）

仙腸関節に早期の変化が生じる．初期には仙腸関節面の骨萎縮やびらんが生じ，関節裂隙は拡大する．その後関節裂隙は狭小化し骨性強直へと進行する．椎体では前縦靱帯から骨化が進行し，やがては終末像である bamboo spine を呈する．

E 頚椎・胸椎疾患

頚椎椎間板ヘルニア cervical disc herniation（CDH） 必修

✓ 重要事項

病　態》椎間板の線維輪部の断裂により頚椎症状が出現，続いて髄核を主体とする椎間板の一部が逸脱し神経根・脊髄を圧迫することにより，神経根症状・脊髄症状を呈する．20〜40歳代の男性に多い．好発高位はC5/6, C6/7, C4/5の順である．

症　状》① 頚椎症状：後頭・頚部から肩甲・背部にかけての疼痛・こり，および頚部運動制限
② 神経根症状：通常，一側上肢への放散痛に続いて，神経障害高位に一致した感覚鈍麻，脱力，腱反射低下
③ 脊髄症状：手指，手掌全域のしびれ感，体幹・下肢の感覚鈍麻，四肢腱反射亢進，手指巧緻運動障害，痙性歩行障害，膀胱直腸障害

自然経過》一般に症状①が出現した後，②，③のいずれか，あるいは両者が発症する．②では安静にて軽快する場合が多いが，③が明らかな場合は，症状が増悪傾向となる．

診　断》神経学的高位・横位診断とMRI，脊髄造影などの画像診断での神経圧迫高位が一致することにより責任高位が決定される．

治　療》①，②の場合は原則として安静，カラー固定，投薬などの保存療法．耐えがたい疼痛を有する②と歩行障害など日常生活動作に支障をきたす③の場合は手術治療（一般に前方除圧固定術）が選択される．

（以下Cは頚椎あるいは頚髄を表す）

1 解剖，機能および病態

線維軟骨である椎間板はC2以下の椎体間を連結しており，周囲の線維輪に囲まれた髄核が中心部に存在している．C2からC7の椎間は，前方中央の椎間板および後方左右の椎間関節（滑膜関節）の3点連結の関節構造を有しており，前後屈，回旋，側屈運動を可能にしている．また椎間板は，線維輪の弾力性により，脊柱にかかる垂直方向からの衝撃力を吸収する機能も併せ持つ．椎間板の後面は脊柱管の前面を，後側面は椎間孔の前面を形成し，脊髄，神経根との関連がきわめて高い（図4-30）．

椎間板線維輪の断裂は修復されにくく，度重なる外傷はこの断裂を広げ，やがて髄核の脱出，すなわち椎間板ヘルニアとなる．

2 症　状

椎間板線維輪の断裂による①頚椎症状，ヘルニアの方向が椎間孔にあたる②神経根症状，および脊柱管にあたる③脊髄症状に分類される．

■ 頚椎症状

椎間板の最外層には後根からの分枝である洞脊椎神経が分布しており，線維輪の断裂あるいはヘルニアの突出にて刺激を受ける．急性期には激烈な頚肩痛が出現し，頚部運動が著しく制限される．このような激痛は通常1週間以内に軽減し，しだいに慢性の後頭・頚部から肩甲・背部にかけてのこり感に移行する．

■ 神経根症状　radiculopathy

ヘルニア塊が後外側に突出し，神経根を圧迫するために出現する（図4-31a）．通常，一側上

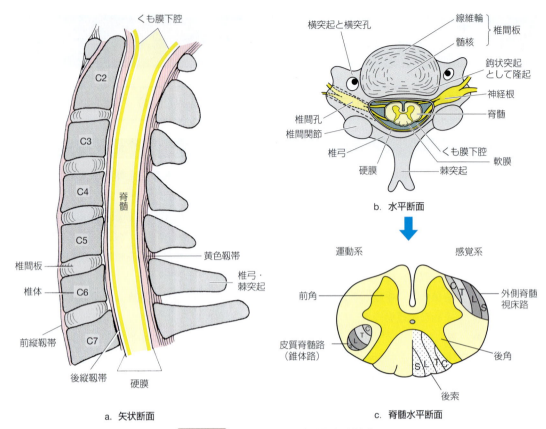

図4-30　脊椎・脊髄の解剖（頚椎部）

a. 矢状断面：第2頚椎以下で椎体間は椎間板，靱帯で連結されている．椎体後壁と椎弓の間に脊柱管があり，硬膜に包まれた脊髄が存在する．
b. 水平断面：椎間は後方左右の椎間関節と前方中央の椎間板からなる3点連結の関節構造にて可動する．椎間板の後方の脊柱管内には脊髄が，後側方の椎間孔内には神経根が存在する．椎体の後側方部では下位椎体が鉤状突起として隆起し，Luschka関節（鉤椎関節）を形成している．
c. 脊髄水平断面：重要な長索路として，運動系の皮質脊髄路（錐体路，随意運動），感覚系の外側脊髄視床路（温痛覚），後索（位置覚，振動覚，触覚）が存在する．このうち外側脊髄視床路のみは対側の機能をつかさどる．一般に長索路では上肢の線維は脊髄の中心部を，下肢の線維は周辺を通る．C：頚髄　T：胸髄　L：腰髄　S：仙髄

肢の当該神経根支配領域への放散痛が生じ，続いて感覚鈍麻，脱力，腱反射低下などの神経脱落症状を呈する．神経学的高位診断は皮膚分節 dermatome，筋節 myotome などをもとに決定される（図4-32 付表）．

■ **脊髄症状　myelopathy**

ヘルニア塊が脊柱管内に突出し，脊髄を圧迫するために出現する（図4-31b）．ヘルニアの高位によっては手指，手掌全域のしびれ感が出現する．体幹・下肢の感覚鈍麻を呈する．上肢ではボタンのはめ外しなどの更衣動作，箸使いなどの食事動作，書字動作などの巧緻運動が障害される．このような手指における感覚異常，痙性麻痺，手指内在筋の萎縮などの症状は myelopathy hand と総称される．下肢では階段昇降が困難，歩容が不安定，段差につまずきやすいなどの痙性歩行障害を呈する．

また重症になるにつれて，頻尿，失禁などの蓄尿障害，排尿開始遅延，尿勢低下，残尿感などの排尿障害に代表される神経因性膀胱，および便秘，排便失禁などの排便障害，すなわち膀胱直腸障害を生じる．

E 頚椎・胸椎疾患　69

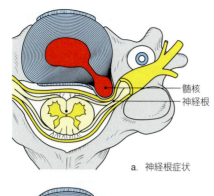

a. 神経根症状

髄核
神経根

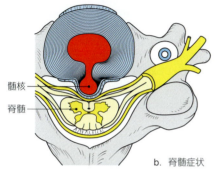

髄核
脊髄

b. 脊髄症状

図 4-31　頚椎椎間板ヘルニア

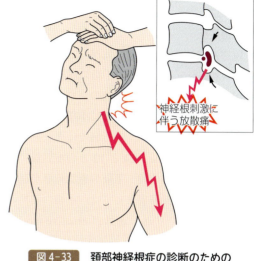

図 4-33　頚部神経根症の診断のための疼痛誘発テスト

Spurling テスト (foraminal compression test)：頚椎を患側へ側屈させ、やや後屈位として、頭頂部から圧迫を加える。椎間孔が狭小化するため、神経根に圧迫性障害が存在するときは、患側上肢に疼痛、しびれ感が放散する。

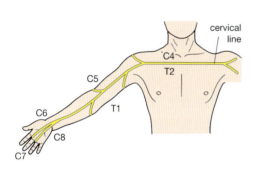

頚椎椎間板ヘルニアによる神経根症の神経学的高位診断の基準

ヘルニア高位	C4/5	C5/6	C6/7
障害神経根	C5	C6	C7
腱反射	上腕二頭筋腱減弱・消失	腕橈骨筋腱減弱・消失	上腕三頭筋腱減弱・消失
筋力低下	三角筋上腕二頭筋筋力低下	上腕二頭筋腕橈骨筋筋力低下	上腕三頭筋筋力低下
感覚障害	上腕部外側	前腕屈側の橈側から母指、示指掌側	中指掌側

（柳務：脊髄血管障害、脊椎脊髄疾患〔森健躬ほか編〕、脊椎・脊髄疾患：診断と治療、医歯薬出版、1981 から一部改変）

図 4-32　頚部神経根症・脊髄症の障害高位診断のための皮膚分節 dermatome
両腋窩を結んだ線は C4 と T2 の境界となっている。このため C5-T1 までの脊髄障害による感覚異常は、この線上で所見が得られる可能性が高いことから、この線を特に cervical line と呼ぶ。

3　診断

■ 症状と所見

通常は頚椎症状が先行し、次いで、神経根症状あるいは脊髄症状が比較的急性に出現する。脊髄症状では上肢の症状がまず出現し、続いて下肢症状を呈することが多い。

▶ 神経根症状

Spurling テスト (図 4-33)、Jackson テスト (頚椎伸展位にて圧迫を加える方法) などの疼痛誘発テストでは、椎間孔が狭小化し、神経根が刺激されることにより、患側上肢への放散痛が誘発される。神経障害高位に一致して上肢の感覚

鈍麻，脱力，筋萎縮，腱反射の低下がみられる（図4-32付表）．

▶ 脊髄症状

障害高位以下の腱反射が亢進し，Hoffmann反射，Wartenberg反射などの手指の屈筋腱反射が検出できるようになる．下肢のクローヌスが陽性になる．障害高位以下，特に小指側の感覚鈍麻が生じる場合が多い．進行例では両腋窩を結んだ線（cervical line，C4とT2との境界線，図4-32参照）以下の体幹・下肢の感覚鈍麻が存在する．上肢の運動障害としては，手指の素早い屈曲・伸展のくり返し運動 alternative motion rate（AMR）が遅くなる．通常，10秒間でのAMR（10秒テスト）を評価する．myelopathy hand では10秒テストが20回以下に減少する．

▶ 脊髄障害部位の高位・横位診断

高位診断を行うには，まず，感覚・運動障害の始まる高位を検出し，dermatome, myotome と照らし合わせて決定する．次いで，上肢・体幹・下肢にわたる温痛覚（外側脊髄視床路），位置覚・振動覚・触覚（後索），随意運動（皮質脊髄路あるいは錐体路）の障害状況を頸髄横断面での各長索路 long tract 機能にあてはめ，脊髄横断面における障害部位診断，すなわち脊髄横位診断を行う（図4-30）．一般に長索路では，上肢の線維は脊髄の中心部を，下肢の線維は周辺を通る（図4-30）．

▶ 頸部脊髄症の分類

脊髄症状は圧迫の部位，程度により症状が異なり，臨床上 Crandall の分類が用いられる（表4-7）．脊髄症による機能障害の評価は，日本整形外科学会頸部脊椎症性脊髄症治療成績判定基準を用いて行う（表4-8）．

■ 画像診断

神経学的診断の結論を検証する補助診断として種々の画像診断がある．

なお，頸椎における椎体と脊髄・神経根の位置関係は以下のごとくである．各椎間孔では下位椎と同名の神経根が通過し，各椎体の後方には名称上の1-2髄節下位の脊髄髄節が存在して

表4-7	Crandall による頸髄症の分類
1） brachialgia and cord syndrome	上肢への放散性疼痛に，軽度の体幹・下肢の感覚，運動障害を伴う．
2） Brown-Séquard syndrome	脊髄の半側障害による麻痺．障害側の運動麻痺と触覚，振動覚の麻痺および反対側の温痛覚の麻痺が障害高位以下に出現．
3） central cord syndrome	脊髄の中心部の障害による麻痺．下肢に比し上肢により著明な運動・感覚障害が出現．
4） motor system syndrome	錐体路・脊髄前角の障害による麻痺．運動麻痺が主体で感覚障害はほとんどみられない．
5） transverse lesion syndrome	脊髄の灰白質・白質が前後，左右とも横断性に障害された麻痺の形式．脊髄の全機能が低下し，運動・感覚障害が両側性にほぼ同程度に存在する．

いる（図4-34）．

例えばC5/6椎間孔にはC6神経根が，C5/6椎体高位ではC7髄節が存在する．画像診断にあたっては，脊椎・脊髄高位差を考慮する必要があり，注意を要する．

▶ 単純X線

ヘルニア発生高位を単純X線で診断することは困難である．一般に，正常な頸椎柱配列（頸椎アライメント）は軽度前弯であるが，ヘルニア症例では直線化，軽度後弯を呈することが多い．発育性脊柱管狭窄 developmental canal stenosis（固有脊柱管前後径が12 mm以下）を伴う例では，脊髄症が発生しやすく，かつ重症となりやすい．

▶ MRI

放射線被曝の心配がなく，脊髄および脊椎の両者を描出できることから，スクリーニングテストとして最も有用である．矢状断面，前額断面，水平断面などの任意の方向で像が得られるため，ヘルニアと脊髄の関係を立体的にとらえることができる．T1強調像では椎間板と脊髄実質が描出されるため，ヘルニア塊および脊髄圧迫の有無が判別される．T2強調像では，椎間板，特に髄核は水分を反映して白く強調されるため，新たに発生したヘルニア塊がよく描出さ

表4-8 日本整形外科学会頸部脊椎症性脊髄症治療成績判定基準

分類				
運動機能	上肢	手指	0 1 2 3 4	[不 能] [高度障害] [中等度障害] [軽度障害] [正 常]	自力では不能（箸，スプーン・フォーク，ボタンかけすべて不能） 箸・書字，不能，スプーン・フォークでかろうじて可能 箸で大きなものはつまめる．書字，かろうじて可能．大きなボタンかけ可能 箸，書字ぎこちない，ワイシャツの袖のボタンかけ可能 正常
		肩・肘機能	−2 −1 (−0.5 −0	[高度障害] [中等度障害] [軽度障害] [正 常]	三角筋または上腕二頭筋≦2 〃　　　　　　　　　　＝3 〃　　　　　　　　　　＝4） 〃　　　　　　　　　　＝5
	下肢		0 (0.5 1 (1.5 2 (2.5 3 4	[不 能] [高度障害] [中等度障害] [軽度障害] [正 常]	独立，独歩可能 立位は可能） 平地でも支持が必要 平地では支持なしで歩けるが，不安定） 平地では支持不要，階段の昇降に手すり必要 〃　　　　　，階段の降りのみ手すり必要） ぎこちないが，速歩可能 正常
感覚機能	上肢		0 (0.5 1 (1.5 2	[高度障害] [中等度障害] [軽度障害] [正 常]	感覚脱失（触覚，痛覚） 5/10以下の鈍麻（触覚，痛覚），耐えがたいほどの痛み，しびれ） 6/10以上の鈍麻（触覚，痛覚），しびれ，過敏 軽いしびれのみ（感覚正常）） 正常
	体幹		0 (0.5 1 (1.5 2	[高度障害] [中等度障害] [軽度障害] [正 常]	感覚脱失（触覚，痛覚） 5/10以下の鈍麻（触覚，痛覚），耐えがたいほどの痛み，しびれ） 6/10以上の鈍麻（触覚，痛覚），絞扼感，しびれ，過敏 軽いしびれのみ（感覚正常）） 正常
	下肢		0 (0.5 1 (1.5 2	[高度障害] [中等度障害] [軽度障害] [正 常]	感覚脱失（触覚，痛覚） 5/10以下の鈍麻（触覚，痛覚），耐えがたいほどの痛み，しびれ） 6/10以上の鈍麻（触覚，痛覚），しびれ，過敏 軽いしびれのみ（感覚正常）） 正常
膀胱機能			0 1 2 3	[高度障害] [中等度障害] [軽度障害] [正 常]	尿閉，失禁 残尿感，怒責，尿切れ不良，排尿時間延長，尿もれ 開始遅延，頻尿 正常
合　計	17				

れる．髄核部分が低信号の場合は，椎間板変性と解釈する．また脊髄液が高信号に描出されるため，脊髄造影と同様にくも膜下腔圧迫状況が把握可能となる．T2強調像で脊髄圧迫部位を中心に髄内が白く高信号となっている場合は，脊髄の不可逆性変化を示している可能性がある（図4-35）．

MRIは脊髄腫瘍その他の鑑別診断を行ううえでも大変有用な検査となっている．しかし，ペースメーカー使用例では禁忌であり，脊椎インストゥルメントなどの磁性体金属が体内にあれば像が乱れ，かつ危険な場合もある．

▶ **脊髄造影　myelography**

腰椎穿刺（特殊な状況下ではC1/2側方穿刺）にて，くも膜下腔に水溶性造影剤を注入し，正側2方向，前後屈機能像，斜位像などを撮影する．本法は通常，手術を予定している症例の術前検査として行われ，脊髄・神経根の圧迫や狭窄の程度を詳細に描出することが可能である．また，透視所見にてリアルタイムに動的な像が得られる利点がある（図4-39 p.78参照）．

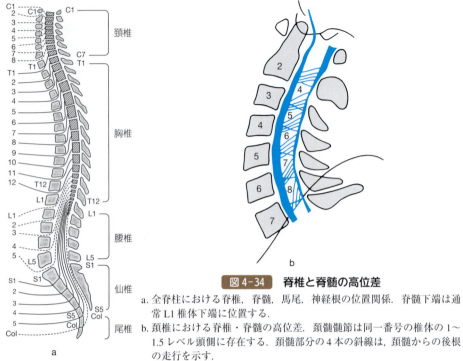

図 4-34 脊椎と脊髄の高位差
a. 全脊柱における脊椎，脊髄，馬尾，神経根の位置関係．脊髄下端は通常 L1 椎体下端に位置する．
b. 頚椎における脊椎・脊髄の高位差．頚髄髄節は同一番号の椎体の 1〜1.5 レベル頭側に存在する．頚髄部分の 4 本の斜線は，頚髄からの後根の走行を示す．

（国分正一：頚椎症性脊髄症における責任椎間板高位の神経学的診断．臨整外，19：417-424，1984）

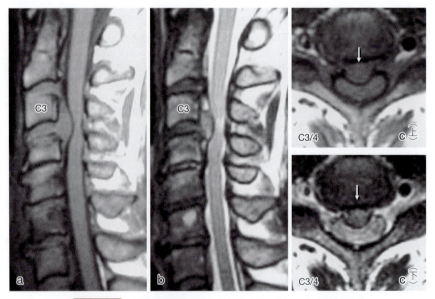

図 4-35 頚椎椎間板ヘルニア（42 歳，女性）の MRI 所見
a. T1 強調矢状断面像：C3/4 高位でのヘルニア塊により脊髄は前方から圧迫を受けている．
b. T2 強調矢状断面像：C3/4 高位で髄内高信号が観察される．
c. T1（上）および T2（下）強調水平断面像：後方正中ヘルニアが描出されている（矢印）．

▶ CT

骨性の脊柱管水平断面が描出できる．軟部条件では脊髄，ヘルニア塊も描かれる．機種によっては任意の二次元，三次元での再構築が可能である．脊髄造影後のCT（CTM：CT myelography）では，くも膜下腔，脊髄が明瞭に描出されるため，脊柱管内におけるヘルニア占拠部位が明らかとなり診断価値が高い（図4-39）．特に，手術術式を決定する際には，CTMによる評価が有用である．

▶ その他の診断法

筋電図などの電気生理学的診断法は，神経障害の質的診断および高位診断を行ううえで，また，脱髄疾患，運動ニューロン疾患，末梢神経疾患との鑑別診断を行う際には有用である．

■ 鑑別診断

① 頸椎部における脊椎症（頸椎症），後縦靱帯骨化症，脊髄・脊椎腫瘍などがあり，各種画像診断にて鑑別される．多発性硬化症 multiple sclerosis（MS）などの脱髄疾患，筋萎縮性側索硬化症 amyotrophic lateral sclerosis（ALS）などの運動ニューロン疾患は，頸椎症状を欠くこと，特異な神経症状，画像所見などから鑑別されうる．しかし，ヘルニアとの合併例で鑑別がきわめて困難な例も存在する．

② 末梢神経疾患は神経根症の場合に鑑別の対象となる．頸肋を含む胸郭出口症候群，肘部管・手根管症候群などの絞扼性末梢神経疾患，末梢神経の腫瘍，炎症では局部のTinel徴候，各種誘発テスト，電気生理学的検査にて鑑別される．

③ 肩・肘の関節疾患では，関節痛，運動障害などにより鑑別される．また上肢血行障害も血行動態により鑑別可能である．

4 治療

患者は頸椎症状，神経根症状の増悪にて来院することが多い．重症の脊髄症を除いて，まずは，必要に応じた治療計画を立てつつ，安静，鎮痛薬投与などの保存療法を開始する．

■ 保存療法

症状を増悪させる動的因子を軽減させるための治療が基本となる．疼痛が強い場合には最も楽な位置での安静臥床を指導し，通常枕はやや高めがよく，頸椎の後屈位は避ける．続いて，カラーによる頸部の安静，ホットパック，入浴などで頸肩部を温めることを勧める．軽い前屈位での頸椎牽引は効果があることが多い．薬物治療としては鎮痛薬，非ステロイド性抗炎症薬，筋弛緩薬，SNRI（セロトニン・ノルアドレナリン再取り込み阻害薬），神経障害性疼痛治療薬などを処方する．神経根症で激烈な痛みを訴えている場合は神経根ブロックなども有効である．

頸椎症状，神経根症状の場合は，保存療法で寛解する可能性が高い．MRIによる経過観察にてヘルニア塊の消失がみられる場合がある．

■ 手術療法

▶ 適応

重症の脊髄症，すなわち，日常生活動作に不自由な手指巧緻運動障害，歩行困難を伴う痙性歩行障害，膀胱直腸障害が明らかな場合は手術適応となる．また，保存療法に抵抗性の，耐えがたい上肢痛を有する神経根症では，手術が適応されることがある．

▶ 術式

最も確実な方法は前方除圧固定術である（図4-36）．頸部の前側方から到達し，当該椎間板を除去し，脊柱管内あるいは椎間孔に逸脱したヘルニア塊を摘出する．次いで椎間に母床を作製して骨移植を行い，椎体間固定を図る．最近ではプレート固定が併用される場合が多い．また，自家骨に代わってチタン製あるいはPEEK（ポリエーテルエーテルケトン）素材のケージなどの内固定材が使用される場合も多い．本法は椎間板変性に伴う椎体からの後方骨棘も同時に除去可能であり，十分な除圧と椎体間癒合が得られれば当該椎間での再発はない．しかし長期的には固定に伴う隣接椎間の変性を考慮する必要がある．

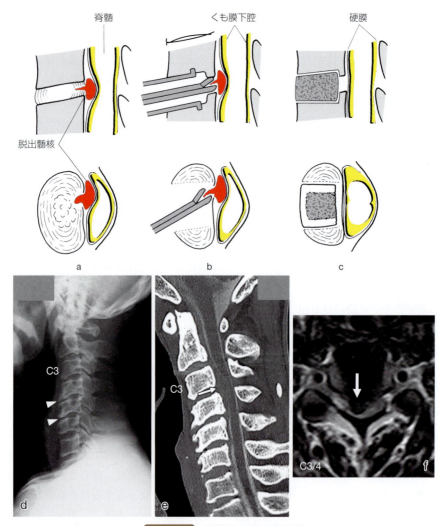

図 4-36 頚椎前方除圧固定術

手術のシェーマ（a, b, c）
上段：矢状断面　下段：水平断面
a. 線維輪の断裂部から髄核が後側方に脱出し，ヘルニア塊（脱出髄核）は脊髄を片側性に圧迫している．
b. 前方から椎間板を切除し，さらに椎体を一部開削後，椎間開大器をかけつつ髄核鉗子にてヘルニア塊を摘出し，脊髄の除圧を達成する．
c. 母床を作製し，椎体間に移植骨を挿入して，椎体間固定を図る．

症例提示（d, e, f, g, h）
頚椎椎間板ヘルニアに伴う脊髄症に対する手術例（64歳，男性）
d. 単純X線側面像：C4/5，C5/6高位で椎間板腔の狭小（矢頭），骨棘形成を認める．頚椎アライメントは軽度後弯である．
e. CTM（CT myelogram）矢状断再構築画像：C3/4高位にヘルニアを認め，脊髄が前方から著しい圧迫を受けている（矢印）．C4/5高位でも，骨棘により脊髄は前方から軽度の圧迫を受けている．
f. T2強調MRI水平断像：脊髄が正中やや右寄りで，前方からの著しい圧迫を受けている（矢印）．

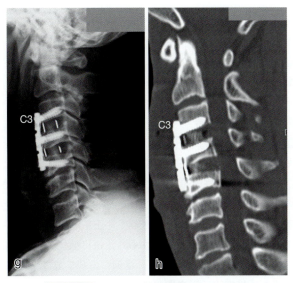

図 4-36 頸椎前方除圧固定術（つづき）

g. 単純 X 線側面像（術後）：C3/4, C4/5 高位の前方除圧固定術が行われた．C3/4 高位では，脊髄を圧迫している大きなヘルニアを摘出した．C4/5 高位の骨棘も摘出した．PEEK 素材のケージに自家骨を充填して，C3/4, C4/5 高位の椎間板腔に挿入した．さらにチタン性のプレートとスクリューで強固な固定を行った．

h. CT 矢状断再構築像（術後）：除圧は良好である．ケージ，プレート，スクリューも適切に設置されている．

脊柱管狭窄にヘルニアが合併している症例に対しては，脊柱管拡大を目的とした椎弓形成術 laminoplasty あるいは前後合併手術（前方除圧固定術＋椎弓形成術）が選択される場合がある．

神経根症状を呈する外側型ヘルニアに対しては，後方から選択的に神経根の除圧を行う椎間孔拡大術 foraminotomy が行われることもある．

最近では，頸椎人工椎間板置換術がわが国に導入され，選択肢のひとつになっている．

頸椎症 cervical spondylosis, 頸椎症性神経根症 cervical spondylotic radiculopathy, 頸椎症性脊髄症 cervical spondylotic myelopathy（CSM）必修

✓ 重要事項

（頸椎椎間板ヘルニアを参照→p.67）

病　　態》椎間板を中心とし，椎体・椎間関節・靱帯など脊柱全体の退行性変性に基づく疾患である．50 歳以上の中高年に多く，男性に多い傾向がある．多椎間に変性が生じると変性脊柱管狭窄となり，圧迫性脊髄症あるいは神経根症を呈する．高位は C5/6 が最も多い．

症　　状》① 頸椎症状：後頸部痛，頸・肩こり，運動制限
　　　　　② 神経根症状：上肢への放散痛としびれ感，および神経障害高位に一致した上肢の感覚鈍麻，筋力低下

③脊髄症状：手指巧緻運動障害，痙性歩行障害，膀胱直腸障害
　以上は頚椎椎間板ヘルニアと基本的に同様であるが，①の期間が長く，②は両側性，多高位性の場合が多くなる．

自然経過》 病態が本質的に脊柱の退行変性であるため，年齢とともに緩徐に進行する．したがって前述の①，②に続いて変性脊柱管狭窄に発展することが多く，本来の脊柱管が狭い例では③の症状を発生するリスクが高くなる．脊髄症状は通常，手指巧緻運動障害から下肢痙性麻痺，排尿障害に進行し，最終的にtransverse lesion syndrome (Crandall分類，表4-7参照) にいたる場合が多い．

診　　断》 単純X線，CT，MRI，脊髄造影などの画像診断にて診断が下される．画像診断における脊柱の変性所見は50歳以降では高頻度にみられ，無症候性のものも多いため，神経学的所見と画像所見が一致して初めて責任病巣として認められる．

治　　療》 ①，②の症状では保存療法が基本である．治療に抵抗する②と日常生活動作に支障をきたす③の場合には手術適応となる．症例に応じて前方除圧固定術，後方除圧術（椎弓形成術）または後方除圧固定術が選択される．

1 脊柱管の解剖学的特徴

脊柱管前壁は椎体後壁と椎間板後方線維輪により構成され，表面は後縦靱帯でおおわれている．脊柱管の後壁は椎弓と椎弓間を連絡する黄色靱帯により構成され，側面には椎弓根があり，椎弓根間は椎間孔となり神経根が存在する．椎間孔の前面は，椎体の後側部にあたり，この部は下位椎体が鉤状突起として隆起し，Luschka関節（鉤椎関節）を形成している．椎間孔の後面は椎間関節の前方にあたる（図4-30）．したがって，椎体，椎間板，椎間関節などの変性病変は脊髄・神経根に影響を与えやすい．

頚椎部は全脊柱のなかで最も可動性に富み，かつ運動頻度も高いため変性の出現頻度も高く，それは可動部である椎間板，椎間関節，靱帯付着部を中心に出現する．

頚椎の前屈にて上位椎体は前方へ，下位椎体は後方へわずかに移動する．また前屈にて脊柱管は伸張し，後屈にて短縮するため，後屈位では後縦靱帯，黄色靱帯がともに弛緩し脊柱管内へ突出する．すなわち脊柱管は前屈にて広くなり，後屈にて狭小化する特徴を有し，これは動的脊柱管狭窄 dynamic canal stenosis と呼ばれる（図4-37）．

2 病　態

本症の基本的な病態は，頚椎柱の退行変性である．通常は椎間板の変性で始まり，椎間不安定性，椎体周囲の骨棘形成に発展し，神経症状発現にいたる．

■ 椎間板変性

線維輪の小亀裂より始まり，髄核を含む椎間板全体の水分減少を伴う．変性が進行すると椎間板は高さを減じ，前方・後方へ突出する．MRIではT2強調像で低信号となって描出され，椎間板症，椎間板障害といわれる．

■ 椎間板周辺の変化

椎間板変性に続いて椎間の異常可動性，不安定性が生じ，椎体の上下縁，椎間関節周囲の骨硬化，骨棘を生じる．臨床的に重要なものは椎体後方骨棘およびLuschka関節から後側方への水平骨棘であり，前者は脊柱管狭窄を，後者は椎間孔狭窄を生じる（図4-38, 39）．椎体後方骨棘が複数高位に出現し，有効脊柱管前後径が12 mm以下になった状況を変性脊柱管狭窄 degenerative canal stenosis という．本来の脊柱管が狭い例（発育性脊柱管狭窄）に変性が伴うと脊髄症状を生じやすい．

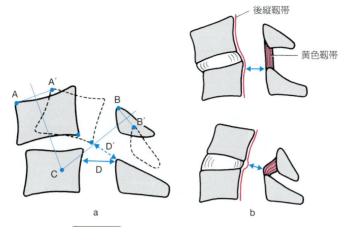

図 4-37　椎間の動きと動的脊柱管狭窄

a. 下位椎に対し，上位椎は屈曲位（実線）にて前方へ，伸展位（点線）にて後方へ移動する．前後屈位における椎体前上縁（A，A′），椎弓前上縁（B，B′）の垂直2等分線の交点（C）が運動中心となる．本来の脊柱管前後径（SAC：space available for the spinal cord）（D）に対し，後屈位の上位椎体後下縁と椎弓前縁の距離（D′）は小さくなる（dynamic stenosis）．

b. 椎体後縁間を結ぶ後縦靱帯と椎弓間を結ぶ黄色靱帯はともに前屈位にて緊張し，後屈位にて弛緩し，脊柱管内へまくれ込む．これらの軟部組織の影響も加わり後屈位にて脊柱管はさらに狭小化する傾向を有する．

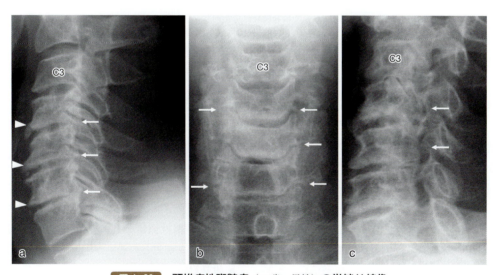

図 4-38　頚椎症性脊髄症（69歳，男性）の単純X線像

a. 側面像：C4/5，C5/6，C6/7高位で椎間板腔狭小，前方骨棘（矢頭），後方骨棘（矢印）を認める．
b. 正面像：C4/5，C5/6，C6/7高位でLuschka関節からの水平骨棘を認める（矢印）．
c. 左斜位像：左C4/5，C5/6椎間孔の狭窄を認める．左C6/7椎間孔は比較的広い．

■ 頚椎柱の変化

退行性変性の進行に伴い，頚椎アライメントは正常の軽度前弯から直線化，ときには後弯へと変化する．さらに，可動性も減少する．後縦靱帯，黄色靱帯が肥厚すると脊柱管狭窄が進み，脊髄・神経根圧迫をきたす（図4-39）．

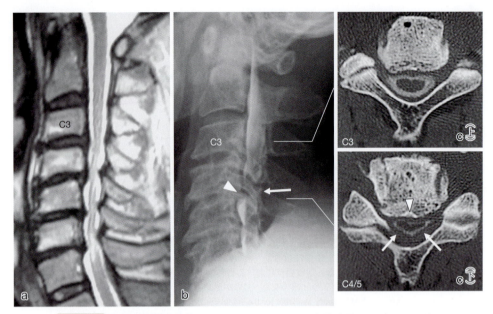

図4-39 頚椎症性脊髄症（69歳，男性）のMRI，脊髄造影およびCTM所見
a. MRI：T2強調矢状断面像でC4/5，C5/6，C6/7高位での脊髄圧迫を認める．C4からC7高位で髄内高信号が観察される．
b. 脊髄造影：造影剤柱はC4の後方骨棘（矢頭）後方すべりにより途絶しているほか，C4/5にて後方骨棘，黄色靱帯の脊柱管内への突出（矢印）により部分的狭窄状態になり，典型的な変性脊柱管狭窄像を示す．
c. CTM（CT myelogram）：上段のC3高位では脊髄腔は造影剤リングとして示され，脊髄の断面形態も保たれている．下段のC4/5高位では椎体後方骨棘（矢頭），黄色靱帯の脊柱管内への突出（矢印）により脊髄は前後からの圧排を受け，断面形態も扁平化している．

■神経症状発現の機序

骨棘などの静的因子，椎間不安定性などの動的因子，脊髄の髄内血行不全の関与が考えられる．

3 症　状

①頚椎症状，②神経根症状，③脊髄症状に分けられ，各々は基本的に頚椎椎間板ヘルニア（頚椎椎間板ヘルニア，症状の項参照）と同様であるが，脊椎症では通常①の期間が長く，ときには5〜6年間以上も続くことがある．その後②，③の症状に発展するが，椎間板ヘルニアと異なり，両側性，多高位性に出現し，症状は消退をくり返しつつ長期に緩徐に進行することが多い．特殊な病態としては次のようなものがある．

▶頚椎症性筋萎縮症
cervical spondylotic amyotrophy（CSAM）

筋萎縮を伴った上肢の限局性脱力が主体で，感覚鈍麻はないか軽微である．椎体後側方の限局性の骨棘により前角細胞，前根のみに障害が生じ，運動系の症状を呈するものとされている．筋萎縮性側索硬化症（ALS）などの運動ニューロン疾患との鑑別が困難である．

▶椎骨動脈循環不全症

Luschka関節からの側方に伸びる水平骨棘が椎骨動脈を圧迫し，まれに椎骨・脳底動脈系の循環不全を生じる．頭部の回旋などの運動にて一過性のめまい感，意識障害などの症状を呈する．

4 診　断
■病　歴
中高年で，頚椎症状が長期にわたり先行する

こと，それに続く神経根症状，脊髄症状を愁訴とすることが特徴である．

■ **神経学的所見**（頚椎椎間板ヘルニアの診断の項参照）

Spurling テスト（図4-33），Jackson テストなどの疼痛誘発テスト，神経学的には感覚，運動，腱反射の所見より神経根症状，脊髄症状を判別し，高位ならびに横位診断を行う（図4-32 付表）．脊髄症状の分類は Crandall により決定する（表4-7）．脊髄症状は通常，central cord syndrome あるいは Brown-Séquard syndrome からしだいに transverse lesion syndrome へと進展する傾向にある．転倒など軽微な外傷による脊髄症状の増悪もよく経験する．脊髄症による機能障害の評価は，日本整形外科学会頚部脊椎症性脊髄症治療成績判定基準を用いて行う（表4-8）．

■ **画像診断**

椎間板腔狭小化，椎体骨棘などの変性所見は50歳以上では高頻度にみられ，それらは無症候性であることが多い．したがって，神経学的所見と画像所見が合致して初めて責任病巣となることを銘記すべきである．頚椎における脊椎と神経根・脊髄の高位関係の特徴，および各種画像診断法の特性については頚椎椎間板ヘルニアの診断の項を参照．

▶ **単純X線**

正面像では Luschka 関節部での水平骨棘，側面像では椎体の前方・後方骨棘，椎間関節の骨硬化，椎間間隙の狭小化などが描出される（図4-38）．脊柱管前後径の計測は脊髄症発生との関連で最も大切である．SAC（space available for the spinal cord）が 12 mm 以下では脊柱管狭窄と判断され，脊髄症発生の危険性が高くなる．斜位像は椎間孔形態の観察に有用である（図4-38c）．前後屈機能像で不安定性をみる．特に動的脊柱管狭窄 dynamic spinal canal stenosis（図4-37）を評価するために後屈位にて椎体後下縁と下位椎弓の前上縁との距離を計測し，12 mm 以下では脊髄症発現の可能性が高い．頚部後屈時に脊髄が挟み込まれる機序を pincers mechanism と呼ぶ．

▶ MRI（図4-39a）
▶ 脊髄造影（図4-39b）
▶ CT，CTM（図4-39c）

■ **その他**

電気生理学的検査が行われる．

■ **鑑別疾患**

○脊柱・脊髄疾患 ⎫
○末梢神経疾患　⎬ 頚椎椎間板ヘルニアの診断の項（p.67）を参照
○肩・肘疾患　　⎭

5 治療

歩行障害，手指巧緻運動障害，排尿障害などの脊髄症状が重度の場合を除き，まず保存療法が選択される．特に頚椎症状，神経根症状の場合は保存療法にて軽快する確率が高い．

■ **保存療法**

頚椎症の病態を説明し，後屈動作が神経障害増悪の大きな原因になることを納得させる．

○ 安静/急性期には最も楽な位置での臥位を3～4日続けることで疼痛は半減する．続いて頚椎カラーの使用が勧められる．

○ 温熱/入浴，ホットパックなどで頚肩部を温める．筋緊張低下，鎮痛効果が期待できる．

○ 頚椎牽引/急性期では頚部を軽度屈曲位とした持続介達牽引が有効であることが多い．頚位によっては症状が増悪することもある．

○ 薬剤投与/鎮痛薬，非ステロイド性抗炎症薬，筋弛緩薬，SNRI，神経障害性疼痛治療薬などを投与するほか，神経根症状に対しては神経ブロック（選択的神経根ブロック，斜角筋間ブロック，星状神経節ブロック）も適応となる．

■ **手術療法**

▶ **適　応**

日常生活動作に多大な支障が生じている手指巧緻運動障害，歩行障害，または明らかな膀胱直腸障害を伴っている脊髄症の場合は手術適応となる．一方，保存療法に抵抗する難治性の激しい神経根症も手術適応となる．

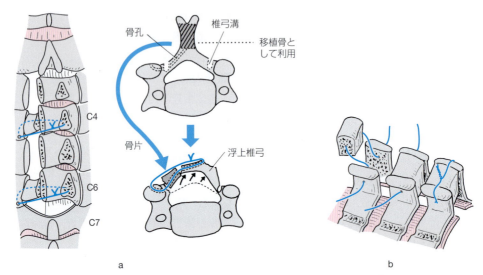

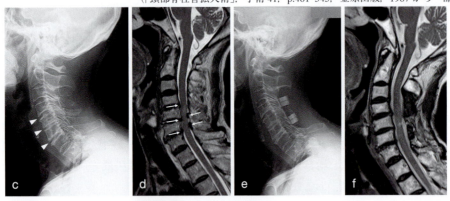

(「頚部脊柱管拡大術」, 手術 41, p.461-545, 金原出版, 1987 から一部改変)

図 4-40　頚部脊柱管拡大術（椎弓形成術）

手術のシェーマ（a, b）
a. 片開き式椎弓形成術（伊藤式 en-block laminoplasty）
b. 両開き式椎弓形成術（黒川式棘突起縦割式脊柱管拡大術）
　術式の概略（a）：C3 から C6 までの棘突起を切除したあと，椎弓の外側部にて両側に椎弓溝を作製，椎弓開大側の椎弓・下関節突起内に骨孔を開ける．次いで開大側の椎弓溝を削り込んで椎弓を切離し，C3-C6 椎弓を一塊として開大側から回転浮上する．棘突起から形成した骨片を移植骨として挿入し，ナイロン糸にて締結・固定する．いくつの椎弓を開大するか，および移植骨をどの椎弓に挿入するかは症例により異なる．

症例提示（c, d, e, f, g, h）
頚椎症性脊髄症に対する手術例（78 歳，女性）
c. 単純 X 線側面像：C4/5，C5/6，C6/7 高位で椎間板腔の狭小（矢頭），骨棘形成を認める．
d. T2 強調 MRI 正中矢状断像：C4/5，C5/6，C6/7 高位で脊髄が前方および後方から圧迫を受けている（矢印）．
e. 単純 X 線側面像（術後）：C3-C6 の椎弓形成術を行った．本例では，拡大した椎弓の保持に人工材料（ハイドロキシアパタイト）のスペーサーを使用した．C7 椎弓の頭側の部分椎弓切除も追加した．
f. T2 強調 MRI 正中矢状断像（術後）：脊髄の除圧は良好である．

▶ 術　式

① 前方除圧固定術

　通常は 1～2 椎間の限局性病変が適応となり，前方から椎間板切除，骨棘切除にて脊髄・神経根の除圧を行ったのち，椎体間を骨移植にて固定するものである（椎間板ヘルニア，図 4-36）．また Luschka 関節からの水平骨棘によって神経根圧迫を生じている場合は，前方除圧と同時に

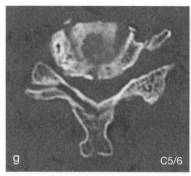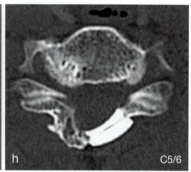

図 4-40 頸部脊柱管拡大術（椎弓形成術）（つづき）
g. C5/6 高位 CT 水平断像（術前）：脊柱管の狭窄を認める．
h. C5/6 高位 CT 水平断像（術後）：脊柱管は拡大されており，スペーサーも適切に設置されている．

これらの側方骨棘も切除する（前側方除圧）．

② 後方除圧術

通常は3椎間以上の多椎間病変および脊柱管狭窄を伴った脊椎症に対して選択される．現在では脊柱管拡大術すなわち椎弓形成術 laminoplasty が広く行われている．本法は脊柱管を拡大し，脊髄を後方に移動することにより広範囲な除圧が可能，後療法が容易などの利点を有する．反面，特に頸椎アライメントが後弯の症例では，術後も前方圧迫因子が残存することにより除圧が不十分になる場合がある．

腹臥位にて後方より椎弓群を広く展開した後，椎弓群を左右いずれか片側で，あるいは正中で切離し，椎弓群を一塊として後方へ開き脊柱管を拡大する．そして拡大位を維持するため椎弓の固定を行う術式が多い．代表的な術式として片開き式および両開き式椎弓形成術を図に示す（図4-40）．

最近では，後部筋群を温存し除圧範囲を最小限にとどめる選択的椎弓切除術が選択される場合もある．

③ 後方除圧固定術

後方除圧術を行っても脊髄の後方への移動が不十分であると予測され，さらに，脊髄圧迫高位で椎間の可動性が残っている症例に適応される．椎弓切除術または椎弓形成術に後方からのインストゥルメンテーション固定を追加する術式である．脊柱を固定することにより，脊髄の障害の進行を防ぐ目的で行われる．

脊柱靱帯骨化症 ossification of spinal ligament 必修

✓ 重要事項

疫学・成因 ≫ 脊髄症の報告はわが国に多い．家族集積性があり，遺伝的素因の関与が強く示唆されている．糖尿病の合併が多い．全身の骨化傾向を伴うことが多い．

症　　状 ≫ 圧迫性脊髄症（手指巧緻運動障害，痙性歩行，感覚鈍麻，腱反射亢進，膀胱直腸障害）が緩徐に進行する場合が多い．外傷を契機に症状が増悪する例もある．

診　　断 ≫ 頸椎後縦靱帯骨化症では単純 X 線像にて骨化形態は連続型，分節型，混合型，その他型に分類される．CT，MRI，脊髄造影にて詳細な画像診断が行われる．固有・有効脊

柱管前後径，骨化脊柱管占拠率を計測する．胸腰椎の脊柱靱帯骨化の合併の有無を検索する．

治　療》頚椎後縦靱帯骨化症では保存療法として頚椎カラーの装着，頚椎持続牽引が有効なことがある．脊髄症が重度の例では手術療法の適応となる．前方除圧固定（骨化摘出術・骨化浮上術），後方除圧（椎弓形成術）または後方除圧固定術が選択される．

脊柱靱帯には，椎体間の靱帯として前縦靱帯 anterior longitudinal ligament，後縦靱帯 posterior longitudinal ligament，椎弓間の靱帯として黄色靱帯 yellow ligament/ligamentum flavum，棘突起間の靱帯として棘上靱帯 supraspinous ligament，棘間靱帯 interspinous ligament などがある．

後縦靱帯は椎体と椎間板の後面をおおう通常は1～2mm厚さの線維性組織であるが，ときに異所性に骨化して肥厚し，後縦靱帯骨化 ossification of posterior longitudinal ligament（OPLL）と呼ばれる（OPLL という単語は骨化そのものをさす場合もあり，また，骨化に伴う症状を表す後縦靱帯骨化症という意味で使用されることもあるので，その解釈には注意を要する）．

OPLL は頚椎に多く発生するが，胸椎や腰椎にも生じる．一方，黄色靱帯骨化 ossification of yellow ligament（OYL）/ossification of ligamentum flavum（OLF）は胸椎に好発する．OPLL に OLF が合併することが多く，前縦靱帯，棘上・棘間靱帯にも高頻度に骨化を合併する．さらには脊柱管内に発生した靱帯骨化が，高率に重篤な脊髄症を合併し，わが国で特に問題となっている疾患であることから，わが国ではこれらの骨化，およびそれらによって引き起こされる症状を総称して脊柱靱帯骨化症と呼んでいる．脊柱靱帯骨化症は，全身の骨化傾向を有する疾患，すなわち全身性特発性骨増殖症 diffuse idiopathic skeletal hyperostosis（DISH），強直性脊椎骨増殖症 ankylosing spinal hyperostosis（ASH）の一部分症であるという説が有力である．また，本症は糖尿病に合併することが多い．好発年齢は40～65歳である．頚椎OPLLが男性に多いのに対し，胸椎OPLLで手術にいたる重症例は女性に多い．一方，OLF は男性に多い．

頚椎後縦靱帯骨化症
ossification of posterior longitudinal ligament（OPLL） of cervical spine

1 疾患の概念，疫学，成因

後縦靱帯骨化は1960年に月本らがその剖検例を初めて報告して以来，頚髄症をきたす特異な疾患として注目されるようになった．当初，重度の脊髄症をきたす後縦靱帯骨化症の報告がわが国で多くなされたため，本症は"Japanese disease"ともいわれたが，その後の調査でアジアをはじめヨーロッパやアメリカなど世界中に広く分布することがわかってきた．日本人成人の2％にOPLLが存在し，このうち約15％に脊髄症状を認めるとされる．初発年齢は50歳前後が多く，男女比はおよそ2：1である．

原因は，患者の両親，兄弟などの同一家族内に本症が多発する家族集積性が認められることから，遺伝的素因の関与が強く示唆されている．

本疾患は厚生労働省が難治性疾患に指定している．ただし，X線像で骨化が証明されただけでは認定基準を満たさず，OPLLが神経障害の原因となり，著しい運動機能障害を伴う例が難治性疾患として認定される．

2 診　断
■ 症状，神経学的所見

骨化が存在しても脊髄圧迫が軽度であれば，通常は無症候性である．初期症状としては上肢のしびれ，頚部の不快感などがあるが，非特異的である．その後，手指巧緻運動障害，痙性歩行，腱反射亢進，膀胱直腸障害などの脊髄症状が緩徐に進行することが多い．約20％の例では

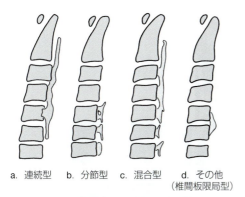

a. 連続型　b. 分節型　c. 混合型　d. その他
　　　　　　　　　　　　　　　（椎間板限局型）

図 4-41　頚椎後縦靱帯骨化症の X 線像分類
（厚生労働省・難治性疾患・脊柱靱帯骨化症調査研究班）

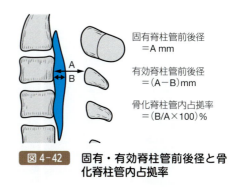

図 4-42　固有・有効脊柱管前後径と骨化脊柱管内占拠率

外傷を契機に症状が増悪する．外傷性頚髄損傷が発生して初めて後縦靱帯骨化が発見される例もある．

■ 画像診断

頚椎の側面単純 X 線像で，骨化の形態は連続型，分節型，混合型，その他型（椎間板限局型）に分類される（図 4-41）．骨化巣の好発部位は C5 が最も多く，型別には分節型，混合型，連続型の順に多い．脊髄症の重症度は，混合型，連続型，分節型の順である．また，ほとんどの例で骨化は経年的に進展する．

固有・有効脊柱管前後径および骨化占拠率を計測する（図 4-42）．骨化占拠率が 40% を超えると脊髄症を発生しやすくなる．また，有効脊柱管前後径が 6 mm 以下では，重度の脊髄症を発生しやすい．

CT の再構築像で，骨化の詳細な形態が評価可能である．MRI で，脊髄圧迫の部位と程度，髄内信号強度変化を評価できる．脊髄造影および CTM で，通過障害部位と脊髄圧迫の詳細を把握でき，手術術式の決定に有用である（図 4-43）．

3　治　療

■ 保存療法

脊髄への動的圧迫因子の軽減を目的とする．頚椎カラーの装着，直達・介達の頚椎持続牽引療法を試みる．後縦靱帯骨化症は頚椎症性脊髄症と異なり，静的因子による脊髄圧迫が主な病態であるため，保存療法の効果には限界がある．

■ 手術療法

機能障害の強い例，増悪をくり返す例，進行が著しい例，保存療法の効果のない例が手術の対象となる．

① 前方除圧固定術

前方からアプローチし，骨化（圧迫因子）を摘出すると同時に，脊椎を安定化させるため，骨移植術を追加する（術式は頚椎椎間板ヘルニアおよび頚椎症性脊髄症における「前方除圧・椎体間固定術」の項を参照）（図 4-44a, b）．成績は最も優れている．手術の難易度が高い，術後長期間の外固定を要するなどの問題点がある．

本術式は骨化を完全に摘出する骨化摘出術と，骨化を摘出せず浮上のみにとどめる骨化浮上術に分かれ，症例に応じて選択される．

② 後方除圧術（椎弓形成術）

脊髄を後方に移動させ，骨化による圧迫を軽減する（図 4-44c, d）．骨化の摘出は行わない．手術の難易度は前方法に比して高くないが，脊髄が後方に移動しない場合は，前方法に比して成績が劣る．術式については頚椎症性脊髄症における「椎弓形成術」の項を参照されたい．

③ 後方除圧固定術（椎弓切除・形成＋後方インストゥルメンテーション固定）

脊髄の後方への移動が不十分であると予測され，さらに，最大圧迫高位で椎間の可動性が残っている例に適応される．脊椎を固定することにより，脊髄障害の進行を防ぐ目的で行われる．

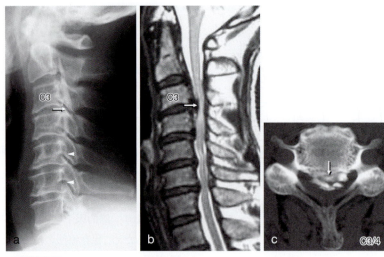

図 4-43 頚椎後縦靱帯骨化症（68歳，男性）の単純X線，MRI，CT所見
a. 単純X線側面像：C2-C6高位に分節型OPLLが存在する．C3/4高位での骨化が最も大きい（矢印）．C5，C6椎体の後方にも骨化を認める（矢頭）．
b. MRI（T2強調矢状断像）：C3/4高位で脊髄は前方から著しい圧迫を受けている（矢印）．C4/5，C5/6，C6/7にも脊髄圧迫が存在する．C5，C6高位で髄内高信号である．
c. CT：C3/4高位で脊柱管内へ前方から突出した骨化を認める（矢印）．

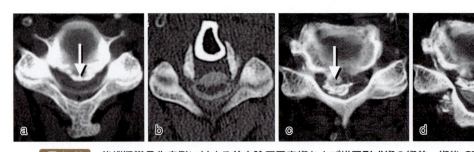

図 4-44 後縦靱帯骨化症例に対する前方除圧固定術および椎弓形成術の術前・術後 CTM 所見
a. 前方除圧固定術，術前：脊髄はOPLLにより前方正中から圧迫を受けている（矢印）．
b. 前方除圧固定術，術後：脊髄の除圧は良好．
c. 椎弓形成術，術前：脊髄はOPLLにより前方右側から圧迫を受けている（矢印）．
d. 椎弓形成術，術後：前方右側からの脊髄圧迫は残存．

黄色靱帯骨化症
ossification of yellow ligament（OYL），**必修**
ossification of ligamentum flavum（OLF）

1 診断

■ 症状，神経学的所見

　黄色靱帯骨化は頚椎，胸椎，腰椎のいずれにも発生するが，脊髄症の原因となり臨床上問題となりやすいのは，胸椎OLFであり，特にOPLLとOLFが合併すると重篤な脊髄症を発生しやすい．

　胸椎OLF単独では下肢のしびれ，疼痛を初発症状とすることが多い．通常は胸髄部の圧迫により体幹・下肢の感覚鈍麻，痙性歩行障害をきたす．しかし，脊髄円錐部，円錐上部の圧迫（通常はT11-L1椎体高位）では，しばしば痙性麻痺と弛緩性麻痺が混在し，その症状は複雑になる（図4-45）．

■ 画像診断

X線像で正確なOLFを見きわめるのは困難で，CTによる骨化の形態把握が必要である．骨化巣による脊髄圧迫の部位および程度はMRIで評価する．手術術式の決定には，脊髄造影，CTMによる通過障害部位と脊髄圧迫の詳細な評価が有用である．OLFの発生部位は多椎間にわたることが多く，またOPLLとの合併例では，どの部位の骨化巣が責任高位であるかを注意深く判定する必要がある（図4-46）．

2 治療

初期の軽度の下肢症状を呈する例には，安静臥床や胸腰椎固定装具などの保存療法が行われる．しかし胸椎OLFでは脊髄に対する動的因子の影響が少ないため，安静による保存療法の効果はあまり期待できない．胸椎部は髄内血流が乏しく脊髄の易損性も高いため，急激に脊髄麻痺が進行して早期に不可逆性脊髄変化をきたす恐れもある．したがって脊髄症状が進行している例では，早めの手術治療が必要である．

手術治療では，脊髄を後方ないし後側方から圧迫している骨化を摘出して，徹底した除圧を図ることを目的とする．一般的に椎弓切除術が

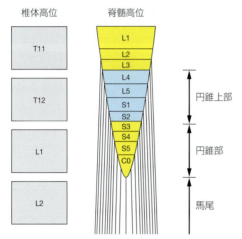

図4-45 胸腰椎移行領域における椎体と脊髄・円錐・馬尾の関係

脊髄円錐部・円錐上部の圧迫（通常はT11-L1椎体高位）では，しばしば痙性麻痺と弛緩性麻痺が混在し，複雑な神経症状を呈する．

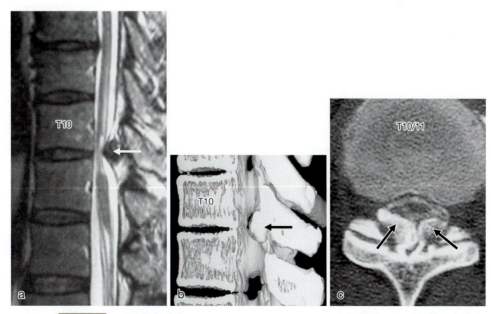

図4-46 黄色靱帯骨化症（59歳，男性）のMRI，3D-CTおよびCTM所見
a. MRI（T2強調矢状断像）：T10/11高位で脊髄は後方から圧迫を受けている（矢印）．
b. 3D-CT（3D-CT立体画像）：椎弓から発生し脊柱管内への突出した骨化像（矢印）が観察される．
c. CTM：脊柱管内への突出した骨化（矢印）により脊髄は後方からの圧排を受け，断面形態も扁平化している．

行われている．良好な成績が得られる場合が多いが，骨化と硬膜が癒着あるいは一塊となっている硬膜骨化例では摘出に難渋することもある．胸椎 OPLL が合併している例では，椎弓切除に後方インストゥルメンテーション固定を併用する後方除圧固定術が選択される場合がある．

F 腰椎疾患 必修

✓ 重要事項

腰痛診断の進め方 ≫ 痛みの誘因，時間経過，随伴症状（発熱など），安静時痛および夜間痛の有無を確認
　　　　　　　　　問診で想定した疾患を念頭に診察および検査を行う．
腰椎椎間板ヘルニア ≫ 腰痛が先行し，次いで片側性の下肢症状（筋力低下，放散痛・しびれ，腱反射低下・消失，神経根緊張徴候陽性）を認める場合に疑う．
　　　　　　　　　好発部位は L4/5，次いで L5/S1
　　　　　　　　　ヘルニアは自然吸収される可能性があり，保存療法が基本
椎間板炎 ≫ 発熱を伴う腰背部痛を認める場合に疑う．
　　　　　腰椎に好発し，次いで胸椎，頚椎の順に多い．
　　　　　血液および穿刺培養を行い，起因菌を同定する．
脊椎分離症，脊椎分離すべり症 ≫ 関節突起間部の疲労骨折が原因とされ，第 5 腰椎に好発．
　　　　　　　　　　　　　　　後屈で増強する腰痛，分離椎の棘突起の圧痛および叩打痛を認める．
　　　　　　　　　　　　　　　X 線斜位像が診断に有用（スコティッシュ・テリアの首輪）
腰部脊柱管狭窄症 ≫ 歩行時に症状が増悪し，休むと歩行可能となる神経性間欠跛行が特徴的
　　　　　　　　　症状により神経根型，馬尾型，混合型に分類
　　　　　　　　　馬尾症状は保存療法に抵抗することが多い．
脊　椎　症 ≫ 加齢による椎間板変性を基盤とし，脊椎に退行性変化を生じた疾患
　　　　　　除外診断で用いられる．
　　　　　　動作開始時に増悪し，時間経過とともに軽減する腰痛が特徴

1 腰痛診断の進め方

　腰痛は男性で最も有訴者率が高く，女性も肩こりに次いで 2 番目に多い症状であり，common disease といえる．腰痛の原因は多岐にわたり，腰椎分離症，腰椎変性すべり症，脊柱変形などの脊椎変性疾患に加え，脊椎における外傷・腫瘍（原発性，転移性）・感染，脊椎疾患以外にも内臓・血管・神経疾患なども腰痛の原因となりうる（表 4-9）．そのため，詳細な問診をもとに，考えられる疾患を念頭に置きながら，診察や検査を行うことが大切である．

2 問　診

　主訴（腰痛，下肢痛，筋力低下，間欠跛行）を確認し，カルテに記載する．次に現病歴を聴取する．痛みの部位，性状，誘因，時間経過，増悪緩解因子，随伴症状（発熱，体重減少），安静時痛および夜間痛の有無を聴取する．次に既往歴（糖尿病，悪性腫瘍，関節リウマチ，結核

表 4-9　腰痛をきたす疾患

脊椎疾患	神経疾患
腰部脊柱管狭窄症 腰椎椎間板ヘルニア 腰椎分離症 腰椎分離すべり症 腰椎変性すべり症 脊椎腫瘍（原発性，転移性） 脊椎感染症（化膿性脊椎炎，結核性脊椎炎，真菌性脊椎炎） 脊椎外傷（骨粗鬆症性椎体骨折を含む） 脊椎症（変形性腰椎症） 急性腰痛症（ぎっくり腰） 腰椎椎間板症 脊柱靱帯骨化症 脊柱変形（後弯症，側弯症，後側弯症） 非特異的腰痛（原因が明らかでない腰痛）	脊髄腫瘍，馬尾腫瘍など
	内臓疾患
	消化器系疾患（悪性腫瘍，潰瘍） 腎泌尿器系疾患（腎・尿路結石，腎盂腎炎） 婦人科疾患（子宮筋腫，子宮内膜症，卵巣嚢腫）
	血管疾患
	大動脈解離，腹部大動脈瘤
	心因性
	うつ病 身体表現性障害 不安障害
	その他
	股関節疾患 骨盤腫瘍 帯状疱疹

など），内服薬（抗凝固薬，ステロイドなど），職業歴，スポーツ歴を聴取する．問診で念頭に置くべき疾患として，若年者で後屈にて増悪する腰痛を認めた場合には腰椎分離症を疑い，前屈で増悪する腰痛および片側性の下肢痛を認めた場合には腰椎椎間板ヘルニアを疑う．重いものを持ち上げたなど，誘因が明らかで激烈な痛みを訴える場合には急性腰痛症（ぎっくり腰）を疑うが，中高年者では椎体骨折も念頭に入れる．腰痛および間欠跛行を認める場合には腰部脊柱管狭窄症を疑う．安静時痛や夜間痛がある場合には炎症や腫瘍などの脊椎疾患や脊椎以外の疾患（尿路結石，大動脈解離など）も念頭に入れる必要がある．特に，大動脈解離は診断の遅れが致命的となる疾患のため，誘因なく出現し，時間経過が比較的明確で激烈な腰痛を訴える場合には注意する．

3　診察

■ 身体所見（視診，触診）

診察室に患者が入ってきたときから，姿勢や歩行異常の有無を観察し，表情や顔色から全身状態を推察する．腰部の視診では脊柱側弯や後弯の有無，腰椎すべり症でみられる階段状変形や von Recklinghausen 病でみられるカフェオレ斑 café-au-lait spots がないか評価する．次に腰椎の前屈・後屈，側屈，回旋を行わせ，可動域と疼痛再現の有無を評価する．前屈で増悪する腰痛または下肢痛を認める場合には椎間板ヘルニアを念頭に入れる．前屈の客観的指標として膝関節を伸展したまま，腰椎を前屈し，手指先端と床の間の距離を測定する指尖床間距離 finger floor distance（FFD）が有用である．さらに疼痛の部位を詳細に調査し，圧痛や叩打痛の有無を評価する．腰椎分離症や骨粗鬆症性椎体骨折では棘突起の圧痛や叩打痛を伴うことが多い．また，腰部脊柱管狭窄症と閉塞性動脈硬化症を鑑別するうえで，下肢の冷感および下肢動脈（後脛骨動脈，足背動脈）の拍動を触知し，拍動の消失や左右差を確認することはきわめて重要である（**表 4-11** 参照）．

■ 神経学的所見

筋力，感覚，腱反射，神経根緊張徴候の 4 項目で評価する．

▶ 筋　力

仰臥位または坐位で股関節屈曲（腸腰筋：L1，L2，L3），膝関節伸展（大腿四頭筋：L2，L3，L4），膝関節屈曲（ハムストリングス：L5，S1，S2），足関節背屈（前脛骨筋：L4，L5），足関節屈曲（下腿三頭筋：S1，S2），母趾背屈（長

母趾伸筋：L5），母趾屈曲（長母趾屈筋：S1）を徒手筋力検査 manual muscle test（MMT）を用いて 0 から 5 の 6 段階で評価する．つま先立ち（S1），踵立ち（L4, 5）ができるかを調べるのは簡便な筋力評価として有用である．

▶ 感　覚

デルマトームを参考に，障害高位を推定する（図 4-47）．すなわち，L4 神経根は大腿前面から下腿内側，L5 神経根は大腿外側から下腿外側，母趾にかけての足背，S1 神経根は大腿後面から下腿後外側，足底から小趾の支配神経であるため，詳細にしびれや疼痛部位を聴取する．疼痛の程度は numerical rating scale（NRS）や visual analog scale（VAS）を用いて客観的に記載する．脊髄病変が疑われる場合には音叉などを用いて深部感覚（位置覚，振動覚）を評価する．

▶ 腱反射

膝蓋腱反射 patellar tendon reflex（PTR）およびアキレス腱反射 achilles tendon reflex（ATR）で深部腱反射（筋伸張反射）を評価する（図 4-48）．膝蓋腱反射が低下・消失している場合には L3 または L4 神経根障害が疑われ，アキレス腱反射の低下・消失は S1 神経根障害が疑われる．一方で，これらの腱反射が亢進している場合には上位運動ニューロン障害（頚・胸髄病変，中枢神経病変など）が疑われるが，糖尿病や末梢神経疾患では反射が減弱するため，亢進しない場合もある．また，腰椎疾患では病的反射である Babinski 反射や Chaddock 反射は陰性となることが多いが，これらの反射が陽性となる場合には頚・胸髄疾患による錐体路障害や筋萎縮性側索硬化症など運動ニューロン疾患の可能性を考慮する（図 4-49）．

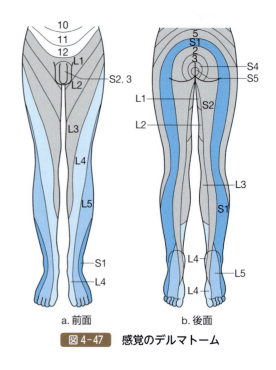

a. 前面　　b. 後面

図 4-47　感覚のデルマトーム

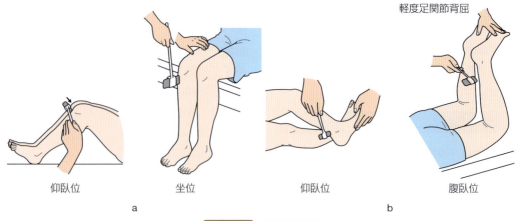

図 4-48　下肢腱反射

a. 膝蓋腱反射：仰臥位または坐位で膝蓋腱を叩打する．
b. アキレス腱反射：仰臥位または腹臥位でアキレス腱を叩打する．足関節を軽度背屈すると誘発されやすい．

▶ 神経根緊張徴候（Tension sign）

仰臥位で膝伸展位のまま下肢を挙上する下肢伸展挙上テスト straight leg raising test（SLR test）を行い，疼痛が誘発される場合には L5 または S1 神経根障害が疑われる．仰臥位で股関節および膝関節屈曲 90°で膝関節を伸展していくラセーグ（Lasegue）徴候も同様に L5, S1 神経根緊張の評価とされる．一方で，腹臥位で膝関節を屈曲したまま股関節を伸展させる大腿神経伸展テスト femoral nerve stretch test（FNST）を行い，大腿前面に疼痛が誘発された場合には L2, L3, L4 神経根障害を疑う．椎間孔部での神経圧迫が疑われる場合には Kemp sign がないか評価する（図 4-50）．

4 検 査

問診および診察で想定した疾患を念頭に病態に応じて検査を行い，診断する．

■ 単純 X 線

正面像および側面像で骨棘形成や椎間板狭小化，終板の骨硬化などの変形性変化，側弯や後弯，すべり，腸腰筋陰影の左右差，仙腸関節などを評価する．大腿骨頭を含めた腰椎正面像を撮影することは，股関節疾患の見逃し防止のために有用である．急性腰痛症（ぎっくり腰）では明らかな異常所見を認めない．正面像で椎弓根消失像（pedicle sign または winking owl sign）があれば転移性脊椎腫瘍を疑う（図 4-51）．さらに，脊椎不安定性を評価する場合には単純 X

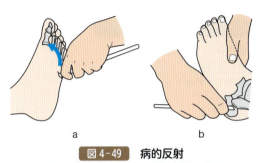

図 4-49 病的反射
a. Babinski 反射：足底外縁から小趾，母趾にかけて弓状に足底をこする．母趾が背屈すれば陽性．
b. Chaddock 反射：足関節外果の後下方から足背外側にかけてこする．母趾が背屈すれば陽性．

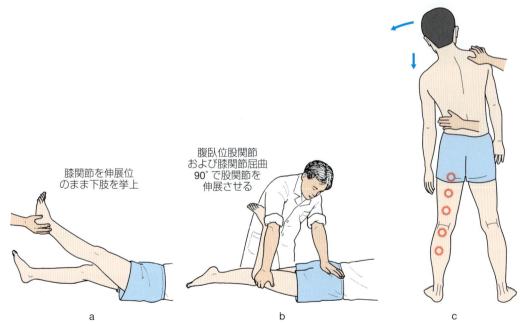

図 4-50 神経根緊張徴候（Tension sign）
a. SLR test：70°以下で下腿または大腿後面に疼痛が誘発された場合は陽性．
b. FNST：大腿前面に疼痛が誘発された場合は陽性．
c. Kemp sign：体幹を後外側に側屈し，下肢痛が誘発されれば陽性．

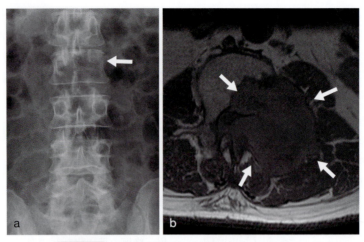

図 4-51 椎弓根消失像（54歳，男性，甲状腺がん）
a. X線正面像：L2 左椎弓根陰影が消失している（矢印）．
b. MRI T1強調像水平断像：左L2椎弓根に転移した腫瘍を認める（矢印）．

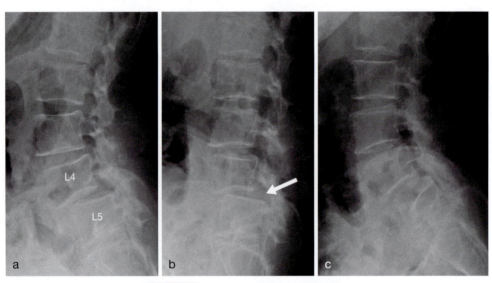

図 4-52 単純X線側面像（動態撮影）
a. 中間位：L4すべりを認める．
b. 前屈位：すべりの増強および後方開大を認め（矢印），不安定性が示唆される．
c. 後屈位：すべりは整復される．

線側面の前屈・後屈像を（図4-52），腰椎分離症が疑われる場合には斜位像を追加する（図4-55a 参照）．近年，矢状面アライメントの重要性が報告されており，立位脊椎全長2方向（正面，側面）も評価することが好ましい（図4-53）．

■ CT

CTは骨を描出するのに優れており，任意多断面再構成 multiplanar reconstruction（MPR）により詳細な観察が可能となっているが，放射線被曝が欠点である（図4-54）．腰椎分離症，脊椎炎，転移性脊椎腫瘍，脊椎外傷で特に有用である．術前に手術計画を行う場合には必須の検査である．

■ MRI

　神経や椎間板，筋肉など軟部組織の描出に優れ，被曝もないため，すべての脊椎疾患で有用である．特に神経症状を認めた場合や，安静時痛など重篤な疾患を疑う場合には必須の検査である．単純MRIでスクリーニングを行い，より詳細な観察は造影剤（ガドリニウム）を併用して行うとよい．ペースメーカーや体内金属の有無を施行前に確認する必要がある．

■ 脊髄腔造影検査（ミエログラフィー）

　MRI禁忌症例や，MRIでは描出できない動的因子による病変を疑う場合に有用であり，通常臥位と立位で動態撮影を行い，その後CTM（CTミエログラフィー）を撮影する（図4-55）．造影剤穿刺による侵襲を伴う検査であり，検査後の合併症（感染，頭痛，出血）の問題も生じうる．ヨードアレルギーがある患者には禁忌である．

■ 神経根ブロック・造影

　責任神経根の同定，および疼痛緩和目的に透視下に経皮的に神経根まで針を刺入し，造影剤を注入後に局所麻酔（場合によりステロイド混注）を注入する（図4-56）．再現痛 referred pain（患者が自覚している下肢痛と同じ放散痛が誘発される）を認め，疼痛緩和が得られれば，責任神経根として高位診断が可能となる．

■ 椎間板造影（ディスコグラフィー）・椎間板ブロック

　腰椎椎間板ヘルニアの診断に用いられていたが，MRIの出現により頻度は減少した．椎間板性腰痛や外側ヘルニアを疑う際には有用な検査である（図4-57）．造影剤注入時の再現痛の有無とその後の椎間板ブロックで腰痛の改善が得られる場合には椎間板性腰痛が疑われる．

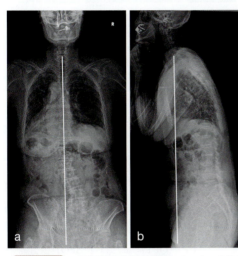

図4-53　立位脊椎全長X線像（76歳，女性）
a. 脊椎全長X線正面像：腰椎に変性側弯症を認め，冠状面バランスも不良である．
b. 脊椎全長X線側面像：体幹が前方にシフトし，矢状面バランス不良を認める．

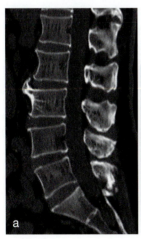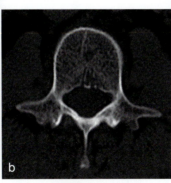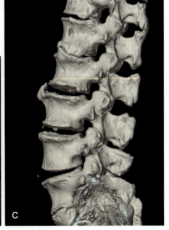

図4-54　CT像
a. 矢状断像，b. 水平断像，c. 3D-CT像
骨の詳細な観察が可能である．

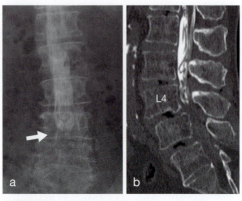

図 4-55 脊髄腔造影検査（ミエログラフィー），CTM

a. 立位正面像：L4/5 で造影剤の停止像を認める（矢印）．
b. CTM 矢状断像：L4 すべりおよび L4/5 高位で完全ブロックを認める．

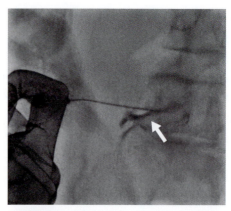

図 4-56 神経根ブロック（左 L5 神経根）

透視下にカテラン針またはスパイナル針を神経根に刺入し，造影剤を少量注入して神経根の走行を確認後（矢印），局所麻酔薬（ステロイドを混注することもある）を注入する．

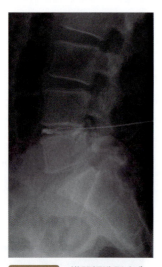

図 4-57 椎間板造影（ディスコグラフィー）

X 線透視下に L4/5 椎間板にディスコ針を穿刺し，造影剤を注入すると後方への造影剤の漏出を認め，椎間板ヘルニアが疑われた．

■ 骨シンチグラフィー，ガリウムシンチグラフィー

骨シンチグラフィーは ^{99m}Tc-リン酸化合物を用いて行い，ガリウムシンチグラフィーは ^{67}Ga（クエン酸ガリウム）を用いる．転移性腫瘍や多発性骨髄腫などの診断に有用であるが，椎体骨折，炎症性疾患，変形性脊椎症でも集積が見られるため，解釈には注意が必要である．

■ 血液検査・尿検査

化膿性脊椎炎を疑う場合には CRP および白血球数高値，血沈値亢進，プロカルシトニン高値を認め，結核性脊椎炎の診断には血中クォンティフェロン（QFT）または T-SPOT 検査が有用であり，真菌感染を疑う場合には β-D-グルカンを測定する．悪性腫瘍の転移を疑う場合には LDH や ALP，各種腫瘍マーカー，多発性骨髄腫や悪性リンパ腫を疑う場合には血清タンパク分画，尿中 Bence-Jones タンパク，可溶性 IL-2 レセプターなどを測定する．骨粗鬆症を疑う場合には骨代謝マーカー〔骨形成マーカー：骨型アルカリフォスファターゼ（BAP），I 型プロコラーゲン-N-プロペプチド（P1NP），骨吸収マーカー：I 型コラーゲン架橋 N-テロペプチド（NTX），酒石酸抵抗性酸ホスファターゼ-5b（TRACP-5b）〕を測定する．

5 代表的腰痛疾患

腰椎椎間板ヘルニア
lumbar disc herniation（LDH）

1 概念

椎間板変性を基盤として，線維輪断裂部から変性した髄核，線維輪，軟骨終板が突出または脱出し，馬尾および神経根を圧迫する疾患である．好発年齢は20〜40歳代であり，約2〜3：1と男性に多い．発症高位はL4/5が最も多く，次いでL5/S1に好発する．

2 病態および分類

ヘルニア塊による直接的な神経根圧迫およびヘルニア塊が誘発する炎症による化学的侵害刺激により神経症状（疼痛・しびれ，筋力低下，膀胱直腸障害）を生じる．後縦靱帯や線維輪を支配する洞脊椎神経が刺激されることにより腰痛を生じることもある．ヘルニアの分類として，線維輪の外層部が連続性を保っているものを突出型（protrusion），線維輪の外層部を破っている脱出型（extrusion），脊柱管内に完全に遊離し脱出したものを遊離脱出型（sequestration）と分類する．さらに脱出型（extrusion）は後縦靱帯が保たれている後縦靱帯下脱出型（subligamentous extrusion）と，後縦靱帯を破り脊柱管内に脱出している後縦靱帯穿破脱出型（transligamentous extrusion）に細分される（図4-58）．

3 臨床症状

腰痛および片側性の下肢放散痛・しびれを認め，ときに疼痛性側弯や疼痛性跛行がみられる．通常は後方や後側方にヘルニアが突出することが多く，1椎体下の神経が圧迫される．つまり，最も頻度が高いL4/5椎間板ヘルニアではL5神経根が圧迫されるため，L5神経根障害（殿部から大腿外側，下腿外側から足背および母趾にかけての疼痛・しびれ，足関節および母趾背屈力低下）を生じ，L5/S1ヘルニアではS1神経根が圧迫されるため，S1神経根障害（殿部から大腿後面，下腿後面，足底にかけての疼

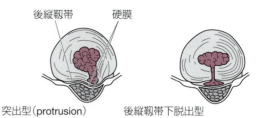

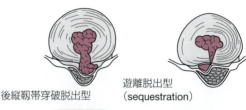

図4-58 ヘルニアの分類

突出型（protrusion）　後縦靱帯下脱出型
後縦靱帯穿破脱出型　遊離脱出型（sequestration）

後縦靱帯　硬膜

痛・しびれ，足関節底屈および母趾屈曲力低下，アキレス腱反射消失または低下）を生じる（表4-10）．一方で，外側に突出したヘルニアの場合には同レベルの神経根症状が生じる．すなわちL4/5外側ヘルニアの場合にはL4神経根が圧迫され，L5/S1外側ヘルニアの場合にはL5神経根が圧迫されるため，注意する．中心性に巨大なヘルニアが突出し，馬尾障害による膀胱直腸障害を呈することがある．

4 診断

問診で「重いものを持ち上げた」，「くしゃみをした」などの誘因があり，前屈時に増悪する腰痛および下肢痛を認める場合には本症を疑い，神経学的所見（筋力，知覚，反射，神経緊張徴候）から責任神経根を推測する．ヘルニアの診断にはMRIが描出に非常に有用であり，矢状断像および水平断像で神経根の圧迫像を認める（図4-59）．外側ヘルニアの場合には冠状断像が非常に有用である（図4-60）．責任神経根の確定には神経根ブロックを行う（図4-56）．

5 治療

ヘルニアは自己の免疫細胞による貪食により自然消失する可能性もあるため，保存療法（安静，薬物療法，ブロック注射，コルセットなど）が基本である．進行性の筋力低下，中心性の巨大ヘルニアによる膀胱直腸障害，2〜3ヵ月の保

表4-10 腰椎椎間板ヘルニアの部位と障害される神経との関係（外側ヘルニア除く）

	L3/4	L4/5	L5/S1
障害神経根	L4神経根	L5神経根	S1神経根
筋力低下	膝関節伸展（大腿四頭筋） 足関節背屈（前脛骨筋）	足関節背屈（前脛骨筋） 母趾背屈（長母趾伸筋）	足関節底屈（下腿三頭筋） 母趾底屈（長母趾屈筋）
知覚障害	大腿前面から下腿内側	大腿外側から下腿外側，足背から母趾	大腿後面から下腿後外側，足底から小趾
反射	膝蓋腱反射低下	なし	アキレス腱反射低下
神経緊張徴候	FNST	SLR	SLR

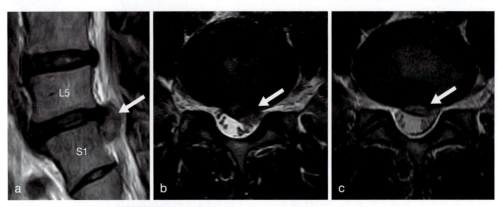

図4-59　腰椎椎間板ヘルニアのMRI像（32歳，男性）
a. MRI T2強調像矢状断像：L5/S1椎間板ヘルニアを認める．
b. MRI T2強調像水平断像：左優位にヘルニアが突出し，左S1神経根を圧迫している．
c. MRI T2強調像水平断像（2ヵ月後）：ヘルニアが吸収され，縮小している．

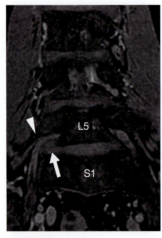

図4-60　外側ヘルニアのMRI像（78歳，女性．右下肢痛）

MRI T2強調像冠状断像：L5/S1椎間板外側ヘルニアを認め（矢印），右L5神経根が圧迫され，神経根の横走化を認める（矢頭）．

存療法に抵抗する疼痛を認める場合には手術療法を検討する．手術は従来式の後方椎間板摘出術（LOVE法）に加えて，近年低侵襲な術式として注目されている内視鏡下椎間板摘出術 micro endoscopic discectomy（MED）や経皮的内視鏡下椎間板摘出術 percutaneous endoscopic discectomy（PED）などの低侵襲な術式も選択しうる．不安定性を有する場合には脊椎固定術を追加することもあるがまれである．

6　その他

2018年8月からは新たな腰椎椎間板ヘルニア治療薬であるコンドリアーゼが承認され，新たな保存療法の選択肢となる可能性がある．

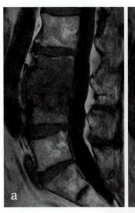 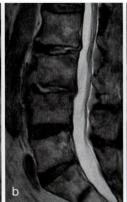 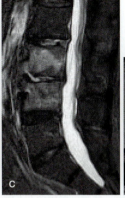 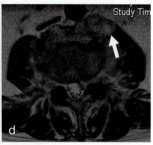

図 4-61　脊椎・椎間板炎 MRI 像（73 歳，男性．非定型抗酸菌）
L3/4 椎体が T1 強調像で低信号（a），T2 強調像で高信号（b），T2 脂肪抑制像で高信号（c）を呈する．T2 強調像水平断像で左腸腰筋内に膿瘍を認める（d 矢印）．

化膿性脊椎炎　discitis　必修

1 概念

椎間板に炎症または感染を生じる疾患である．原因としては，椎間板穿刺や椎間板切除術後などによる直接的な椎間板炎と，高齢者や易感染性宿主の椎体終板に生じた椎体炎が血流の乏しい椎間板に波及して発生する続発性の椎間板炎がある．高齢化とともに，続発性の化膿性脊椎炎・椎間板炎は増加している．腰椎に好発し，次いで胸椎，頸椎の順に多い．

2 病態

小児（5 歳まで）では椎間板への血流が認められるため，骨髄炎と同様に血行性の椎間板炎を生じうる．一方で，成人では椎間板は通常は無血管組織であるため，椎体終板に感染が初発し，椎間板に波及して続発性の椎間板炎を発症する．黄色ブドウ球菌が起因菌として最も多いが，近年メチシリン耐性黄色ブドウ球菌感染症 methicillin resistant *Staphylococcus aureus*（MRSA）や緑膿菌も起因菌となりうる．

3 臨床症状

発熱，安静時および体動時の腰背部痛，可動域制限を認める．炎症が拡大し，硬膜外腔に膿瘍が形成された場合には神経症状（下肢痛・しびれ，筋力低下，膀胱直腸障害）を呈するため，注意を要する．発症形式から急性型，亜急性型，慢性型に分類され，亜急性型や慢性型の場合には症状が軽度な場合もある．

4 診断

発熱を伴う腰痛では必ず，血液検査を行う．白血球増多，核の左方移動，赤沈値亢進，CRP 増加を認めた場合には本疾患を疑い，MRI（可能であれば造影 MRI）を追加する．典型的には椎間板炎を生じた上下の椎体が T1 強調像で低信号，T2 強調像で高信号，ガドリニウム造影で増強される像を呈する（図 4-61）．感染して 3 週程度経過すると X 線や CT で骨破壊像を伴う（図 4-62）．

可能な限り CT ガイド下または X 線透視下に椎間板から検体を採取し，起因菌を同定すべきである．血液培養は検出力が低い（40～70%）とされているが，著明な発熱（38.5℃ 以上）や悪寒戦慄を生じたときには検出率が上がるとされている．鑑別診断として骨粗鬆症性椎体骨折，原発性および転移性脊椎腫瘍，椎体終板変性（Modic change）などが挙げられる．

5 治療

局所安静および起因菌に感受性のある抗菌薬による保存療法が基本である．抗菌薬でも炎症反応の鎮静化が得られない場合，骨破壊の進行

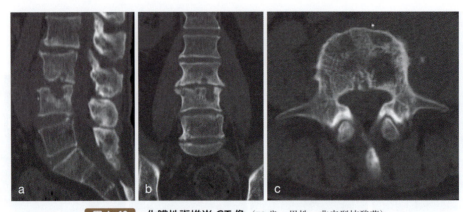

図4-62　化膿性脊椎炎CT像（73歳，男性．非定型抗酸菌）
矢状断（a），冠状断（b），水平断（c）でL3椎体終板下縁およびL4椎体終板上縁に著明な骨破壊像を認める．

による不安定性が生じる場合，硬膜外膿瘍による神経症状が増悪する場合には手術療法を行う．前方からの病巣掻爬および腸骨移植術が原則であるが，後方からの最小侵襲脊椎安定術 minimally invasive spine stabilization（MISt）の有用性も報告されている．

6 予後

抗菌薬での治療で軽快することが多いが，MRSAなどの耐性菌の場合には治療が難渋化することもある．

脊椎分離症，脊椎分離すべり症 [必修]
spondylolysis, spondylolisthesis

1 概念

上・下関節突起の間に存在する関節突起間部 pars interarticularis の連続性が断たれた疾患が脊椎分離症であり，分離した椎体が下位椎体に対して前方へ転位した疾患が脊椎分離すべり症である．

2 病態

成長期に過度の腰椎後屈による関節突起間部へのストレスがくり返されることで，疲労骨折により生じるとされる．好発部位はL5であり，高校生以下の腰痛の原因として最も多いとされる．分離症の急性期は骨折に伴う疼痛を認め，骨癒合不全または偽関節になると不安定性による腰痛を生じやすい．一方，中高年期に椎間板変性を基盤として分離した椎体が前方すべりを生じると脊椎分離すべり症を発症する．分離症患者の10～20％程度が分離すべり症へ移行するとされている．分離部に生じた線維性軟骨組織や増生した骨により分離と同レベルの神経症状，すなわちL5分離の場合にはL5神経根症状を呈しうる．

3 臨床症状

後屈で増強する腰痛，分離椎の棘突起の圧痛および叩打痛を認める．脊椎分離すべり症の場合には階段状変形を認める．分離部での神経圧迫を生じた場合には下肢痛・しびれ，筋力低下を生じるが，脊柱管が狭窄することはないため，馬尾症状を伴うことはまれである．

4 診断

単純X線斜位像が有用であり，スコティッシュ・テリアの首輪に例えられる分離を認める．分離が不明瞭な場合にはCTが有用であり，骨癒合の判定にも有用である（図4-63）．急性期の分離を疑う場合にはMRIのT2脂肪抑制像または short TI inversion recovery（STIR）を撮影し，高信号域を認める．分離すべり症を認めた場合には，すべりの程度をMeyerding分類で評価する（図4-64）．

5 治療

若年者における急性期の脊椎分離症は骨癒合を目指してスポーツ禁止，伸展制限付きの硬性コルセットを3～6ヵ月装着し保存的に治療す

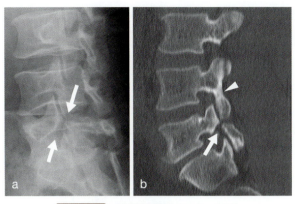
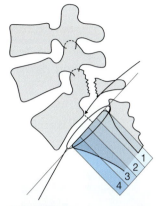

図 4-63　脊椎分離症（36歳，男性）
a. 単純X線斜位像：L5に分離を認める（スコティッシュ・テリアの首輪）．
b. 単純CT傍矢状断像：L4関節突起間部の連続性は保たれている（矢頭）が，L5関節突起間部は連続性が断たれている（矢印）．

図 4-64　Meyerding 分類
単純X線側面像ですべりを生じた下位椎体上縁の前後径を4等分し，すべり椎の椎体後下縁の位置により1度から4度に分類する．

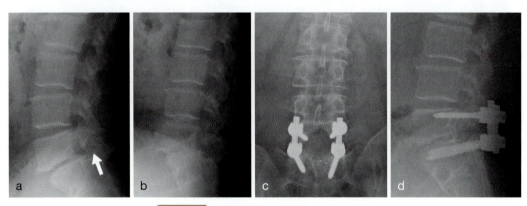

図 4-65　脊椎分離すべり症（54歳，男性）
L5関節突起間部に分離（矢印），L5椎体すべり，L5/S1椎間板狭小化を認める（a）．前屈位ですべりが増強し，不安定性が示唆される（b）．L5/S1の後方進入椎体間固定術を施行した（c, d）．

る．慢性期の分離症および分離すべり症では骨癒合は期待できないため，非ステロイド性抗炎症薬や分離部ブロックなどによる対症療法を行う．保存療法抵抗性の腰痛，下肢痛を生じた場合には分離部修復術または後方進入椎体間固定術を行う（図 4-65）．

腰部脊柱管狭窄症
lumbar spinal stenosis（LSS）　必修

1　概　念

脊柱管や椎間孔が先天性（軟骨無形成症など）または後天性（加齢による変性，すべり，医原性など）に狭小化し，馬尾および神経根を圧迫する疾患である．高齢化社会に伴い，後天性の腰部脊柱管狭窄症患者数は増加傾向にある．

2　病　態

加齢による椎間板変性を基盤とし，前方からは膨隆した椎間板が，後方からは肥厚した黄色靱帯および椎間関節の骨棘などにより，脊柱管内を走行する神経根および馬尾が圧迫され，神経組織に血流障害を生じて神経症状を呈する．また，静的な圧迫因子だけでなく，すべりや前後屈での椎体不安定性などの動的因子の関与も発症に重要である．

表 4-11　腰部脊柱管狭窄症と末梢動脈疾患との鑑別

	腰部脊柱管狭窄症	末梢動脈疾患
姿勢による症状の変化	有（前屈，坐位で改善）	無
下肢動脈（後脛骨，足背）触知	可能	低下から消失
下腿冷感	無	伴うことが多い
反射	低下から消失	正常
ankle brachial index（ABI）	正常	低下

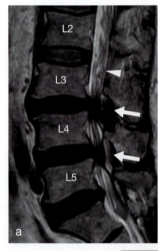
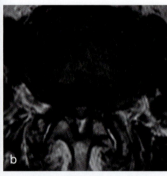
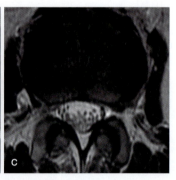

図 4-66　腰部脊柱管狭窄症　MRI 像（77 歳，男性）
a. T2 強調像矢状断像：L3/4，L4/5 に硬膜管の圧迫像を認める．L2/3 レベルには蛇行した馬尾を認める（redundant nerve roots，矢頭）．
b. T2 強調像水平断像（L3/4 椎間板レベル）：硬膜管が高度に圧迫されている．
c. T2 強調像水平断像（L2/3 椎間板レベル）：正常な硬膜管．

3　臨床症状

歩行時に症状が増悪し，休むと歩行可能となる神経性間欠跛行が特徴的である．症状により神経根型，馬尾型，混合型に分類される．神経根型の場合には椎間板ヘルニアと同様に圧迫される部位に応じて下肢痛・しびれ，筋力低下を生じる．馬尾型や混合型の場合には多根障害となり，下肢脱力・しびれ，会陰部の知覚障害・灼熱感，進行すると膀胱直腸障害を呈することもある．末梢動脈疾患 peripheral arterial disease（PAD）による血管性間欠跛行との鑑別が重要であり，鑑別に有用な点として①姿勢による症状の改善の有無，②下肢動脈触知の有無，ankle brachial index（ABI）を確認する（表 4-11）．

4　診　断

X 線で変性の程度やすべりの有無を評価する．腰部脊柱管狭窄症の診断に MRI はきわめて有用であり，狭窄の高位および程度を評価する．ときに狭窄部より頭側に弛緩し，蛇行した馬尾像（redundant nerve roots）を認めることがある（図 4-66）．脊髄腔造影検査は動的因子の関与を精査する場合に有用であり，造影剤の停止像や神経根の圧排像を観察する（図 4-55 参照）．神経根型で高位診断を行いたい場合には，神経根ブロックが有用である（図 4-56 参照）．

5　治　療

プロスタグランジン製剤や非ステロイド性抗炎症薬などの薬物療法，硬膜外および神経根ブロック，理学療法，装具治療などを行う．神経

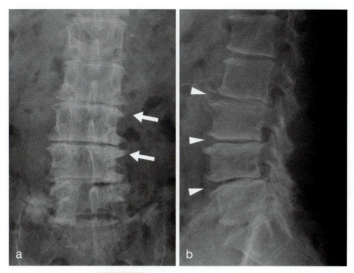

図 4-67 **脊椎症**（76歳，男性）
a. 単純X線正面像：骨棘形成を認める（矢印）．
b. 単純X線側面像：骨棘形成および椎間板腔の狭小化を認める（矢頭）．

根型は保存療法に反応しやすいが，馬尾障害は自然緩解が少なく，手術療法にいたることが多い．保存療法抵抗性の神経根症状，進行する筋力低下，膀胱直腸障害を生じた場合にも手術療法を行う．手術は後方除圧術が基本であり，不安定性を有する場合にはインストゥルメンテーションを用いた後方除圧固定術を行う．

脊椎症（変形性腰椎症） 必修
spondylosis

1 概念

加齢による椎間板変性を基盤とし，腰椎の椎間関節や椎間板，靱帯などの変性により，骨棘形成，終板骨硬化，椎間板狭小化など退行性変化を生じた疾患．腰部脊柱管狭窄症や腰椎すべり症などの診断にいたらない場合に診断する疾患である．

2 臨床症状

起床時など動作開始時の腰痛および脊椎可動域制限を認める．腰痛は時間とともに軽減していくことが多い．

3 診断

MRIで神経根や馬尾の圧迫像を認めず，単純X線で変形性変化を認めた場合に診断する（図4-67）．

4 治療

日常生活指導や薬物療法，運動療法などの保存療法が基本である．

G 脊髄腫瘍および馬尾腫瘍

✓ 重要事項

概　念》脊柱管内や椎間孔内での脊髄，馬尾，神経根および硬膜から発生した腫瘍であり，硬膜外に転移したものも含まれる．
分　類》髄内腫瘍，硬膜内髄外腫瘍，硬膜外腫瘍に分類される．

症　　状	初発症状は疼痛やしびれなど感覚障害の頻度が高い．腫瘍が増大し進行すると，脊髄症状が出現する．錐体路障害による下肢痙性麻痺と知覚上行路の障害による表在性知覚障害や深部感覚の異常をきたす．排尿中枢が存在する脊髄円錐部に腫瘍が存在する場合は，比較的早期に膀胱直腸障害が出現する．
診　　断	MRIによる診断が必須である．一般に脊髄腫瘍は，T1強調像で低〜等信号，T2強調像およびガドリニウム造影像で高信号を呈する．
治　　療	手術が基本となる．また麻痺が進行した状態で手術を行うと，術後の回復が悪く，ときに神経脱落症状をきたすため，腫瘍を発見次第早期に手術を行うことが重要である．
予　　後	良性腫瘍は全摘出できれば予後は良好であるが，星状細胞腫などの悪性腫瘍は予後不良であり，術後も追加で放射線治療や化学療法を検討する．

1 概　念

脊柱管内や椎間孔内での脊髄，馬尾，神経根および硬膜から発生した腫瘍であり，硬膜外に転移したものも含まれる．

2 分　類

髄内腫瘍，硬膜内髄外腫瘍，硬膜外腫瘍に分類される．脊髄円錐部より尾側に発生した硬膜内の腫瘍を馬尾腫瘍と呼ぶ．椎間孔を経て脊柱管内外に発育したものを砂時計腫（dumbbell tumor）という．

硬膜内腫瘍は，硬膜内髄外腫瘍が65％，髄内腫瘍が15％である．硬膜内髄外腫瘍は神経鞘腫が最も多く，60％を占める．次いで20％に髄膜腫を認める．またまれに，馬尾レベルの終糸から発生する粘液乳頭状上衣腫も認める．一方髄内腫瘍は，上衣腫（50％）と星状細胞腫（40％）で90％を占め，ほかには血管芽細胞腫，海綿状血管腫，類皮腫・類表皮腫，脂肪腫などが存在する．

硬膜外腫瘍は脊髄腫瘍のうち，15％を占める．腫瘍は硬膜外で脊柱管に存在する．転移性脊椎腫瘍が多く，原疾患の治療が重要である．原発性腫瘍としては，血管腫，脂肪腫，神経鞘腫などがある．

3 臨床症状

初発症状は疼痛やしびれなど感覚障害の頻度が高い．頸髄部では頸肩腕，胸髄部では体幹側部への放散痛が主体である．円錐部では疼痛が下肢へ放散することが多く，腰椎椎間板ヘルニアや腰部脊柱管狭窄症と誤診されることもあるため注意が必要である．感覚障害に続いて脊髄症状が出現する症例が多い．錐体路障害による下肢痙性麻痺と知覚上行路の障害による表在性知覚障害や深部感覚の異常をきたす．排尿中枢が存在する脊髄円錐部に腫瘍が存在する場合は，比較的早期に膀胱直腸障害が出現する．

4 診　断

脊髄腫瘍の診断には，画像が有力なツールとなる．

■ 単純X線

軟部腫瘍である脊髄腫瘍を捉えることは困難であるが，頸椎に発生した砂時計腫は硬膜外へ発育しており，椎間孔の拡大が認められる（図4-68）．また骨性変化として，椎弓根間距離の増大や椎体後縁の浸食像を呈する場合がある．

■ CT

単純X線よりも鋭敏に，椎体の浸食像や椎間孔の拡大などを捉えることができる（図4-69）．また髄膜腫の中には石灰化を認めるものもあり，CTでの診断が非常に有用である．

■ MRI

脊髄腫瘍の診断にMRIは必須といえる．一般に脊髄腫瘍は，T1強調像で低〜等信号，T2強調像およびガドリニウム（Gd）造影像で高信号を呈するため，正確な局在診断が可能である．特に髄内腫瘍や空洞の検出にはきわめて有用で

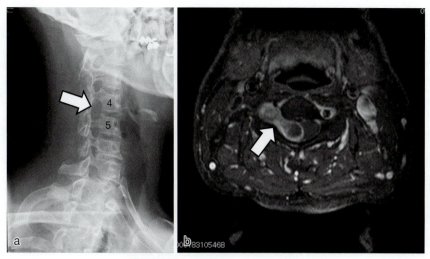

図 4-68　砂時計腫（46 歳，男性）
a. 単純 X 線：第 4 および第 5 頸椎の椎間孔がほかに比べて拡大している（矢印）．
b. ガドリニウム（Gd）造影 T1 強調像：第 4/5 頸椎右側の椎間孔内外に砂時計腫を認める（矢印）．

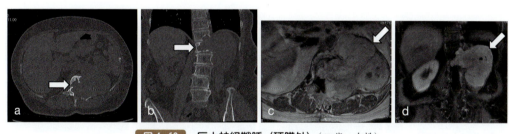

図 4-69　巨大神経鞘腫（硬膜外）（68 歳，女性）
a, b. CT 画像：第 1 腰椎を中心に骨の浸食像を認める（矢印）．
c, d. 第 12 胸椎および第 1 腰椎レベルの巨大神経鞘腫（矢印）．

ある．上衣腫や海綿状血管腫では腫瘍内出血を起こすことがあり，脱酸素化ヘモグロビンにより T1 強調像で等信号，T2 強調像で低信号を呈し，出血の急性期を示すことがある．

5　各　論

■ 硬膜内髄外腫瘍（表 4-12）

▶ 神経鞘腫（neurinoma, Schwannoma）

神経鞘腫のうち，硬膜内に存在する腫瘍が 55％，硬膜外が 20％，硬膜内外にわたるダンベル型・砂時計腫型が 25％である．硬膜内発生例の 90％が後根発生例であるため，脊髄の後側方に存在することが多い．MRI では T1 強調像で低〜等信号，T2 強調像で等〜高信号を認め，造影では不均一であることが多い（図 4-70）．ま

表 4-12　神経鞘腫と髄膜腫の鑑別

	神経鞘腫	髄膜腫
局在	主に後方	主に前方か側方
造影効果	++	+
造影像	不均一	均一
嚢胞性病変	ときに +	−
硬膜からの立ち上がり	鋭	鈍
CT での石灰化	−	ときに +

た，嚢胞状神経鞘腫では腫瘍内部の陰影が欠損し，薄い腫瘍壁のみが造影されることもある．

良性腫瘍であるため，手術で腫瘍が摘出されれば，おおむね成績は良好である．ただし，麻痺が進行している場合は腫瘍が脊髄に癒着して摘出が困難な場合もある．脊髄に不可逆的な変

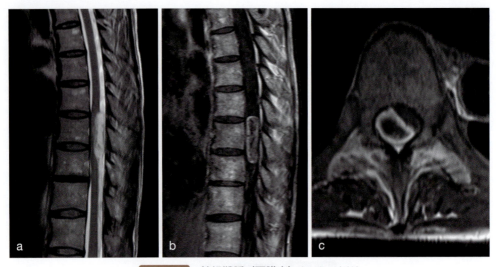

図 4-70　神経鞘腫（硬膜内）(48歳, 女性)
第7〜9胸椎レベルの神経鞘腫を認める.
内部は不均一に造影され, 囊胞状になっていることがわかる.
a. T2 強調像, b, c. Gd 造影 T1 強調像（b 矢状断像, c 横断像）

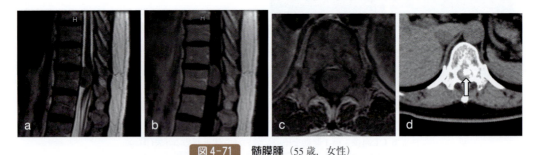

図 4-71　髄膜腫 (55歳, 女性)
第11胸椎レベルで腹側に存在する髄膜腫を認める. 内部は均一に造影され, 硬膜からの立ち上がりが鈍である (dural tail sign). また CT では内部の石灰化を認める.
a. T2 強調像, b, c. Gd 造影 T1 強調像（b 矢状断像, c 横断像）, d. CT 横断像（矢印：石灰化）

化が加わると, 術後成績も悪化するため, 発見次第早期に手術を行うことが重要である.

▶ **髄膜腫 (meningioma)**

髄膜腫は75％が胸椎高位で発生し, 特に上位胸椎での発生率は60％と高率である. 60〜80％が女性で発症する. 85〜90％が硬膜内に発生するが, 硬膜外や硬膜内外に発生する場合もあり, 注意を要する.

MRI では T1 強調像で低〜等信号, T2 強調像で等〜高信号を認めるが, 神経鞘腫と異なる点は造影剤で腫瘍が均一に増強されることである（図 4-71）. また造影 MRI で硬膜からの立ち上がりが鈍であり, 腫瘍の付着部周辺に造影効果が認められることから dural tail sign と呼ばれている. さらに20％の腫瘍において, 単純 X 線や CT で骨化や石灰化を認めることがあり, MRI 以外の画像診断として神経鞘腫との鑑別上重要な所見である.

髄膜腫は硬膜から発生しており, 手術では腫瘍のみならず, 発生母地である硬膜ごと切除しないと再発を起こす可能性が高い. ただし, 硬膜腹側に発生する髄膜腫に関しては摘出に難渋する場合もあり, 麻痺の増悪など合併症や患者の年齢を考慮して, 切除範囲を慎重に決定する.

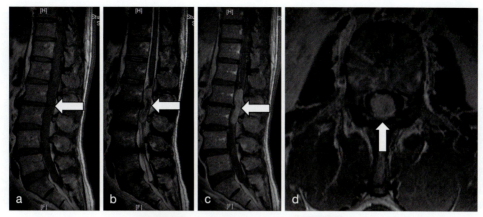

図4-72 粘液乳頭状上衣腫（52歳，男性）
第2〜3腰椎レベルに存在する粘液乳頭状上衣腫を認める．内部は均一に造影され，終糸発生のため横断像で硬膜管内の正中に位置する．
a. T1強調像，b. T2強調像，c, d. Gd造影像（c 矢状断像，d 横断像）

表4-13 上衣腫と星状細胞腫の鑑別

	上衣腫（脊髄）	星状細胞腫
周囲組織との境界	明瞭	不明瞭
脊髄における局在（横断像）	中心	偏在
造影効果	++	+〜-
造影像	比較的均一	さまざま
空洞	+	ときに+
ヘモジデリン沈着	+	-

▶ 粘液乳頭状上衣腫（myxopapillary ependymoma）

脊髄の終止から発生する腫瘍であり，MRIの横断像で硬膜内の正中に位置するのが特徴である（図4-72）．腫瘍の増大とともに被膜が穿破すると，腫瘍細胞が硬膜内に播種して再発の原因になる．手術では被膜を破かないように，腫瘍を一塊として摘出することが大切である．もし術中に被膜の穿破が確認された場合は，腫瘍細胞の播種の可能性を考慮し放射線治療を検討する．

■ 髄内腫瘍

発生頻度は，脊髄腫瘍全体の5〜15%である．そのうち，大部分は神経膠腫，つまり上衣腫と星状細胞腫であり（90%），成人では上衣腫の頻度が高く，小児では星状細胞腫の頻度が高い．その他，血管芽細胞腫（3〜8%），海綿状血管腫，悪性リンパ腫，転移性脊髄腫瘍などが挙げられる．

▶ 上衣腫（ependymoma）

髄内腫瘍のうち最も頻度が高い（40〜60%）．上衣腫は，病理組織学的には頚髄に好発する細胞性あるいは混合性上衣腫と，脊髄円錐部や終糸に発生する粘液乳頭状上衣腫に分けられる．後者については前述のごとくである．

星状細胞腫と異なり，腫瘍と周囲正常脊髄との境界は明瞭で，全摘出による根治が可能であるため，術前の鑑別は重要である（表4-13）．MRIではT1強調像で低〜等信号，T2強調像で高信号を呈する（図4-73）．またT2強調像で，腫瘍の頭側または尾側に低信号域を認めることがあり，ヘモジデリンの沈着と考えられる．これは，上衣腫が易出血性であるためであり，cap signと呼ばれている．造影MRIでは比較的均一な増強を示すものが多いが，不均一な増強パターンを呈するものも少なくない．65〜80%に

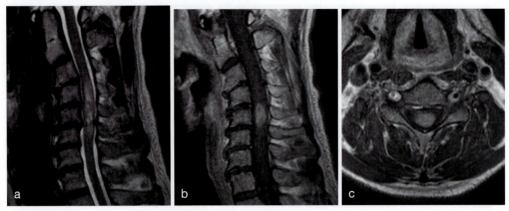

図4-73 上衣腫（髄内）(72歳, 男性)

第5頸椎レベルの上衣腫を認める.
T2強調像で腫瘍周囲の低信号域を認め, ヘモジデリンの沈着と考える (cap sign). 造影MRIでは比較的均一な造影効果を認める. また横断像では脊髄の中央に腫瘍が存在する.
a. T2強調像, b, c. Gd造影T1強調像 (b 矢状断像, c 横断像)

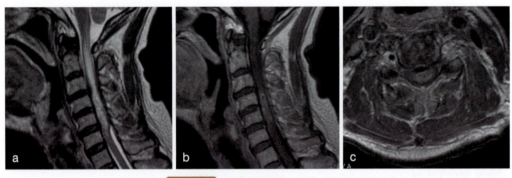

図4-74 星状細胞腫 (71歳, 男性)

第3〜5頸椎レベルの星状細胞腫（高悪性度）を認める.
T2強調像で腫瘍周囲の高信号域を認め, 脊髄の浮腫と考えられる. 造影MRIでは不均一な造影効果を認め, また横断像では腫瘍の局在は脊髄の中心部ではなく偏在している.
a. T2強調像, b, c. Gd造影T1強調像 (b 矢状断像, c 横断像)

嚢胞や空洞がみられ, 星状細胞腫との鑑別に重要な所見である. また上衣腫は中心管をおおっている上衣細胞から発生するため, 脊髄の中心に局在する傾向にある.

上衣腫は発育が遅く, 浸潤性に乏しいため, 腫瘍と正常脊髄の剥離はさほど困難ではない. 手術で全摘出できれば, 生命予後は非常によい. ただし, 術前に筋力低下など重度の神経症状を呈する場合は, 腫瘍も増大し周囲の神経組織と癒着している場合も多く, 可及的早期の手術が望ましい.

▶ 星状細胞腫 (astrocytoma)

髄内腫瘍では上衣腫に次いで多い (30〜40%). 組織学的にはWHO分類のgrade I〜IIの低悪性度であることが多く, 悪性星状細胞腫は髄内神経膠腫の約7%と低い. MRIでは, 脊髄は腫大し, 腫瘍はT1強調像で等〜低信号, T2強調像で高信号を呈するとともに, 腫瘍周囲に浮腫が存在する (図4-74). 上衣腫と比較して腫瘍の境界が不明瞭で浸潤性であるため, 腫瘍の範囲を同定できない場合がある. 造影剤による増強効果は, 均一または不均一に造影されるものなどさまざまであり, なかにはまったく造

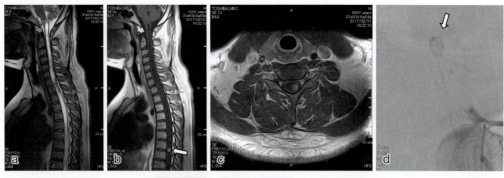

図4-75 血管芽細胞腫（38歳，男性）

脊髄全長にわたり空洞を認める．第7胸椎レベルに，造影MRIで比較的均一な強い造影効果を示す血管芽細胞腫を認める（b. 矢印）．血管造影像では，第9肋間動脈から上行した後，下降してすぐに流入する動脈を認める（d. 矢印）．
a. T2強調像，b, c. Gd造影T1強調像（b 矢状断像，c 横断像），d. 血管造影像

影されない腫瘍も存在する．

低悪性度の星状細胞腫に関しては，手術で全摘できれば生命予後は比較的よい．しかし，高悪性度の星状細胞腫では，腫瘍と脊髄神経との境界が不明瞭で全摘は困難であり，それに伴って予後も不良である．補助療法として放射線や化学療法が選択される症例も多いが，現時点では生命予後の回復につながるようなエビデンスは確立されていない．胸髄以下に発生した症例では，播種を予防する目的で脊髄離断術を行うことがあり，今後はその有効性を検証する必要がある．さらには，遺伝子解析による病態の解明や遺伝子治療など，従来の手法に頼らない新たな診断技術や治療法の開発に取り組むべきであると考える．

▶血管芽細胞腫

髄内腫瘍全体の10％以下で，胸髄での発生が50％，頸髄が40％である．約70％が髄内発生ではあるが，髄外成分を有するときもある．90％以上は髄内の背側に位置する．多発する場合はvon Hippel-Lindau病が考えられ，小脳や網膜にも血管芽細胞腫が存在することがあるため，全身のスクリーニングや遺伝子検査が必要である．

MRIでは約半数以上で空洞を伴う（図4-75）．T1強調像で低〜等信号，T2強調像で高信号を呈し，球形に近い形をしている．また造影MRIで非常に強い増強効果を示すことが，血管芽細胞腫の特徴である．

血管芽細胞腫は流入動脈と流出静脈を持ち血管に富んだ腫瘍であり，摘出の際には静脈を残して先に動脈を処理遮断することが重要である．そのため，術前に血管造影検査を施行して血管の三次元的な走行の把握を行い，実際の手術で流入動脈を同定する．動脈を遮断すると，赤褐色の腫瘍は黄色く縮小し，周囲組織との剝離は容易になる．頻度は低いが腫瘍が正中部に存在する場合は前脊髄動脈から栄養されていることが多く，血管の処置はきわめて困難である．まず，流出静脈が少ない側で軟膜と脊髄間を凝固切離しながら剝離を進め腫瘍の腹側に入り，流入動脈を凝固切離する．その後は前述のように腫瘍を剝離して，摘出する．

6 治療および予後

将来的には投薬や遺伝子治療が期待されるものの，現状では前述のように手術が基本となる．また麻痺が進行した状態で手術を行うと，術後の回復が悪く，ときに神経脱落症状によりさらに増悪する可能性もあるため，脊髄腫瘍は発見次第早期に手術を行うことが大切である．

硬膜内髄外腫瘍については，神経鞘腫は全摘出が可能であり予後もよいが，髄膜腫では発生母床の硬膜を切除しないと再発する可能性があ

るため，術前の綿密な計画が重要である．粘液乳頭状上衣腫は播種の可能性があり，手術に際しては被膜を穿破しないように一塊として摘出する．

髄内腫瘍に関しては，上衣腫は全摘出できれば予後はよい．一方星状細胞腫は，低悪性度の腫瘍に対しては全摘出を目指すが，高悪性度の場合は手術によって腫瘍細胞を播種させる可能性もあり，生検の後に放射線治療や化学療法などを行う．血管芽細胞腫は，術前にあらかじめ血管造影で流入血管を同定しておき，手術の際にはその血管を焼灼して血液を遮断した後に摘出術を行う．全摘出できれば予後は良好である．

H 脊椎のスポーツ障害

☑ 重要事項

脊椎のスポーツによる外傷・障害は急性の外傷と慢性の障害に大別される．
頸椎は水泳の飛び込みやアメリカンフットボールなどによる，頸椎・頸髄損傷が重篤な外傷として挙げられる．また長年，ラグビーや相撲などの頭頸部でのコンタクトプレイを継続することにより，頸椎のアライメント異常，脊柱管狭窄，骨棘形成などの変化を生じていることも多い．

腰椎のスポーツ障害

1 スポーツ障害としての腰痛

腰痛は一般的な愁訴であり，アスリートでも腰痛を訴える者は少なくない．多くの臨床研究により，アスリートの腰痛罹患率は非アスリートと比べて非常に高いこと，アスリートの30％以上がそのキャリアの間に複数回腰痛に悩まされること，腰痛はアスリートがスポーツ活動を休止しなければならない最も大きな原因のひとつであることがわかってきている．

人体の骨・関節・その他の結合組織に許容範囲以上の負荷が加わり続けることによって，障害へと進展する．腰椎も例外ではなく，アスリートの腰痛の大部分はoveruseによるものである．アスリートの腰痛は，「日常生活には支障がないけど，練習や試合中に痛くなって思うようにプレイできない」といった訴えのものが多い．アスリートの希望は，「より早くプレイ中の痛みから解放されて，トップパフォーマンスでプレイできるようになること」であるので，「日常生活に支障があって受診した」成人や高齢者の腰椎変性疾患と同様に扱って診療にあたるべきではない．

スポーツ脊椎・スポーツ腰椎の領域でも，近年の診断・治療の進歩は目覚ましい．特にMRIやCTなどの画像診断技術は飛躍的に進歩し，より早期に診断することが可能となっている．早期に診断できれば，早期に治療を開始することができる．治療においても，内視鏡手術などの低侵襲治療の発展や，理論に基づくリハビリテーションの進歩により，より早期に障害発生前の状態に戻すことができるようになってきた．

本項では，腰椎のスポーツ障害として頻度の高い病態を，屈曲時腰痛と伸展時腰痛に分け，それらの代表する病態・診断・治療を解説する．また，それらに対するリハビリテーションについても併せて述べる．

2 スポーツ障害の屈曲時腰痛と伸展時腰痛

腰痛に悩み，病院を複数受診するも原因不明

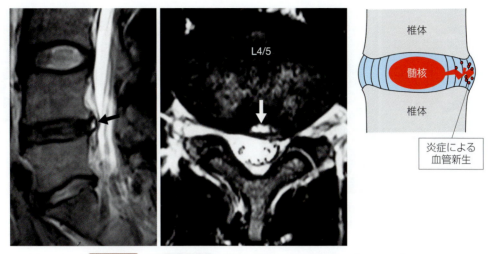

図4-76　椎間板性腰痛　HIZ（high signal intensity zone）
L4/5レベルの椎間板の膨隆と，後方線維輪内にT2強調像で高信号の領域を認める．

と言われて，いわゆる「腰痛難民」となっているアスリートは少なくない．次の病態はいずれも，正確な診断をしないと見逃される可能性がある．診察時の十分な問診と身体所見，そして的確な画像診断が必要であることは言うまでもない．アスリートの診療をする医療者は，まずその腰痛が「屈曲時に痛いのか」，「伸展時に痛いのか」をみることで，腰痛の原因をある程度絞ることができる．

1 屈曲時腰痛

腰痛が腰椎前屈時に起こるときは，椎間板や椎体終板などの腰椎前方成分が疼痛の発生源と考えられる．その際の疼痛の原因は基本的には前屈時の機械的圧迫であり，腰背筋の伸展が原因となることはまれである．つまり，前屈時に起こる腰痛として鑑別に挙げるべきなのは，椎間板性腰痛と腰椎椎間板ヘルニアである．スポーツ種目として腰椎前屈の比重が大きいのは，ラグビー，バスケットボール，柔道，レスリング，ゴルフなどが挙げられる．

■ 椎間板性腰痛

慢性腰痛の40％以上は椎間板が関与していると報告されている．高齢・壮年期と比べて，アスリートの椎間板変性は少ないが，腰椎に過度の屈曲ストレスがかかり続けることにより，椎間板が原因の腰痛が起こりうる．椎間板性腰痛は前屈位となるときに増強する．近年，high signal intensity zone（HIZ）という概念が提唱されている．線維輪の断裂部分にfluidが貯留し，二次的に炎症性変化が起きているところを描出したものである（図4-76）．画像所見だけではっきりしない場合は，椎間板造影による疼痛再現とそれに続く椎間板ブロックでの疼痛消失を確認して，椎間板性腰痛と診断する．

■ 椎体終板障害（Modic change type 1）

椎体終板付近のMRIの異常信号はModic changeと呼ばれ，3つのタイプ（type 1；T1 low T2 high，type 2；T1 high T2 high，type 3；T1 low T2 low）に分類される．そのうち，type 1のModic changeは椎体終板の炎症所見を反映しているため，疼痛源と考えられている（図4-77）．また，type 2は脂肪髄，type 3は骨硬化を描出している．

椎間板性腰痛，椎体終板障害ともに，安静，体幹装具着用，1％リドカインやステロイドなどを椎間板内に注射することにより，除痛が得られる．長期間継続する頑固な腰痛に対しては，局所麻酔下の最小侵襲手術である，内視鏡

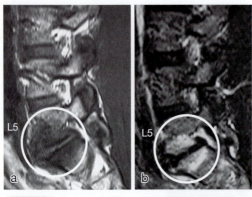

図 4-77　椎体終板障害　Modic change type 1
a. T1強調像, b. T2強調像

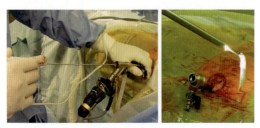

図 4-78　経皮的内視鏡視下椎間板摘出術（FED）

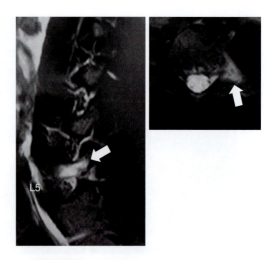

図 4-79　初期腰椎分離症　MRI STIR像

視下椎間板摘出術 full endoscopic discectomy（FED）（図 4-78）を応用した蒸散術（thermal annuloplasty）が適応となることもある．

上記のほかにも屈曲時腰痛には，腰椎椎間板ヘルニアなどの病態もあるが，その病態は他項を参照されたい．近年はアスリートの腰椎椎間板ヘルニアに対して前述の局所麻酔下 PED の術式が急速に広まってきている．

2 伸展時腰痛

腰椎伸展時に腰痛が起こるときは，関節突起間部や椎間関節などの腰椎後方成分が疼痛の発生源となる．つまり，後屈時に起こる腰痛として鑑別に挙げるべきなのは，腰椎分離症と椎間関節障害である．スポーツ種目として腰椎後屈の比重が大きいのは，体操，バレーボール，水泳，サーフィンなどが挙げられる．

■ 腰椎分離症

腰椎分離症は腰椎椎弓の関節突起間部（pars interarticularis）に起こる疲労骨折であり，青少年のスポーツ選手に多発する．正確に病期を診断し，それに応じた治療を選択することが重要である．進行程度を初期・進行期・終末期の3段階に分類する．進行期，終末期と比較して，初期分離症は単純X線では描出されない．① 腰椎伸展で増強する腰痛，② Kemp sign 陽性，③ 限局した棘突起の圧痛などの理学的所見を詳細にとり，それと疑って診察しないと見逃される恐れがある．腰椎分離症を疑って単純X線を撮像したのに，明らかな関節突起間部の骨折線を認めないときは，初期分離症の有無を確認するために MRI を撮像する．MRI は通常の T1 強調像，T2 強調像に加えて，STIR（short T1 inversion recovery）が有用である（図 4-79）．

初期・進行期では骨癒合を目指して治療する．スポーツ休止（初期では1ヵ月，進行期では3ヵ月程度），伸展回旋防止の体幹装具着用の保存的治療を行う．診断時にすでに終末期となっている場合は，残念ながら骨癒合の可能性はない．滑膜炎などによる疼痛を抑え，スポーツタイプの装具着用下に除痛後早期の競技復帰を目指す．ただし，骨年齢が未熟な症例はまれに分離すべり症に進行することがあるため，慎重に経過観察していく必要がある．

長期間疼痛が遷延したり，分離部の骨棘による神経根症状が強い場合は，手術の適応とな

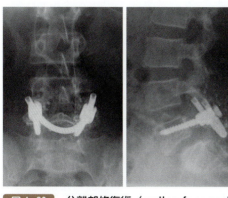

図 4-80　分離部修復術（smiley face rod 法）

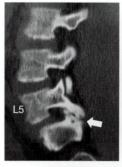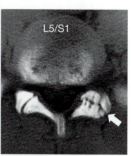

図 4-81　椎間関節障害　CT 像

る．分離部除圧術や後方固定術が検討されるが，アスリートに対しては可能な限り，椎間可動性を残存させる目的で，分離部修復術を選択することが望ましい（図 4-80）．

■ 椎間関節障害

椎間関節も疼痛源となる可能性がある．スポーツの種類や外傷歴によっては念頭に入れなければならない病態である（図 4-81）．野球やハンマー投げなど，決まった方向への回旋運動を行うアスリートでは，左右一方の椎間関節の肥厚・変形が起こることがある．右投げまた，腰椎分離症の進行期や終末期に，分離部と椎間関節が交通して滑膜炎となっていることもある．

鎮痛薬や姿勢指導，体幹筋力トレーニングなどに加えて，椎間関節ブロック注射などの保存療法を行う．

3　リハビリテーション

正確な診断と治療の低侵襲化に加え，近年の科学的根拠や理論に基づくリハビリテーション・アスレチックトレーニングによって，疼痛のあった部位の回復はほぼ 100％にもっていくことができるようになってきている．しかし，アスリートに対する診療では，これだけでは不十分である．アスリートの障害の大部分は overuse が原因であるが，その局所が overuse になるのにはほかの部位の機能不全や姿勢異常が根底にある．障害部分以外の機能不全を見つけ出し，それを矯正（correct）しなければ，いくら 100％の状態に戻っても，また再発してしまう．障害部分以外の機能不全・姿勢異常を改善することで，障害部の負担を軽減させて（corrective approach），再発防止につなげるためには，障害発生直後からの正確な診断と適切な治療，さらに 100％以上の状態を目指すコンディショニングが重要である．

前述した腰痛を起こす病態では，腰椎に隣接する関節である股関節・胸椎・胸郭の可動域不全やタイトネスという機能不全が隠れている場合が多い．保存的治療開始後あるいは手術後の早期から，腰椎の不良姿位を防ぐと同時に，股関節・胸椎・胸郭の可動性を高めていく必要がある．次に股関節と胸椎・胸郭のコンディショニングについて紹介する．

1　股関節周囲・下肢エクササイズ

■ ハムストリングスストレッチ（ジャックナイフストレッチ）

ハムストリングスの柔軟性低下（タイトネス）があると，前屈姿勢時の骨盤前傾が抑制されて，腰椎にかかる負担が大きくなる．筆者らはタイトハムストリングスに対して，ジャックナイフストレッチを推奨している．しゃがんだ状態で両足関節部を両手で把持する．その際に前胸部と大腿部が接触した状態であることに注意する．その状態を維持したまま，徐々に膝関節を伸展させていく（図 4-82）．最大伸展位で 10 秒間静止させる．これを 1 セットとし，朝晩に 5 セットずつ行う．

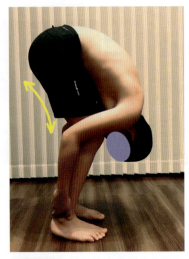

図 4-82 ジャックナイフストレッチ

■ 腸腰筋ストレッチ
　腸腰筋のタイトネスがあると，後屈時に骨盤後傾が抑制されて，腰椎にかかる負担が大きくなる．下肢を前後に開脚した状態で，後方に引いた側の腸腰筋をストレッチしていく（30秒を3セット）（図 4-83）．

■ 大腿直筋ストレッチ
　腸腰筋と同様に大腿直筋もタイトネスがあると，後屈時に骨盤後傾が抑制されて，腰椎にかかる負担が大きくなる．側臥位となり，足関節部を手で把持して膝屈曲し，大腿直筋をストレッチしていく（30秒を3セット）（図 4-84）．

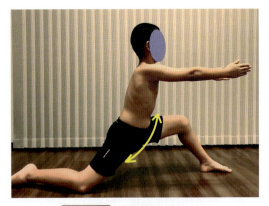

図 4-83 腸腰筋ストレッチ

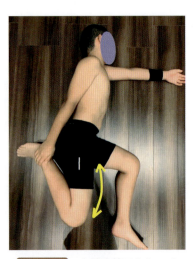

図 4-84 大腿直筋ストレッチ

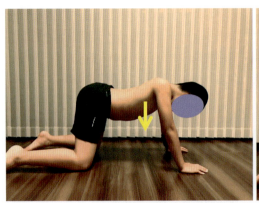
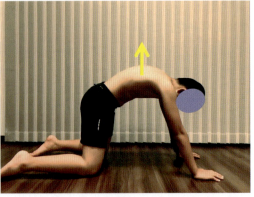

図 4-85 胸椎伸展屈曲ストレッチ（キャットバック）

2 胸椎・胸郭エクササイズ

胸椎・胸郭にタイトネスがあると，腰椎にかかる伸展・屈曲・回旋ストレスが大きくなる．

■ 胸椎伸展屈曲ストレッチ（キャットバック）

四つ這いになって，腰椎部はなるべく動かさないように意識しながら，胸椎の屈曲，伸展を行う（10秒を3セット）（図4-85）．

■ 胸椎胸郭回旋ストレッチ

四つ這いになって，骨盤を動かさないように，また体幹の側屈などの代償動作が起きないように注意しながら，胸椎・胸郭を回旋していく．左右差なく行えるようにする（10秒を3セット）（図4-86）．

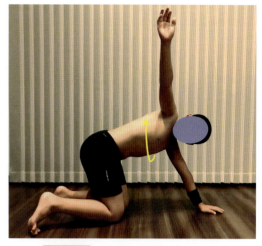

図4-86　胸椎胸郭回旋ストレッチ

第5章 上肢

A 肩関節の先天異常

先天性肩甲骨高位症
congenitally elevated scapula〔Sprengel（シュプレンゲル）変形〕 必修

1 概念

先天性肩甲骨高位症は，最も有名な肩の先天異常である．肩甲骨は，胎生3〜5週に頸椎部に発生する．その後，7〜8週から尾側方向に下降するが，その下降が不十分で，肩甲骨が高位にとどまったものである．

2 症状・所見

患側の肩の高さが高く，頭部が短くみえる（図5-1a）．Cavendish（キャベンディッシュ）分類によると肩甲骨の高位/程度により4段階に分類される．

1度：肩関節の高さが同じで，衣服を着ていると肩甲骨高位が認められないもの．
2度：肩関節の高さはほぼ同じだが，衣服を着ていても肩甲骨高位が認められるもの．
3度：肩関節の高さが2〜5cm違い，肩甲骨高位が明らかなもの．
4度：肩甲骨高位が著明で，肩甲骨上角が後頭骨に近接するもの．

肩甲骨と頸椎の間に肩甲脊椎骨 omovertebral bone が介在し，肩甲骨の下降を阻止している（図5-1b）．これが骨ではなく線維性結合織の例

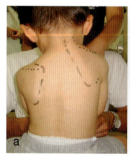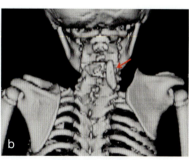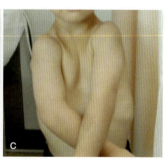

図5-1　肩関節の先天異常
a. 先天性肩甲骨高位症．背面からみると，右の肩甲骨が高位にあり，右頸部が短く見える．
b. 3D-CT．肩甲骨高位と肩甲脊椎骨（矢印）が明瞭に描出されている．
c. 鎖骨頭蓋異形成症．両肩を胸の前で合わせることができる．

（千葉県こども病院　西須　孝先生の写真）

もある．そのため肩甲骨の動きが種々の程度に障害され，患側上肢の挙上障害がみられる．単純X線像やCTで肩甲脊椎骨を認める（図5-1b）．

3 治療

Cavendish分類3度以上の変形あるいは機能障害（挙上100°以下）のある場合には手術適応となる．手術には，胸郭と肩甲骨を結ぶ諸筋を肩甲骨の周囲で筋解離するGreen法と胸郭側で解離するWoodward法がある．Woodward法では僧帽筋と菱形筋を脊椎棘突起から切離し，肩甲脊椎骨を切除して肩甲骨を引き下げた位置で再度，棘突起に縫着する．Sprengel変形では，肩甲骨，肩甲脊椎骨などの骨の異常のみならず軟部組織の異常を伴うことが多い．軟部組織の異常は治療成績に影響するので術前評価が重要である．

その他の先天異常

1 鎖骨の先天異常

鎖骨頭蓋異形成症
cleidocranial dysplasia

均衡型の低身長に鎖骨，頭蓋骨の異形成を主とした全身の骨の異常と歯牙形成異常を伴う骨軟骨異形成症のひとつである（図5-1c）．常染色体優性遺伝で責任遺伝子は*RUNX2*（6p21）である．鎖骨の全欠損あるいは部分欠損があり，両肩を胸の前で合わせることができる．頭蓋骨は正中結合部における骨化不全を認める．機能障害は少なく生命予後も良好である．

先天性鎖骨偽関節
congenital pseudoarthrosis of the clavicle

先天性に鎖骨の中・外1/3部に偽関節が生じる（図5-2）．右側に多発し，鎖骨下動脈の波動による骨核の癒合障害という説がある．同部の骨性膨隆と異常可動性を認めるが，機能障害は少ない．

2 上腕骨・肩甲骨の先天異常

代表的なものは内反上腕 humerus varus である．外傷，感染などの誘因がなく，上腕骨の頸体角が140°以下のものをいう．肩甲骨の先天異常としては，動揺性肩関節にみられる関節窩形成不全などがある．

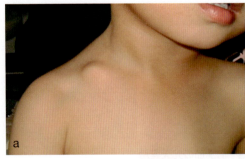
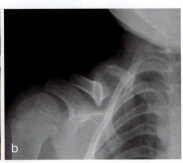

図5-2　先天性鎖骨偽関節症
右鎖骨中央部に異常な膨隆を認める（a）．X線検査（b）で先天性鎖骨偽関節症の診断となった．7歳まで経過観察したが，機能障害はなく，手術希望もないため終診とした．
（千葉県こども病院　西須　孝先生の写真）

B 肩関節障害

1 肩関節の不安定症

　肩関節の不安定症は大きくふたつに分けられる．ひとつは外傷性不安定症であり，外傷に起因する肩関節脱臼とそれに続発する反復性肩関節脱臼が代表例である．もうひとつは非外傷性不安定症と呼ばれるもので，先天性の肩関節の動揺性を基盤に発症する一群の不安定症である．代表例が動揺性肩関節である．

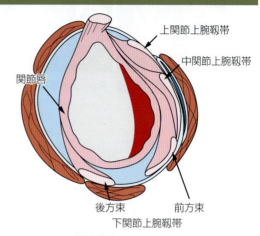

図5-3　Bankart損傷

反復性肩関節脱臼
recurrent dislocation of the shoulder

1 概念

　外傷性の初回脱臼は圧倒的に前方脱臼が多く，その結果として生じる反復性脱臼もほとんどが前方である．反復性脱臼は若年者ほど起こりやすく，20歳以下で初回脱臼を起こすと80〜90％が反復性に移行するといわれる．

　初回の脱臼により下関節上腕靱帯（AIGHL）と関節唇が関節窩から剝離しBankart損傷を起こすことが多い（図5-3矢印）．損傷形態には，剝離以外にAIGHLの実質部が断裂する関節包断裂や上腕骨頭側で損傷するhumeral avulsion of the glenohumeral ligament（HAGL）の形態がある．これらの損傷が不完全に治癒するためにAIGHLの機能不全が生じ，脱臼をくり返す．以前はこの病態を習慣性脱臼habitual dislocationと呼んでいたが，現在，この疾患名はある肢位に上肢をもってくると脱臼が起こり，それ以外の肢位では整復される病態に対して使われる．これは位置性脱臼positional dislocationとも呼ばれ，多くは後方に脱臼・亜脱臼が起こり非外傷性不安定症のひとつに分類される．

2 症状・所見

　前方脱臼を誘発する肢位である外転・外旋肢位を他動的にとると，前方脱臼の不安感が生じる．これを前方不安感テストanterior apprehension testという．反復性脱臼の程度にはスポーツをしたときにのみ脱臼するものから，日常生活で寝返りをうつ，くしゃみをするなどの動作で脱臼するものまでさまざまである．関節造影では種々の形態のBankart損傷を認める（図5-4）．

3 治療

　関節窩骨欠損や上腕骨頭の陥没骨折（Hill-Sachs損傷）を認めることがあるが，本症の本態はinferior glenohumeral ligament（IGHL）の機能不全であり，かつ反復性脱臼では損傷部位が陳旧化しているため，確実な治療法は損傷部位を修復する手術療法である．Bankart損傷に対してはBankart修復術，関節包断裂に対しては関節包修復術が行われる．最近では鏡視下Bankart修復術が一般的に行われている（図5-5）．

　骨欠損部が正常関節窩の20％を超えるような大きな関節窩骨欠損（Bony Bankart損傷，図5-4a）やコンタクトスポーツ選手では，術後再脱臼のリスクが高く，烏口突起を関節窩前縁に移植する烏口突起移行術が推奨されるようになった．

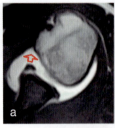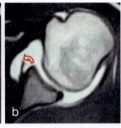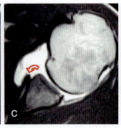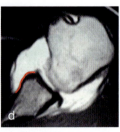

図 5-4 Bankart 損傷の MR 関節造影の各種所見（赤色矢印と赤線）
a. 関節唇の剥離.
b. 関節唇と連続した骨膜の剥離.
c. 肩甲骨頚部への癒着.
d. 消失.

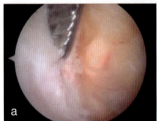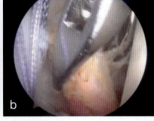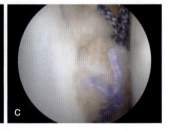

図 5-5 鏡視下 Bankart 修復術
a. 後方へ癒着した IGHL の剥離.
b. 下関節上腕靱帯の引き上げ.
c. 関節窩前縁への縫着.

動揺性肩関節

1 概　念

　反復性脱臼のように最終可動域ではなく，関節包が弛緩していて関節の中間可動域で骨頭が関節窩から脱臼もしくは亜脱臼を起こす．さらに，脱臼もしくは亜脱臼がくり返されることで，関節構成体の損傷や筋疲労を起こし，種々の臨床症状を呈する．病態としては肩関節の動揺性の拡大，すなわち関節包の伸張と関節腔の拡大が基盤にあり，さらに肩甲骨周囲筋の協調運動障害，関節窩形成不全などを伴うこともある．一般に臨床症状を伴わない動揺性はあらゆる方向へ認められるが，臨床症状を伴う不安定性は主に下方である．多方向に症状を呈するものもあり，多方向性不安定症 multi directional instability（MDI）とも呼ばれる．随意性に脱臼・亜脱臼を誘発することができる症例もある．

2 症状・所見

　下方への不安定性を訴えることが多い．下垂位で物を持つ動作時の痛み，だるさ，易疲労感などを訴える．肩関節のみならず，上肢全体のだるさ，しびれ，肩甲骨周囲の痛み，肩こり，頚部痛などを訴えることもある．他覚的所見としては，上肢を下方に牽引することで骨頭が下方へ亜脱臼を起こす．このとき肩峰と骨頭の間に間隙が生じ，体表上からも線上の陥凹として認められるため陥凹徴候もしくは Sulcus sign と呼ばれる．前後方向の動揺性も確認できる（図5-6a, b）．挙上位では骨頭が関節窩の表面をすべって後下方へずれるスリッピング現象がみられる（図5-6c, d）．関節造影や MRI では関節腔の拡張が認められ，CT では関節窩の形成不全を認めることがある．

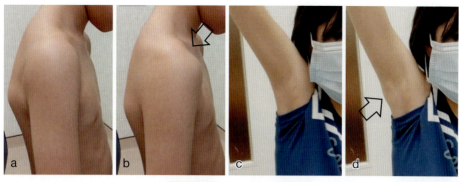

図 5-6　動揺性肩関節

a. 正常関節側面．
b. 前下方向の亜脱臼（矢印）と陥凹徴候（Sulcus sign）．この患者では随意性に脱臼・亜脱臼を誘発することができる．
c. スリッピング現象直前の挙上位正面．
d. スリッピング直後で骨頭が関節窩の表面をすべって後下方へずれ，腋窩の陥凹が突出に急速に変化する．

3 治療

本症の本態は関節包の拡大，関節構成体の損傷や筋疲労に加えて，不安定感や上肢全体のだるさなど種々の愁訴に対する不安が加わっていることも多く，まずは保存療法を優先する．保存療法が80%の症例に有効であり，肩甲骨周囲筋を鍛える立位での壁押し運動や肩の内外旋筋力運動，インナーマッスル訓練が行われる．また，肩甲骨が相対的に下方内旋位をとり，下方への動揺性がより顕著になるために腰椎前弯を強調し，いわゆる「胸を張らせる」だけでも，随意性のSulcus signやスリッピング現象が消失することがある．このような場合には，肩甲骨を上方回旋位に保持する肩甲骨バンドが有用である．

これらの保存療法に抵抗する場合には手術療法を考慮する．手術法としては，拡張した関節腔を狭くする関節包縫縮術 capsular plication があり，近年では鏡視下関節包縫縮術が行われることがあるが，再発することも多い．肩甲骨を上方回旋位に保持するための大胸筋移行術，関節窩形成不全に対して関節窩をより前向きにし，陥凹を深くする肩甲骨頸部骨切り術などがあるが，それらの有効性については一定の見解にはいたっていない．

2 肩軟部組織の変性疾患

石灰性腱炎
calcific tendinitis

1 概念

腱板の変性や軟骨化生を基盤として，腱板に石灰が沈着する．X線上の石灰沈着は非肉体労働者の2.7%，有症状の石灰沈着は全石灰沈着の35〜45%とされており，無症候性の石灰沈着が多い．

この石灰は炭酸アパタイトといわれており，吸収期には軟らかくペースト状で（図5-7a），太い注射針で吸引可能であり，鏡視下に病変部を強く圧迫すると肩峰下腔に押し出されてくる．沈着の時期によっては硬く固形である．

2 症状・所見

沈着した石灰が吸収される過程で炎症反応が惹起され，腱内圧が亢進するために強い疼痛を生じる．激烈な症状のため肩の自動運動がまったくできず，救急外来を受診することもある．肩峰下部に腫脹，圧痛など急性炎症所見を認める．痛みのために他動的な運動も著しく制限される．一方，慢性期には沈着した石灰のために腱板が肥厚し，肩峰との間で衝突現象を起こす

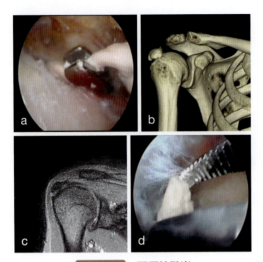

図5-7　石灰性腱炎
a. 鏡視下手術時に肩峰下腔に押し出されるペースト状石灰.
b. 石灰沈着性腱板炎の3D-CT像.
c. 石灰沈着性腱板炎のMRI像.
d. 硬い固形石灰の鏡視下摘出.

と,動作時の痛み(有痛弧徴候やインピンジメント徴候)がみられるようになる.単純X線像や3D-CT, MRIで腱板に相当する部位に石灰沈着像を認める(図5-7b, c).

3 治　療

急性期には注射針で穿刺して石灰を吸引し,その後副腎皮質ステロイドを注入する.石灰の吸引,副腎皮質ステロイド注入は劇的な効果をもたらし,除痛,可動域の改善がみられる.以前,硬くて吸引できない場合は石灰化した部分を何ヵ所か穿刺することで吸収を促すこともあった.慢性期に入り,明らかなインピンジメント徴候を呈する症例には,前述の保存療法はあまり効果が期待できず,手術療法(肩峰下除圧術 subacromial decompression,鏡視下石灰摘出術:図5-7d)が行われる.

肩峰下インピンジメント症候群

1 概　念

腱板は肩峰の直下に存在し,上肢挙上動作,下降動作のときに,腱板が肩峰下面すれすれのところを通過する.肩峰と腱板の間には肩峰下滑液包が存在し,肩峰と腱板との摩擦を和らげているが,頻回のくり返し動作により腱板や肩峰下滑液包の炎症を起こしたり,さらに腱板断裂を引き起こしたりする.Neerの原著では,25歳以下では過度のオーバーヘッド運動で可逆性の腱板の浮腫が起こり,25～40歳では炎症と線維化が起こる.さらに40歳以降になると,骨棘形成や腱板断裂にいたり,腱板修復を要すると述べている.

また,正常な形態が破綻した場合,例えば肩峰の骨棘形成や腱板が付着する大結節の変形治癒などにも病的な衝突が起こり,炎症や痛みを引き起こす.

2 症状・所見

動作時の痛み,特に上肢を挙上する途中,下降する途中の痛みが特徴的で有痛弧徴候と呼ばれている.有痛弧は肩峰下を腱板が通過するときに生じる痛みが,外転60～120°で出現することが多い.それは肩甲骨が疼痛回避のため上腕よりやや遅れて動くためである.また,肩峰と腱板との衝突現象を他動的に起こすことで疼痛を誘発するインピンジメント徴候 impingement sign が陽性(図5-8),さらには局所麻酔肩峰下滑液包内注入により,インピンジメント徴候が消失する(インピンジメントテスト陽性).典型的な場合にはMRIで筋腱の肥厚を認める.

3 治　療

副腎皮質ステロイドの肩峰下滑液包内注入を3回程度くり返してもなお症状が続き,その他の保存療法を3～6ヵ月行っても治療抵抗性の場合に手術的な治療が検討される.術式は鏡視下に行われることがほとんどで,その場合には鏡視下肩峰下除圧術に腱板部分断裂に対する修復術が実施される.

腱板断裂

1 概　念

腱板の腱成分が断裂し,腱線維の連続性が断

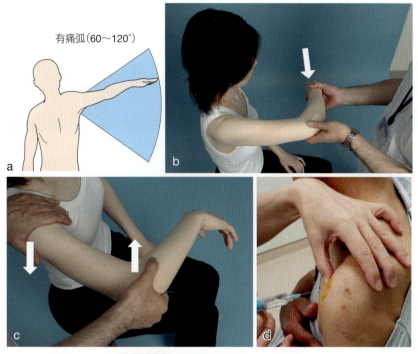

図5-8 インピンジメント症候群

a. 有痛弧徴候：外転60〜120°で疼痛が出現する．b. Hawkins手技：90°屈曲（前方挙上）した上肢を他動的に内旋させると痛みが誘発される．c. Neer手技：肩甲骨を押さえながら内旋位にした上肢を他動的に屈曲（前方挙上）すると痛みが誘発される．d. インピンジメントテスト陽性：局所麻酔肩峰下滑液包内注入により，インピンジメント徴候が消失する．

（b, cは第4版　玉井和哉先生の写真）

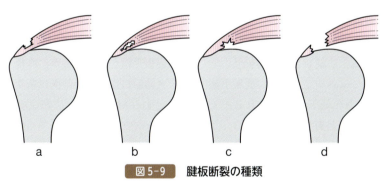

図5-9 腱板断裂の種類

a. 滑液包側断裂，b. 腱内断裂，c. 関節面断裂，d. 完全断裂（全層断裂）

たれた状態をさす．腱板構成筋は棘上筋，棘下筋，小円筋，肩甲下筋の4つである．そのうち棘上筋が最も断裂しやすい．断裂の原因としては，加齢による腱の変性，腱板収縮力による応力集中，肩峰との機械的な衝突，外傷などさまざまな要因が重なって発症すると考えられている．腱板断裂の頻度は剖検例では30〜60％程度にみられ，住民検診による疫学調査では，50歳代では10人に1人，80歳代では3人に1人の割合で腱板断裂が存在する．ただし腱板断裂があっても臨床症状を呈さない無症候性断裂が半分以上を占める．このように加齢とともに増加する腱板断裂は，その基盤に腱の変性が存在する．一方，若年者のスポーツに伴ってみられる腱板断裂は，投球動作などのくり返す外力により発生する．

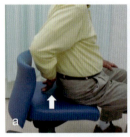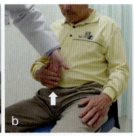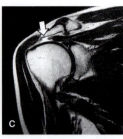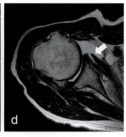

図5-10　腱板断裂の徴候と画像所見（矢印）
a. lift-off test：背中から手が離せない．b. belly press test：腹部に手を押し付けられない．
c. 棘上筋断裂．d. 肩甲下筋断裂．

　腱板断裂は断裂の程度により，完全断裂と不全断裂に分けられ，不全断裂はさらに滑液包側断裂，腱内断裂，関節面断裂に分けられる（図5-9）．また，断裂の大きさにより小断裂，中断裂，大断裂，広範囲断裂に分けられる．

2 症状・所見

　病状を呈する場合には痛みが最も強く，動作時痛とともに安静時痛，夜間痛を認めることも多い．夜間痛は夜間就寝後に注意が肩に集中すること，午前2～5時頃の皮膚温が最も低く，疼痛の閾値が低下すること，臥位になることで上腕の下方への牽引が働かなくなり，骨頭が上方化することなどが関連していると考えられている．

　断裂腱に相当する筋肉の動作筋としての働きが低下するため，棘上筋腱断裂では外転筋力低下，棘下筋腱断裂では外旋筋力低下，肩甲下筋腱断裂では内旋筋力の低下が認められる．また，断裂腱断端が肩峰と衝突することから，インピンジメント症候群と同様，有痛弧徴候やインピンジメント徴候，インピンジメントテストが陽性になる（図5-8）．

　断裂部位診断として，棘上筋腱断裂を診断する棘上筋テスト，棘下筋腱断裂を診断する外旋筋力テスト，肩甲下筋腱断裂を診断するLift-off test（図5-10a）やbelly press test（図5-10b）などがある．画像所見としては，単純X線像では大断裂が長期的に存在すると骨頭上方化が起こるために肩峰骨頭間距離が減少する．超音波やMRIで断裂腱を描出することができる（図5-10c, d）．

3 治療

　変性を基盤とする中高年の腱板断裂にはまず保存療法を行う．保存療法には非ステロイド性抗炎症薬と中枢系疼痛改善薬の内服および外用薬，副腎皮質ステロイドやヒアルロン酸の関節内注入などの注射療法と，温熱，ストレッチ，可動域訓練，筋力強化などの理学療法とがある．

　保存療法を行うと3～6ヵ月くらいの経過でおよそ70%の患者の症状が軽快し，ADLの支障を感じなくなる．しかし残る30%は保存療法に抵抗し，疼痛改善がみられないため手術療法が選択される．一方，若年者における外傷性腱板断裂やスポーツによる断裂に対しては積極的に手術的治療を考える．手術療法としては，腱板修復手術が行われるが，直視下に腱板断裂端を大結節に作製した骨溝に糸やアンカーで結紮固定するMcLaughlin法がながらくゴールデンスタンダードであった．多くの場合で，肩峰下面を3～5 mm切除して肩峰下面と腱板との衝突を解除する肩峰下除圧術が併用される．以前は肩峰下除圧術も腱板修復術も直視下に行われてきたが，1990年代中頃からすべてを鏡視下に行う鏡視下腱板修復術が基本的な術式に置き換わってきた．術後の再断裂は17～70%の割合で起こると報告されており，特に広範囲断裂では腱の変性とともに筋肉の伸縮性の低下が著明で，再断裂の頻度が高い．しかし，再断裂が起こっても症状は術前ほどひどくない．

凍結肩
frozen shoulder

1 概念

古来，50歳くらいに好発する肩の痛みを五十肩と呼んでいた．一方で肩の痛みや可動域制限を引き起こす疾患として腱板断裂や石灰性腱炎などの病態が明らかにされてきたため，それらを除外したあとに残る症候群を「狭義の五十肩」「いわゆる五十肩」「五十肩」などと診断するようになった．このように一般用語としての「五十肩」の意味が異なるため混乱を招きやすいので，国際的に広く使われているfrozen shoulderに対応する凍結肩という用語が推奨されるようになった．凍結肩は，「中高年に発症し，既知の疾患には該当せず，明らかな誘因がなく，肩関節の痛みと拘縮をきたす疾患」と定義される．同義語として，肩関節周囲炎 periarthritis of the shoulder，癒着性関節包炎 adhesive capsulitis がある．

2 症状・所見

典型的な凍結肩は炎症期 freezing phase，拘縮期 frozen phase，回復期 thawing phase の3つの時期を経て，1〜4年くらいの経過で治癒する．炎症期は疼痛で初発し，動作時痛のため自動運動が制限される．それと並行して安静時痛，夜間痛も出現し，徐々に拘縮が進行してくる．拘縮期になると拘縮が完成し肩関節の動きはあらゆる方向に制限されるが，疼痛はむしろ軽快してくる．その後，回復期にいたると拘縮が徐々にとれ，可動域が元に戻る．拘縮期には肩関節の可動域は著しく制限され，ADLの障害が大きい．肩関節造影では肩関節腔の狭小化が，MRIでは腋窩嚢の縮小が認められる．

3 治療

保存療法が優先される．疼痛が強い時期には三角巾などを使った上肢の安静と消炎鎮痛薬の内服，ヒアルロン酸の関節内注入などが行われる．疼痛が軽減し，むしろ可動域制限が主体の拘縮期に入ったら，リハビリテーションを中心

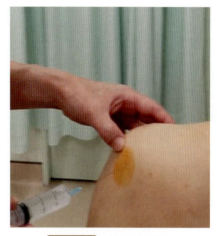

図 5-11　関節腔拡張術

に関節可動域の再獲得を図る．疼痛が強い時期には，関節腔内に局所麻酔薬などを注入して癒着した関節腔を開通させる関節腔拡張術 joint distension が有効である（図 5-11）．難治例に対しては，全身下に鏡視下関節包解離術などが行われる．

スポーツによる肩の障害（投球による障害）

1 概念

投球動作はワインドアップ期 wind-up phase，コッキング期 cocking phase，加速期 acceleration phase，減速期 deceleration phase，フォロースルー期 follow-through phase の5つの相からなる．投球動作をくり返すことにより，コッキング期には肩関節内部で腱板関節面と上腕骨頭の衝突が起こる関節内インピンジメント（internal impingement）や腱板関節包側部分断裂（図 5-12a），上方関節唇損傷（図 5-12b）を引き起こす．後上方関節唇が前上方から後方にかけて広がっている場合，SLAP（superior labrum anterior and posterior）損傷と呼ぶ．SLAP損傷の成因には，関節内インピンジメントだけではなく，上腕二頭筋が収縮しつつ，上腕骨頭に回旋運動が加わるため，関節唇が剝がれる peel back mechanism が知られている．また，フォロースルー期に後方関節包に強い牽引力がかかるため，後

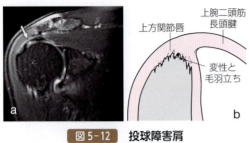

図 5-12 投球障害肩
a. 腱板関節包側部分断裂の MRI 像.
b. 上方関節唇損傷 (SLAP 損傷).

方関節唇損傷や関節窩縁後下方の骨棘形成を認めることがある．これを Bennett（ベネット）損傷と呼ぶ．これらの病態を総称して投球障害肩 throwing shoulder と呼ぶ．

2 症状，所見

投球動作で痛みが誘発される．腱板関節包側部分断裂や上方関節唇損傷は主にコッキング期に痛みがみられることが多く，Bennett 損傷ではフォロースルー期に痛みがみられることが多い．症状が強くなると，投球動作のみならず，ADL でも疼痛が誘発される．画像のみでは責任病変が特定できないことも多く，責任病変と思われる部位に局所麻酔薬を注入した後に投球動作を行い，症状の改善が得られるかどうかを確認する投球テストで病態を絞り込んでいく．

投球フォームの矯正，上肢のみならず体幹，下肢を含む関節可動域改善，筋のストレッチと筋力強化，などの保存療法で症状が軽快する場合が多い．しかし，保存療法を3～6ヵ月間行っても症状の改善がみられない場合には，腱板断裂に対しては腱板修復術，上方関節唇損傷に対しては関節唇修復術が行われる．

C 外反肘・内反肘

✓ 重要事項

- 正常肘と比べて，外反が増強しているものを外反肘，内反が増強しているものを内反肘と呼ぶ．
- 代表的な原因疾患として，外反肘では小児期の上腕骨外顆骨折後の偽関節，内反肘では小児期の上腕骨顆上骨折後の変形治癒が挙げられる．
- 美容的な問題に加えて肘の疼痛，可動域制限や不安定性，遅発性の尺骨神経麻痺などを起こすことがある．

上腕を体幹につけた状態で肘関節を完全伸展すると，手は体幹より離れた場所に位置する．これは生理的外反といい，腕尺関節（上腕骨と尺骨のなす関節面）の軸が，上腕骨の軸に対して直交せず，やや外反しているために起こる．上腕長軸と前腕長軸のなす角を肘外偏角（carrying angle）といい，正常で5～15°程度である．女性は男性に比べて生理的外反が5°程度強い．正常肘と比較して外反が強くなっている状態を外反肘，内反が強くなっている状態を内反肘と呼ぶ（図 5-13）．外反肘・内反肘はあくまで変形を表す用語であり，原因となる疾患は複数存在する．

外反肘　cubitus valgus　必修

小児期の上腕骨外顆骨折後の偽関節は外反肘を呈する代表疾患である（図 5-14）．主に肘関節外側機構の異常を起こす外傷（上腕骨小頭骨折，橈骨頚部骨折など）や先天異常（先天性橈骨頭脱臼など）も外反肘を起こす原因となりうる．また，Turner 症候群（X 染色体の欠失に起因した性染色体異常疾患の総称）など全身疾患の表現型のひとつとしてもみられる．慢性的な外反の力が肘関節に加わると，尺骨神経は持続

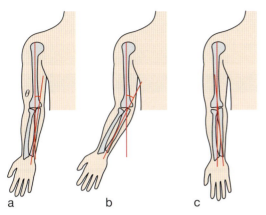

図 5-13 正常肘と外反肘・内反肘の外観

肘外偏角（carrying angle：θ）は肘伸展位・前腕回外位にて評価する．単純X線では上腕骨と尺骨の軸で計測を行う．
a. 正常肘における生理的外反．b. 外反肘．c. 内反肘

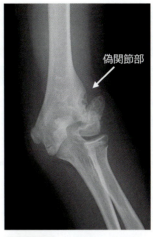

図 5-14 上腕骨外顆骨折後の偽関節

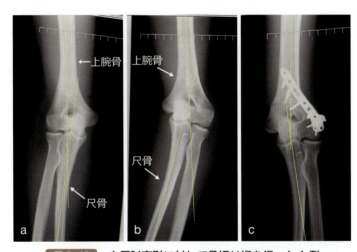

図 5-15 内反肘変形に対して骨切り術を行った1例

20歳，男性．7歳で上腕骨顆上骨折を受傷．近医で加療されるも変形治癒を残した．a. 健常側単純X線（carrying angle 7°）．b. 患側単純X線．carrying angleは−21°で内反肘を認めた．c. 骨切り術後．carrying angleは健側と同程度まで矯正を行った．

的に牽引・圧迫され遅発性の尺骨神経麻痺を起こす．

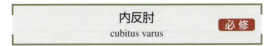

内反肘 cubitus varus　必修

小児期の上腕骨顆上骨折後の変形治癒で内反肘が問題となることが多い．整容面の問題が大きい．内反が強いと持続的な肘関節外側へのストレスが加わり，外側側副靱帯のゆるみによる不安定性や疼痛を生じる．上腕骨顆上骨折の変形治癒は正常な肘関節面が保たれるため，矯正骨切り術の適応となる（図5-15）．

D 上腕骨外側上顆炎　lateral epicondy litis of the humerus　必修

✓ 重要事項

上腕骨外側上顆より起始する伸筋群の腱付着炎である．くり返しの労作が原因となり，肘外側部の疼痛を生じる．テニスのバックハンドストロークも負荷の原因となるためテニス肘とも呼ばれる．保存的治療で多くが軽快する．

上腕骨遠位部には前腕・手関節・手指の運動に関わる筋が付着している．外側上顆には前腕回外・手関節背屈・手指伸展を行う筋群の起始部，内側上顆には前腕回内・手関節掌屈を行う筋群の起始部がそれぞれ存在する（図5-16）．上腕骨外側上顆炎は短橈側手根伸筋（起始：上腕骨外側上顆，停止：第3中手骨，手関節背屈を行う）の付着部で起こる炎症・変性が原因となる．

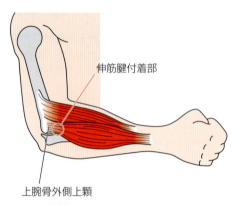

図 5-16　肘関節部外側からの外観
上腕骨外側上顆に付着する伸筋群．

1 診　断

前腕回内位で物を持ちあげるとき（手の平が地面を向く形で物を持つ）や，雑巾を絞る動作で肘関節外側の疼痛を訴える．患肢を肘関節伸展・前腕回内位にし，手関節背屈をさせたところで検者が掌屈ストレスを加えると，肘関節外側に疼痛が再現される（Thomsenテスト）．

2 治　療

痛みを誘発する動作を避けるように生活指導を行う．装具による安静も有効である．上腕骨外側上顆にある筋付着部へのステロイド注射は長期的な効果が示されておらず，推奨されない．多くの症例は保存的療法で改善するが，治療抵抗性の症例には手術療法が選択される．短橈側手根伸筋の付着部の切離・瘢痕組織の除去が行われる．

E 肘内障　pulled elbow　必修

✓ 重要事項

・幼児が手を引っ張られることで発症する．
・輪状靱帯が橈骨頭を乗り越え，上腕骨小頭との間に陥入することが原因となる．
・前腕回内＋肘屈曲もしくは前腕回外＋肘屈曲することで整復され，自然経過は良好である．

輪状靱帯が薄く，橈骨頭の発達が未熟な幼児期に好発する（図5-17）．

1 診　断

欧米ではpulled elbowとも呼ばれる．2〜4歳

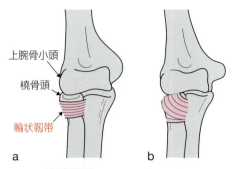

図 5-17　肘内障の発生機序
a. 正常な輪状靱帯と上腕骨小頭，橈骨頭の位置関係を示す．b. 肘内障では輪状靱帯が橈骨頭と上腕骨小頭との間に陥入する．

くらいの児が「うでを引っ張った後から急に手を動かさなくなった」と外来を受診すれば，病歴のみでも診断可能である．上肢は下垂し，前腕回内位（力を抜いて手をだらりと下げた状態）の特徴的な肢位をとる．肘関節周囲には明らかな腫脹・変形を認めず，上肢のどこを触っても痛がる児も多い．受傷機転が明らかでない場合や，転倒などの外傷エピソードがあるときには，鎖骨，肘関節周辺，手関節周囲など，小児骨折の好発部位を含めた診察が必要となる．

2 治療

患肢を前腕回内＋肘関節屈曲（患児の手の甲を顔に近づける），もしくは前腕回外＋肘関節屈曲（手の平を顔に近づける）することで整復される．整復されることで疼痛は消失し，ギプスなどの固定は不要である．何度も肘内障を起こす児もいるが，成長とともに起こらなくなる．後遺症もなく，予後は良好である．

F　Dupytren拘縮　必修

✓ 重要事項

- Dupytren拘縮とは手掌腱膜の肥厚，硬結により生じる手指の屈曲拘縮である．
- 環指・小指の発症が多く，MP・PIP関節を中心に拘縮が進行する．
- 手術治療もしくはコラゲナーゼ注射が治療法として選択される．

手掌は皮膚，皮下脂肪，手掌腱膜，屈筋腱や神経血管束，骨の順に層を形成している（図5-18）．手掌腱膜は，腱・神経・血管の保護とともに，手掌皮膚と強く結合し可動性を制限する役割を果たす（安定した手掌皮膚により物をつかむ際に力が逃げなくなる）．Dupytren拘縮では手掌腱膜に進行性の肥厚，硬結を起こす．MP・PIP関節を中心に屈曲拘縮（関節が屈曲し，他動的に伸展できない状態）が進行する．環指・小指に好発し，両側例も多い．有病率は白人に比べるとアジア人・黒人で低く，人種差を認める．中高年男性，糖尿病，アルコール多飲などのリスク因子も指摘されているが病因は不明である．足底腱膜や陰茎海綿体の肥厚（Peyroni病）を合併することがある．

1 診断

外観上は手掌部皮膚の肥厚，結節，陥凹など

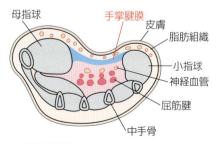

図 5-18　手掌部中央での横断面
皮膚・脂肪組織と屈筋腱・神経・血管の間に手掌腱膜が位置する．

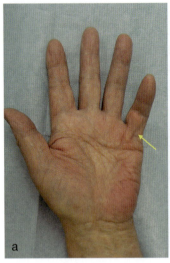
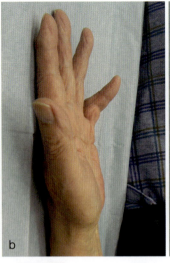
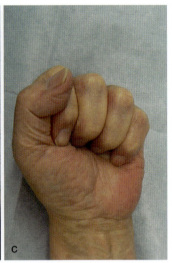

図 5-19　Dupytren 拘縮
a. 手掌部に皮膚の肥厚・硬結を認める（矢印）．b. 手指伸展時．索状物により伸展が制限されている（屈曲拘縮）．
c. 手指屈曲時の制限はない．

が特徴的である（図 5-19）．初期では索状物を触れるのみで手指の伸展も可能である．痛み・しびれなどの症状がなく，放置されることも多い．進行すると手指の屈曲拘縮を起こし，「顔を洗うときに目や鼻に指が当たる」など日常生活上の制限を生じる．

2 治療

伸展制限が軽度な症例では経過観察を行う．Dupytren 拘縮は進行性であるため，手指の屈曲拘縮が重症化する前に治療介入を行う．手術療法は，病変部に針を刺し経皮的に結節部の一部を切離する方法や，手掌腱膜を含めた索状物全体を切除する方法などさまざまである．手指の屈曲拘縮が重度となり指切断を選択せざるをえない症例もある．非手術療法としては，コラゲナーゼ（病変部のコラーゲンを特異的に分解する酵素）の注射療法が 2015 年よりわが国でも使用可能となった．低侵襲であるが，近接する屈筋腱断裂の合併症が報告されている．

G 手の先天異常　必修

手の先天異常の総論

手の発生は受精後 4 週目の肢芽の形成より始まる．胎生の比較的早期より起こるため，ほかの重要臓器とともに異常をきたす症例も少なくない．手の先天異常の原因には大きく遺伝子によるものと，外的要因により起こるものがある．手の異常が遺伝するかどうかは，家族にとっても大きな関心事となり，正確な診断が重要となる．手の先天異常の分類は形態と発生を基になされる．治療のポイントは整容と手の機能の改善である．特に"つまみ動作"は手指の要となる動作であり，手術のひとつのゴールとなる．小児から成人にいたるまでに，骨や軟部

組織は成長し，手指運動は脳機能とともに発達する．治療介入のタイミングを逃さず，成長障害や変形の進行などを見越した治療戦略が必要になる．

尺側列欠損
ulnar deficiency

橈側列欠損とともに縦軸形成障害に分類される．肘関節から手指にかけて尺側列（尺骨側・小指側）に障害をきたす．手の異常，尺骨の異常，肘の異常がさまざまに組み合わさることで手の機能障害を呈する．手の異常は，小指低形成（小指球の萎縮や第4-5中手骨癒合）のみの軽症例から，小指欠損，尺側4指欠損（母指のみが残った状態）の重症例まで幅広い．尺骨も低形成から全欠損までがある．尺骨の遺残物に橈骨が牽引されることで前腕は尺屈する．肘は橈骨・尺骨の状態に応じ，可動域制限や関節の不安定性を呈する．多指症や合指症，下肢の異常などほかの四肢の先天異常を合併することもある．

1 治療

つまみ動作に必要な母指・示指に異常がないことが多く，日常生活への影響は少ないとされる．手術そのものが不要な症例も多いが，尺屈変形への装具療法，尺側の遺残物の除去術，橈骨の変形に対する骨切り術などが症例に応じて選択される．

橈側列欠損
radial deficiency

肘関節〜手指にかけて，橈側列（橈骨側・母指側）が障害される縦軸形成障害である（図5-20）．尺側列欠損よりも発症頻度が高い．橈骨の発生はほかの臓器の器官形成期と時期が重なるため，消化管，心臓，腎臓，脊椎異常などの合併に注意が必要である．Fanconi貧血（常染色体劣性遺伝；汎血球減少，皮膚の色素沈着，身体奇形，低身長，性腺機能異常）などの先天異常症候群の部分症として発現することもある．

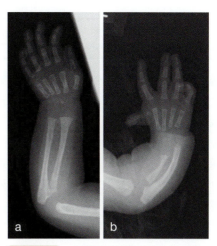

図5-20 右橈側列欠損を生じた小児の1例
a．健側．b．橈側列欠損．健側と比較し，橈骨・母指の低形成とともに前腕長の短縮を認める．

1 治療

手の異常，橈骨の異常，肘の異常がさまざまに組み合わさる．特に"つまみ動作"で最も重要な役割を果たす母指に異常を生じるため，尺側列欠損と比較して手術が必要となる症例が多い．手と脳の発達や麻酔のリスクなどを考慮し，1歳を目処に手術介入を計画することが多い．手術方法は母指の状態に応じて選択される．母指の屈曲伸展は可能であるが，対立動作（母指を持ち上げ，示指・中指と指腹を向かい合わせる）に問題があるときは，小指外転筋や浅指屈筋を用いた腱移行による対立再建を行う．母指の屈曲伸展制限や骨性の支持が不十分な症例では，腱移植，骨移植などを組み合わせて母指を安定化させる．母指欠損，もしくは神経血管束と皮膚のみで連続する"浮遊母指"といわれる状態の重症例では，母指の再建に必要な材料が大きく不足する．この場合，示指を犠牲にした母指化術（示指の位置を移し，母指として機能させる）が選択肢となる．橈骨の低形成は，橈側内反手に代表される手根骨の位置異常・不安定性を起こす．手根骨を尺骨に移動し安定化させる尺骨中心化術が行われる．

合指症 syndactyly　必修

　隣接する指が皮膚性や骨性に癒合した状態を指す．指の発生は，上肢のもととなる胎芽から手板という肥大部が形成され，手板の中で"指"となる部分に細胞が集積して指放線となり，指放線間の細胞が退縮することで"指間"が形成される．一連の指の発生で起こる異常を指列誘導障害といい，合指症はそのひとつである．合指症自体は形態学的に診断がなされるが，背景となる病態がいくつか存在する．Apert症候群などの部分症でもある．

1 治療

　皮膚性合指に対しては分離術を行う（図5-21）．皮膚が不足するため，皮切デザインの工夫や，植皮・局所皮弁を要する．骨性合指の分離症については，手術後の関節不安定性や手指変形のリスクを考慮する必要がある．

Madelung 変形　必修

　Madelung 変形は，橈骨遠位骨端線のうち掌尺側が早期閉鎖して起こる．橈骨の掌尺側は骨性架橋により成長が止まるが，残りの骨端線では成長が続くため，徐々に橈骨の短縮，関節面の橈屈・掌屈変形が進行する．橈骨から月状骨に向かう異常な靱帯の存在が報告されている（Vickers ligament：図5-22a）．尺骨は橈骨と比較して相対的に長くなるため，手根骨と干渉して手関節痛を起こすことがある．関節面の異常により，手根骨にも変形が起こる．両側罹患例が多く，家族性に発症する症例もある．

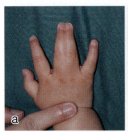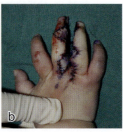

図5-21　皮膚性合指症
a. 中指・環指の皮膚性合指症を認める．
b. 中指・環指の分離を行った．

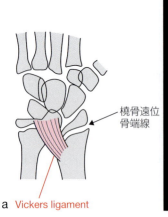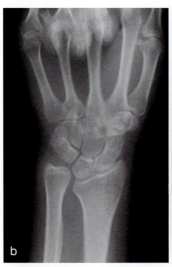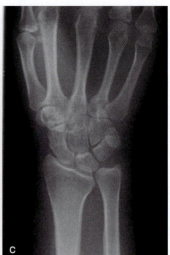

図5-22　Madelung 変形
a. Madelung 変形では橈骨遠位骨端線の障害のため，橈骨関節面の橈屈が増強し，尺骨が相対的に長くなる．橈骨から月状骨に向かう Vickers ligament を示す．b. 右 Madelung 変形（骨端線閉鎖後）．尺骨は橈骨に比較し 8 mm 長い．手関節痛が増悪したため，橈骨矯正骨切り術を行った．c. 左 Madelung 変形（b と同一患者）．逆側と比較し変形の程度は軽度である．疼痛なく経過観察を行っている．

1 治 療

患者の年齢と骨端線の状態により治療方法が異なる．骨端線が閉鎖する前では自家矯正力に期待し，Vickers ligament の切除，骨性架橋の除去，切除部への遊離脂肪組織の充填などを行う．骨端線掌尺側の正常な成長が獲得されれば，成長とともに変形は改善する．骨端線閉鎖後は，橈骨矯正骨切り（橈骨を切り，解剖学的に正しい関節の位置に近づける）や尺骨短縮骨切り（相対的に長くなっている尺骨を短くする）など骨の長さの調整を行う．変形のみで疼痛などの症状がない症例では経過観察も選択肢のひとつとなる（図 5-22b, c）．

多指症
polydactyly

指放線が過剰に形成されることで起こる．手の先天奇形のなかでは母指多指症の頻度が最も多い．母指多指症については，多指の分岐部に注目した Wassel 分類（1 型：末節部〜6 型：中手部）に準じた病型分類が行われる．正常な母指は末節部・基節部の 2 指節からなるが，多指のなかでは 3 指節を有するものがあり 3 指節母指と呼ばれる．多くは橈側母指が低形成を示す（図 5-23）．

1 治 療

原則全例が手術対象となる．低形成側，3 指節母指を余剰指として切除する．余剰指側に付着している重要組織（筋，腱，側副靱帯など）は残存指に移す必要がある．骨のアライメント異常が著しい際には骨切り術を行う．

先天性絞扼輪症候群
congenital constriction hand syndrome

羊膜による手板部の絞扼など，発生段階での外的要因が原因と考えられている．そのため遺伝性はなく，絞扼部よりも近位の形成障害を認めない．絞扼部より遠位に循環障害があるときにはリンパ浮腫を認める．絞扼が深くなると切断型として現れる．先端合指症と呼ばれる絞扼部より遠位の指変形を伴うこともある（図 5-24）．下肢にも絞扼輪を形成する症例がある．

1 治 療

絞扼部の瘢痕となっている組織を切除する（絞扼輪形成術）．先端合指症例では指間形成術（指の間を離す手術）を行う．母指の切断例では，骨延長手術や足趾移植術などの再建術が行われる．

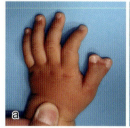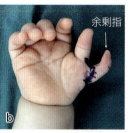

図 5-23　母指多指症の 2 例
a. IP 関節部での分岐（2 型），b. 中手部での分岐（5 型）．橈側指は細く，IP 関節部の皮線が不明瞭であり腱の欠損も疑われた．低形成であり余剰指として切除した．

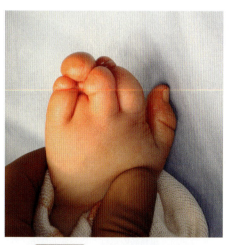

図 5-24　先天性絞扼輪症候群
示指，中指，環指，小指で先端合指症を伴っている．

H 手指変形 必修

✓ 重要事項

　正常な手指の運動は，各関節の安定性と，複数の筋のバランスの上に成り立っている．外傷，神経麻痺，筋疾患などによりバランスが崩れることで手指変形をきたす．
内在筋マイナス手 ≫ 示指～小指のMP関節過伸展，PIP・DIP関節屈曲位
内在筋プラス手 ≫ 示指～小指のMP関節屈曲，PIP・DIP関節伸展位
槌指変形 ≫ DIP関節屈曲位（自動伸展不能）
ボタン穴変形 ≫ PIP関節屈曲，DIP関節過伸展位
スワンネック変形 ≫ PIP関節過伸展，DIP関節屈曲位
Heberden結節 ≫ 手指変形性関節症に伴って起こるDIP関節後外側の骨性隆起
それぞれの手指変形が起こる病態と，特徴的な肢位，代表的な原因疾患を整理していく．

1 解剖・1　内在筋

　内在筋とは，起始部・停止部がともに手部に存在する筋の総称である．内在筋と外在筋（肘関節周辺～前腕部に起始部を持つ筋肉）の2つの大きな力源がバランスをとり，手指の運動は成り立っている．内在筋は母指球，骨間筋・虫様筋，小指球により構成される（図5-25）．主に母指の対立運動，示指～小指の内外転運動，示指～小指のMP関節屈曲とPIP・DIP関節伸展運動を担っている．特に骨間筋・虫様筋が収縮するとMP関節は屈曲し，PIP・DIP関節が伸展するが，これを内在筋プラス位と呼ぶ（図5-26b）．

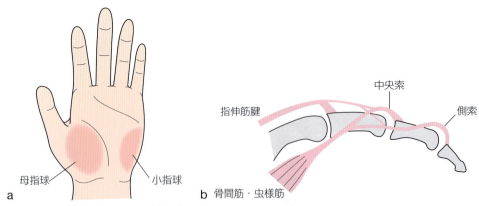

図5-25　正常手の外観と指伸筋機構
a. 母指球は手掌橈側の隆起を形成し，母指の運動に携わる．小指球は手掌尺側に隆起を形成し，小指の運動に関与する．
b. 骨間筋・虫様筋の走行と指の伸筋機構．骨間筋・虫様筋はそれぞれ中手骨・屈筋腱より起始し，分岐することで中央索，側索となる．中央索は中節骨，側索は終止伸腱となったのちに末節骨に停止する．中央索が緊張するとPIP関節が伸展し，側索が緊張するとDIP関節が伸展する．指伸筋腱は外在筋であり，主にMP関節を伸展させる．

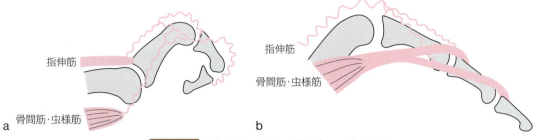

図 5-26 内在筋マイナス手とプラス手の比較
a. 内在筋マイナス位．MP 関節過伸展，PIP・DIP 関節屈曲位をとる．
b. 内在筋プラス位．MP 関節屈曲，PIP・DIP 関節伸展位をとる．

内在筋マイナス手
intrinsic minus hand

内在筋マイナス手では，骨間筋・虫様筋の麻痺や弛緩により，示指～小指は MP 関節過伸展，PIP・DIP 関節屈曲位の異常肢位をとる（図 5-26a）．また，母指球は萎縮し母指内転拘縮位となる．内在筋マイナス手を示す病変としては，外傷後の Volkmann 拘縮が有名である（図 5-27）．おおまかに述べると橈側の内在筋は正中神経，尺側の内在筋は尺骨神経に支配されている．肘部管症候群（尺骨神経麻痺）で起こる鉤爪変形（claw finger）は，つまり尺側指（環指・小指）の内在筋マイナス手である．橈側の虫様筋は尺骨神経支配であるため，手根管症候群（正中神経麻痺）では示指・中指の変形は目立たず，猿手（母指球の萎縮）と呼ばれる変形を呈する．

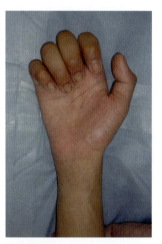

図 5-27 橈尺骨骨幹部骨折後に発症した Volkmann 拘縮
内在筋マイナス位で手指が拘縮しているため，握り・つまみなど手指の基本動作に大きな制限をきたす．

内在筋プラス手
intrinsic plus hand

内在筋プラス手では，示指～小指 MP 関節屈曲位，PIP・DIP 関節伸展位をとる（図 5-26b）．骨間筋・虫様筋の痙縮，瘢痕拘縮や，関節リウマチによる MP 関節の掌側脱臼など，内在筋が緊張した状態で起こる．

2 解剖・2 指伸筋機構

示指～小指の手指伸展は，外在筋である指伸筋と，内在筋である骨間筋・虫様筋のバランスによって成り立っている．骨間筋・虫様筋は指先に向かって，大きく中央索と側索に分岐する．中央索は PIP 関節の背側を通り中節骨骨底に停止する．側索は PIP 関節の側面を通り，中節部で橈側・尺側の側索が合流し，終止伸腱を形成した後に末節骨骨底部に停止する．中央索・側索はそれぞれ，PIP 関節・DIP 関節を伸展させる．指伸筋は基節骨骨底に停止し MP 関節伸展を行う（一部は中央索・側索へ腱線維を送っている）（図 5-25b）．

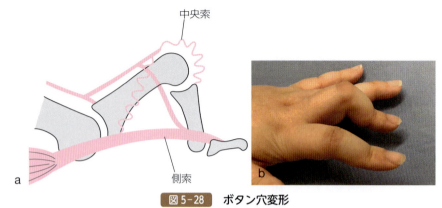

図 5-28　ボタン穴変形
a. ボタン穴変形に起こるバランス異常．PIP関節屈曲，DIP関節過伸展位をとる．
b. 関節リウマチに伴って起こったボタン穴変形の外観．

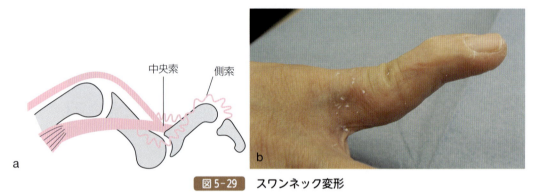

図 5-29　スワンネック変形
a. スワンネック変形に起こるバランス異常．PIP関節過伸展，DIP関節屈曲位をとる．
b. スワンネック変形の外観．

ボタン穴変形
buttonhole deformity

切創などの外傷による中央索断裂や，関節リウマチのPIP関節炎に伴う中央索の弛みなどにより発症する．中央索が機能しないためPIP関節の伸展力は低下し，PIP関節は屈曲位となる．余った伸展力が側索を通じてDIP関節に集中することで，DIP関節過伸展位をとる（図5-28）．

スワンネック変形
swanneck deformity

PIP関節は過伸展位，DIP関節は屈曲位をとる．その形状からスワンネック（白鳥のくび）変形と呼ばれる（図5-29）．PIPの過伸展を制限する外傷性のPIP関節掌側板損傷や，関節リウマチによるMP関節の掌側亜脱臼，痙性麻痺による骨間筋の過緊張など，原因はさまざまである．これらは中央索へかかる伸展力を増し（PIP過伸展），相対的にDIP関節の伸展力が落ちるため（DIP屈曲），スワンネック変形を起こす．後述の槌指変形も，時間が経つと終止伸腱部で途絶えた伸展力がPIP関節に集中するため（PIP過伸展），スワンネック変形を呈する．

槌指変形
mallet finger

槌指（ついし）変形とはDIP関節が自動伸展できず，屈曲変形を呈する指の変形である．DIP関節屈曲は，末節骨掌側全面に付着した深

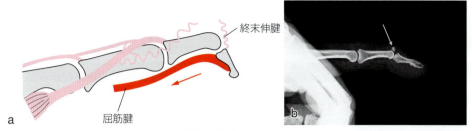

図 5-30　槌指変形
a. 槌指に起こるバランスの異常．末節骨には屈筋腱の力のみが働き，DIP 関節屈曲位となる．
b. 骨性槌指の X 線像．末節骨背側の小骨片に終止伸腱が付着している（矢印）．

指屈筋腱が担っている．その反面，DIP 関節伸展は，末節骨底部に限局して付着した比較的薄い終止伸腱によって起こる．いわゆる"突き指"や刃物などにより，伸筋側は損傷を受けやすい．終止伸腱との連続性が断たれた末節骨には屈曲力のみが働くこととなり，槌指変形を起こす（図 5-30a）．終止伸腱自体が損傷された状態を腱性槌指，終止伸腱の付着部で末節骨が裂離骨折を起こした状態を骨性槌指という（図 5-30b）．腱性槌指の治療は受傷原因により異なり，刺創など開放性の腱損傷では直接縫合を行う．突き指などの閉鎖性損傷では，DIP 関節を伸展位に保つ装具で 6 週程度の固定を行い，腱の修復を待つ．骨性槌指では鋼線による近位骨片のブロック固定と DIP 関節の仮固定を行い，骨片間の癒合を待つ（石黒法）．

Heberden 結節
Heberden nodes

膝関節，股関節と並び，手指は変形性関節症の好発部位である．手指のなかでも特に DIP 関節，PIP 関節，母指 CM 関節に好発する．このなかで DIP 関節の変形性関節症により生じた関

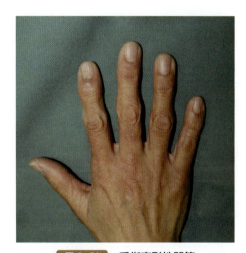

図 5-31　手指変形性関節
示指，中指，環指，小指の DIP 関節部に骨性隆起を認める（Heberden 結節）．本症例では PIP 関節部にも骨性の隆起を認める（Bouchard 結節）．

節の後外側の骨性隆起をヘバーデン Heberden 結節という（図 5-31）．手のこわばり，疼痛，可動域制限，整容面などが問題になる患者がいる一方，自覚症状のまったくない患者も少なくない．PIP 関節に生じた変形性関節症による骨性隆起は，ブシャール Bouchard 結節と呼ぶ．

I 化膿性屈筋腱腱鞘炎　pyogenic flexor tenosynovitis　必修

✓ 重要事項

指屈筋腱の滑膜性腱鞘に細菌感染が及んだ状態である．臨床症状としては，Kanavelの4徴候（①指の軽度屈曲位，②指全体のびまん性腫大，③腱鞘に沿った強い圧痛，④他動伸展により引き起こされる疼痛）が有名である．抗菌薬投与や，手術による滑膜切除など，早期の治療介入が必要となる．

滑膜性腱鞘は指屈筋腱を包み，腱への栄養補給と，手指屈曲伸展時の腱滑動を補助している．指掌側への刺創・動物咬創が原因となり，細菌感染が深部まで波及することで発症する（図5-32a）．示指・中指・環指では中手骨骨頭からDIP関節レベルまでが滑膜性腱鞘におおわれる．母指・小指の滑膜性腱鞘は横手根靱帯の近位にいたる滑液包に通じるため，手関節レベルより近位まで炎症が波及する．

1　治療

化膿性屈筋腱腱鞘炎を放置すると，癒着による可動域障害，血流障害による腱の壊死，指屈曲機構の破綻を起こす．起因菌としては黄色ブドウ球菌やβ溶血性連鎖球菌などのグラム陽性球菌が多い．動物咬傷ではパスツレラ菌も候補となる．症状が軽度であれば，抗菌薬投与やスプリント固定で保存的な治療を行うこともある．抗菌薬のみで感染コントロールが困難と判断した際には，迷わず手術療法に踏み切る必要がある．手術方法は感染の程度に応じて，ドレナージによる持続洗浄や，感染滑膜の切除などを選択する（図5-32b）．

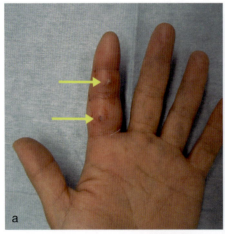 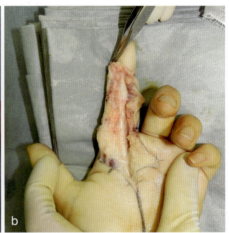

図5-32　化膿性屈筋腱腱鞘炎
a. 動物咬創に伴う化膿性屈筋腱腱鞘炎．示指全体がびまん性に腫脹している．中節・基節部に咬創痕を認めた（黄矢印）．b. DIP関節から手掌部まで屈筋腱を展開し，感染部を確認した．

J 肘・手のスポーツ障害

肘関節のスポーツ障害

離断性骨軟骨炎（OCD），投球障害肘，内側・外側側副靱帯損傷，骨棘障害，肘頭疲労骨折，変形性肘関節症などがある．

1 機能解剖

肘関節は上腕骨，尺骨，橈骨からなる loose hinge 関節である．自由度が少なく拘束性の高い関節のため，長期間の固定を行うと拘縮に陥りやすい．肘の内側側副靱帯 medial collateral ligament（MCL）を代表とする靱帯と，関節軟骨を代表とする関節構成体は，肘安定化に各々約50％ずつ寄与している．これらの構成体が損傷または障害を受けた場合は肘不安定症が生じる（図 5-33）．

肘の MCL は1次性安定化要素として肘関節を構成するうえで最も重要な靱帯である．上腕骨内上顆の内側 1/3 から起始し，尺骨中枢端内側結節に停止する強靱な前斜走線維（AMCL）が外反ストレスに対し主たる機能を発揮する．本靱帯は野球肘に代表される慢性反復性外反ストレスにより靱帯機能不全ひいては断裂にいたり肘不安定症の原因となる（図 5-34）．

外側側副靱帯（LCL）複合体は橈側側副靱帯（RCL），輪状靱帯 annular ligament（AL），外側尺側側副靱帯 lateral ulnar collateral ligament（LUCL），副靱帯 accessory lateral collateral ligament の4構成体からなる靱帯複合体である．本靱帯が損傷されると後外側回旋不安定症 posterolateral rotatory instability（PLRI）が生じる．

2 スポーツによる肘関節障害

Slocum の理論が一般的に広く用いられる（図 5-35）．すなわち，内側腕尺関節における反復する引っ張り応力により，late cocking phase で MCL 損傷，尺骨神経障害，成長期の内側上顆剝離骨折が生じる．外側腕橈関節におけるくり返

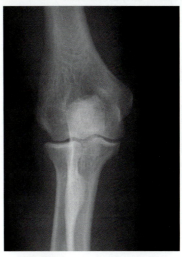

図 5-33 成人男性肘関節の単純 X 線正面像

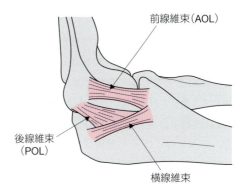

図 5-34 内側側副靱帯（MCL）の解剖
前線維束（AMCL：MCL 前方線維）が最も安定化に寄与する．

しの圧迫ストレス（衝撃：overload）により，OCD，滑膜炎，滑膜ひだ障害が生じる．ボールリリース直前の early acceleration phase では上腕三頭筋の強い収縮により成長期の肘頭骨端線離開が生じる．follow through 時には腕尺関節中央部のくり返しの衝突（extension overload）により，肘頭疲労骨折，骨棘障害，滑車部 OCD が生じる．

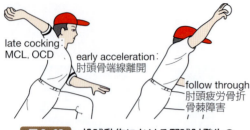

図 5-35 投球動作における野球肘発生のメカニズム

late cocking phase（左）で肘関節の外反により MCL 損傷や OCD が発生する．ボールリリース直前の early acceleration phase（中）では上腕三頭筋の強い収縮により成長期の肘頭骨端線離開が生じる．follow through 時（右）には extension overload により肘頭が上腕骨肘頭窩にくり返し衝突し，肘頭疲労骨折や骨棘障害が発生する．

3 スポーツ障害肘のリハビリテーションと関節拘縮

スポーツ障害肘のリハビリテーションではときに疼痛，肘関節可動域の制限が悪化することがある．肘関節の腫脹と熱感を伴い可動域の改善が得られなければ異所性骨化を疑う．特に外傷（脱臼，骨折，靱帯損傷）や術後に疼痛を伴う過度の他動運動を行うと骨化形成が増悪する．鑑別すべき疾患に石灰化，深部感染，血栓・塞栓症，複合性局所疼痛症候群（CRPS）などがある．

強い痛みを伴う関節可動域訓練は，肘関節のリハビリテーションに限らず骨化機転が形成方向に働くのでむしろ禁忌である．完全な可動域でなく機能的な可動域の獲得を第 1 の目的とする．手術後 3 ヵ月は軟部組織の鎮静化と成熟化に時間がかかるので，他動運動を含めた無理なリハビリテーションを慎む，などを患者と看護師によく説明指導する．

4 スポーツによる二次性変形性肘関節症

変形性肘関節症は野球その他の投球動作を要するスポーツ愛好家，OCD 後の男性に多く，比較的若い年齢層に好発する．これは，肘関節部に加わる軸圧や外反ストレスが反復し長い時間をかけて関節軟骨の変性を起こすとされ，小外傷（衝撃）のくり返し，overload が原因である．回内・外障害を認めることはまれである．X 線上，腕橈関節の変形性関節症はあっても軽度であり，重度になることはない．腕尺関節における肘頭窩と鉤状突起窩周囲および尺骨鉤状突起の骨硬化と骨棘形成を著明に認める．治療は鏡視下手術が必要となることが多い．

5 治療法

▶ 保存療法

急性増悪期には安静，抗炎症薬の使用，関節液貯留を認めれば関節液の排液を行う．ときにはステロイドの関節内注入を行うこともある．

▶ 手術適応

関節遊離体を伴えば関節鏡視下に摘出し同時に骨棘の切除を行う．尺骨神経麻痺を伴っていれば可動域制限が軽度でも内側アプローチで神経の除圧・剝離と肘頭と鉤状突起の骨棘を切除する．伸展制限が ADL 上の障害となることは少ないが，屈曲角度が 110° 以下になると支障が出るので手術適応となることが多い．

手関節・手のスポーツ障害

三角線維軟骨複合体（TFCC）損傷

1 概　念

三角線維軟骨複合体（TFCC）は，遠位橈尺関節（DRUJ）と前腕-手を連結する手関節尺側部の重要な支持組織で，線維軟骨と靱帯組織などを含む複合体の総称である．スポーツや日常での怪我や慢性の変化で靱帯や軟骨に断裂や変性をきたす．損傷部位によっては痛みだけでなく DRUJ に不安定性を生じる．

2 診　断

前腕回旋動作や回外背屈位で物を持ち上げるときなどに痛みが出現することが特徴である．理学的所見（Fovea sign，ulnocarpal stress test），関節造影，MRI（図 5-36）などで診断する．

3 治　療

■ 急性期

ギプスや装具で 3 週間固定．消炎鎮痛薬投与．

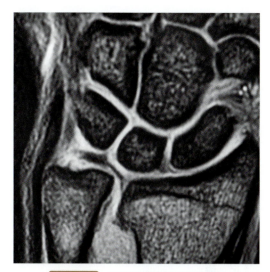
図5-36　TFCC損傷のMRI画像
TFCCの靱帯成分の尺骨小窩からの剥離損傷.

■ 慢性期
▶ 保存療法
　装具療法，消炎鎮痛薬投与，副腎皮質ステロイド注入など．
▶ 手術療法
　関節鏡視下デブリドマン，TFCC縫合術，TFCC再建術，尺骨短縮術など．術後は装具で約5～6週間程度の回旋制限が必要となる．

遠位橈尺関節不安定症

1 概念
　DRUJは前腕の回旋運動，手への力の伝達に非常に重要な役割を果たす．橈骨尺骨の変形による関節不適合，骨間筋損傷，TFCC損傷などで発生する．主に掌背側方向の動揺性を有し，回旋可動域の低下，握力・回旋力の低下，運動時の不安定感，痛みなどで自覚する．

2 診断
　理学的所見（piano key sign 左右・回内外肢位で比較，DRUJ ballottement），単純X線，関節造影，CT（回外位・回内位での比較や負荷後の比較などから），MRIなどで診断．

3 治療
■ 急性期
　ギプスや装具で約3週間固定．消炎鎮痛薬投与．
■ 慢性期
▶ 保存療法
　装具療法，消炎鎮痛薬投与，副腎皮質ステロイド注入．
▶ 手術療法
　関節鏡視下デブリドマン，TFCC縫合術，TFCC再建術．
　矯正骨切り術，Sauve-Kapanji法，Darrach法など．

屈筋腱皮下断裂

1 概念
　ラグビーなどで末節骨から腱が剥離してしまうjersey fingerや，関節リウマチや有鉤骨偽関節，橈骨遠位端骨折後の変形治癒や使用した掌側板高位における摩耗と変性断裂により発生．

2 診断
　理学的所見〔指を1本ずつ押さえて，浅指屈筋腱（FDP）と深指屈筋腱（FDS）を確認することが重要〕，単純X線，超音波検査，CT，MRIなど．

3 治療
　新鮮例：pull out法（直接末節骨に）
　陳旧例やその他の皮下断裂例：interlacing sutureによる腱移植術，腱移行術．術後3週間の外固定（早期可動域訓練を行っている施設もある）．

舟状骨偽関節（SNAC wrist）

1 概念
　スポーツによる舟状骨骨折は診断が遅れ，骨癒合が得にくい骨折として広く知られている．はじめて病院を受診したときに偽関節と診断される例も多い．放置すれば痛みと機能障害が継続し，周囲の手根骨へ影響を及ぼす．舟状骨偽関節が原因で，舟状骨・月状骨関節の機能が破

綻し，DISI（dorsal intercalated segment instability）変形をきたし，SNAC（scaphoid nonunion advanced collapse）wristへと進行する．

2 診 断

理学的所見（Snuff box圧痛，Scaphoid shift test），単純X線，CT，MRIなど．

3 治 療

▶ 保存療法

手関節装具，消炎鎮痛薬，副腎皮質ステロイド注射など．

▶ 手術療法

骨接合術，偽関節手術〔腸骨移植，血管柄付骨移植（第2中手骨基部，橈骨遠位）〕，5〜6週間のギプス固定，約10週までsplintで保護．

SNAC wrist〔stage 1：橈骨茎状突起切除術，stage 2：近位手根列切除術または舟状骨切除後に4-corner fusion（有頭月状有鉤三角骨固定），stage 3：4-corner fusion〕．近位手根列切除術では約4週間，4-corner fusionでは4〜6週間の外固定．

手関節・指関節の拘縮

1 概 念

手指の拘縮は，さまざまな手指の外傷，炎症性疾患の治療中・後に発生し，非常に治療困難な障害で，多くの整形外科医を悩ませる．大前提として，拘縮を起こさせないように，手指を注意深く管理し，適切な治療をすることが何より重要である．基本的には示指〜小指のMP関節を軽度屈曲位，IP関節を伸展位のいわゆるintrinsic plus肢位に患肢を固定し，母指は掌側外転位に固定することが大切である．

2 診 断

拘縮が起こっているという診断は容易だが，その原因を解明することが難しい．原因としては，皮膚，皮下組織，腱，筋肉，関節包や靱帯，骨などが考えられ，正確な診断が良好な治療結果への近道となる．

理学的所見（触診，視診，可動域，動揺性など），超音波検査，単純X線，関節造影．

3 治 療

▶ 保存療法

物理療法，運動療法，作業療法，装具療法．

▶ 手術療法

原因に対しての治療，皮膚形成術，皮膚移植術，腱剥離術，腱切離術，靱帯切離術，関節形成術，矯正骨切術など．

手のリハビリテーションのポイント

1. 腫脹・疼痛を最小限に抑えCRPSの発生に注意する．
2. 最小限の固定を行い，隣接する関節の拘縮をつくらない．
3. 不必要な固定を長期間行わない．

第6章

下　肢

A　先天性股関節脱臼・臼蓋形成不全

発育性股関節形成不全 developmental dysplasia of the hip　必修

✓ 重要事項

病　因　≫　① 遺伝的因子，② 子宮内圧迫による因子，③ 分娩時と出生後の環境因子など，多因子のかかわりによるものとされている．特に，下肢伸展位での育児を行う地方に多い事実から，ハムストリング筋の緊張が脱臼に関与しているとされている．

疫　学　≫　① 発生頻度：0.1〜0.2/1,000出生数，② 男女比：1：8〜10，③ 骨盤位分娩・第一子に多い，④ 冬季出産に多い．

診　断　≫　生後6ヵ月以内では，理学所見として click sign 陽性が必要十分条件となるが，その他の開排制限，皮膚溝の非対称，下肢長差については必要条件となる．家族歴の有無（3親等以内）は重要な危険因子である．近年，超音波診断の進歩により，新生児期から診断が容易となった．6ヵ月以降は，X線診断も有力な補助診断となる．始歩以降は，跛行で発見されることが多い．

治　療　≫　阻血性大腿骨頭壊死を発生させないことが重要となる．新生児・乳児期では，オムツやRB（リーメンビューゲル）法による整復を試みるが，整復が得られない場合には牽引と徒手整復（全身麻酔下）を試みる．保存的治療で整復が得られない場合には，観血的治療を行う．

予　後　≫　臼蓋形成不全・遺残性亜脱臼に対しては，補正手術を行う．重篤な阻血性大腿骨頭壊死を合併した場合には，成人期に変形性股関節症を発生する．

1　概　念

先天的あるいは出生後の育児環境により，大腿骨頭が臼蓋（寛骨臼）から逸脱している状態をいう．亜脱臼や臼蓋形成不全も含まれる．正常では，股関節は大腿骨頭と臼蓋がしっかり適合している，いわゆるベアリング機構 ball-socket joint を示す（図6-1）．最近では生後の発育過程で脱臼するものとして，先天性股関節脱臼 congenital dislocation of the hip（CDH）ではなく，発育性股関節形成不全 developmental dysplasia of the hip（DDH）と呼ばれることが多い．

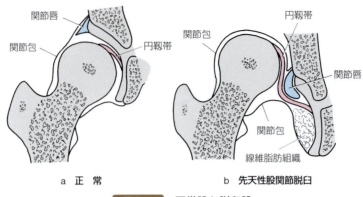

図 6-1　正常股と脱臼股

a 正常　　b 先天性股関節脱臼

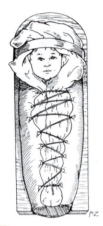

図 6-2　native American による両下肢伸展位の育児法

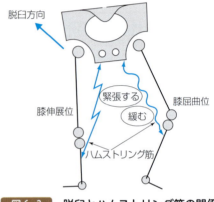

図 6-3　脱臼とハムストリング筋の関係

2 疫　学

発生頻度は人口 1,000 人に対し 0.1〜0.2 人とされ，女児は男児の約 8〜10 倍の頻度で発生する．また，骨盤位分娩や第一子，冬季の出産に多い傾向にあり，先天性股関節脱臼の家族歴を有する症例も多い．両下肢を伸展位として育児する寒冷地のモンゴル民族，スウェーデンのラップ族などで発生率が高く，熱帯地方の民族ではほとんど発生がみられない（図 6-2）．

3 病　因

母親や祖母が先天性股関節脱臼である場合も多く，遺伝的素因もひとつの原因と考えられている．現在では遺伝，子宮内の胎位，分娩時と出生後の環境など多因子のかかわりによるものとされている．生後，下肢伸展位で育児を行う地方に多い事実から，2 関節筋であるハムストリング筋の緊張が脱臼に関与していると考えられている（図 6-3）．

4 症　状

■ 新生児期・乳児期の臨床症状

① 股関節の開排制限➡脱臼側の開排制限がみられる（図 6-4）．
② 大腿部皮膚溝の非対称➡患側の皮膚溝の数が多い（図 6-5）．
③ 下肢長差を生じる➡足の裏をそろえて膝を曲げたときの膝の高さが，脱臼側で低い（Allis 徴候）（図 6-6）．
④ click sign 陽性➡後述
⑤ telescoping 現象陽性➡脱臼側股関節の不安定性

A 先天性股関節脱臼・臼蓋形成不全

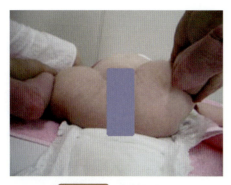

図6-4　左開排制限

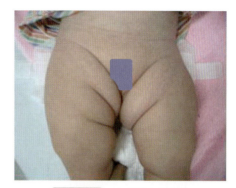

図6-5　皮膚溝の非対称

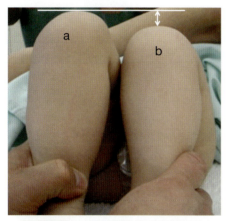

図6-6　Allis徴候（左股関節脱臼）
両股・膝屈曲位で膝の高さを比較する．
見かけ上短縮している側(b)に脱臼の疑いがある．
（二見　徹：下肢臨床症候の診かた・考え方．
p.37，南山堂，2015）

▶ click sign
　○Ortolani法―脱臼している骨頭が，臼蓋唇を乗り越えて整復されるときの感触．
　○Barlow法（誘発テスト）―亜脱臼（不安定股）状態から，関節唇を乗り越え脱臼するときの感触．
　click sign陽性は，先天性股関節脱臼の必要十分条件となるが，ほかの所見は必要条件とはなるが必要十分条件にはならない．

■ 幼児期の臨床症状（歩行開始後）
① 下肢長差・開排制限を確認
② 跛行➡Trendelenburg徴候により，患側での荷重時に健側の骨盤が下がるため，患側に上体を傾かせバランスをとる歩容（図9-5 p.206を参照）．

5 診　断

■ 臨床診断

前述した臨床症状を含む下記の6項目中2項目以上の陽性所見があれば，画像診断を行う必要がある．

・click sign
・開排制限
・大腿皮膚溝または鼡径皮膚溝の非対称
・家族歴（3親等以内）あり
・女児
・骨盤位分娩（帝王切開時の肢位を含む）

■ 画像診断

▶ 単純X線検査

新生児・乳幼児期での単純X線診断は，骨端部の骨端核が未出現時には容易ではない．骨端核が出現後でも，高度脱臼例以外は臼蓋との位置関係が把握しづらく，補助線を画像上に置き診断の助けとしている．以下に，代表的な補助線を示す（図6-7）．

　○Shenton線
　○Calvé線
　○Hilgenreiner線
　○Perkins線（Ombrédanne線）

▶ 超音波検査

X線診断に代わり最近では，新生児の先天性股関節脱臼検診や診断に超音波（Graf法，前方法など）が用いられるようになった．X線被曝

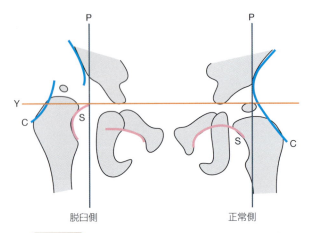

脱臼側　　　　　　　　正常側

図 6-7　診断するための単純 X 線上での補助線
Y：Y 線（Hilgenreiner 線）
P：Perkins 線（Ombrédanne 線）
S：Shenton 線（大腿骨頚部内側の弯曲と閉鎖孔上縁の弯曲が正常股では連続する）
C：Calvé 線（腸骨外縁の弯曲と大腿骨頚部外側の弯曲が正常股では連続する）

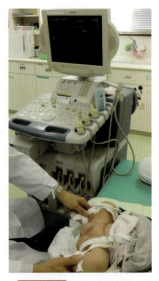

図 6-8　超音波検査法
前方法にて整復位を確認する．

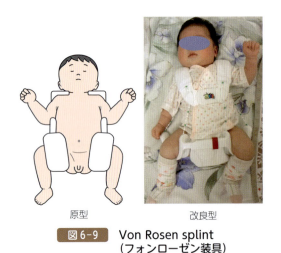

原型　　　　　　改良型

図 6-9　Von Rosen splint（フォンローゼン装具）

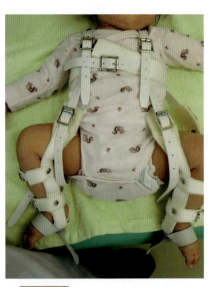

図 6-10　リーメンビューゲル法
股関節の伸展のみ制限する．

の心配もなく，くり返し試みることができ，動態検査も可能である点が利点といえる（図6-8）．

その他，関節造影検査・MRI 検査も補助的に行うこともある．

6　治　療

■ 保存療法

新生児では，Von Rosen 装具（図6-9）や厚めのオムツなどでなるべく開排位を保つこともあるが，基本的には生後3ヵ月時前後からリーメンビューゲル（RB）法による保存的治療を試みる（図6-10）．これにより，約80％は整復され，残りの症例については，入院のうえ牽引（水平牽引，overhead traction 法，gradual traction reduction 法など）を行い，その後全身麻酔下に徒手整復を行う．

不適切な RB の装着や整復を急ぐあまり無理

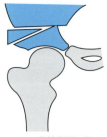
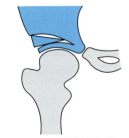
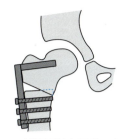

a. Salter 骨盤骨切り術　　b. Pemberton 骨盤骨切り術　　c. 大腿骨減捻内反骨切り術

図 6-11　各種補正手術法

な整復を行うことは，骨頭のペルテス様変形（骨頭阻血性壊死）を引き起こし，重篤な合併症としての成人期変形性股関節症を起こすこととなる．

■ 手術療法

　保存的治療にて整復できない場合には，手術的に整復する観血的整復術を必要とする．観血的整復術には，進入方法によりいくつかの方法がある（Ludloff 法，Ferguson 法，Smith-Petersen 法など）．また，整復後（初期治療終了後）臼蓋形成不全などの発育不全が残存した場合には，補正手術として骨盤骨切り術（Salter 法，Pemberton 法，Dega 法など）や大腿骨減捻内反骨切り術を 4〜5 歳に行うこともある（図 6-11）．

　本症の治療は，成長終了時にできるだけ正常な股関節形態に近い状態を得ることにあり，脱臼が整復すれば治療が終了するわけではない．長期にわたる経過観察を必要とする．

7 合併症

- **大腿骨頭の阻血性壊死**（ペルテス様変化，骨頭の変形）
- **臼蓋形成不全**（臼蓋の発育不全による骨頭被覆不良）
- **遺残性亜脱臼**（臼底の介在物や関節包の弛緩による骨頭の側方化）

8 予防

　1970 年代後半からの，抱き方やオムツなどの育児指導により，亜脱臼や臼蓋形成不全の率が劇的に減少したが，最近の調査では歩行開始後に発見されるいわゆる放置例が増加傾向にある．出生直後からの新生児の自然な肢位（膝屈曲，股屈曲，自然な開排位）を保ち，乳児健診にて前述した所見を正確に評価することが大切である．

臼蓋形成不全 acetabular dysplasia　必修

　臼蓋形成不全のほとんどは，先天性股関節脱臼に伴う臼蓋の発育不全である．乳児期の先天性股関節脱臼を伴わない臼蓋不全が，開排制限を有する児の X 線上にみられることがある．これは骨盤が斜位で撮影されたことによる場合もあり，ほとんどの例では自然改善がみられる．しかし，将来治療を必要とする一次性の臼蓋形成不全も少なからず存在するため，疑われる場合には経過観察が必要となる．

B 大腿骨頭すべり症 slipped capital femoral epiphysis 必修

✓ 重要事項

病　　因 » 成長期における力学的な負荷の増大と大腿骨近位の形態異常（大腿骨の後捻）．
内分泌疾患や化学療法・放射線治療後の成長軟骨帯の脆弱化．

疫　　学 » 肥満で色白な12歳前後の男子に多い．
国や人種により発生頻度に差がみられる．日本での発生率は，増加傾向にある．

臨床症状 » 股関節痛（ときに大腿骨前面の痛み）と可動域制限（特に屈曲と内旋制限）が主．患肢は外旋位をとり，屈曲させると徐々に外転・外旋位となるDrehmann徴候が特徴的．不安定型（acute, acute on chronic型）では，著しい疼痛と可動域制限のため起立・歩行不能となる．

診　　断 » X線診断が必須である．病初期では，X線所見に乏しいこともあり，2方向（正面像・側面像）撮影による検討が重要となる．特に，側面像は骨端部の後方すべりを確認するのに重要である．

治　　療 » 治療は原則的に手術療法．
すべり角が軽度な場合：スクリュー固定 in situ fixation
すべり角が高度な場合（安定型・chronic型）：各種大腿骨骨切り術
すべり角が高度な場合（不安定型・acute, acute on chronic型）：徒手整復（positional reduction）・スクリュー固定を行い，必要であれば2次的に大腿骨骨切り術を行う場合と即時に観血的整復固定術（Modified Dunn法）を行う場合がある．

予　　後 » 合併症としての軟骨融解症と大腿骨頭壊死を生じた場合には，将来変形性股関節症を生じる可能性がある．

1 概念

大腿骨頭すべり症とは，大腿骨近位の骨端部（骨頭）が，いわば土台である骨幹端部から成長軟骨帯（肥大細胞層）を境にして，後方（ときに後内方）へ文字どおりすべり落ちる疾患である．

2 病因

■ 力学的負荷の増大

成長期（10〜14歳）の急激な体重増加による成長軟骨帯への力学的負荷と成長期における成長軟骨帯自体の脆弱性から生じるとされる．肥満による負荷の増大や大腿骨頚部後捻などの負荷を受けやすい形態的特徴も関与している．

■ 成長軟骨帯の脆弱化

甲状腺機能や性ホルモンなどの内分泌障害，化学療法後，放射線治療後などにより，骨成熟の遅延をきたし，その結果，成長軟骨帯の脆弱性を惹起し発症する．

3 疫学

① 男女比は，3〜5：1で男子に多い．
② 発症年齢は，平均約12歳で，女子が男子に比べ多少若年傾向にある．
③ 体格は，肥満で色白な児が多いが（図6-12），最近は痩せ形の症例もみられる．
④ 発生率は，国や人種により明らかな差がみられる．日本での発生率は，過去と比較して生活様式や食生活の欧米化に伴い明らかに高率となってきている．

4 症状

■ 疼痛

急性型 acute type や急性移行型 acute on chronic

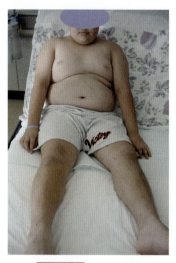

図 6-12　肥満体質
12 歳前後で股関節痛を訴えた場合には，本症を疑う必要がある．

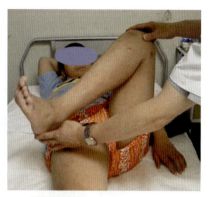

図 6-13　Drehmann 徴候
左股関節屈曲時に外旋・外転位となる．

type では，骨折とほぼ同様に強い股関節痛と不安定性を生じ，患側下肢を動かすことさえできず起立・歩行困難となる．慢性型 chronic type では，当初股関節痛ではなく膝関節上部から大腿部前面を痛がることがあり注意を要する．通常は，歩行困難となることはなく多少跛行を呈するのみであることが多い．しかし，慢性型のなかには，その経過中軽微な外傷により急性移行型となる場合もあり，早期に診断し適切な治療を行うことが重要である．

■ 可動域制限

すべり症を生じた場合，急性型，急性移行型，慢性型のすべてで外旋肢位をとる．前2者では，外旋肢位のままで固定される状態となり，可動域制限は著明である．慢性型では，程度により差はみられるが，屈曲，内旋で制限がみられる以外はほぼ正常であることが多い．屈曲していくと，徐々に外転・外旋肢位をとる Drehmann 徴候がみられる（図 6-13）．

最近では，急性型，急性移行型，慢性型の3つの分類が不明確な場合があるとして，安定型，不安定型の2つに分類されることが多い．前者は慢性型，後者は急性型・急性移行型にあたる．

5　診　断

■ 臨床診断

色白で肥満傾向にある 10〜14 歳の男子で，股関節痛（ときに大腿前面の痛み）を主訴に来院した場合，本症を強く疑う必要がある．診察台での患肢の自然肢位が，外旋位であるかどうかも参考になる．関節可動域では，屈曲・内旋制限と Drehmann 徴候の有無を確認する．

■ 単純 X 線像

確定診断は単純 X 線像にて行う．この場合，2 方向（正面・側面）撮影は必須である．軽度なすべり症では，正面像で異常所見がはっきりしないことが多く，側面像での検討が重要となる．正面像では，成長軟骨帯の幅の増大と不整化（図 6-14a）が特徴的であるが，実際の骨端部のすべりを確認するためには，側面像が有効である（図 6-14b）．また，すべり症では両側罹患も 10％前後にあるため，反対側の股関節チェックも必要となる．下記に単純 X 線像上での特徴的な所見を示す．

▶ Trethowan 徴候

正面像にて，頚部の上縁に一致して引いた直線（Klein 線）が，正常では骨端部を貫通するが，すべり症例では貫通せず上方を通る（図 6-15）．

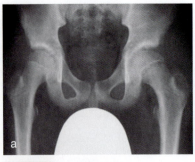
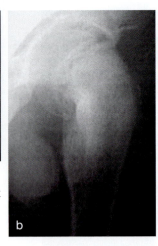

図 6-14 単純 X 線像
a. 正面像：成長軟骨帯（左側）の幅の増大と不整化がみられる.
b. 側面像：骨端部の後方すべりが確認できる.

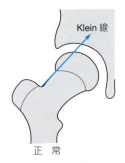
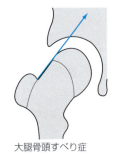

正常　　　　　大腿骨頭すべり症

図 6-15 Trethowan 徴候

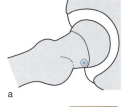
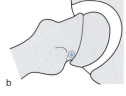

図 6-16 Capner 徴候
a. 正常　b. 大腿骨頭すべり症
b では骨幹端部後方縁（✳部）が後方臼蓋縁より外方へ逸脱している.

▶ Capner 徴候

側面像で骨幹端部後方縁は，正常では後方臼蓋縁より内側に位置しているが，すべり症例では外方へ逸脱している（図 6-16）.

6 治療

治療はすべて手術療法と考えてよい．すべりの程度とすべり部が安定型か不安定型かで手術方法が異なる．すべりの程度は単純 X 線写真の側面像上で，骨端部の傾きと大腿骨骨軸とのなす角（後方すべり角）で決定する．

＊安定型（軽度すべり角，≦40°）

■ スクリュー固定（*in situ* fixation）（図 6-17）

後方すべり角が 30〜40°以下の場合に行う．すべった骨端部をそのまま許容し，それ以上のすべりを防止するためのスクリュー固定法である．大腿骨頚部あるいは転子下からスクリュー 1 本あるいは 2 本にて骨端部をそのまま固定する．手術は可及的早期に行うことが重要で，関節可動域訓練を早期から始める．

＊安定型（重度すべり角，>40°）

■ 各種骨切り術（図 6-18）

すべった骨端部を，骨切りによりもとの臼蓋と骨頭の位置関係に戻す方法である．大腿骨転子間骨切り〔Southwick 法，屈曲骨切り術（＋外反 or 内反）〕，頚部骨切り術※などがある．

※代表的な術式として Modified Dunn 法（surgical dislocation 法）がある．原法を改良した方法で，骨頭を脱臼させ栄養血管束を確認したうえで解剖学的整復を試みるが，その際骨頭血流に傷害を与える要素となる過剰な仮骨や大転子周囲の骨性隆起を除去しながら行われる．現在までに本法に関する多くの報告があるが，いまだその安全性については議論がある．

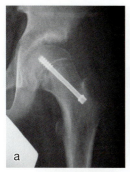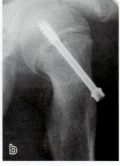

図6-17 *in situ* fixation

軽度すべり症に対し，スクリュー1本により固定を行った．
a. 正面像，b. 側面像．

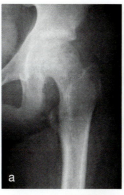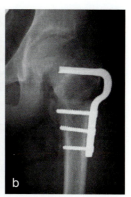

図6-18 屈曲骨切り術

左大腿骨近位骨端部は，術後ほぼ正常位置に矯正されている．
a. 術前，b. 術後

*不安定型（軽度すべり角，≦40°）
　スクリュー固定（*in situ* fixation）安定型参照
*不安定型（重度すべり角，>40°）

■ 徒手整復（positional reduction＋スクリュー固定）

　この方法は不安定型の一部の症例に適応となる．受傷後可及的早期に施行すべきとの意見もあるが，議論のあるところである．全身麻酔下に行うが，決して完全な整復は試みず，不安定な骨端部を骨幹端部に無理なく沿わせ，その位置でスクリュー固定する．無理に正常な位置まで整復を試みると，術後高率に骨頭壊死を合併する．

7 合併症と予後

　大腿骨頭すべり症の合併症としては，次の2つがある．

■ 大腿骨頭壊死

　不安定型では，すべりが生じた時点ですでに骨頭壊死の危険性はあるが，徒手整復操作や骨切り（特に頚部骨切り術）時に起こすこともある．壊死範囲が広い場合には，骨頭の圧壊が生じ，将来重篤な変形性股関節症となる可能性がある．

■ 軟骨融解症

　関節軟骨（骨頭および臼蓋側）がなんらかの原因により菲薄化する現象で，X線的には関節裂隙の狭小化として観察される．関節可動域制限と疼痛が主訴となる．軽度の場合には，そのまま運動制限程度で経過をみるが，重度の場合には免荷装具を処方する．

■ FAI（femoro-acetabular impingement, Cam type）

　骨頭変形により，可動時に臼蓋との間でインピンジメントを生じ，可動域制限や疼痛を起こす．リモデリング効果で自然改善される場合もあるが，重症例では手術的治療（osteochondroplasty）を要する場合がある．

C 股関節炎 coxitis 必修

✓ 重要事項

■化膿性股関節炎
疫　　学» 化膿性膝関節炎に次いで多く，1歳以下の乳児の発症が最も多い．

病　　因» 感染経路として，一次性と二次性が考えられる．一次性は，関節穿刺や関節切開時，あるいは鼠径部での大腿動・静脈の穿刺時に直接関節内に細菌が侵入する．二次性は，血行性に，全身の先行感染巣から関節内に細菌が波及する．

症　　状» 発熱と強い股関節痛および可動域制限．乳児では，オムツ換え時に異常に泣くことや，不機嫌，不活発，食欲不振などが参考になる．

診　　断» 臨床症状と血液による炎症反応（白血球増多，血沈亢進，CRP 高値など）が参考になるが，関節穿刺を行い関節内に膿の貯留を証明することが確定診断となる．

治　　療» できるだけ早期に関節切開と関節内洗浄およびドレナージを行う必要がある．広域スペクトルの抗菌薬から投与し，起炎菌が同定されれば最も感受性のあるものに変える．

予　　後» 早期に適確な外科的処置と抗菌薬により治療できれば，後遺症は生じない．骨端部や成長軟骨帯へ炎症が波及した場合には，成長障害による局所の変形や骨長の短縮などが生じる可能性がある．

■単純性股関節炎
病　　因» なんらかの原因による股関節内の滑膜炎が本態であり，強い股関節痛と関節水腫を生じる．

診　　断» 急性に発症し，強い股関節痛を伴う．歩行困難から軽度の跛行まで多彩である．発熱はあっても軽度で，局所の腫脹・発赤はなく，血液学的にも炎症所見は乏しい．関節液の貯留があり，滑膜炎のために生じる"屈曲内転テスト"陽性が特徴的である．

治　　療» 軽度な場合，症状は2～3日の安静のみで改善する．症状が1週間以上も続く重度な場合には，入院のうえ，患肢の牽引を2～3週間行うほうがよい．X線検査は，ペルテス病との鑑別に必要となる．

■結核性股関節炎
病　　因» 肺病巣からの二次感染や股関節周囲の結核性骨髄炎からの直接的感染もときにみられる．化学療法の進歩により，結核の発生数は減少しているが，近年従来の抗結核薬に抵抗性の菌による骨・関節結核の報告もみられる．

症状および診断» 一般細菌に比べ，股関節痛や可動域制限は軽度である．発熱や局所の発赤・腫脹などの炎症反応にも乏しい．血液検査では，白血球数がほぼ正常であるわりに，血沈や CRP が高値であることが特徴的．ツベルクリン反応や関節貯留物の検鏡・PCR 法・培養検査にて確定診断する．

治　　療» 薬物治療：検出された結核菌に対して感受性のある抗結核薬を投与する．
　　　　　整形外科的治療：薬剤治療に抵抗性かあるいは，関節内の骨破壊性変化が著明な場合には，関節内の廓清や滑膜切除を行うこともある．

予　　後» 早期に適切な薬物治療を行えば，機能障害は少ない．慢性な経過をたどれば，長期成績は悪く機能障害を残す場合がある．

化膿性股関節炎
septic arthritis of the hip

1 概念
なんらかの原因により，股関節内に細菌感染を生じた状態．関節内の滑膜あるいは大腿骨近位骨幹端部が病巣部となりやすい．

2 病因
■ 一次性感染経路
関節穿刺や関節切開時，あるいは鼠径部での大腿動・静脈の穿刺時に直接関節内に細菌が侵入する．

■ 二次性感染経路
血行性に全身の先行感染巣から関節内に細菌が波及する．この場合，まず大腿骨近位の骨幹端部に病巣をつくり，その後関節内へ波及する場合と，関節内の滑膜組織を病巣として波及する場合がある（図6-19）．多発外傷時や免疫不全疾患，糖尿病などでは，血行感染を起こしやすい．また，股関節に隣接した骨や軟部組織感染から直接波及する場合もある．

3 疫学
ほとんどの症例では急性型であり，1歳以下の乳児の発症が一番多い．性差は，外傷に起因するものがあるためか男子に多い傾向にある．膝関節に次いで多い．

4 症状
急な発熱と強い股関節痛および可動域制限にて発症する．発症前に，上気道感染などの先行感染がある場合もあるが，まったく異常がないこともある．乳児では，上記症状に加え，オムツ換え時に異常に泣くことや，不機嫌，不活発，食欲不振などが参考になる．普通，患肢はまったく動かさず（仮性麻痺，図6-20），屈曲・外転・外旋肢位をとる．局所所見として，腫脹・熱感を認めることがあるが，発赤などは通常みられない．近傍のリンパ節は腫脹する．

5 診断
診断は，臨床症状と血液による炎症反応（白血球増多，CRP高値，血沈亢進など）である程度の診断は可能である（WBC>12,000/mm^3，CRP>2.0 mg/dL，血沈値>40 mm/時，発熱>38.5℃が目安）．しかし，確定診断のためには，関節穿刺を行い関節内に膿の貯留があるかを確かめる必要がある．採取した関節液は培養検査を行い起炎菌の同定を行う．

■ 単純X線像
骨頭側方化や骨髄炎を示唆する大腿骨骨幹端部や臼蓋側の骨融解像をチェックする．

■ MRI
関節液の貯留の有無や隣接する骨組織の輝度変化（感染巣）をチェックする．最近では，関節（外）周囲の化膿性筋炎や他疾患による反応性

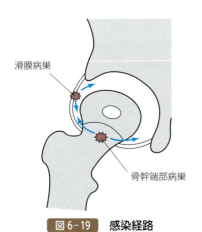

図6-19 感染経路

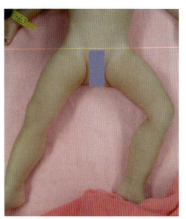

図6-20 左化膿性股関節炎による左下肢仮性麻痺

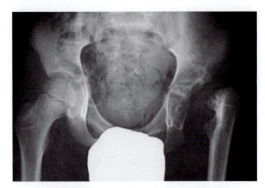

図6-21 左化膿性股関節炎後遺症（骨頭の消失と病的脱臼）

の炎症があるため，これらの鑑別に有用である．

■ 超音波検査

関節液の貯留の有無をチェックする．

6 治療

本症の診断がついたら，できるだけ早期に関節切開と関節内洗浄およびドレナージを行う必要がある．最近では，関節鏡下にこれらの処置を行うこともある．治療開始が発症から遅れるほど，治療成績はより不良となる．

抗菌薬については，広域スペクトルのものから投与するが，起炎菌の同定を可能とするため，できるだけ検体（関節液，血液など）を採取した後に投与するほうがよい．培養結果から，起炎菌が同定できたあとは，その菌に最も感受性のあるものに変える．起炎菌の同定ができない場合には，熱型や血液所見を参考にしながら，随時抗菌薬を変更する．ドレーンは，少なくとも3～4日は留置し，抗菌薬の投与は，CRPの陰性化と血沈の値を目安に終了する．

7 起炎菌

以前は，黄色ブドウ球菌が起炎菌のほとんどを占めていたが，最近では，発症年齢により多様化する傾向にあり，インフルエンザ菌，肺炎球菌，溶連菌なども検出される．しかし，関節液や血液の培養でも起炎菌の検出ができないこともよくある．

8 予後

早期に適格な外科的処置と抗菌薬により治療できれば，後遺症はまず生じない．しかし，ときに骨端部や成長軟骨帯へ炎症が波及し，その後の成長障害による局所の変形や骨長の短縮などにより，重篤な後遺症を生じる可能性がある（図6-21）．新生児期の敗血症による骨髄炎では，複数箇所に感染巣を形成し，機能障害を残すことが多い．早期発見，早期治療を的確に行うことが重要である．

単純性股関節炎
transient synovitis of the hip

1 概念

なんらかの原因による股関節内の滑膜炎が本態であり，強い股関節痛と関節水腫を生じる．

2 病因

原因は不明であるが，溶連菌やウイルスの関与を示唆する報告もみられる．

3 診断

急性に発症し，強い股関節痛を伴う．その程度は，歩行困難となるものから軽度の跛行のみのものまで多彩である．通常，発熱はあっても軽度で，局所の腫脹・発赤などはなく，血液学的にも炎症所見は乏しい．5～10歳くらいの男児に多く発症する．ときに，風邪様の前駆症状がある．単純X線所見としては，関節内側の関節裂隙拡大（骨頭内側と涙痕間距離）がみられ，超音波検査では当該股関節内に関節液の貯留によるUJS（ultrasonographic joint space）の拡大がみられる．患側下肢を，股関節屈曲内転位にしようとすると，疼痛回避のため下肢が外転位となる"屈曲内転テスト"（図6-22）陽性が特徴的である．

4 治療

軽度な場合，症状は2～3日の安静のみで改善する．症状が1週間以上も続く重度な場合には，入院のうえ，患肢の牽引を2～3週間行うほうがよい．ペルテス病と化膿性股関節炎が鑑別上重要であるため，X線検査と血液検査は必須である．特に化膿性股関節炎が否定できない場合には，関節穿刺を行い関節液の培養を行う．また，

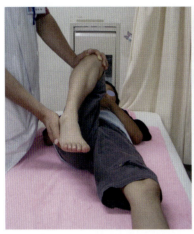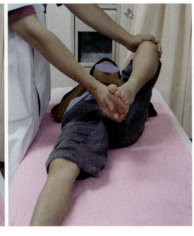

図6-22 屈曲内転テスト
右股関節：健側，
左股関節：患側

症状が遷延する場合には，1ヵ月程度の間隔を置いて再度X線検査を行う必要がある．運動などへの復帰は，"屈曲内転テスト"が陰性化してから許可するほうがよい．

結核性股関節炎
tuberculous arthritis of the hip

1 概　念

結核菌を原因とする股関節炎である．初期感染巣は肺であることが多く，血行性・リンパ管性に股関節へ播種して生じる．

2 疫学と病因

結核菌に対する化学療法の進歩により，股関節結核の発生数は減少している．しかし，近年従来の抗結核薬に抵抗性のある菌による骨・関節結核の報告が散見される．肺病巣からの二次感染や股関節周囲の結核性骨髄炎からの直接的感染もときにみられる．結核性脊椎炎に次いで多い．

3 症　状

一般細菌による股関節炎に比べ，初発症状としての股関節痛や可動域制限は軽度である．発熱や局所の発赤・腫脹などの炎症反応にも乏しいことが多い．

4 診　断

臨床症状だけから診断することは難しい．血液検査では，白血球数がほぼ正常であるわりに，血沈やCRPが高値であることが特徴的である．この場合には，本症を念頭に置きツベルクリン反応を施行する必要がある．また，関節穿刺にて関節内貯留物を採取し，即時検鏡にて好酸菌の有無を確認後，PCR法や培養検査を行う．最近では，血液検査（クォンティフェロンTB-2G）で診断が可能となった．

X線所見では，ある期間慢性の経過をたどった場合には，関節軟骨や軟骨下骨組織に変化が及び，関節裂隙の狭小化や骨破壊像がみられる．

5 治　療

■ 薬物療法

診断が確定した場合，まず検出された結核菌に対して感受性のある抗結核薬を投与する．現在，骨・関節の場合，INH，リファンピシン，ストレプトマイシン（ピラマイド）の併用療法を1年程度行う必要がある．

■ 整形外科的治療

基本的には薬物治療である．しかし，薬剤治療に抵抗性かあるいは，関節内の骨破壊性変化により可動域制限や運動時痛が著明な場合には，関節内の廓清や滑膜切除を行うこともある．過去には，関節固定術などもひとつの選択肢であったが，現在ではほとんど行われていない．

6 予　後

早期に適切な薬物治療を行えば，機能障害を最小限に抑えることができる．しかし，本症では，緩徐な経過により発見が遅れることもしばしばあり，その場合には長期成績は悪く，機能障害を残す場合がある．

D 内反膝・外反膝・反張膝
genu varum・genu valgum・genu recurvatum

✓ 重要事項

■内反膝・外反膝
生理的変化 ≫ 生理的内反膝　〜2歳
　　　　　　生理的外反膝　3〜5歳
診　断 ≫ X線（femoro-tibial angle, metaphyseal-diaphyseal angle）

■病的内反膝（Blount病）
成　因 ≫ 骨端線異常
診　断 ≫ X線（Langenskiöld分類）
治　療 ≫ 保存療法：装具
　　　　　手術療法：骨切り術，片側骨端線成長抑制術

■先天性膝関節脱臼
成　因 ≫ 経過良好例：胎内での肢位異常
　　　　　難治例：器官発生の異常
診　断 ≫ X線（反張膝，亜脱臼，脱臼）
治　療 ≫ 徒手矯正　副木固定
　　　　　リーメンビューゲル，手術

　膝関節の変形には内反膝，外反膝，反張膝がある（図6-23）．原因は表6-1のように種々のものがある．小児は生理的に内反膝となるが成長に従い改善する．Blount病は成長による生理的内反膝の改善がみられず進行する．代謝性疾患のくる病（第7章B くる病・骨軟化症）も内反膝となるが，薬物療法が有効である．骨系統疾患（第8章 骨・関節系統疾患）の軟骨無形成症や先天性脊椎骨端異形成症，腫瘍性疾患である線維性骨異形成症（第11章 骨・軟部腫瘍）も下肢変形をきたす．先天性膝関節脱臼は反張膝となる．ポリオや脳性麻痺などの麻痺性疾患も変形をきたす．大腿四頭筋が麻痺すると，膝関節を過伸展してロックし体重を支持するので反張膝に進行する．その他に骨折の変形治癒，外傷や感染による骨端線の障害でも変形をきたす．

　成人例では変形性膝関節症例は内反膝が，関節リウマチ例では外反膝が多い．

内反膝・外反膝　必修
genu varum・genu valgum

1 小児下肢内外反の生理的変化

　小児の下肢アライメントは成長とともに変化する．2歳までは内反膝であり（生理的内反膝），2歳半を過ぎた頃から外反傾向となり，3歳では外反が最も顕著となる（生理的外反膝）．そして，6歳前後で外反は矯正され，ほぼ成人膝のアライメントになる（図6-24）．以上の成長に伴う生理的な膝の内外反の変化を考慮したうえで，高度に内反した膝を病的内反膝（O脚），高度に外反した膝を病的外反膝（X脚）と診断する．

2 下肢内外反変形のX線評価（図6-25）

　下肢内外反変形は，荷重時下肢正面X線写真を用いて，大腿骨軸と脛骨軸で形成される膝外側角femorotibial angle（FTA）の測定により評価される．成人のFTAの正常値は176°である．

D 内反膝・外反膝・反張膝 | 153

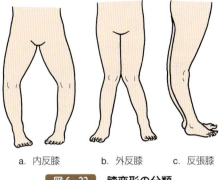

a. 内反膝　　b. 外反膝　　c. 反張膝

図6-23　膝変形の分類

表6-1　小児膝変形の原因

1）生理的内反膝，外反膝
2）病的内反膝，外反膝
　a）外傷によるもの（骨端部や成長軟骨部の骨折，骨幹部の骨折後）
　b）感染によるもの
　c）骨系統疾患によるもの（内反膝：骨軟骨異形成症，多発性骨端骨異形成症，骨幹端骨異形成症など．外反膝：Morquio症候群，Hurler症候群）
　d）筋力のアンバランス，靱帯の異常によるもの（脊髄髄膜瘤，脳性小児麻痺など）
　e）代謝障害，栄養障害によるもの（内反膝：ビタミンD依存性くる病，ビタミンD抵抗性くる病，低フォスファターゼ症など．外反膝：慢性腎不全によるくる病）
　f）Blount病（内反膝：infantile type, adolescent type）
　g）腫瘍によるもの（線維性異形成症，類骨腫など）

（新名正由，舛田浩一：「臨床整形外科手術全書13 膝」，p.181, 金原出版，1991）

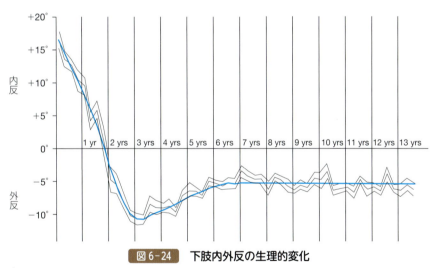

図6-24　下肢内外反の生理的変化

（Salenivs P, Vankka E：The development of the tibiofemoral angle in children. J Bone Joint Surg, 57-A, p.259-261, 1975）

一方，荷重軸は大腿骨頭中心と足関節中心を結ぶMikulicz線であり，膝関節の通過点が膝中心から内側もしくは外側にどの程度偏位しているかで荷重軸の偏位を評価する．生理的に小児は内反膝になるが，そのなかから病的なBlount病とくる病を鑑別することが重要である．脛骨軸に対する垂線と骨端線を通る直線のなす角，metaphyseal-diaphyseal angle（MDA）が脛骨近位部の変形の評価に用いられ，11°以上はBlount病の可能性を示唆する．くる病では骨端線の異常所見として骨端線幅の拡大，杯上変形，辺縁不整，横径拡大がみられる．

3 治療

前述した小児下肢内外反の生理的変化から逸脱したものは将来の変形性関節症の発症予防のため治療対象となる．Blount病やくる病，骨系統疾患などでなければ，保存的な矯正装具により改善することが多い．

Blount病

脛骨近位部骨端線内側の骨端症としてBlount（1937）により詳細に報告された．3歳頃までに発症する幼児型 infantile type と8歳頃以降に発症する年長児型 adolescent type に分けられる．前述したようにMDAが11°以上はBlount病を考え継続的な経過観察が必要である．進行するとX線検査で骨端線内側にくちばし様変形や階段状形成が見られ，Langenskiöld分類（1964）により進行重傷度が評価される（図6-26）．gradeⅣまで矯正可能とされている．gradeの低いものは矯正装具で加療する．gradeの高いものは手術を考慮する．手術は脛骨外反骨切り術が行われるが，再発も多く治療が難しい．Stevens（2006）の骨端線を跨ぐように2穴プレートを使用し骨端部と骨幹端部それぞれにスクリュー固定する片側骨端線成長抑制術が，従来のステープルによる片側骨端線成長抑制術より合併症が少ないとの報告があり，骨端線閉鎖前の症例に使用されつつある．

先天性膝関節脱臼
congenital dislocation of the knee

Curtis（1969）によると先天性膝関節脱臼の発生頻度は先天性股関節脱臼の1/40と少ない．

1 病因

主に妊娠中の肢位異常，羊水過少，子宮奇形，子宮筋腫などの子宮内環境の影響と器官発生過程の異常（真性奇形）が考えられ，前者は予後良好であるが，後者は治療に難渋する．多関節の拘縮をきたす先天性多発性関節拘縮 arthrogryposis multiplex congenita や多関節の脱臼をきたすLarsen症候群に合併するものは後者に属する．

2 症状と病態

膝関節は反張位をとり（図6-27），自動運動は不可能で，他動的にもわずかに屈曲できるのみである．治療を受けず放置され年長児にいたった症例では大腿骨両顆の扁平化，半月板の形成不全などが発生する．合併症には先天性股関節脱臼，内反足などがある．

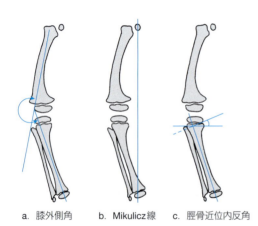

a. 膝外側角　　b. Mikulicz線　　c. 脛骨近位内反角

図6-25 膝変形のX線評価

（新名正由，舛田浩一：「臨床整形外科手術全書13 膝」，p.182，金原出版，1991）

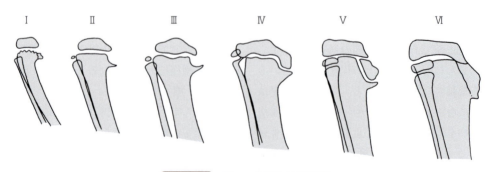

図6-26 Blount病のX線分類

（Langenskiöld A, Riska EB：Tibia Vara osteochondrosis deformans tibiae. J Bone Joint Surg, 46A：p.1405-1420, 1964）

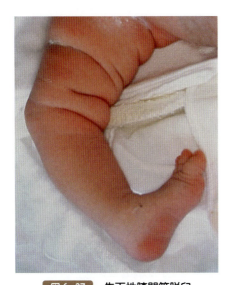

図6-27　先天性膝関節脱臼
膝関節が脱臼しているため50°過伸展位の反張位となっている．

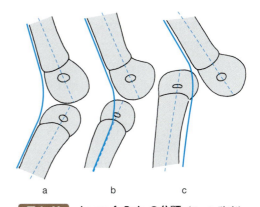

図6-28　Leveuf, Pais の分類（Curtis 改変）
(Curtis BH, Fisher RL：Congenital Hyperextension with Anterior Subluxation of the Knee. J Bone Joint Surg. 51-A, p.255, 1969)

3 X線像

Leveuf および Pais（1946）は側面X線像より3段階に分類（図6-28）している．大腿骨遠位骨端核を通る大腿骨軸と脛骨近位骨端核を通る脛骨軸が関節面上で交差するものが反張膝，関節面を完全にはずれるものが脱臼，両者の中間にあたるものが亜脱臼である．

4 治療

治療開始が生後3ヵ月以降になると治療成績は悪くなるので，早期に治療を開始する．矯正は牽引を加えながら愛護的他動的に膝関節を屈曲し，得られた屈曲矯正位で外固定を行うことをくり返して屈曲角度を拡大していく．先天性股関節脱臼の治療に使われるリーメンビューゲルを用いた治療法も報告されている．リーメンビューゲルにより股関節を屈曲することにより二関節筋である大腿四頭筋を弛緩させ，下腿の重力により膝関節を屈曲させるものである．保存療法を行っても改善が得られない場合は手術的治療が必要となる．大腿四頭筋腱の延長，前方関節包の切開，膝蓋上嚢の剥離を行う．

股関節脱臼合併例では膝関節脱臼の治療を先に行う．股関節脱臼を最初に整復しても，膝関節の脱臼反張肢位により膝内側屈筋力が大腿骨頭を押し上げるように作用し，整復した股関節を再脱臼させる力が働くことになる．

E　下肢のスポーツ障害

✓ 重要事項

■ スポーツ外傷
　基本的には低スピード・低エネルギー外傷である．
　関節外傷では靱帯，半月板損傷，関節以外では筋・腱損傷が多い（筋・腱損傷については第12章 C を参照）．
　受傷機転，徒手テスト，MRI などの画像検査によって診断する．

損傷組織やスポーツ活動レベルにより，手術・保存的治療を選択する．

膝前十字靱帯損傷》
- 接触外傷（タックルなど）と非接触外傷（ジャンプ着地）がある．後者は女性，バスケットボールなどの種目で好発
- 関節血腫，ラックマンテストとピボットシフトテスト，MRIによる診断
- スポーツ活動レベルに応じて手術（自家移植腱による靱帯再建術）を考慮

膝後十字靱帯損傷》
- 前方からの直達外力により発生
- 診断：後方引き出しテスト，MRI
- 原則的には保存的治療

膝内側側副靱帯損傷》
- 接触・非接触外傷，外反ストレス外力により発生
- 診断：外反ストレステスト，合併損傷（十字靱帯など）の存在に注意
- 原則的には保存的治療（装具を用いた早期運動療法）

膝半月板損傷》
- 診断：マックマレーテスト，MRI
- 有症状例に対しては原則的に手術（切除術，または縫合術）
- 円板状半月板障害（損傷）：成長期に好発，外側半月板，左右両側

膝関節部の骨折・軟骨損傷》
- 靱帯・腱付着部の裂離骨折，関節内骨軟骨骨折（第12章 p.381参照）

膝蓋骨脱臼（反復性膝蓋骨脱臼）》
- 大半の例で自然整復
- 反復性脱臼に移行する可能性
- 治療：反復性脱臼例に対する脱臼防止手術

足関節捻挫》
- 内反・底屈位での受傷
- 外側靱帯（距腓・踵腓靱帯）の損傷
- 保存的治療（装具を用いた早期運動療法）が原則

■スポーツ障害

オーバーユース障害は腱付着部に生じるものが多い．

成長期にはこの時期特有の障害が発生する．

治療は，原則的に保存的治療（アイシング，ストレッチ，運動の休止や調節など）を行う．

成長期の膝障害》
- Osgood-Schlatter病：脛骨粗面の膝蓋腱付着部の障害．発育旺盛な時期の男児に好発
- 離断性骨軟骨炎：大腿骨内顆・外顆に好発．スポーツ活動の休止，進行例では手術

成人の膝障害》
- ジャンパー膝：膝蓋骨下極の膝蓋腱付着部の障害
- 膝前面痛：膝蓋軟骨軟化症，タナ障害，膝蓋大腿関節不適合（膝蓋骨亜脱臼），膝蓋大腿関節周囲組織のオーバーユース障害

腸脛靱帯炎（腸脛靱帯摩擦症候群）：膝外側での腸脛靱帯と大腿骨外顆との摩擦による障害
鵞足炎：膝内側のハムストリング腱付着部の障害

下腿・足の障害》
疲労骨折：脛骨，中足骨に好発．2～3ヵ月のスポーツ休止（脛骨跳躍型疲労骨折やJones骨折は難治性）
シンスプリント：脛骨中下3分の1内側の痛み，ヒラメ筋の付着部障害
慢性コンパートメント症候群（第12章 p.399 を参照）
アキレス腱障害：アキレス腱炎・腱周囲炎，腱付着部障害．長距離陸上選手に好発
足底腱膜炎：ランニングやジャンプのくり返しで発生．ストレッチングや足底装具（インソール）の使用

下肢のスポーツ外傷

スポーツによる外傷は，受傷機転としては直達外力（接触外傷 contact injury），介達外力（非接触外傷 non-contact injury）の両者がある．外力の大きさや程度の分類上では，低スピード・低エネルギー外傷に属するものが多い．その結果，関節外傷では捻挫（骨折や脱臼を除く関節外傷）による靱帯や半月板損傷，関節外では筋・腱の損傷が多い．

診断上は，まず受傷機転が重要である．これは各損傷で各々，特徴的な受傷機転があるからである．診察においては，徒手テストにより不安定性や圧痛部位の評価を行う．画像検査上は，骨折の場合でも裂離骨折や骨軟骨骨折など，骨片が小さく，X線診断の難しい例が多い．画像診断においては，MRIが非常に有力な手段となる．

治療に関しては保存的治療（早期運動開始による機能的治療）と観血的治療（手術）がある．この両者の選択は，どの組織が損傷したか，そして個々の例でのスポーツ活動レベルなどによって決まる．陳旧性で時間の経過した外傷の場合は，スポーツ活動における支障や，将来的に経年変化に伴う障害進行の可能性があるかどうか，といった観点で，各個人に応じた治療法が選択される．

膝前十字靱帯損傷
anterior cruciate ligament injury

1 機能解剖

前十字靱帯 anterior cruciate ligament は，関節内に存在し，後十字靱帯と1対になって膝関節の前後方向の安定性に寄与するとともに，関節運動の動作を誘導する．靱帯の付着部は脛骨側では脛骨顆間隆起であり，大腿骨側は後方に向かって走行し，顆間窩外側壁に付着する（図6-29）．

2 受傷機転と分類

損傷は接触外傷，非接触外傷の両者で生じる．前者はコンタクトスポーツでの外側からの直達外力が多く，内側側副靱帯損傷が合併することもある．後者は床面や地面に足部を固定された状態で膝を捻った際などで生じるが，スポーツ種目としてはバスケットボール，そして性別では女性に多くみられる．

3 診 断

診断はまず，上記の受傷機転，そして関節内血腫の存在が手掛かりとなる．多量の関節内血腫をきたす膝スポーツ外傷のうち，半数以上が本損傷といわれる．徒手検査においては，ラックマンテスト Lachman test（軽度屈曲位での前

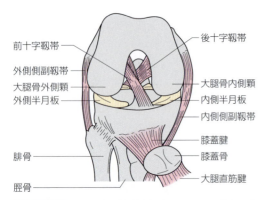

図 6-29　膝関節の解剖（右膝を正面から見た図）
靱帯は前後の十字靱帯と内外側の側副靱帯からなり，半月板は内側と外側に1つずつ存在する．
（菊池臣一編集：中山　寛他，診療に必要な基礎知識．運動器の痛みプライマリケア　膝・大腿部の痛み，p.45，南江堂，2012）

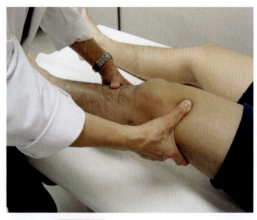

図 6-30　ラックマンテスト
前十字靱帯損傷による不安定性のある膝では，軽度屈曲位での前方引き出しテストが陽性となる（左膝の評価を行っている）．

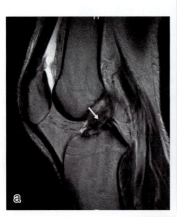
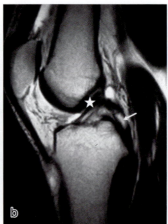
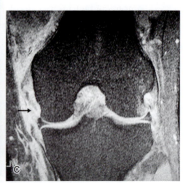

図 6-31　膝靱帯損傷例での MRI T2 強調像所見
a．前十字靱帯実質部での損傷（矢状断像　矢印：損傷部）
b．後十字靱帯実質部での損傷（矢状断像　矢印：損傷部，☆印：前十字靱帯）
c．内側側副靱帯近位寄り実質部での損傷（左膝・冠状断像　矢印：損傷部）

方引き出し）（図 6-30）とピボットシフトテスト pivot shift test（外反ストレス下での屈伸時に生じる動的な亜脱臼・整復現象）が陽性となる．画像検査では，MRI で，靱帯実質部の高信号・不鮮明化（図 6-31a）とともに，大腿骨外顆と脛骨外顆後縁に骨挫傷が認められる．

4　治療

実質部での断裂の場合は，一般的にモップ状とも表現されるような形態の断裂様式をとり（図 6-32），一次修復（縫合）術の成績は良好なものではない．したがって急性期には1週前後の安静の後，まず日常生活レベルの膝機能回復を図る．その結果不安定性は残存するが，通常は日常生活動作において支障はない．その後，若年者やスポーツ活動レベルの高い例では，二期的に，自家移植腱を用いた靱帯再建術が行われることが多い．

E 下肢のスポーツ障害 | 159

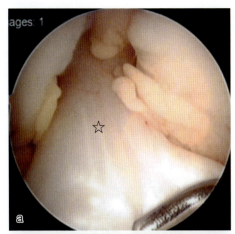

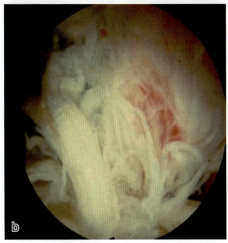

図6-32　膝関節鏡視像
正常前十字靱帯（a, ☆印）と実質部で断裂した前十字靱帯（b）．

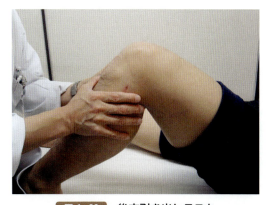

図6-33　後方引き出しテスト
後十字靱帯損傷による不安定性のある膝では，90°屈曲位での後方引き出しテストが陽性になる（左膝の評価を行っている）．

撲（地面で打撲）が第一の受傷機転である．付着部の裂離骨折は脛骨側で生じることが多いが，本靱帯損傷全体のなかでの頻度としては，その大半が実質部での損傷である．

3 診　断

本靱帯損傷の場合，関節内血腫はあるが，多量とはならない．徒手検査においては，90°屈曲位での後方へのストレス（後方引き出し）テスト posterior drawer test（図6-33）が陽性となる．MRIでは，靱帯実質損傷部の高信号化領域の存在（図6-31b）を認め，損傷の部位診断も含めて，その診断価値は高い．

4 治　療

後十字靱帯は前十字靱帯に比べ，保存的治療においても，ある程度の治癒（連続性の再獲得）は生じうる，と考えられていて，早期からの訓練を行う機能的治療法が選択されることが多い．その結果，ある程度の不安定性は残存しても，通常，高いスポーツ活動においても支障はない．不安定性が著明な場合や複合靱帯損傷例では，二期的に再建術が行われることがある．

膝後十字靱帯損傷
posterior cruciate ligament injury

1 機能解剖

後十字靱帯 posterior cruciate ligamentは関節内にあるが，後方は関節包に付着している．前十字靱帯と1対になって関節運動を誘導するとともに，脛骨の過度の後方移動を制動する．脛骨側では脛骨後縁の正中部に，大腿骨側は前方に向かって走行し，顆間窩内側壁から天井部に付着する（図6-29）．

2 受傷機転と分類

損傷は主に接触外傷（直達外力）で生じる．スポーツにおいては膝屈曲位での前方からの打

膝内側側副靱帯損傷
medial collateral ligament injury

1 機能解剖

内側側副靱帯 medial collateral ligamentは，関

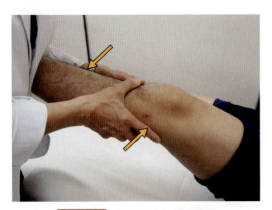

図6-34 外反ストレステスト
内側側副靱帯損傷による不安定性のある膝では，外反ストレステストで過度の内側関節裂隙の開大が認められる（左膝の評価を行っている）．

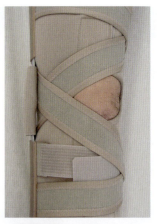

図6-35 膝靱帯損傷用装具
内側側副靱帯損傷膝に対しては，装具（支柱付きサポーター）を用いて早期に運動を開始する機能的治療が行われる．

節包と一体化した深層と，関節外で前方は縦走，後方では斜走する線維を持つ浅層に分かれるが，機能的には浅層の役割がより大きい．膝関節の過度の外反を制動する．

2 受傷機転と分類

受傷機転としてはまず，タックルやブロックなどによる膝外側からの直達外力が挙げられる．ジャンプ着地やストップ，ターン動作での，膝が内に入る形での非接触外傷もある．損傷の程度により，1〜3度に分類される．この分類では，1度：小範囲の線維の損傷で不安定性を認めないもの，2度：軽・中等度の不安定性を認めるが完全断裂にはいたらないもの，3度：完全断裂，となる．

3 診断

診断においては徒手的に外反ストレス valgus stress を加えた際の内側関節裂隙の開大の左右差を評価する．この際，被検者を仰臥位とし，伸展位と軽度屈曲位の両方で評価する（図6-34）．外反ストレステストと受傷部の圧痛をもって，本損傷の診断は比較的容易に下せる．ただ，本損傷はほかの靱帯や半月板損傷を合併することもあり，診察評価上は合併損傷の診断に留意を要する．MRIは損傷部位の評価とともに，合併損傷の診断に有用である（図6-31c）．

4 治療

内側側副靱帯はその治癒傾向が良好であることが報告されている．本靱帯の新鮮単独損傷は，3度の損傷例を含めて，支柱付装具を用いた早期運動療法（図6-35）を基本とした保存的治療法で良好な成績が得られる．合併損傷例では，合併する十字靱帯や半月板損傷に対し，観血的治療が選択される場合もある．

膝半月板損傷
meniscus injury

1 機能解剖

半月板 meniscus は，膝関節の大腿骨・脛骨間に介在し，組織学的には線維軟骨からなる関節構成体である．関節を上から見ると，内側半月板はC型を呈し，一方外側半月板は，その前後径が内側よりも小さく環状に近い（図6-36）．機能としては，大腿骨・脛骨間の荷重（接触）面積の確保，関節運動の誘導，衝撃荷重の吸収，関節安定性・潤滑への寄与，などが挙げられる．また半月板は，その外周縁では周囲関節包から侵入する血管により，全幅の10〜30％の領域で血管が存在する，とされている．

E 下肢のスポーツ障害

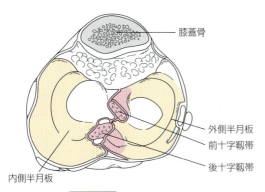

図6-36 膝関節横断図
半月板は内側と外側に1つずつ存在する．外側半月板は内側より小さく環状の形態を持つ（右膝を上から見た図）．

2 受傷機転と分類

半月板の損傷は，関節面への圧迫に加え，回旋を伴った外力により生じるものが多い．ただし円板状半月板といわれるサイズの大きい半月板を有している例では，明らかな外傷がなくても，断裂が生じうる（コラム参照）．

半月板損傷は，その断裂形態により，縦・横・斜・弁状（flap型）・水平・バケツ柄状断裂などに分類される（図6-37, 38）．合併損傷としては，靱帯や半月板損傷，関節内骨折などがある．

3 診断

半月板損傷の症状は受傷時には，痛みと腫脹（関節液の貯留を伴う）である．受傷後の経過で，いったん急性期症状は軽減するが，その後も運動に際し引っ掛かりcatchingや膝くずれgiving wayを伴った痛みが続く，という経過が一般的である．

診断は，こういった臨床症状に加え，理学所見，MRIを中心とした画像検査に基づいて行う．理学所見においては従来から，マックマレーテスト McMurray test（内旋または外旋ストレスを加えつつ最大屈曲位から膝を伸ばしていく際のクリッという感覚で評価）が行われている（図6-39）．ただ診察においては，これらのテストのみでなく関節裂隙の圧痛や各種ストレスによる痛みなど複数の手技を行い，総合的に

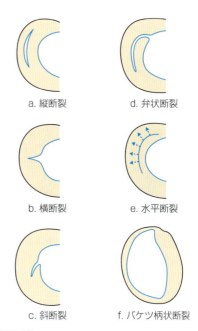

図6-37 半月板損傷の断裂の形態による分類
半月板損傷は断裂の形態により次のように分類される（a. 縦断裂　b. 横断裂　c. 斜断裂　d. 弁状断裂　e. 水平断裂　f. バケツ柄状断裂）．

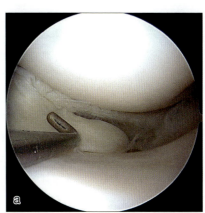

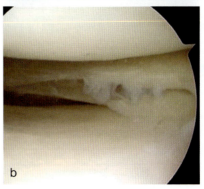

図6-38 関節鏡視像
半月板弁状断裂（a）と水平断裂（b）．

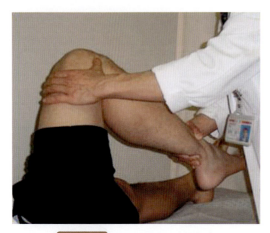

図 6-39　マックマレーテスト
半月板損傷の診断（右膝の評価を行っている）．

判断する必要がある．画像診断の第1選択はMRIである．MRIにおいて正常半月板の実質部は，T1・T2強調像ともに低信号を呈するが，断裂や変性があれば，その部分は高信号となる（図 6-40）．

4 治療

症状を有する半月板損傷に対する治療としては，原則的に観血的治療が選択される．術式は切除術と修復（縫合）術に大別することができる．半月板組織は切除後の再生を期待しがたいとされており，切除術を行うと術後の半月板機能の部分喪失に伴う変形性関節症の進行が問題となる．したがって特にスポーツ選手においては，できる限り修復術を行って半月板を温存することが勧められている．ただ修復術の適応は，半月板外周縁部の血行の存在する領域（血管野）の断裂で体部の著明な変性を伴わないものに限る，という基準が一般的である．切除・修復術いずれの場合でも手術は関節鏡を用いて行う．

膝関節部の骨折，軟骨損傷

第12章（p.378）を参照．

コラム　円板状半月板 discoid meniscus

円板状半月板は半月板のサイズが大きく脛骨関節面の広い範囲をおおう形状のもので，日本人においてはその頻度は欧米より高く，5〜7％といわれている．そのほとんどが外側半月板に，また左右両側に認められる．明らかな外傷の既往なく損傷が生じることもあり，特に小児における半月板損傷はその多くが，円板状半月板例である．理学所見においては，伸展・外反ストレス時の痛みにくわえ，屈伸に伴い著明な弾発を認める例もある．MRI検査の診断価値は高く，体部に生じる水平断裂なども詳細に描出される（図 6-40）．

膝蓋骨脱臼
dislocation of the patella

スポーツ外傷は一般に，低エネルギー外傷であるため，膝関節（大腿骨・脛骨間）の脱臼は少ない．一方，膝蓋骨（膝蓋大腿関節）の脱臼は，スポーツ外傷のひとつとしても生じうる．脱臼は捻り動作で生じるが，その臨床的特徴は，大半の例で脱臼後に自然整復されることである．したがってX線像で脱臼そのものが確認されることは少ないが，整復後も膝蓋骨軸射像で関節の不適合（膝蓋骨の外方偏位）を認めることが多い．また脱臼・整復時の関節面の衝突により，骨軟骨骨折を合併することがある（図 6-41）．通常，多量の関節内血腫が認められる．またこの外傷は，もともと膝蓋骨の動きにゆるみがあったり，位置が外方に偏位している，などの素因のある例に発生することが多く，そのような例では反復性脱臼に移行する確率が高い．治療に関しては，初回脱臼時には保存的治療が選択されることが多い．脱臼の反復が問題となる場合は，脱臼再発防止のための手術（内側膝蓋大腿靱帯再建術など）が行われる．

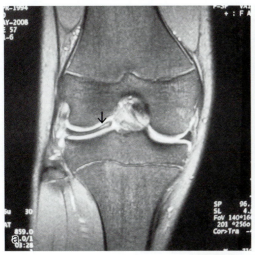

図 6-40　円板状半月板

円板状半月板の MRI（a）．実質部に水平に走る高信号域（矢印）が認められ，断裂の存在を示す．関節鏡視所見（b）で脛骨関節面をおおう大きなサイズの半月板（☆）が認められる．

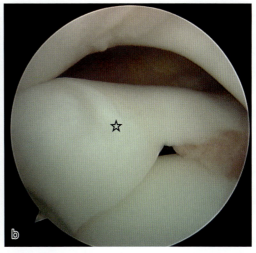

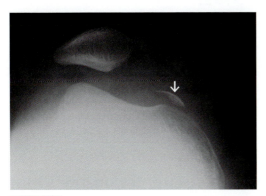

図 6-41　膝蓋骨脱臼例の膝蓋骨軸射 X 線像（右膝）

脱臼は整復されているが，膝蓋骨の外側への偏位があり，また脱臼・整復の際に生じた膝蓋骨関節面の骨軟骨骨折に由来する遊離骨片（矢印）を認める．

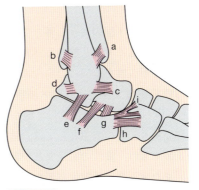

図 6-42　足関節外側の靱帯の解剖（右足関節）

a. 前脛腓靱帯，b. 後脛腓靱帯，c. 前距腓靱帯，d. 後距腓靱帯，e. 踵腓靱帯，f. 外側距踵靱帯，g. 骨間距踵靱帯，h. 背側踵立方靱帯，i. 二分靱帯
（橋本健史：スポーツエコー診療 Golden Standard，p.206，南山堂，2017）

足関節捻挫
ankle sprain

1 機能解剖

足関節にはその内外側，前後方に靱帯が存在し，各方向への安定性や関節運動の誘導に寄与している．捻挫で最も損傷されることが多いのは，外側に存在する前・後距腓靱帯，踵腓靱帯である（図 6-42）．

2 受傷機転と分類

損傷の多くは，内反＋底屈位で生じるため，上述の外側靱帯の損傷を伴う．靱帯損傷の程度によって，前述の膝内側側副靱帯と同様，1～3度に分類される．

3 診 断

本損傷の診断は，受傷機転や腫脹・圧痛部位の評価を行うことによって可能である．関節不安定性（靱帯損傷）の程度は，徒手的に前方引き出しテストを行って評価する．X線評価では靱帯付着部の裂離骨折の存在に留意し，不安定性の客観的評価にはストレスX線撮影を行う．MRIは靱帯や関節内骨軟骨損傷の診断に有用である．

4 治 療

本損傷に対しては，靱帯損傷の程度にかかわらず（3度の完全断裂であっても）保存的治療（装具を使用した早期運動療法）が行われる（図6-43）．不安定性による症状が続く例では，二期的に再建術が行われることがある．

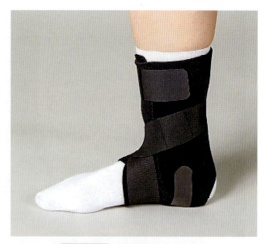

図6-43　足関節捻挫用装具

足関節捻挫に対しては，装具（サポーター）を用いて早期に運動を開始する機能的治療が行われる．

下肢のスポーツ障害

スポーツ外傷が1回の大きな外力で発生するのに対し，障害はくり返し加わる外力が，その組織の強度や耐久性を上回った場合に生じる．このような障害はオーバーユース障害 overuse injury ともいわれる．好発部位は，腱が骨に付着する部であり，その病態としては，腱組織の微小な断裂や変性，慢性の炎症などが考えられている．また成長期には腱付着部や関節軟骨下層の骨端に軟骨が存在するため，この年代特有の障害が発生する．

これら障害の治療の原則は，保存的治療であり，観血的治療（手術による病巣の切除など）は長期間スポーツ活動に支障の続く難治例に限られる．保存的治療の内容はスポーツ活動の制限，ストレッチング，アイシングの指導などである．その際，柔軟性の欠如や変形・アライメント異常（内外反膝，足部の変形）など，障害発生の要因となっているものがないかどうかの評価を行い，そういった問題に対しても対処（トレーニングの指導や装具使用など）を行うことが重要である．

成長期の膝障害

Osgood-Schlatter 病　必修
Osgood-Schlatter disease

1 病態と頻度

膝関節のやや遠位，前方に脛骨粗面といわれる骨隆起があり，同部には膝蓋腱が付着する．成長期には同部に脛骨近位の成長軟骨板と連続する軟骨が存在するが，その部に膝蓋腱を介して大腿四頭筋の強い牽引力が作用することが原因と考えられている．ジャンプやダッシュなどを含むスポーツを行っている活発な男児に多く，年齢的には，10歳前後から10代前半の成長の旺盛な時期に好発する．両側性に生じる場合もある．

2 症状と診断

スポーツ活動に伴う脛骨粗面に一致する痛み・腫脹が主症状である．診察上は局所の腫脹，圧痛である．X線では脛骨粗面部の軟骨開大や裂離が認められることがある（図6-44）．

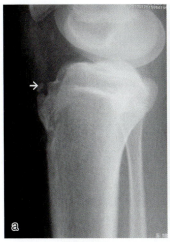
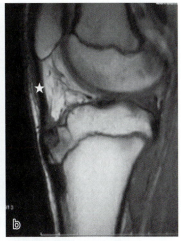

図6-44 Osgood-Schlatter 病の画像所見
a. 側面 X 線像. 遊離骨片（矢印）が認められる.
b. MRI T1 強調矢状断像. ☆印で示す膝蓋腱の脛骨側付着部に病変が存在する.

また，裂離した部分に骨化が生じ，骨成長終了後も膝蓋腱内部に遊離骨片が残存する例がある.

3 治療

治療に関しては，ストレッチやアイシング，装具などの保存的治療が選択される．スポーツ活動については，痛みがあってもスポーツ活動そのものには支障がない場合は，継続させることが可能である．

離断性骨軟骨炎
osteochondritis dissecans

1 病態

原因は不詳であるが，スポーツ活動レベルの高い小児に好発する．スポーツ活動において，関節に加わる外力のくり返しによって，関節軟骨とその深層の軟骨下骨に損傷・障害が生じると考えられている．

2 頻度と病期

年齢的には学童期から思春期，女性よりも男性，部位では大腿骨内側顆の顆間部寄りと大腿骨外側顆荷重部に多く発生する（図6-45）．大腿骨外側顆発生例では円板状半月板を合併することが多い．病期については，早期には関節軟骨面の外観状の変化はなく，連続性も保たれている．病期が進むにつれ分離・遊離期へといたり，最終的に，関節軟骨とその深層の軟骨下骨を含んだ関節内遊離体を形成する．

3 症状と診断

症状として特徴的なものはなく，運動時・後の疼痛である．X線検査においては，初期には透亮巣，その後進行に伴い，周囲の硬化，分離，遊離がみられるようになる．MRI は早期診断や病期の判断に有用である．

4 治療

成長期で，軟骨表面の連続性が保たれている例には保存的治療が原則となる．保存的治療の原則は負荷の軽減である．その内容は外固定や免荷から単なるスポーツ休止指示にいたるまで，状況に応じていろいろな対応がとられる．このような保存的治療を行っても治癒が遅延した場合には，手術（骨穿孔術）が考慮される．一方，分離・遊離にいたるような進行例には手術が選択されることが多い．

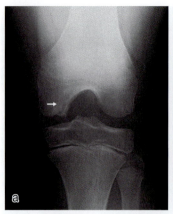
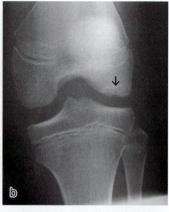

図6-45 膝大腿骨離断性骨軟骨炎症例の正面X線像
a. 左膝大腿骨内顆顆間部寄りの好発部での発生例（矢印）.
b. 左膝大腿骨外顆荷重部での発生例（矢印）.

成人の膝障害

ジャンパー膝
jumper's knee

1 病態と頻度

Osgood-Schlatter病と同様，大腿四頭筋から膝蓋骨，膝蓋腱を経て脛骨粗面にいたる膝伸展機構 extensor mechanism の腱付着部のオーバーユース障害である．バレーボールなどジャンプ系のスポーツ選手に好発する．成人例では膝蓋骨下極の膝蓋腱付着部に発生する頻度が高い．

2 症状と診断

スポーツ活動に伴う障害部の疼痛や腫脹が主症状である．抵抗下での膝伸展（大腿四頭筋収縮）で同部の痛みが生じる．X線上は通常は異常を認めない．難治例ではMRI上，腱実質内に変性に伴う信号強度上昇域が認められることがある．

3 治療

疼痛の程度に応じたスポーツ活動の調節，ストレッチングやアイシングの指導，装具の使用に加え，運動療法として，スクワットによる大腿四頭筋の遠心性収縮訓練を行う．

膝前面痛
anterior knee pain

スポーツ障害としての膝痛は，膝蓋骨周囲の関節内外の組織に由来する膝前面の痛みを主な症状とするものが多い．これにはさまざまな病態が含まれるが，障害発生部位を特定しがたいものも多く，保存的治療の内容も原則的には同様であるため，膝前面痛 anterior knee pain と総称される．

1 病態と臨床像

関節内の問題としては，まず膝蓋大腿関節に由来するものがある．膝蓋骨側の関節軟骨面に，軟化や表面不整を伴う軟骨障害が認められることがあり，膝蓋軟骨軟化症 chondromalacia patella といわれる（図6-46）．また，膝蓋大腿関節内側の間隙にはタナといわれる滑膜ひだが張り出しているが，この部の痛みを生じるものはタナ障害といわれる．膝蓋大腿関節での膝蓋骨の外側偏位や傾斜（膝蓋骨亜脱臼）などの不適合の存在も同部の障害発生の要因となる．一方，関節外の組織としては，膝蓋骨周囲に付着する関節包や内外の膝蓋支帯などの軟部組織の炎症が痛みの発生にかかわる．

2 症状と診断

同部の障害は一般に女性に多く，症状はス

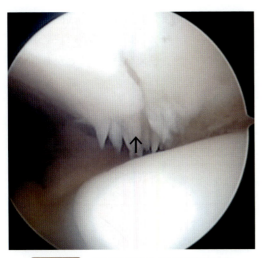

図6-46 膝蓋軟骨軟化症の関節鏡視像
軟骨表面の不整を矢印で示す．

ポーツ活動に伴う痛みである．診察上，局所の痛みとともに腫脹（関節液の貯留）を認めることもある．X線所見では膝蓋大腿関節の不適合や関節症変化の有無に留意する．MRIでは関節軟骨やタナの状態に関する情報が得られる．

3 治 療

原則的には保存的治療であり，その内容もほかのスポーツ障害と同様である．障害発生の要因として，筋腱の柔軟性の欠如や膝蓋大腿関節の不適合，膝・足部変形などが認められた場合は，それらを改善するためのリハビリテーション指導や，必要に応じ装具使用なども考慮する．

腸脛靱帯炎（腸脛靱帯摩擦症候群）
iliotibial band friction syndrome

腸脛靱帯は，大腿外側から大腿骨外顆の上を通過して，脛骨近位のガーディー結節 Gerdy's tubercle に付着する．その走行経路中で大腿骨外側上顆部において，膝関節屈伸に伴い摩擦が生じ，本障害が発生する．スポーツ種目では長距離走で好発する．治療は，腸脛靱帯のストレッチングやアイシング，足底装具の処方を行う．

鵞足炎
anserine bursitis

脛骨近位の脛骨粗面の内方遠位には，薄筋・半腱様筋などの内側ハムストリングの腱や内側側副靱帯浅層の前縦走線維が付着する．ここの腱付着部を腱の形状（水鳥の水かきのように広がって膜状に一体化する）に基づいて「鵞足」と称するが，この腱付着部での障害が鵞足炎である．上述の腸脛靱帯炎同様，ストレッチングやアイシング，足底装具などで対処する．

下腿・足の障害

疲労骨折
stress fracture

疲労骨折は，脛骨，中足骨に好発する．スポーツ活動においてくり返し骨に加わる負荷によって発生する．スポーツ活動，荷重時の痛みがあり，診察上は骨折部に限局した圧痛が存在する．X線上，当初は異常を認めず，時間の経過とともに修復のための仮骨（新生骨）が骨折部に認められるようになる．通常は2～3ヵ月の（ランニングやジャンプなどの）運動休止で治癒が得られ，スポーツ復帰可能となる．ただ，脛骨骨幹部の跳躍型疲労骨折やサッカー選手において第5中足骨の骨幹近位部に発生するジョーンズ Jones 骨折（図6-47）は難治性であり，手術を要する場合がある．

シンスプリント
shin splints

ランニングなどで生じ，脛骨中下3分の1の内側に疼痛と圧痛を認める．同部に起始を持つヒラメ筋の付着部障害と考えられている．疲労骨折と異なり，X線上，異常を認めない．スポーツの制限やストレッチングによる治療を行う．

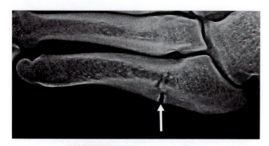

図6-47 ジョーンズ骨折
サッカー選手に好発する第5中足骨近位骨幹部の疲労（ジョーンズ）骨折（矢印の部位）．

慢性コンパートメント症候群
chronic compartment syndrome

第12章（p.399）を参照．

アキレス腱障害（アキレス腱炎，腱周囲炎，腱付着部障害）
Achilles tedinopathy

長距離陸上選手に多く発生する．アキレス腱実質の変性，もしくは腱周囲組織の炎症が病態とされる．診察上，腱およびその周囲の炎症所見や圧痛に加え，アキレス腱実質の病変がある場合は腱の肥厚や硬化を触れることがある．症状の強い場合や急性期はランニングの休止，また腱の緊張を低下させるための補高装具（ヒールパッド）を処方する．運動療法としては下腿三頭筋の遠心性収縮訓練を行う．

足底腱膜炎
plantar fascitis

足底の土踏まずのアーチを支える足底腱膜の障害である．ジャンプやランニングにおける負荷のくり返しが障害の発生にかかわると考えられている．痛みは腱膜の踵骨への付着部付近に存在することが多い．運動量の制限に加え，ストレッチングや足底装具（インソール）の使用による治療を行う．

F 先天性下腿偽関節症
congenital pseudoarthrosis of the leg 必修

✓ 重要事項

疫学・病因》発生頻度は，人口10万〜20万人に1人．過半数が神経線維腫症（type 1）に合併する．線維性骨異形成症との合併もみられる．病因はいまだに不明である．

診　断》乳児期，下腿に前外方凸の片側性変形がみられれば本症を疑う．神経線維腫症や線維性骨異形成症の合併があればより可能性が高い．単純X線所見により，いくつかのtypeに分類される．

治　療》確実に治療する方法はいまだにない．きわめて難治性疾患である．各種骨移植術や骨延長・骨移動術が報告されている．

予　後》一度骨癒合が得られても，再骨折や脚長差の問題が多く，長期にわたり経過観察が必要となる．

1 概　念

なんら誘因なく，新生児期から乳児期に生じる下腿の弯曲変形である．単純X線像上変形部位は，いわゆる骨折後の偽関節様所見を示し，そのため，この名称が付けられている．整形外科分野では，難治性疾患のひとつとされる．

2 疫学および病因

人口10万〜20万人に1人といわれているが，

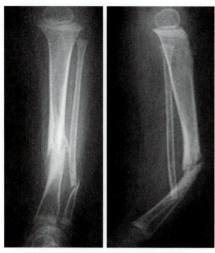

図6-48 左先天性下腿偽関節症
（1歳4ヵ月男児）

本例の過半数は，神経線維腫症（typeⅠ）に合併する．神経線維腫症（typeⅠ）に特徴的なカフェオレ斑 café-au-lait spots やほかの皮膚病変を伴う．神経線維腫症（typeⅠ）症例の5〜6％に本症がみられるとされる．線維性骨異形成症との合併もみられることがある．病因はいまだに不明である．

3 症状

新生児期から乳児期に，片側性の下腿前外方凸変形があれば本症を疑う必要がある．通常脛骨の病変が主であるが，まれに腓骨のみに病変がみられる場合もある．神経線維腫症や線維性骨異形成症の合併があれば，より可能性は高い．乳児期にすでに骨折が生じている場合には，変形部の異常可動性がみられるが，軽度の変形のみで皮膚症状もない場合には，診断が困難なこともある．しかし，神経線維腫症による皮膚症状は後になってはっきりしてくる場合もあり，経過観察が必要である．

4 診断

診断は，単純X線像にて行う．変形が前外方凸であり，X線像上局所の骨硬化像や骨融解像などの変化がみられればほぼ診断は確定する（図6-48）．小児骨折後の治癒過程でみられるような旺盛な仮骨の形成はみられない．神経線維腫症の特徴的な皮膚所見カフェオレ斑（神経線維腫など）があれば，より診断は容易となる．

5 分類

単純X線所見により以下のような分類がされている．

① Andersen の分類
形成不全型，硬化型，囊腫型，内反足型

② Boyd の分類
typeⅠ：弯曲と欠損型，typeⅡ：弯曲と形成不全型，typeⅢ：囊腫型，typeⅣ：硬化型，typeⅤ：腓骨低形成型，typeⅥ：骨神経線維腫型

③ Crawford の分類
typeⅠ：骨硬化像を伴う弯曲，typeⅡ：管状構造を伴わない弯曲，typeⅢ：囊腫病変を伴う弯曲，typeⅣ：形成不全による狭窄や明らかな偽関節を伴う弯曲．

6 治療

過去，いろいろな治療が試みられてきたが，その成績は必ずしも満足のいくものではない．軽症例では，装具などによる保存療法も考えられるが，ほとんどの症例で手術療法を必要とする*．手術時期に関しては一定の見解はないが，通常4〜5歳で1回目の手術を行うことが多い．以下に，主な手術療法を述べる．いずれの場合も髄内釘の留置と自家骨（骨膜も含む）移植は必須である．

> *前外方凸変形を示す症例のなかには，少数ではあるが自然改善する場合もあり，ある期間病変部のX線変化を観察し治療方針を決める必要がある．特に腓骨がほぼ正常で脛骨より長く，足関節内反の傾向にある症例が多い．

■ 局所搔爬・廓清および自家骨移植術

病変部の肥厚した軟部組織・不良骨組織の搔爬・廓清を行い，自家骨を移植し，同時に強固な内固定を行う．術後は装具の装着を行う（Boyd法，水島法など）．

■ 血管柄付き骨移植術

血管柄付きの腓骨を健側から移植する方法である．マイクロサージャリー microsurgery の進

歩により，成功率は非常に高くなっている．しかし，健側の正常組織を犠牲にすることや移植骨の成長などに問題が残る．

■ 骨延長術（骨移動術）

近年，骨延長術の進歩により，先天性偽関節症の治療においてもその技術が応用されつつある．偽関節部位の異常組織を切除し，正常な近位において骨切りを行い，骨延長や骨片移動（bone transport 法）を行う方法である．Ilizarov式や単支柱型の創外固定器を用いて行う．

■ その他

最近では前述の術式に加え，局所に rh BMP-2 および BMP-7（recombinant human bone morphogenic protein-2 & 7）を使用し好結果を得たとの報告がみられる．しかし，わが国での使用は認められていない．

7 鑑別診断

■ 先天性下腿弯曲症

本症と同時期に起こる下腿変形であるが，予後は比較的良好である．変形は，本症の前外側方向と反対に後内側方向が多く，これが重要な鑑別点となる．骨折を起こすことはなく，変形は自然改善され，脚長差のみが残存する傾向がある．

8 予後

本症は，一度骨癒合が得られても，その後再骨折や脚長差などの問題が生じるため，長期の経過観察と装具などによる再骨折の予防に努めることが重要である．

G 足部疾患

✓ 重要事項

先天性内反足
発症頻度 ≫ 1人/1,500人
　　　　　男：女＝2：1
　　　　　片側：両側＝1：1
診　　断 ≫ 4つの変形＝内反，内転，尖足，凹足
　　　　　X線像―距踵角の減少
保存療法 ≫ 矯正ギプス包帯法　Ponseti法
　　　　　装具療法　Denis Browne 様装具，矯正靴
手術療法 ≫ 1歳前後　後内方解離術（Turco法）
　　　　　3歳以降　Lichtblau法，Evans法
　　　　　年長児　三関節固定術
遺残障害 ≫ 舟底足変形，扁平距骨，うちわ歩行，下腿・足部の発育障害

扁平足
先 天 性 ≫ 先天性垂直距骨は難治性
小 児 期 ≫ 自然治癒傾向が強い
成 人 期 ≫ 後脛骨筋腱機能不全症

外反母趾
病　　態 ≫ 第1中足骨の内反と母趾の外反
診　　断 ≫ 重症度は外反母趾角で評価

足の骨端症
» Sever 病—踵骨
» 第 1 Köhler 病—舟状骨
» Freiberg 病—中足骨頭

先天性内反足
congenital club foot, congenital talipes varus

前足部の内転，後足部の内反，足部全体の凹足と尖足の 4 つの主な変形を伴う先天性疾患である（図 6-49）．日本人の発生頻度は約 1,500 人に 1 人で，2：1 の割合で男児に多い．両側例と片側例の頻度は同程度である．

1 病因
多因子遺伝の関与が考えられているが，子宮内での機械的圧迫も変形の原因になるとされる．先天性絞扼輪症候群を合併することもある．病態が異なる難治性内反足に二分脊椎などの神経麻痺やアルスログリポージスに生じるものがある．

2 病態ならびに診断
足根骨の形態異常があり，距骨頚部は短縮内反し，それに合わせるように舟状骨が内側に変位している．踵骨前方は距骨の下に入り込み，いわゆる roll in の状態になっている．アキレス腱の拘縮があり，必ず強固な尖足を伴っているために足関節は徒手的に背屈できない．内反足変形があっても徒手的には背屈できるようであれば，予後が良好な先天性内転足を考える．関節拘縮には三角靱帯（脛舟，脛距，脛踵靱帯）や底側踵舟靱帯（ばね靱帯）の拘縮も関与している．下腿筋の萎縮も認められる．

3 画像診断
X 線検査は，足部の背底像と背屈位で撮影した側面像を用いて評価する（図 6-50）．新生児では足根骨が骨化しておらず，生後 3 ヵ月程度経過すると距骨や踵骨の骨化部分を対象に変形の評価が可能になる．内反足では骨核の出現が遅い傾向がある．後足部内反の指標としては背

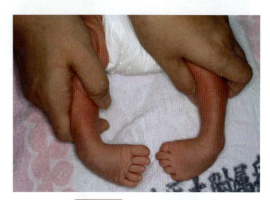

図 6-49　先天性内反足

底像の距踵角（正常 30〜55°）と側面像の距踵角（正常 25〜50°）を用いるが，先天性内反足ではともに 10°以下になる．足根骨が骨化していなくても描出可能な超音波診断装置が有用であり，患児が動いていても検査が行え，拘縮の程度の評価も容易である．MRI も骨化していない足根骨に対して有用であるが，患児が動いていれば撮像できない．

4 治療
■ 保存療法
早期治療が重要である．診断がつけばできるだけ早期から矯正ギプス包帯法 corrective cast による治療を開始する（図 6-51）．Ponseti 法が標準的な治療になっており，まず前足部を外転，回外位に保持するように矯正する．そうすることにより凹足を改善させることができる．尖足は積極的にはギプス矯正せず，遺残尖足に対して生後 6〜8 週でアキレス腱切腱術を行う．切腱後は 3 週間程度ギプス矯正を続ける．その後はデニスブラウン様（Denis Browne）装具にて，矯正位を保持する（図 6-52）．両足間に取り付けたバーにより，膝関節を動かすことにより足部は矯正される．つかまり立ちをするまでは常

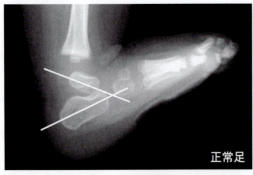
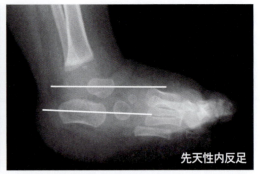

図 6-50　先天性内反足と正常足の背屈位側面 X 線像
直線は距骨と踵骨の軸を示すが，両者のなす角である側面距踵角は，正常足であれば 25～50°である．先天性内反足では小さな値をとり，負の値になることもある．

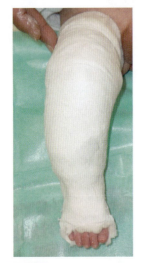

図 6-51　矯正ギプス包帯法

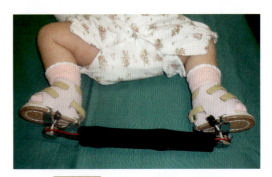

図 6-52　デニスブラウン様装具

時装着するようにするが，独歩開始後は夜間のみとする．就学までは日中でも矯正靴を装着するようにする．

■ 手術療法

　生後 1 歳前後で明らかな変形が残存していれば，独歩開始前に手術治療を考慮する．Ponseti 法が普及してからは，手術適応になる例は少なくなっている．手術を行う場合は，アキレス腱と後脛骨筋腱を延長し，距腿関節の内側関節包，距舟関節包，後距腓靱帯を切離して変形を矯正する後内方解離術が選択されることが多い．血行が障害されると距骨の成長障害を生じることがあるために骨間距踵靱帯は温存する．

　3 歳を過ぎて内反変形が遺残している場合には，踵骨前方部を一部楔状に切除する Lichtblau 法や踵立方関節部で骨切除を行い固定する Evans 法などが選択される．凹足に対しては，足底腱膜を切離する足底解離術を行う．10 歳を超えて変形が遺残している場合には三関節（距踵，距舟，踵立方関節）固定術 triple arthrodesis を行うこともある．

5 遺残障害

　治療後に扁平距骨滑車 flat top talus や舟底足変形 rocker-bottom foot を生じることがある．うちわ歩行 toe-in gait が遺残することがあり，下腿筋萎縮や足部の発育不全を合併する．

扁平足
flat foot

　直立二足歩行するわれわれの足部骨格には縦と横のアーチ構造があり，踏み返し時にバネの

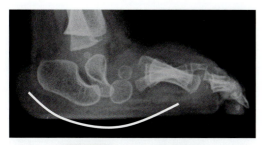

図 6-53　先天性垂直距骨
足底の真ん中が底側に隆起し，典型的な舟底足変形を呈する．

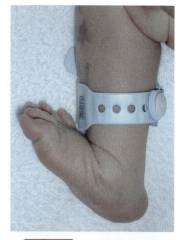

図 6-54　先天性外反踵足
鉤足とも呼ばれ，フック状の形態を示す．

働きをするために効率よく体を前に推進することができる．このアーチ構造が破綻した状態が扁平足であり，さまざまな障害をきたす．実際は後足部回内，前足部外転を伴った外反扁平足の形態をとることが多い．先天性，小児期，思春期，成人期の扁平足はそれぞれ病態が異なる．

先天性扁平足

生まれたときから足部形態異常が明らかであるものに，先天性垂直距骨と先天性外反踵足がある．前者は比較的まれであり，距骨が底屈し，踵部後方が挙上して典型的な舟底足変形を呈する（図 6-53）．保存治療が無効で手術が必要になることが多い．一方，後者は予後の良好な変形である．足関節で過背屈して，フック状の外観を呈することから鉤足とも呼ばれる（図 6-54）．子宮壁による圧迫が原因と考えられており，筋力がついてくれば自然矯正される．

小児期扁平足

歩行開始後に顕性化してくる疾患で，家族が扁平足に気づいて来院する．関節が弛緩しており，踵部が外反して立位で土踏まずは消失する（図 6-55）．自覚症状はない．重症度の判定には荷重時足部側面 X 線像における距踵角の計測が有用で，60°を超える例に対しては縦アーチ付きの足底挿板を処方する．つま先立ちや鼻緒のある履物を励行して足部内在筋を強化することで，成長に伴い足部アーチは形成される．手術療法が選択されることはまれである．

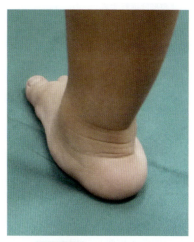

図 6-55　小児期扁平足
自然矯正され，予後は良好なことが多い．

思春期扁平足

小児期扁平足が思春期まで残存することがあり，スポーツ活動が盛んになると，足部の易疲労感を訴えるようになる．外脛骨がある場合には有痛性になることがある．特殊な病態として腓骨筋腱痙性扁平足がある．明確な病因はわかっていないが，足根骨癒合症や足根洞症候群に合併することが知られており，腓骨筋腱の緊張が高まるために外見上扁平足をきたす．他動的に内がえしすると腓骨筋部に疼痛を生じる．

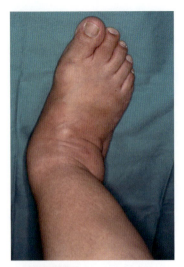

図 6-56　成人期扁平足
後脛骨筋腱機能不全症に起因することが多く，適切な治療を行わなければ変形は進行する．

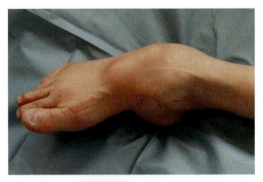

図 6-57　内反尖足

成人期扁平足

　後脛骨筋腱が変性断裂すると後天的な扁平足を生じる．このような病態を後脛骨筋腱機能不全症といい，中年以降の女性に好発する（図6-56）．

1 診　断

　内果後下方の後脛骨筋腱に沿っての腫脹と疼痛があり，扁平足が進行して踵部が外反すれば足部外側にも疼痛を生じるようになる．初期には足根骨間関節の可動域は保たれているが，次第に関節拘縮を伴い硬直性扁平足になる．後脛骨筋腱が断裂すると片脚でつま先立ちができなくなる．

　画像評価として，荷重時足側面 X 線像が重要で，足アーチの低下は横倉法にて評価する．腱が変性すると膨化して断裂するため，MRI や超音波検査による評価が有用である．

2 治　療

　アーチサポート付きの足底挿板の処方ならびにアキレス腱のストレッチングを指導する．手術治療としては関節の可撓性が残っている場合には外側支柱延長術や踵骨内側移動骨切り術と長趾屈筋腱移行術の併用術式などが適応され

る．拘縮が強い場合には三関節固定術が選択される．

尖　足
drop foot

　下腿三頭筋の拘縮を伴い，足関節で底屈して立位で踵が床面に着かない状態を尖足という．その原因としては痙性麻痺や弛緩性麻痺などの麻痺性と下腿コンパートメント症候群や筋挫創などの外傷性がある．脳性麻痺や脳梗塞などの痙性麻痺では，他動的に背屈するとクローヌスを生じる．腓骨神経麻痺などで足関節の自動背屈できないが，体重をかけると踵接地が可能な状態を下垂足という．歩容は鶏歩を呈し，少しの段差でつまずくようになる．このほかに弛緩性麻痺を生じる疾患として，ポリオ，Charcot-Marie-Tooth 病，二分脊椎などがあるが，長期間経過すると拘縮を生じて足関節は他動的にも背屈できなくなる．後脛骨筋が拘縮して内反尖足の形態をとることも多い（図6-57）．

　治療は原因疾患の治療を優先するが，拘縮を生じさせないためにストレッチングや装具療法を行い，跛行を認める場合には靴型装具にて補高する．また，痙性麻痺による尖足にはボツリヌストキソイドの筋肉内注入が有効である．手術療法としてはアキレス腱延長術により尖足を改善し，再発予防に後脛骨筋腱前方移行術を併用することがある．足部変形が骨性に強固な場合には三関節固定術が適応される．

G 足部疾患

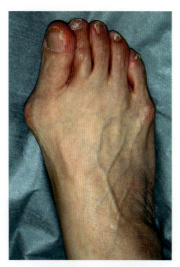

図6-58 外反母趾

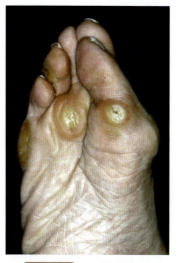

図6-59 足底胼胝形成

外反母趾
hallux valgus

外反母趾は，第1中足骨の内反と母趾の外反を伴った変形である（図6-58）．発症には靴などの外的要因と解剖学的に母趾が長い人や扁平足の人に生じやすいなどの内的要因がある．女性に多く発症し，関節弛緩性なども関与する．関節リウマチや麻痺足にも生じる．

1 診断

外反母趾では，第1中足骨頭が内側に突出し，靴で圧迫されることにより痛みを生じる．変形の程度と疼痛の強さは相関しないが，痛みの強い例では背側趾神経が圧迫により肥厚していることがある．第1中足骨頭が回内して，骨頭内側底部に胼胝形成する（図6-59）．母趾の機能不全が生じると第2趾以下のMTP関節底側に胼胝を伴った中足痛を生じる．内反小趾やハンマートウを伴っていることも多い．

画像診断としては，荷重時足部背底X線像が重要であり，変形の程度は第1基節骨軸と第1中足骨軸のなす角である外反母趾角（HV角）と第1と第2中足骨軸のなす角である中足骨間角（M1M2角）で評価される（図6-60）．外反母趾角が20°以上30°未満を軽症，30°以上40°未満を中等症，40°以上が重症とされる．

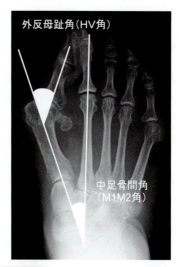

図6-60 外反母趾の重症度評価法（X線像）

2 治療
■ 保存治療

靴の指導が重要で，トウボックスは広く，靴の中で足が前に滑らないように甲の部分を紐やストラップで押さえることのできる靴を勧める．母趾MTP関節周囲のストレッチングや足ゆびじゃんけんなどの体操療法を指導する．矯正装具療法や足底挿板療法は疼痛の緩和に有効である．

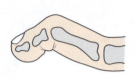
ハンマートウ hammer toe
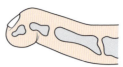
槌趾 mallet toe
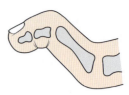
鉤爪趾 claw toe

図 6-61　第 2〜5 趾変形

■ 手術療法

　変形を根治的に矯正するためには，手術が必要である．骨切り術や固定術など多くの術式があるが，変形の重症度に合わせて術式を選択する．軽症または中等度の症例に対しては Mitchell 法や Chevron 法などの第 1 中足骨遠位骨切り術が，重症例に対しては母趾 MTP 関節外側の軟部組織解離術を併用する骨幹部骨切り術や Mann 法などの近位骨切り術が選択される．母趾 MTP 関節に関節症性変化があれば母趾 MTP 関節固定術が選択される．手術の合併症としては，骨頭壊死，変形治癒，関節可動域制限，内反母趾などがある．

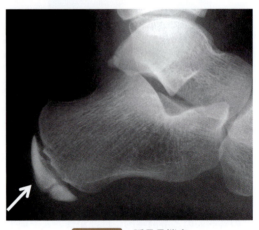
図 6-62　踵骨骨端症

ハンマートウならびに槌趾
hammer toe（図 6-61）

　母趾以外の第 2〜5 趾の変形で，近位趾節間（PIP）関節で屈曲している変形をハンマートウ，遠位趾節間（DIP）関節で屈曲している変形を槌趾またはマレットトウと呼ぶ．靴により足趾が長年にわたり圧迫され変形をきたす．外反母趾に合併することも多い．二分脊椎や Charcot-Marie-Tooth 病などで，足部の内在筋が麻痺すると鉤爪趾を生じる．これは中足趾節関節 MTP 関節で伸展し，PIP 関節で屈曲している変形で，全趾に生じることが多い．靴により突出部が圧迫され有痛性胼胝を生じる．
　ハンマートウの治療は靴の指導と拘縮の予防のための徒手矯正を行う．胼胝がある場合には，パッドをあてるようにする．疼痛が著しい場合には腱移行術や基節骨の骨頭切除術などの手術治療が選択される．

足の骨端症と無腐性壊死

踵骨骨端症（図 6-62）

　踵骨の骨端核に生じる骨端症で，シーバー（Sever）病ともいわれる．学童期の男児に好発し，ジャンプやランニングなどで骨端核への直接の圧迫力とアキレス腱や足底筋膜の牽引力がかかることにより循環障害を生じ発症する．運動時の踵部痛が主で，著しい場合には安静時痛を訴える．X 線像にて骨端核の分節化や硬化像を認める．
　治療は保存治療が中心で，手術が必要になることはない．アキレス腱張力の軽減のために踵の少し高い靴を履き，アキレス腱のストレッチを行う．クッションの付いたヒールパッドも有効である．

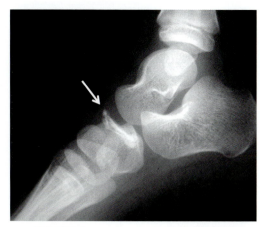

図6-63　第1ケーラー（Köhler）病

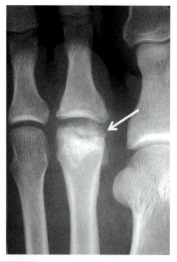

図6-64　フライバーグ（Freiberg）病

第1ケーラー（Köhler）病（図6-63）

　舟状骨の骨端症で，5〜6歳頃の男子に好発する．幼少時は足根骨の骨化が完成していないが，そのなかでも舟状骨は足根骨のなかでは骨化が一番遅く，さらにアーチの要になる骨であるためにストレスを受けやすいことが発症に関与している．症状は疼痛が主で，運動時に足背内側部痛を訴える．X線像では骨化部の扁平化や辺縁不整像，硬化像などが認められる．ストレスを受け続けると舟状骨の変形が残存することがあるため，スポーツを中止して，アーチサポート付きの足底挿板を装着して舟状骨へのストレスを軽減する．予後は良好である．

フライバーグ（Freiberg）病（図6-64）

　中足骨頭に生じる骨軟骨損傷で，10代の女性に好発する．第2ケーラー（Köhler）病と呼ばれることもある．第2中足骨に好発し，中足趾節関節で足趾が背屈することにより骨頭に過度のストレスがかかり発症する．症状は疼痛で，足趾を背屈すると疼痛が増悪する．X線像では骨頭背側に骨壊死像を認め，進行例では変形性関節症に移行している場合がある．

　治療は発症初期には背屈予防のテーピングを行い，スポーツ活動を中止して保存的に骨軟骨片の再癒合を図る．骨軟骨片が遊離している場合には手術が選択され再癒合を図るが，骨軟骨片の損傷が著しい場合は骨頭背屈骨切り術や骨軟骨柱移植術が行われる．

距骨無腐性壊死

　距骨には腱の停止がなく他動的にベアリングのボールのように働くため，表面は関節軟骨でおおわれ，その面積は距骨体部では70％を占める．そのために栄養血管の浸入部位が限られ血流障害に陥りやすい．原因としては外傷後距骨壊死が多く，足関節や距骨下関節脱臼により血管が切断されると高頻度で発症する．一方特発性距骨壊死も散見され，アルコール摂取やステロイド内服，加齢による動脈硬化による血行障害などが原因する．骨脆弱性骨折と鑑別が難しいことがある．

第7章 代謝性疾患

A 骨粗鬆症 osteoporosis 必修

✓ 重要事項

診断基準 » 低骨密度，骨折の既往
低骨密度と骨折の既往以外の骨折危険因子 » 骨代謝マーカー高値，生活習慣，遺伝
- 閉経後骨粗鬆症
  - 性ホルモン欠乏，骨代謝亢進，海綿骨消失
  - 脊椎椎体骨折（胸腰椎移行部，胸椎中央部に多い），大腿骨近位部骨折
  - 橈骨遠位端骨折，上腕骨近位端骨折
- 続発性骨粗鬆症
  - 副甲状腺機能亢進症，甲状腺機能亢進症，性腺機能不全，クッシング症候群
  - 吸収不良症候群，ステロイド薬

骨代謝マーカー » 尿中あるいは血清NTX（Ⅰ型コラーゲン架橋-N-テロペプチド），
　　　　　血清 TRACP-5b（酒石酸抵抗性酸フォスファターゼ-5b）
　　　　　血清骨型アルカリフォスファターゼ，P1NP（Ⅰ型プロコラーゲン-N-プロペプチド）
治療目標 » 骨代謝の調節，骨密度の上昇，骨折発生の抑制，健康寿命の延伸

　骨粗鬆症と診断される患者は男性300万人，女性980万人，計1,280万人と推定されている．骨粗鬆症性骨折の発生件数は経年的に増加している．骨折を起こすと次の骨折を生じるリスクは数倍高くなる．初発骨折を生じさせない一次予防と骨折の連鎖を断つ二次予防に取り組む必要がある．

　骨粗鬆症による代表的な脆弱性骨折は，脊椎椎体骨折，大腿骨近位部骨折（大腿骨頸部骨折と大腿骨転子部骨折），橈骨遠位端骨折，上腕骨近位端骨折である（図7-1）．ほかに，肋骨，骨盤（恥骨，坐骨，仙骨），下腿骨の脆弱性骨折などがある．骨粗鬆症および骨粗鬆症性骨折により，日常生活動作 activities of daily living（ADL）が不自由になり，生活の質 quality of life（QOL）が低下する．健康寿命の延伸を阻害する大きな原因のひとつになっている．脊椎椎体骨折と大腿骨近位部骨折はいずれも生命予後が不良である．

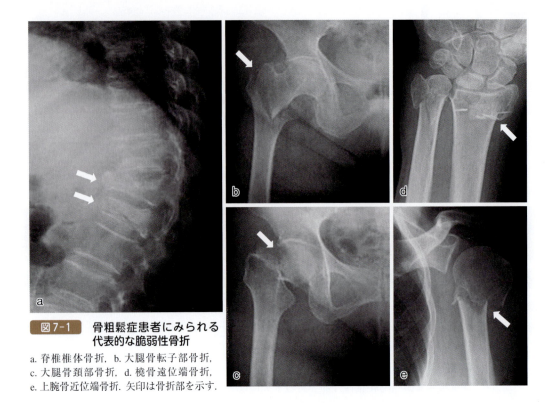

図7-1 骨粗鬆症患者にみられる代表的な脆弱性骨折
a. 脊椎椎体骨折，b. 大腿骨転子部骨折，c. 大腿骨頚部骨折，d. 橈骨遠位端骨折，e. 上腕骨近位端骨折．矢印は骨折部を示す．

1 定義と概念

1 定義

　骨の恒常性は骨吸収と骨形成のバランスによって維持されている．骨吸収量が骨形成量を上回ると骨量は減少し，骨強度は低下する．骨粗鬆症は「骨強度の低下により骨折の危険性が高まった状態」と定義される．骨強度は骨密度と骨質によって規定される．骨質には微細構造，骨代謝回転，微小骨折（マイクロクラック），骨組織の石灰化度などが含まれている．一般には，骨強度の70％は骨密度，30％は骨質で説明できるとされている．

2 骨折の危険因子

　骨密度の低下は骨折の代表的な危険因子である．骨密度とは独立した骨折の危険因子として，既存骨折，喫煙，飲酒，ステロイド薬使用，骨折家族歴，運動不足などが挙げられている．糖尿病，高血圧，慢性腎臓病など種々の生活習慣病も骨折の危険因子になることが知られている．特に，生活習慣病は骨質を劣化させることから，骨密度の低下がなくても骨が脆弱化し骨折をきたすことがある．

2 診察と検査

1 診察

　腰背部痛などの有症者，検診での要精検者などを対象に診察を行う．病歴の聴取を行い，身体診察，血液・尿検査，脊椎単純X線撮影および骨密度測定などを行い，診断を確定する．
　病歴の聴取では，続発性骨粗鬆症や低骨量をきたすほかの疾患の有無とその既往，使用薬物，生活習慣，家族歴，女性では閉経などについて聴取する．身体所見では，身長，体重，脊柱変形，腰背部痛の有無などをチェックする．

2 検査

　血清カルシウム，リン，アルカリフォスファターゼ（ALP）は必要な検査である．骨代謝マーカーは，骨粗鬆症の病態解明，治療方針の決定，治療効果の判定を行ううえで有用な指標である

表7-1 骨代謝マーカーの種類

マーカー	略語	材料
骨形成マーカー		
骨型アルカリフォスファターゼ	BAP	血清
Ⅰ型プロコラーゲン-N-プロペプチド	P1NP	血清
骨吸収マーカー		
デオキシピリジノリン	DPD	尿
Ⅰ型コラーゲン架橋 N-テロペプチド	NTX	尿 血清
Ⅰ型コラーゲン架橋 C-テロペプチド	CTX	尿 血清
酒石酸抵抗性酸フォスファターゼ5b	TRACP-5b	血清

（表7-1）．骨吸収マーカーが高値であれば，骨吸収が亢進した状態を示し，椎体骨折や大腿骨近位部骨折のリスクが高い．

椎体骨折では，疼痛がなく，単純X線検査で初めて骨折が確認されることもある．疼痛などの症状があるものを臨床骨折 clinical fracture とし，臨床症状の有無とは無関係に椎体の変形の程度により判定した骨折を形態骨折 morphological fracture として区別する．新鮮骨折か陳旧性骨折か判定が難しい例がある．その鑑別にはMRIが有用である（図7-2）．

骨密度検査は骨粗鬆症診断に重要な検査である．骨密度は原則として腰椎または大腿骨近位部で測定する．橈骨や踵骨で測定することもある．測定方法には，二重エネルギーX線吸収測定法 dual energy X-ray absorptiometry（DXA），定量的超音波測定法 quantitative ultrasound（QUS），定量的CT測定法 quantitative computed tomography（QCT），microdensitometry（MD）法がある．骨密度値の評価は若年成人平均値 young adult mean（YAM）を基準にして判定する．

3 診断と分類

1 診断基準

骨密度がYAMの70%以下になると，骨折危険率が上昇するので，骨密度がこのレベル以下であれば骨粗鬆症と診断する（表7-2）．椎体骨折または大腿骨近位部骨折があれば，次の骨折を起こすリスクが高いことから，骨密度に関係なく骨粗鬆症と診断する．また，その他の脆弱性骨折の既往があれば，新たな骨折を生じるリスクが高いので，骨密度がYAMの80%未満であれば骨粗鬆症と診断する．原発性骨粗鬆症の診断基準は脆弱性骨折の有無と骨密度の2本立てになっている．

2 薬物治療の開始基準

原発性骨粗鬆症に対する薬物治療の開始基準は，診断基準に加えて「FRAX® の10年間の骨折確率（主要骨折）15%以上」と「大腿骨近位部骨折の家族歴」がある（図7-3）．FRAX® はWHOが提案した今後10年間の骨折確率を評価するツールであり，年齢，性別，体重，身長，骨折歴，両親の大腿骨近位部骨折歴，現在の喫煙，糖質コルチコイド，関節リウマチ，続発性骨粗鬆症，アルコール摂取，大腿骨頸部骨密度（空欄でも算出可）からなる計12個のチェック項目で構成されている．ステロイド性骨粗鬆症に対する薬物治療の開始基準は，早期治療の重要性から，経口ステロイドを3ヵ月以上使用予定の患者には予防的に薬物治療することが勧められている（図7-4）．

3 分類

原発性骨粗鬆症と続発性骨粗鬆症に分類される（図7-5）．原発性骨粗鬆症は，閉経後，男性，特発性に分類される．続発性骨粗鬆症は，内分泌性，栄養性，薬物，不動性，先天性，その他に分類される．

4 治療

1 食事

カルシウム，ビタミンDやビタミンKを含むビタミン類，蛋白質を十分に摂取する．成人男性では体内に約1,000 gのカルシウムを有し，その99%は骨に存在する．骨粗鬆症治療のためのカルシウム摂取目標量として1日800 mg以上が推奨される．日本人高齢者の約半数はビタミンDが欠乏状態〔血清25（OH）D濃度が20 ng/mL未満〕であるといわれている．食事から供

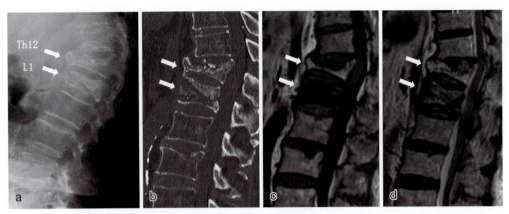

図7-2　椎体骨折の新鮮例と陳旧例（79歳，女性）

L1は新鮮骨折，Th12は陳旧性骨折である．単純X線像（a）やCT（b）では鑑別が難しいが，MRIでL1はT1強調像（c）で低信号，T2強調像（d）で等信号と高信号の混在した領域を認めることから新鮮例，Th12はT1，T2強調像ともに一様に高信号であることから陳旧例と判断できる．

表7-2　原発性骨粗鬆症の診断基準（2012年度改訂版）

低骨量をきたす骨粗鬆症以外の疾患または続発性骨粗鬆症を認めず，骨評価の結果が下記の条件を満たす場合，原発性骨粗鬆症と診断する．

Ⅰ．脆弱性骨折（注1）あり
　1．椎体骨折（注2）または大腿骨近位部骨折あり
　2．その他の脆弱性骨折（注3）があり，骨密度（注4）がYAMの80％未満

Ⅱ．脆弱性骨折（注1）なし
　骨密度（注4）がYAMの70％以下または−2.5 SD以下

YAM：若年成人平均値（腰椎では20〜44歳，大腿骨近位部では20〜29歳）

注1　軽微な外力によって発生した非外傷性骨折．軽微な外力とは，立った姿勢からの転倒か，それ以下の外力をさす．

注2　形態椎体骨折のうち，3分の2は無症候性であることに留意するとともに，鑑別診断の観点からも脊椎X線像を確認することが望ましい．

注3　その他の脆弱性骨折：軽微な外力によって発生した非外傷性骨折で，骨折部位は肋骨，骨盤（恥骨，坐骨，仙骨を含む），上腕骨近位部，橈骨遠位端，下腿骨．

注4　骨密度は原則として腰椎または大腿骨近位部骨密度とする．また，複数部位で測定した場合にはより低い％値またはSD値を採用することとする．腰椎においてはL1〜L4またはL2〜L4を基準値とする．ただし，高齢者において，脊椎変形などのために腰椎骨密度の測定が困難な場合には大腿骨近位部骨密度とする．大腿骨近位部骨密度には頚部またはtotal hip（total proximal femur）を用いる．これらの測定が困難な場合は橈骨，第二中手骨の骨密度とするが，この場合は％のみ使用する．

（宗圓　聰ほか：原発性骨粗鬆症の診断基準（2012年度改訂版），Osteoporosis Jpn, 21：1, 11, 表2, 2013.）

給するとともに1日15分程度の適度な日光照射も必要である．

2 運動

骨密度の維持・上昇には荷重や筋力が重要である．運動指導の主な目的は，骨密度上昇，筋力強化，転倒予防などにより骨折予防に寄与することである．背筋強化訓練は椎体骨折の予防効果がある．開眼片足立ち訓練は転倒と転倒に伴う骨折の防止効果がある．

3 薬物

骨吸収抑制薬として，ビスフォスフォネート薬，抗RANKL抗体薬（デノスマブ，ヒト型抗RANKLモノクローナル抗体製剤），選択的エストロゲン受容体モジュレーター selective estrogen receptor modulator（SERM），骨形成促進薬として，副甲状腺ホルモン薬，抗スクレロスチ

A　骨粗鬆症

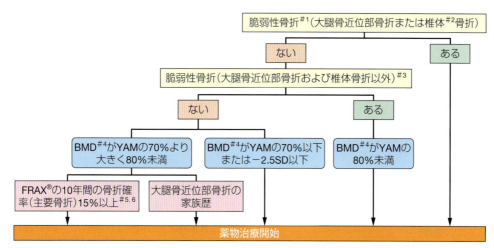

#1：軽微な外力によって発生した非外傷性骨折．軽微な外力とは，立った姿勢からの転倒か，それ以下の外力をさす．
#2：形態椎体骨折のうち，3分の2は無症候性であることに留意するとともに，鑑別診断の観点からも脊椎X線像を確認することが望ましい．
#3：その他の脆弱性骨折：軽微な外力によって発生した非外傷性骨折で，骨折部位は肋骨，骨盤（恥骨，坐骨，仙骨を含む），上腕骨近位部，橈骨遠位端，下腿骨．
#4：骨密度は原則として腰椎または大腿骨近位部骨密度とする．また，複数部位で測定した場合にはより低い％値またはSD値を採用することとする．腰椎においてはL1～L4またはL2～L4を基準値とする．ただし，高齢者において，脊椎変形などのために腰椎骨密度の測定が困難な場合には大腿骨近位部骨密度とする．大腿骨近位部骨密度には頸部またはtotal hip（total proximal femur）を用いる．これらの測定が困難な場合は橈骨，第二中手骨の骨密度とするが，この場合は％のみ使用する．
#5：75歳未満で適用する．また，50歳代を中心とする世代においては，より低いカットオフ値を用いた場合でも，現行の診断基準に基づいて薬物治療が推奨される集団を部分的にしかカバーしないなどの限界も明らかになっている．
#6：この薬物治療開始基準は原発性骨粗鬆症に関するものであるため，FRAX® の項目のうち糖質コルチコイド，関節リウマチ，続発性骨粗鬆症にあてはまる者には適用されない．すなわち，これらの項目がすべて「なし」である症例に限って適用される．

図7-3　原発性骨粗鬆症に対する薬物治療開始基準

（骨粗鬆症の予防と治療ガイドライン作成委員会：骨粗鬆症の予防と治療ガイドライン2015年版，63頁，図25，2015，ライフサイエンス出版）

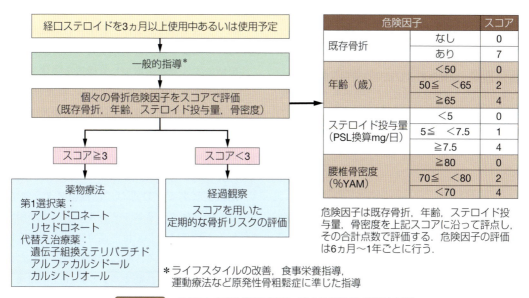

＊ライフスタイルの改善，食事栄養指導，運動療法など原発性骨粗鬆症に準じた指導

図7-4　ステロイド性骨粗鬆症に対する薬物治療開始基準

（Suzuki Y, et al：J Bone Miner Metab, 32（4）：345, 2014 より引用改変）

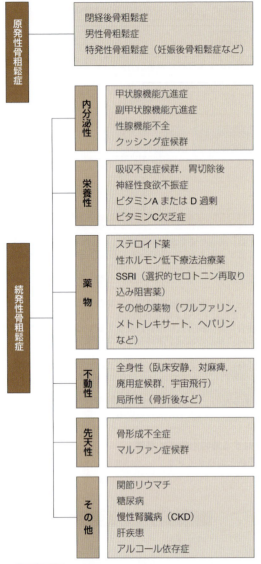

図7-5　原発性および続発性骨粗鬆症の分類
(折茂　肇ほか：原発性骨粗鬆症の診断基準 (2000年度改訂版), 日本骨代謝学会雑誌 18：3, 81, 2001 より一部引用)

ン抗体薬（ロモソズマブ, ヒト化抗体スクレロスチンモノクローナル抗体製剤）, 骨代謝を調整する薬として, 活性型ビタミンD_3薬がある.

ビスフォスフォネート薬は, 骨に沈着し, 破骨細胞内に取り込まれて骨吸収を抑制する. ビスフォスフォネート薬の骨吸収抑制作用, 骨表面への蓄積性から, 長期使用に関連した有害事象として, 骨代謝回転に対する過剰抑制, 非定型大腿骨骨折, 抜歯などの侵襲的歯科処置を受けた後の顎骨壊死が報告されている.

抗RANKL抗体薬は特異的かつ高い親和性でRANKL（receptor activator of nuclear factor-κB ligand）に結合し, RANKL-RANK系を阻害し, 破骨細胞分化・活性化を抑制することによって骨吸収を抑制する. 投与後の低カルシウム血症に注意する必要がある.

SERMはエストロゲン受容体に結合する骨吸収抑制薬である. 組織特異的にエストロゲン作用や抗エストロゲン作用を示す. 骨格系および脂質代謝に対してアゴニスト作用を示す一方で, 乳房組織および子宮内膜組織に対してアンタゴニスト作用を示す. 有害事象には深部静脈血栓症がある. 欧米人と比べて日本人では発生頻度は少ないものの, 既往歴のある患者や長期臥床中の患者には投与しないよう留意する.

副甲状腺ホルモン薬は, 新生骨の形成を促進することによって, 骨梁幅を太くし骨梁の連結性を増やす. 骨量を増加し骨構造を強化させることができる. 有害事象には悪心, 嘔吐がある.

抗スクレロスチン抗体薬は骨細胞が産生するスクレロスチンに結合し, 骨芽細胞系細胞での古典的Wntシグナル伝達の抑制を阻害することで, 骨形成を促進し, 骨吸収を抑制する.

活性型ビタミンD_3薬は, 活性型ビタミンD_3やその誘導体であるエルデカルシトールが用いられる. 投与に際しては, 高カルシウム血症に留意する必要がある. 特に腎機能の低下した高齢者では注意する. 高カルシウム血症に関連した症状としては, 倦怠感, イライラ感, 嘔気, 口渇感などがある.

B くる病・骨軟化症　rickets・osteomalacia　必修

✓ 重要事項

骨の石灰化の障害，類骨の増加
症　　状 » 筋力低下，骨痛，骨圧痛
X線所見 » 骨端線の拡大・不整，Looser改構層，骨弯曲増大
検査所見 » 血清カルシウム低値，リン低値，アルカリフォスファターゼ高値
病　　型 » ビタミンDの活性化障害：日光照射不足，胃切除後，肝・腎機能障害
　　　　　 腎尿細管性疾患：Fanconi症候群，アシドーシス，低リン血症
　　　　　 腫瘍，薬物，金属障害：腫瘍性，抗てんかん薬，低フォスファターゼ血症
治　　療 » 活性型ビタミンD_3薬の投与，アシドーシスの補正

1 定義と概念

骨基質の石灰化が障害され，類骨（未石灰化骨）が異常に増加した状態である．カルシウムとリンの骨基質への沈着が障害される．骨端線閉鎖以前に起こったものをくる病，骨端線閉鎖完了後の成人に起こったものを骨軟化症という．

2 分類

1 ビタミンD作用不全

日光紫外線の照射不足，極端な偏食，胃切除後などによるビタミンD欠乏症，重篤な肝機能障害による25水酸化障害，慢性腎不全による1α水酸化障害などがある（表7-3）．ビタミンD依存性くる病・骨軟化症には，1α水酸化酵素遺伝子異常により活性化が障害されている1型と，ビタミンD受容体異常の2型がある．ビタミンD不足・欠乏により，低カルシウム血症，続発性副甲状腺機能亢進症など，骨・ミネラル関連事象に異常をきたす．

腎機能低下に伴う骨，カルシウム，リン代謝異常を呈する骨病変を総称して腎性骨ジストロフィーと呼ぶ．慢性腎臓病 chronic kidney disease（CKD）の患者は健常者に比して骨折リスクが高い．CKDによるミネラル異常は骨病変，血管病変をきたすことから骨ミネラル代謝異常

表7-3 くる病・骨軟化症の病因別分類

A. ビタミンD作用不全
　1. ビタミンD欠乏性くる病・骨軟化症
　2. ビタミンD依存症くる病・骨軟化症
　3. 腎性骨ジストロフィー
B. リン欠乏（低リン血症）
　1. 低リン血症性くる病・骨軟化症
　2. 腫瘍性骨軟化症
C. アシドーシス
　1. 尿細管性アシドーシス
　2. Fanconi症候群
D. その他
　1. 低フォスファターゼ症
　2. 薬剤性くる病・骨軟化症

CKD-mineral and bone disorder（CKD-MBD）としてとらえられている．

2 リン欠乏（低リン血症）

低リン血症性くる病・骨軟化症（ビタミンD抵抗性くる病・骨軟化症，X連鎖性低リン血症性くる病・骨軟化症）は，PHEX（phosphate-regulating gene with homologies to endopeptidases on the X chromosome）遺伝子の異常により線維芽細胞増殖因子23 fibroblast growth factor 23（FGF23）が分解されず，FGF23が産生過剰となり，腎からのリン利尿が亢進し，低リン血症，石灰化障害を呈する．治療はビタミンDに加え，中性リン製剤を必要とすることが多い．

腫瘍性骨軟化症 tumor-induced osteomalacia

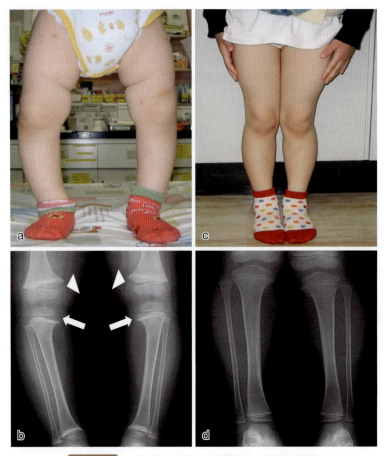

図7-6 くる病の下肢のO脚変形と単純X線像
a, b. 治療前. O脚変形と単純X線像で脛骨近位（矢印）と大腿骨遠位（矢頭）に骨端線の拡大・不整がある.
c, d. 治療後. 変形および単純X線像の異常所見が改善された.

(TIO) では，腫瘍がFGF23などのリン利尿因子を産生することによりリンの再吸収を抑制し，低リン血症，骨軟化症を呈する．TIOをきたす腫瘍としては良性間葉系腫瘍が多い．腫瘍は小さなものも多く，発見が困難な例も多い．腫瘍摘出により骨軟化症は改善する．

3 アシドーシス

尿細管性アシドーシスでは，尿細管障害により酸塩基バランスの異常，リン喪失をきたし，骨の石灰化障害を呈する．Fanconi（ファンコーニ）症候群では，尿からのカルシウム排出増加，リン酸尿を呈し，低リン血症，骨の石灰化障害をきたす．

4 その他

抗痙攣薬（フェノバルビタール，ジフェニルヒダントインなど）の長期服用により，肝でのビタミンD活性化障害が起こり，くる病・骨軟化症にいたる．

3 診断と治療

1 症状

くる病では，低身長，下肢の変形（長管骨の弯曲，O脚）が出現する（図7-6）．低カルシウムのためテタニーを生じることもある．肋軟骨部が骨化せず膨隆し，くる病数珠を呈する．下部肋骨が軟化して陥凹する（Harrison溝）．頭蓋骨が軟化すると，頭蓋癆をきたす．骨軟化症で

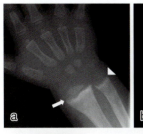
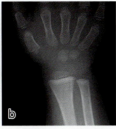

図7-7　くる病の手の単純X線像
a. 治療前. 橈骨の骨端線（矢印）に拡大・不整，尺骨の骨幹端（矢頭）に杯状陥凹，横径拡大，辺縁不整がみられる．
b. 治療後. それらの異常所見が改善された．

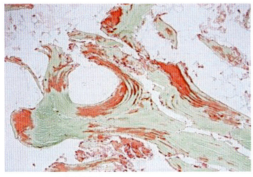

図7-8　骨軟化症の骨組織
Villanueva Goldner 染色. 緑色の部分は石灰化骨，赤色の部分は類骨（非石灰化骨）を示す．類骨組織が増加している．

は，筋力低下，筋肉痛，骨痛 bone pain と呼ばれる全身の疼痛が特徴的である．

2 検査

単純X線像で，くる病では長管骨の骨端線の拡大・不整，骨幹端の杯状陥凹（cupping），横径拡大（fraying），辺縁不整（flaring）がみられる（図7-7）．骨軟化症では骨陰影の菲薄化，骨梁の不鮮明化がみられる．椎体では魚椎変形が多発する．進行した例では，Looser改構層 Looser zone がみられる．これは骨表面にほぼ垂直に入る亀裂状の透明帯であり，肋骨，大腿骨近位部，恥骨・坐骨などにみられる．

血液検査で，いずれの病態のくる病・骨軟化症でも，骨型アルカリフォスファターゼは高値となる．血清カルシウムは低値ないし正常，血清リンは低値となる．血清副甲状腺ホルモンは高値となる．ビタミンD欠乏によるものでは，血清 25(OH)D 濃度が低下するが，$1,25(OH)_2D_3$ は正常ないしは上昇する場合がある．活性型ビタミンD不足に基づくタイプでは血清カルシウムは低値となる．

確定診断には骨組織生検が有用である．骨組織所見では，非脱灰標本において，骨化しない

表7-4　くる病の診断基準

●くる病
大項目
a) 単純X線像でのくる病変化（骨幹端の杯状陥凹，または骨端線の拡大や毛ばだち）
b) 高アルカリフォスファターゼ血症*
小項目
c) 低リン血症*，または低カルシウム血症*
d) 臨床症状
　O脚・X脚などの骨変形，脊柱の弯曲，頭蓋癆，大泉門の開離，肋骨念珠，関節腫脹のいずれか
＊年齢に応じた基準値を用いて判断する．

1) くる病
　大項目2つと小項目の2つをみたすもの
2) くる病の疑い
　大項目2つと小項目の2つのうち1つをみたすもの

（福本誠二ほか：くる病・骨軟化症の診断マニュアル，日本内分泌学会雑誌，91：Suppl November 2015）

表7-5　骨軟化症の診断基準

●骨軟化症
大項目
a) 低リン血症，または低カルシウム血症
b) 高骨型アルカリフォスファターゼ血症
小項目
c) 臨床症状
　筋力低下，または骨痛
d) 骨密度
　若年成人平均値（YAM）の80％未満
e) 画像所見
　骨シンチグラフィーでの肋軟骨などへの多発取り込み，または単純X線像でのLooser's zone

1) 骨軟化症
　大項目2つと小項目の3つをみたすもの
2) 骨軟化症の疑い
　大項目2つと小項目の2つをみたすもの

（福本誠二ほか：くる病・骨軟化症の診断マニュアル，日本内分泌学会雑誌，91：Suppl November 2015）

類骨組織が増加している（図7-8）．くる病の診断基準（表7-4）と骨軟化症の診断基準（表7-5）を示す．

3 治療

ビタミンD欠乏症に対してはビタミンDの投与，ビタミンD受容体異常に対しては大量の活性型ビタミンDの投与，低リン血症に対しては中性リン製剤と活性型ビタミンDの併用投与を行う．治療中は定期的に血液検査を行い，高カルシウム血症に注意する．

C 副甲状腺（上皮小体）機能亢進症および低下症

重要事項

■副甲状腺機能亢進症
症　　状》筋力低下，腎結石
X線所見》骨膜下骨吸収，線維性嚢胞性骨炎，褐色腫，病的骨折
検査所見》血清カルシウム高値，血清リン低値，血清アルカリフォスファターゼ高値
二次性副甲状腺機能亢進症》腎不全，血清カルシウム正常ないし低値
■副甲状腺機能低下症
テタニー，活性型ビタミンD治療

副甲状腺（上皮小体）は甲状腺の後面に付着する豆粒大の組織で，通常左右2個の計4個存在する．副甲状腺ホルモンは84個のアミノ酸からなるポリペプチドで，主な標的臓器は腎と骨である．副甲状腺ホルモンは，腎に作用して，カルシウムの再吸収を促進し，リンと重炭酸イオンの再吸収を抑制し，ビタミンDの活性化を促進する．骨に作用して，破骨細胞の分化を促進し，骨から血液中へカルシウム，リン，水酸イオンを動員する．これらの結果，血清カルシウム値は上昇し，血清リン値は低下し，血液はアシドーシスになる．

副甲状腺（上皮小体）機能亢進症 必修

原発性副甲状腺機能亢進症
primary hyperparathyroidism

副甲状腺ホルモンが必要以上につくられ，高カルシウム血症，高カルシウム尿症，低リン血症を生じる．副甲状腺の単発性腺腫が多い．

1 症状

慢性的な高カルシウム血症によって，筋緊張低下，食思不振，腎結石，多飲多尿，消化不良，頭痛などの症状がある．骨吸収の亢進により骨中のカルシウムが減少し，骨粗鬆症，ときに病的骨折を生じる．

2 検査

血清カルシウム高値，血清リン低値，血清アルカリフォスファターゼ高値となる．尿からカルシウム，リンの排泄が増加する．

単純X線像では，骨吸収の亢進によって骨粗鬆化する．骨膜下骨吸収像などがみられる．組織学的には，骨髄組織中に線維性細胞が増殖するので，線維性嚢胞性骨炎を呈する．骨吸収された領域が拡大して骨内に嚢胞性腫瘤を形成したものを褐色腫 brown tumor と呼ぶ．頭蓋骨では脱灰像 salt and pepper skull，高度の例では脊椎にラガージャージ像がみられる．

3 治 療

保存治療としては，脱水，不動を避け，ビスフォスフォネート薬などで治療する．手術治療としては，腫大した副甲状腺を摘出する．

腎不全に伴う副甲状腺（上皮小体）機能亢進症

低カルシウム血症や高リン血症では，副甲状腺ホルモンの分泌が促進され，続発性副甲状腺機能亢進症 secondary hyperparathyroidism を生じる．腎不全では，ビタミンDの活性化が障害され，腸管からのカルシウム吸収が低下して，血清カルシウム値が低下し，副甲状腺ホルモンの分泌が促進される．さらに，リンの排泄障害による高リン血症も副甲状腺ホルモンの分泌を刺激する．続発性副甲状腺機能亢進症の経過が持続し，その経過で副甲状腺が腺腫状となり，副甲状腺ホルモンを過剰に産生する状態を三次性副甲状腺機能亢進症 tertiary hyperparathyroidism と呼ぶ．

1 症 状

徐々に骨痛，骨圧痛，筋力低下などを呈するようになる．

2 検 査

血清カルシウムは低値ないし正常，血清リンは高値，血清アルカリフォスファターゼは高値となる．血清副甲状腺ホルモン値は上昇する．

単純X線所見では，血管壁の石灰化，皮質骨の海綿骨化や骨膜下骨吸収像などがみられる．

3 治 療

血清リン値の上昇を抑制し，活性型ビタミンDを投与する．薬物治療に反応しない場合は，副甲状腺を亜全摘する．

悪性腫瘍に伴う高カルシウム血症

悪性腫瘍では経過中にしばしば高カルシウム血症を合併し，この高カルシウム血症が直接死因となることさえある．悪性腫瘍に伴う高カルシウム血症には2つのタイプがある．ひとつは，副甲状腺ホルモン低値，副甲状腺ホルモン関連蛋白 parathyroid hormone-related protein（PTHrP）高値となる悪性体液性高カルシウム血症 humoral hypercalcemia of malignancy（HHM）である．もうひとつは，骨転移に伴う広範な骨破壊による高カルシウム血症 local osteolytic hypercalcemia（LOH）である．HHM は悪性腫瘍細胞から過剰に産生・分泌される PTHrP によって起こり，肺扁平上皮がん，乳がん，泌尿生殖器系腫瘍や成人T細胞白血病で頻度が高い．一方，LOH は肺がん，乳がんなどの骨転移や多発性骨髄腫などで頻度が高く，骨転移した局所で腫瘍が産生する骨吸収因子によって起こる．

副甲状腺（上皮小体）機能低下症 必修

副甲状腺機能低下症
hypoparathyroidism

副甲状腺ホルモンの分泌低下または作用不全をきたした疾患である．低カルシウム血症になる．原因として，遺伝性の副甲状腺発育障害，甲状腺がんの放射線治療による破壊，手術による摘出，副甲状腺組織に対する自己抗体による機能抑制などがある．

1 症 状

低カルシウム血症のテタニーに特有な Chvostek（クボステック）徴候（耳の前方で顔面神経を刺激すると口角などの筋収縮が誘発される），Trousseau（トルソー）徴候がみられる（図7-9）．軽度のテタニー症状として筋肉のつっぱり感やこむら返りなどを訴えることがある．低身長，肥満，円形顔貌，短頸，短指など特有の身体徴候がある．

2 検 査

血清副甲状腺ホルモンが低値である．低カルシウム血症および正～高リン血症の存在と腎不全の除外により診断する．頭部CTで大脳基底

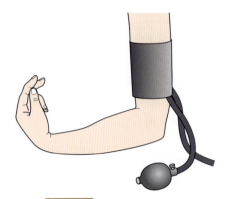

図7-9 Trousseau 徴候
上腕に巻いたマンシェットで前腕の血流を遮断すると筋収縮が誘発され，特異的な肢位（助産師が赤子を取り上げる手）となる．

核に石灰化があれば診断の補助になる．

3 治 療

活性型ビタミンD投与によって血清カルシウム値を正常化させる．

偽性副甲状腺機能低下症
pseudohypoparathyroidism

副甲状腺ホルモンが正常に分泌されているにもかかわらず，その受容体が欠損しているために副甲状腺ホルモンに対して抵抗性を示す病態である．

低カルシウム血症，高リン血症など，副甲状腺機能低下症と同じような症状を呈する．白内障や大脳基底核の石灰化，抑うつ，不整脈，皮膚や毛髪の異常など，さまざまな症候を呈する．低身長，肥満，円形顔貌，短指，異所性皮下骨化，知能障害などを合併することがある．低カルシウム血症に対して活性型ビタミンD投与により治療する．

偽性偽性副甲状腺機能低下症
pseudopseudohypoparathyroidism

偽性副甲状腺機能低下症と同じような骨格を呈するが，血清カルシウムとリン値に異常はない．治療は通常不要で，予後は良好である．

D 甲状腺機能異常およびその他の骨代謝疾患

甲状腺機能亢進症 必修
hyperthyroidism

甲状腺ホルモンの分泌が亢進する疾患である．原因には，バセドウ病，甲状腺炎，中毒性多結節性甲状腺腫などがある．原因を問わず，骨代謝は亢進する．骨密度は減少して続発性骨粗鬆症となる．甲状腺機能の抑制により骨代謝は正常化し，骨密度は上昇する．

甲状腺機能低下症 必修
hypothyroidism

甲状腺ホルモンの分泌が低下して活動性が低下する疾患である．男女比は1対10以上で女性に多く，40歳以後の女性では軽症例も含めると全体の5％にみられる．発育期の甲状腺機能低下は骨格の成長を抑制し，クレチン病を生じる．体重は増え，便秘になり，無月経になることもある．骨の代謝は抑制される．

第8章 骨・関節系統疾患

☑重要事項

定義と分類≫ 骨系統疾患とは運動器を形成する組織（骨，軟骨，靱帯など）の器官形成，成長，発達，恒常性維持などにかかわる遺伝子の異常によって発症する疾患の総称で，国際分類では400種類以上の疾患が記載されている．骨形成不全症と軟骨無形成症の頻度が高く，この両疾患で全体の約25％を占める．臨床像の特徴としては四肢と体幹の不均衡な低身長，骨脆弱性，四肢や脊椎，胸郭の変形，関節の拘縮や弛緩性など運動器の異常のほか，種々の臓器または組織の病変を合併する．

診　　断≫ 臨床所見とX線所見に基づいて診断されることが多いが，特定の疾患では遺伝子診断も可能である．

治　　療≫ 根本的な治療法が確立されている疾患は少なく対症療法が一般的であるが，一部の酵素欠損症に対しては，酵素補充療法がきわめて有効である．

A 軟骨無形成症　achondroplasia　必修

☑重要事項

　成長軟骨において骨伸長に抑制的に働く線維芽細胞増殖因子受容体3 fibroblast growth factor receptor 3 の機能獲得型変異により発症する．四肢短縮型低身長を特徴とし，成人における最終身長は124〜130 cm である．幼少児期には呼吸障害や中耳炎などの耳鼻科的合併症を伴いやすく，成人期以降には脊柱管狭窄症に伴う種々の脊髄症状が発症しやすい．低身長に対しては，成長ホルモンによる内科的治療や，大腿骨延長術，下腿骨延長術がなされる．

1　概　念

　軟骨無形成症は四肢短縮型低身長，腰椎前弯の増強，特異な顔貌などを特徴とする比較的頻度の高い骨系統疾患で，線維芽細胞増殖因子受容体3 fibroblast growth factor receptor 3（*FGFR3*）の活性型変異により発症する．常染色体優性遺伝疾患であるが，健常な両親からの*de novo*変異により散発性に発症することが多い．

2　病　態

　骨化には，未分化間葉系細胞が直接骨芽細胞へ分化する膜性骨化と，いったん軟骨細胞へ分化し軟骨組織を形成したのち，骨に置き換わっていく内軟骨性骨化という2つのプロセスがある．本症の原因遺伝子である*FGFR3*は成長軟

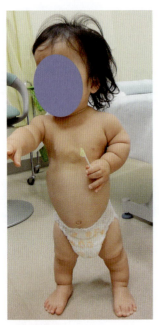

図 8-1　軟骨無形成症
（3 歳 5 ヵ月，男児）
著明な四肢短縮型低身長をきたす．

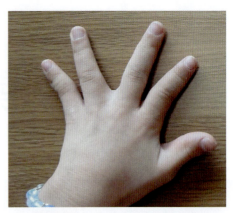

図 8-2　軟骨無形成症の三尖手
中環指間が開き，母指，示中指，環小指の 3 つに分かれる．

骨板の軟骨細胞で発現し，そのノックアウトマウスでは骨の長軸方向への成長が促進されることから，FGFR3 は骨の長径成長において抑制的に働くと考えられている．本症では，FGFR3 の変異により受容体の恒常的活性化が生じ，成長軟骨板での軟骨細胞の増殖が抑制されることにより骨の長軸方向への成長が障害される．すなわち，内軟骨性骨化の障害が本症の基本病態である．

3　症　状

頭蓋冠の膜性骨化に比べ，頭蓋底や顔面骨の内軟骨性骨化が侵されるため，前頭部の突出，鼻根部の陥凹，顔面中央部の低形成，下顎の突出などの特徴的な顔貌を呈する．低身長は出生時より認められるが，乳児期以降に著明となり，最終身長は 124〜130 cm となる（図 8-1）．腰椎の前弯が増強しているため，殿部は後方に突出する．年少児では中環指間が広がり，母指，示中指，環小指と 3 つに分かれた三尖手をしばしば認める（図 8-2）．

内軟骨性骨化が妨げられる結果，骨で囲まれた空間（大後頭孔，脊柱管，鼻咽頭，鼓室など）は狭小化し，それらに応じた臨床症状が出現しやすい．大後頭孔の狭窄により脳幹部や上位頸髄が圧迫され，乳幼児期に呼吸障害，痙性麻痺，突然死など重篤な症状を呈することがあるので注意を要する．扁桃やアデノイドの肥大に伴って上気道は相対的に狭く，閉塞性呼吸障害をきたす．また，頭蓋内静脈圧の上昇により水頭症を合併することがある．幼児期，学童期には鼻炎や中耳炎に罹患しやすく，炎症の鎮静化に難渋することがある．成人期以降では腰部脊柱管狭窄症による腰痛，下肢痛，間欠性跛行，下肢の筋力低下などを生じやすくなる．

長管骨の短縮により相対的に靱帯などの軟部組織は弛緩するため，関節の不安定性を認める．膝関節の側方動揺性のため，O 脚などの下肢変形は荷重のかかる立位でより著明となる．しかし肘関節は例外で，上腕骨の後方凸変形や橈骨頭の後方脱臼などによりしばしば伸展制限を認める．

4　単純 X 線所見

横径成長（膜性骨化）が保たれるのに対し長径成長（内軟骨性骨化）が障害されるため，管状骨は太くて短い（図 8-3）．脊柱正面像では下位腰椎における椎弓根間距離の狭小化，側面像では椎弓の短縮を認める．Y 軟骨部での内軟骨性骨化の障害により坐骨切痕は狭く，臼蓋は水平化した横長の骨盤となる（図 8-4）．

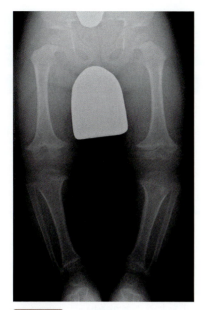

図 8-3　軟骨無形成症の両下肢正面 X 線像
（4 歳 9 ヵ月，男児）
骨幹端部の拡大，V 字状の骨端線などを認め，腓骨は相対的に長い．

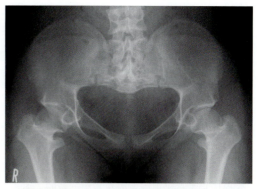

図 8-4　軟骨無形成症の骨盤正面 X 線像
（17 歳，女子）
横長の骨盤，坐骨切痕の狭小化，大腿骨頚部の短縮などを認める．

5　鑑別診断

FGFR3 の活性型変異により発症する軟骨低形成症 hypochondroplasia が鑑別疾患となる．この疾患では FGFR3 の活性が軟骨無形成症と比較して弱いため，低身長や四肢の短縮は軟骨無形成症より軽度で，特に顔貌異常は目立たないことが多い．

6　治　療

新生児期，乳児期には鼻咽頭狭窄による閉塞性呼吸障害，大後頭孔狭窄による中枢性呼吸障害を伴いやすく，アデノイドや扁桃の摘出術，後頭下減圧術などが必要となる場合がある．水頭症に伴う脳圧亢進症状に対して，シャント術を要することもある．幼児期には中耳炎，鼻炎，副鼻腔炎などに対する耳鼻科的治療がしばしば行われる．また，低身長に対する成長ホルモン治療は 3 歳以降に行われるが，反応性には個人差がある．

学童期になると，下肢の変形に対する骨端線抑制術や矯正骨切り術，低身長に対する骨延長術などの整形外科的治療が主体となる．骨延長

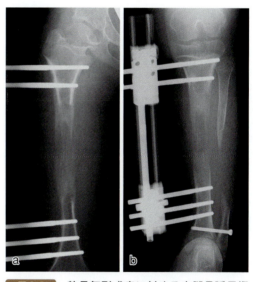

図 8-5　軟骨無形成症に対する大腿骨延長術（a，14 歳），下腿骨延長術（b，13 歳）

術における延長距離は軟部組織の伸張性に依存するが，軟部組織が弛緩している本症では，1 つの骨で 10 cm 程度の延長が可能なことが多い（図 8-5）．

成人期には腰部脊柱管狭窄症による間欠性跛行，下肢痛，筋力低下や知覚異常などを生じやすいが，胸腰椎移行部に後弯のある例では，早期より神経症状を呈しやすい．脊柱管は頚髄や胸髄でも狭く，ときに黄色靱帯骨化を伴って脊髄症状が増悪することがある．また，出産の際は骨盤が狭いため帝王切開となることが多い．

B 骨形成不全症　osteogenesis imperfecta　必修

重要事項

　結合組織の主要な成分であるⅠ型コラーゲンの遺伝子異常により発症することが多い疾患で，全身骨の脆弱性を特徴とする．致死性の重症例から偶発的に診断される軽症例まで表現型の幅はきわめて大きい．骨脆弱性に対する内科的治療として，パミドロン酸の周期的静脈内投与が小児期より行われる．外科的治療としては，四肢変形に対する髄内釘を用いた矯正骨切り術や，脊柱変形に対する矯正固定術などが一般的である．

1　概念

　骨形成不全症 osteogenesis imperfecta は全身骨の脆弱性と易骨折性を特徴とする頻度の高い骨系統疾患で，85％以上は結合組織の主要な成分であるⅠ型コラーゲンの遺伝子変異により，量的あるいは質的異常をきたすことにより発症する．Ⅰ型コラーゲンは皮膚，腱，靱帯，歯根などにも発現しているため，骨以外の症状として関節弛緩性，皮膚の脆弱性，青色強膜，歯牙形成不全などを伴いやすい．周産期致死の重症例から，生涯にわたり数回の骨折を生じるのみの軽症例まで重症度は多様である．

2　病態

　骨基質の主成分であるⅠ型コラーゲンは2本のα1鎖と1本のα2鎖が絡み合う3重らせん構造を形成している．α1鎖，α2鎖をコードしているのがそれぞれ *COL1A1*，*COL1A2* 遺伝子であり，骨形成不全症ではこれら遺伝子の異常によりⅠ型コラーゲンの量的・質的な異常が生じ，骨の脆弱性にいたる．

3　分類

　古典的には Sillence の臨床分類がよく用いられる．この分類では軽症のⅠ型，致死性のⅡ型，著明な変形を伴うⅢ型，およびⅠ型とⅢ型の中間に位置する臨床像を呈するⅣ型に分けられる．Ⅰ型〜Ⅳ型は *COL1A1* または *COL1A2* の遺伝子変異に基づくⅠ型コラーゲンの異常で発症し，優性遺伝様式をとる．近年，Ⅰ型コラーゲン分子の翻訳後修飾に関与する酵素や分子シャペロンなどの異常，あるいは骨基質のミネラリゼーションに関与する分子の異常でも本症が発症することが報告されており，これらでは劣性遺伝様式をとることが多い．

4　症状

　Ⅱ型は著しい膜様頭蓋に伴う頭蓋内出血，あるいは著明な胸郭変形に伴う呼吸機能不全により周産期に死亡する．Ⅲ型やⅣ型では易骨折性，長管骨や脊柱の弯曲変形，筋力低下，低身長などを主症状とし，歩行能力を獲得できない例も多い．Ⅰ型は易骨折性を認めるものの骨格変形は比較的少なく，正常範囲内の身長を呈するものも多く，一般的には歩行可能である．

　骨折は下肢長管骨，特に大腿骨に好発する．幼児期から学童期にかけては骨折をくり返しやすいが，思春期から成人になると骨折頻度は減少する．しかし，女性では閉経後に再度増加する傾向がある．骨折治癒に関しては小児期には一般的に良好であるが，骨成熟後には遅延することが多い．四肢の変形は骨折後の変形治癒によるものもあるが，骨脆弱性と筋力との相対的関係により大腿骨では前外側凸，脛骨では前内方凸に弯曲することが多い．脊柱変形は本症の重症度に関連して進行性に生じ，胸郭変形を伴って呼吸機能障害を生じるものもある．

　一般に筋緊張は低下し，関節過可動性を認める．青色強膜はⅠ型コラーゲンの形成異常により強膜が薄くなり，脈絡膜の静脈が透けてみえるためと考えられている（図8-6）．象牙質が脆

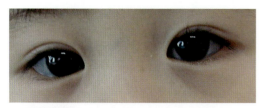

図8-6　骨形成不全症における青色強膜

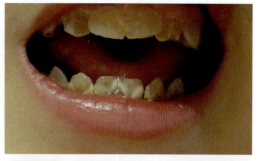

図8-7　骨形成不全症における歯牙形成不全

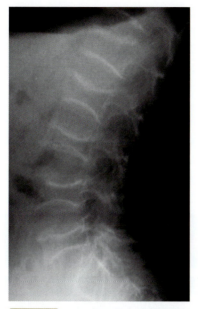

図8-8　骨形成不全症の腰椎側面X線像（12歳，女児）
著明な扁平椎を認める．

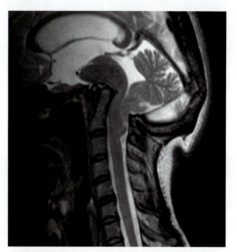

図8-9　骨形成不全症の頸髄MRI矢状断
頭蓋底陥入症とChiari奇形を認める（29歳，女性）．

弱なためエナメル質が消失しやすく，歯は半透明あるいは乳白色を呈し脆くなる（図8-7）．難聴は学童期以降にアブミ骨の疲労骨折や耳小骨硬化症などのため発症するといわれている．

5 単純X線所見

膜性骨化の障害が主体であり，頭蓋冠の骨皮質は菲薄化し，後頭骨にしばしば骨化障害（Wormian bone）を認める．脊柱では扁平椎や魚椎変形を認め，重症例では著しい脊柱後側弯，胸郭変形が進行する（図8-8）．Ⅱ型では多発性の肋骨骨折を認める．また，頭蓋底陥入症を合併して頭痛，頸部痛，脊髄神経障害，痙性を認めることがある（図8-9）．骨盤では大腿骨頭が骨盤腔内に突出し，股関節臼底骨折を生じることがある．四肢長管骨では横径の減少と骨皮質の菲薄化を伴った弯曲変形を認める．

6 鑑別診断

低リン血症性くる病，低ホスファターゼ症，副甲状腺機能亢進症，特発性若年性骨粗鬆症など骨量減少を呈する疾患とは，X線所見や血液生化学検査所見から鑑別する．被虐待児症候群との鑑別が重要であるが，被虐待児症候群では青色強膜や歯牙形成不全，Wormian boneを伴わないことなどが鑑別のポイントとなる．

7 治療

骨折および変形に対する予防，治療が主体となる．内科的治療として，ビスフォスフォネート製剤の静脈注射あるいは経口投与が骨密度の増加，骨折頻度の減少，および骨伸長の促進に有効とされる．骨折に対する治療では，廃用性

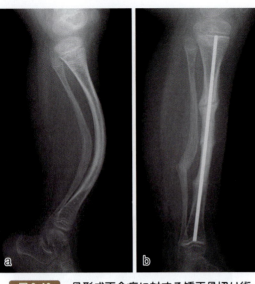

図 8-10 骨形成不全症に対する矯正骨切り術
右下腿単純X線側面像（8歳，男児）
a. 術前，b. 術後

の骨萎縮を防止するためにも固定期間はできるだけ短くすることが望ましい．下肢の弯曲変形に対しては髄内釘による矯正骨切り術を行う（図8-10）．髄内釘の留置はその後の骨折時の転位を少なくし，固定期間の短縮に役立つだけでなく，骨折および変形の予防効果もある．脊柱変形に対する装具治療などの保存的治療の有効性は乏しい．また，椎体の海綿骨の脆弱性のため，手術による内固定もきわめて困難である．

C 大理石骨病 osteopetrosis 必修

☑ 重要事項

　破骨細胞の機能不全による骨吸収障害により，びまん性の骨硬化を呈する疾患群で，骨髄機能不全を引き起こし予後不良のものから，X線検査によって偶然発見される軽症例まで表現型は多様である．重症例では造血幹細胞移植などが試みられているが，確立された治療法はない．骨は硬いが脆いため骨折しやすく，骨代謝が低下しており骨癒合は遷延化する．さらに，手術による固定材の刺入がきわめて困難なため，本症の骨折治療はしばしば難渋する．

1 概　念

　破骨細胞の形成や機能に関連する種々の遺伝子異常によって発症し，破骨細胞の機能不全による骨吸収障害によりびまん性の骨硬化を呈する症候群である．早期に発症する重症の新生児型/乳児型，中等度の中間型，軽症の遅発型まで多様な症状を呈する．未熟骨（一次骨梁）の成熟骨（緻密骨）への置換が障害される結果，未熟骨でおおいつくされた骨は硬化しているにもかかわらず脆い．

2 病　態

　破骨細胞の形成や機能に関連する種々の遺伝子異常によって発症する．新生児型/乳児型および中間型は常染色体劣性遺伝，遅発型は常染色体優性遺伝である．

3 症　状

　新生児型/乳児型は過剰な未熟骨が骨髄腔を埋めつくし，骨髄機能不全（貧血，易感染性，出血傾向，肝脾腫など）を引き起こす．また，頭蓋底の骨肥厚による脳神経症状（難聴，視力障害，顔面神経麻痺），水頭症，低カルシウム血症，成長障害などを伴いやすい．汎血球減少となるため感染や出血を生じやすく，幼児期までの死亡率は高い．中間型は小児期に発症して骨

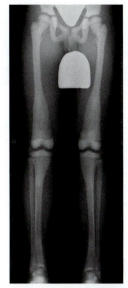

図 8-11 大理石骨病の両下肢正面 X 線像（10 歳，男児）
びまん性の骨硬化，骨幹端部のモデリング異常を認める．

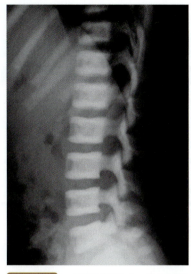

図 8-12 大理石骨病（10 歳，女児）
終板の硬化を伴ったラガージャージ椎体．

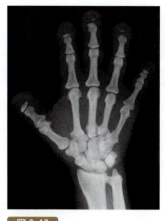

図 8-13 濃化異骨症の右手正面 X 線像（52 歳，女性）
びまん性の骨硬化と末節骨骨融解像を認める．

折，骨髄炎，難聴，低身長，歯牙の異常など種々の症状を呈するが，骨髄機能不全は重篤ではない．遅発型では骨髄機能不全は認められず，病的骨折，下顎の骨髄炎，顔面神経麻痺などで診断されることが多い．このタイプでは，ほかの理由で施行された X 線検査によって偶然発見されることもある．

4 単純 X 線所見

びまん性の骨硬化を特徴とする．長管骨や短管骨では骨幹端部，骨端部の骨硬化像が目立ち，それに加えてモデリング異常のため骨幹端部が太くなる（図 8-11）．椎体では終板の硬化像が目立つため，サンドイッチ椎体あるいはラガージャージ椎体といわれる特徴的な X 線像を示す（図 8-12）．

5 鑑別診断

ほかの骨硬化性疾患との鑑別が必要となる．濃化異骨症は低身長の程度が強く，頭蓋縫合の癒合不全や末節骨の骨融解像（図 8-13）が大理石骨病との鑑別に有用である．骨斑紋症は全身に多発する円形の骨硬化巣を，骨線条症は骨幹端や腸骨を縦走する骨硬化像を，流蝋骨症は sclerotome の分布に一致した蝋が流れたような骨硬化像を呈し，大理石骨病とは異なる硬化性病変を示す．骨幹異形成症カムラティ・エンゲルマン病は学童期に筋力低下，骨痛，歩容異常などを呈し，頭蓋骨や長管骨骨幹部の骨肥厚が著明であるが，大理石骨病とは異なり長管骨骨幹端部や短管骨は侵されない．

6 治療

根本的な治療法はない．重症の新生児型/乳児型では骨髄移植や造血幹細胞移植，インターフェロンやステロイドなどによる薬物治療が試みられているが，確立されたものはない．症状に応じた対症療法がなされているが，骨折に関しては著しい骨硬化により手術による固定材の刺入がきわめて困難であり，また骨癒合も遷延化するため難治性となることが多い．骨髄炎も局所の血流が悪いため遷延化しやすく，長期にわたる薬物治療を要する．高度な難聴に対しては補聴器が必要となる．

D 先天性脊椎骨端異形成症
spondyloepiphyseal dysplasia congenita 必修

✓ 重要事項

軟骨基質の主要な成分であるⅡ型コラーゲンの遺伝子変異により発症し，体幹短縮型低身長，脊柱変形，早発性の変形性関節症などを特徴とする．Ⅱ型コラーゲンは硝子体でも発現するため，重度近視や網膜剥離などの眼科的合併症を高率に認める．X線所見としては全身性の骨化遅延が特徴的で，重症例では頸椎椎体の骨化が著しく遅延する．下肢変形や脊柱変形に対する対症療法が行われる．

1 概 念

体幹短縮型低身長，脊柱変形，早発性の変形性関節症などを特徴とする疾患で，合併症として進行性近視，難聴，口蓋裂，内反足などを伴いやすい．遅発性脊椎骨端異形成症とはまったく異なった病態である．

2 病 態

軟骨基質における主成分であるⅡ型コラーゲンの異常により発症するため，成長軟骨，関節軟骨ともに侵される．重症例では，気管軟骨軟化症による呼吸障害を呈することがある．また，Ⅱ型コラーゲンは硝子体でも発現するため，重度近視や網膜剥離などの眼科的合併症を高率に認める．常染色体優性遺伝または突然変異により発症する．

3 症 状

顔面中央部の低形成と小顎症を伴った特徴的な顔貌を呈する．四肢，体幹ともに短縮するが，体幹短縮がより目立つ（図8-14）．扁平椎や脊柱変形を伴いやすく，胸郭は樽状である．下肢は内反膝や外反膝などの変形を伴いやすく，成人期以降には変形性関節症が必発となる．著明な内反股に伴う中殿筋の筋力低下により動揺性歩行を呈する．椎間板基質も侵されるため，早発性の変形性脊椎症を発症する．環軸椎不安定性を高頻度に認め，それに伴う脊髄症には注意を要する．

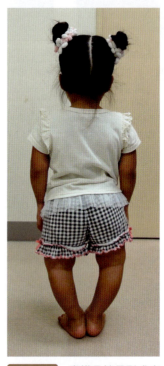

図8-14　脊椎骨端異形成症
（7歳，女児）

体幹短縮型低身長と著明な下肢の内反変形を認める．

4 単純X線所見

全身性の骨化遅延を特徴とする．重症例では脊椎（特に頸椎）の骨化遅延を，軽症例でも恥骨や足根骨，大腿骨頭の骨化遅延を認める．出生直後に恥骨，膝の骨端核，距骨，踵骨に骨化を認めない所見は診断的である（図8-15）．乳幼児期には西洋梨状の椎体が特徴的であるが，成人期では扁平椎が主体となる．

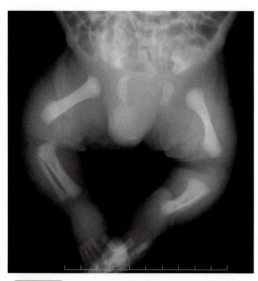

図 8-15 脊椎骨端異形成症男児の出生直後の両下肢正面 X 線像

恥骨，大腿骨遠位，脛骨近位，距骨，踵骨の骨化を認めない．

5 鑑別診断

ほかのⅡ型コラーゲン異常症との鑑別が必要となる．Kniest 骨異形成症はダンベル状の長管骨が特徴的で，足根骨や恥骨の骨化遅延を認めないことが鑑別点である．Stickler 症候群は低身長の程度は軽いが，顔面中央部の低形成や眼科的合併症（高度近視，網膜剥離，白内障など）はより重度である．軟骨低発生症は同一スペクトラムの疾患で本症の重症型であるが，頸椎椎体の骨化が不良である．

6 治療

下肢関節の変形性関節症の発症を少しでも遅らせるために，小児期より片側骨端線抑制術や骨切り術により，下肢アライメントに対する矯正を試みる．進行した変形性関節症に対しては，人工関節置換術が適応となる．環軸椎不安定症による脊髄症，変形性脊椎症や脊柱変形に対する脊椎，脊髄手術も症状に応じて必要となる．

E 先天性多発性関節拘縮症　必修
arthrogryposis multiplex congenita

✓ 重要事項

出生時より多発性の関節拘縮を認める疾患群であり，関節障害は両側性，対称性，非進行性であることが多い．大関節が侵されず，手足優位に拘縮を認める遠位型多発性関節拘縮とは病態が異なる．肩関節内旋，肘関節伸展，手関節掌屈が典型的な上肢における拘縮であり，下肢ではしばしば難治性の内反足を合併する．徒手整復，ギプス矯正，装具治療などの保存的治療には抵抗性で，多くの例で軟部組織解離術や腱移行術などの手術的加療を要する．

1 概念

出生時より多発性の関節拘縮を認める症候群であり，関節障害は両側性，対称性であることが多く，自動，他動運動ともに著しく制限されている．知的障害はなく，生命予後は良好である．遠位型多発性関節拘縮とは病態が異なる．

2 病態

病因は不明であるが，胎内でのウイルス感染，薬剤による毒性，筋組織の変性，脊髄前角細胞の異常などが示唆されており，これらのさまざまな原因に基づく胎内での運動性の低下（fetal akinesia/hypokinesia）が主因と考えられている．電気生理学的に神経原性と筋原性に大別され，前者が多い．胎生期から関節の正常な発達は障害され，筋肉組織は線維化および脂肪変性が進み，靱帯など関節近傍組織は短縮，肥厚する．

3 症状

出生時より全身性，両側性，対称性の関節拘縮を認める．皮膚は薄く，皮下組織に乏しい．

関節皺襞（skin crease）は消失する．屈曲拘縮の場合には，関節の屈側に翼状の軟部組織（pterygium）を伴うことがある．四肢の自動運動は乏しく，著明な筋萎縮を認める．さまざまな変形が認められるが，上肢では肩関節内転内旋位，肘関節屈曲または伸展位，前腕回内位，手関節掌尺屈位での変形が多い．下肢では股関節はときに脱臼を伴い屈曲外転外旋位，膝関節は屈曲または伸展位，足関節は著明な内反尖足位での拘縮を認める．脊柱変形を呈するものもある．

4 単純X線所見

長管骨が細長いという点を除けば骨格は正常であるが，二次性の関節変形や廃用性の骨萎縮を認める．

5 鑑別診断

遠位型多発性関節拘縮は手足優位に拘縮を認めるが，大関節は侵されない．遠位型多発性関節拘縮では種々の遺伝子異常が報告されているが，2A型はFreeman-Sheldon症候群と呼ばれ，口笛様顔貌，翼状頸など特徴的な顔貌を呈する．Larsen症候群は大関節の多発性関節脱臼を呈するが，関節はむしろ弛緩しており，へら状の手指，足趾や踵骨の骨化異常（二分踵骨）をしばしば認めることで鑑別可能である．

6 治療

可及的早期より徒手矯正，ギプス矯正，理学療法を開始し，装具による矯正位保持を試みる．しかし本症における短縮，変性した筋，腱，靭帯，関節包などの軟部組織は保存的治療に抵抗性で，また，muscle imbalanceによる矯正後の再発もしばしば認められる．股関節脱臼や内反足は特に難治性で，軟部組織解離術や腱移行術，骨切り術などの手術的加療を要することが多い．本症の治療では社会的自立を目標とし，下肢では移動能力，上肢では食物摂取や排便処理能力を獲得できるよう，長期的展望のもとに治療計画を立てることが必要である．

F 骨Paget病　Paget's disease of bone　必修

✓ 重要事項

局所で骨吸収と骨形成が亢進し，肥厚と変形を伴って骨強度の低下をきたす疾患である．40歳以上の男性に多く発症するが，欧米と比較してわが国では有病率がきわめて低い．骨盤，大腿骨，頭蓋骨などが罹患しやすく，罹患骨の疼痛と変形が主症状である．X線所見では骨萎縮と骨硬化が混在し，検査所見では血清アルカリフォスファターゼが上昇する．対症療法として，骨吸収抑制剤であるビスフォスフォネート製剤が使用される．

1 概念

局所での骨回転の亢進により，骨の腫大と変形，それに伴う局所骨強度の低下をきたす疾患である．欧米では高齢者に比較的多い骨疾患であるが，わが国やアジア，アフリカでの有病率は低い．欧米では加齢とともに罹患率が高まるとされている．

2 病態

異常に亢進した骨吸収と，それに引き続く過剰な骨形成が局所で生じる結果，骨の微細構造の変化と形態的な異常をきたし，骨強度が低下する．破骨細胞の誘導や機能発現に関与する分子（NF-κBやRANKなど）をコードする遺伝子における異常が報告されている．

3 症状

病巣は単骨性と多骨性があり，罹患部位としては骨盤，脊椎，大腿骨，頭蓋骨などが多い．罹患骨に持続的な骨痛があり，夜間に増強する

傾向がある．また，変形は頭蓋骨，鎖骨，顎骨などで目立ちやすい．頭蓋骨の肥厚により難聴をきたすことがある．長管骨罹患の場合，病的骨折や弯曲を生じることがある．また，骨肉腫など骨原発悪性腫瘍を合併する頻度が高いとされている．

4 単純X線所見

皮質骨の肥厚を伴って骨吸収像と骨硬化像が混在する．頭蓋骨では斑状の骨硬化像と骨吸収像を認め，綿花状所見 cotton wool appearance を呈する．長管骨は肥大を伴って弯曲する．

5 血液生化学検査所見

骨形成マーカーである骨型アルカリフォスファターゼ bone specific alkaline phosphatase（BAP）が上昇する．BAPの上昇に伴い，血清アルカリフォスファターゼ（ALP）も上昇するため，診断上有用である．

6 鑑別診断

骨原発悪性腫瘍，転移性骨腫瘍，骨髄炎などとの鑑別が必要である．血清ALPなど骨代謝マーカーの上昇，単純X線での異常所見，骨シンチグラムでの病巣骨への集積などが診断に有用であるが，必要であれば骨生検を実施して確定診断にいたる．

7 治療

対症療法としてカルシトニン製剤が使用されていたが，骨吸収抑制剤であるビスフォスフォネート製剤の登場により使用頻度は減少している．ビスフォスフォネート製剤は血清ALP値を下げ，骨の疼痛を軽減するといわれている．また，疼痛に対しては必要に応じて消炎鎮痛薬を使用する．

第9章 非感染性骨・関節，軟部組織疾患

A 変形性関節症 osteoarthritis

✓ 重要事項

概　　念》関節軟骨の変性を基盤とした非炎症性の疾患
　　　　　関節軟骨の摩耗や破壊と増殖性変化による関節の変形
　　　　　高齢発症，ロコモティブシンドロームの原因となる代表的疾患
好発部位》膝関節，股関節，手関節
分　　類》一次性変形性関節症，二次性変形性関節症
単純X線像》関節裂隙の狭小化，骨硬化，骨棘形成，骨囊胞形成
病　　理》関節軟骨の変性，線維化，軟骨下骨の象牙質化，骨囊胞形成，関節辺縁部での増殖反応，骨棘形成

1 概　念

　関節軟骨などの関節構成体の退行性疾患であり，加齢によって生じるcommon diseaseである．関節軟骨の変性・破壊と関節周囲や軟骨下骨での骨の増殖性変化があり，滑膜炎を生じる疾患である．症状には関節痛，関節水腫，可動域制限，変形などがある．疾患の発症と進行には，多因子がかかわっているが，何らかの疾患に続発して発症する場合は二次性変形性関節症，原因のない場合に一次性と分類する．四肢荷重関節（膝関節，股関節），手指関節によく発症する．

2 分　類

　一次性変形性関節症には，原因不明のものがあり，Heberden結節，母指CM関節症，多くの変形性膝関節症，全身性関節症などがある．
　二次性変形性関節症は，外傷や感染，骨折後の変形などによる場合や，関節リウマチ，代謝疾患などに起因するものである．変形性股関節症の多くは，二次性が多い．

3 病　理

　関節軟骨の表面に不整を生じ，線維化，破壊，剝離が起こる．さらには，軟骨の消失，軟骨下骨の露出，象牙質化が起こる．関節辺縁では軟骨細胞の増殖と軟骨棘形成，さらに骨化して骨棘の形成を生じる．荷重部では骨硬化や血管結合組織が侵入し骨囊胞を生じる．

4 単純X線像

　関節裂隙の狭小化，軟骨下骨の骨硬化像，骨棘形成，骨囊胞の形成などが特徴的である（図9-1）．

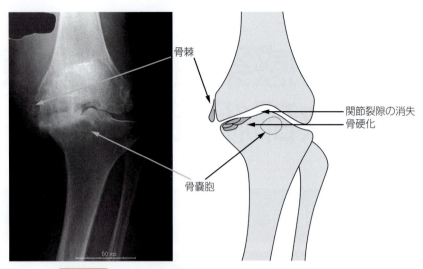

図 9-1 変形した膝関節 X 線像（左）とそのシェーマ（右）
膝関節の内反変形，関節裂隙の消失，骨硬化像，骨棘，骨囊胞がみられる．

変形性股関節症 osteoarthritis of the hip　必修

✓ 重要事項

解　剖 ≫ ボール状の大腿骨頭とソケット状の寛骨臼からなる人体最大の球関節
バイオメカニクス ≫ 片脚立位時に大腿骨頭にかかる合力は体重の約 3 倍
概　念 ≫ 寛骨臼形成不全や加齢などによる関節軟骨の変性を基盤とした非炎症性疾患，ロコモティブシンドロームの原因となる疾患
症　状 ≫ 歩行時痛，関節可動域制限（靴・靴下着脱困難），夜間痛，関連痛（腰痛，膝痛）
診　断 ≫ 理学的所見：Trendelenburg 徴候陽性，Scarpa 三角の圧痛，Thomas テスト陽性，Patrick（FABER）テスト陽性
　　　　　X 線所見：関節裂隙狭小化，骨硬化像，骨棘形成，骨囊胞形成
治　療 ≫ 保存療法：生活指導，体重減少，股関節周囲筋力強化，消炎鎮痛薬内服
　　　　　手術療法：寛骨臼回転骨切り術，臼蓋形成術（棚形成術），人工股関節置換術

1 解 剖

　股関節は，大腿骨頭と寛骨臼からなり，体幹と下肢を連結する人体最大の球関節である（図 9-2, 3）．大腿骨頭側では大腿骨頭窩に大腿骨頭靱帯（円靱帯）が付着しており，その部分以外は大腿骨頚部への移行部まで関節軟骨におおわれている．寛骨臼側では，関節軟骨が馬蹄形におおっており，月状面と呼ばれている．寛骨臼切痕の寛骨臼横靱帯を除く辺縁には線維軟骨組織である寛骨臼関節唇が存在しており，関節液の流入出をシールすることで大腿骨頭を保持し（suction effect），股関節の安定性に寄与している．

2 バイオメカニクス

　股関節にかかる合力を明らかにすることは，病態や治療法を理解するうえで非常に重要であ

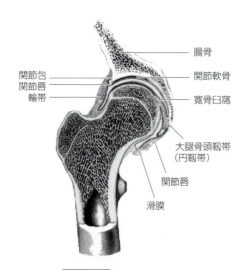

図9-2 股関節の断面
（Aguri A, Lee MJ：Grant's Atlas of Anatomy, 9th ed. Williams & Wilkins, 1991）

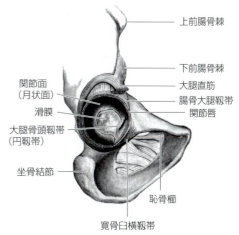

図9-3 寛骨臼，関節唇，靱帯群
（Aguri A, Lee MJ：Grant's Atlas of Anatomy, 9th ed. Williams & Wilkins, 1991）

る．Pauwels の理論によると片脚立位側の股関節には，重心線から16°の傾きで体重片側立位側の下肢を除いた体重の4倍（全体重の約3倍）の合力が作用している（図9-4）．Bergmannらの telemetry transmitter（遠隔測定送信機）を内蔵した人工股関節による直接計測によると，つまずき動作により最大 8.7BW（body weight）を記録したとの報告がある．

3 歩行と股関節

健常人の重心は第2仙椎の前方にあり，歩行中の垂直方向の動きは数 cm 以内である．また歩行中骨盤は，側方への動きや遊脚側への傾きをほとんど起こさない．歩きぶりは歩容ともいい，その異常が総称的に跛行と呼ばれる．股関節脱臼や変形性股関節症で股関節外転筋力の低下がある場合，骨盤は患側での片脚立位時に遊脚側へ沈下する（図9-5）．この現象が Trendelenburg 徴候陽性であり，この骨盤の動揺を伴う歩行を Trendelenburg 跛行という．疼痛がある下肢へは荷重しようとせず，相対的に健側での立脚時間は長くなる跛行は，逃避性跛行と呼ばれる．変形性股関節症で観察されることが多く，歩幅は短くなり歩調も乱れる．

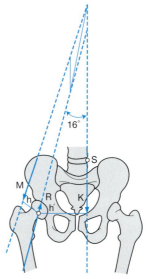

図9-4 右片脚立位時の股関節へかかる合力

片脚立位側の下肢を除いた体重 K，外転筋力を M とすると M×h=K×h' となり，h' は h の約3倍であるので M=3K となる．そこで片脚立位側の股関節にかかる合力は M+K=4K となる．
（Pauwels F. Biomechanics of the normal and diseased hip：theoretical foundation, technique and results of treatment：an atlas. Springer-Verlag, 1976）

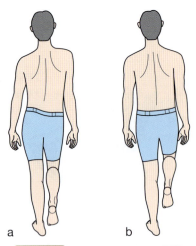

図9-5 Trendelenburg 徴候
a. 変形性股関節症では，股関節への合力を減らし疼痛を緩和するため，中殿筋収縮を避け歩行しており，その結果外転筋力不全を多く認め，片脚立位時に遊脚側の骨盤が沈下する．これを Trendelenburg 徴候陽性という．b. 正常では，片脚立位時でも骨盤に傾きは起こらない．

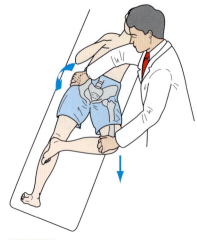

図9-7 Patrick (FABER) テスト
変形性股関節症では，股関節を屈曲，外転，外旋すると大腿三角に疼痛を訴える．この股関節痛誘発試験が Patrick テストである．屈曲（Flexion），外転（Abduction），外旋（External Rotation）の頭文字を取って FABER テストとも呼ばれる．

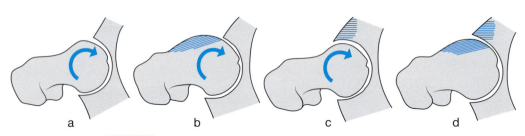

図9-6 femoroacetabular impingement (FAI) の分類
股関節の軸写（cross-table view）が矢状面の解剖学的異常の診断には不可欠である．a. 正常な股関節では股関節を屈曲（矢印）すると大腿骨頭は関節内でスムーズに回転する．b. Cam タイプの FAI では股関節を屈曲すると大腿骨頭から頚部の前方の膨隆部が臼蓋の前方の軟骨と衝突する．c. 挟みうち pincer タイプの FAI では股関節の屈曲により臼蓋の前方の突出部大腿骨頭から頚部の前方と衝突する．d. Cam タイプでも pincer タイプでも増殖性骨変化を起こすと両者の混合タイプとなる． (Lavigne M, et al：Clin Orthop Relat Res, 418：61-66, 2004)

4 概念

変形性股関節症とは，股関節に対する力学的あるいは生物学的な原因によって関節軟骨の変性が惹起され，引き続き関節周囲の骨変化および二次性の滑膜炎を生じて股関節の変形が徐々に進行するに伴い，疼痛，圧痛，可動域制限，関節水腫などの症状を生じる非炎症性疾患と定義される．わが国における股関節症の多くは原疾患に続発する二次性であり，81％が寛骨臼形成不全と Jingushi らは報告し，ほかには Perthes 病（ペルテス病），大腿骨頭すべり症，大腿骨頭壊死症，骨折，femoroacetabular impingement（FAI）が含まれる（図9-6）．また Ganz らは，先行する明らかな疾患のない一次性のなかには，FAI が多数含まれている可能性があるとの報告をしており，現在その概念が変わりつつある．

5 症状

初期症状は，歩行や荷重時での鼠径部痛が主

となり，安静時にはほとんど痛まない．疼痛は動作の初めに起こることが多く，しばしば大腿，膝周辺，殿部，腰部へ放散する．一般的には，変形の進行とともに疼痛の程度が増悪し持続性となるが，著しい拘縮や関節面の骨硬化が進んだ場合においては，疼痛が軽減することがある．末期においては，疼痛による逃避性跛行が目立つようになり，夜間痛により睡眠も障害される．股関節の可動域は減少し，靴下着脱や足趾の爪切りが困難となる．

6 検査

■ 理学所見

変形性股関節症では外転筋力の低下を伴っていることが多い．外転筋力の低下があると，Trendelenburg 徴候が認められる．鼠径靱帯の下縁，長内転筋外縁，縫工筋内縁に囲まれた三角形は大腿三角（Scarpa 三角）と呼ばれ，この部位に大腿骨頭が位置しており，変形性股関節症ではこの部位に圧痛がある．さらに股関節を屈曲，外転，外旋すると変形性股関節症では大腿三角に疼痛を訴え，この股関節疼痛誘発試験がPatrick（FABER）テストである（図 9-7）．関節可動域は変形の程度に比例して障害される．進行すると完全伸展ができなくなり，屈曲拘縮を起こす．ベッド上臥位での視診では，腰椎の前弯のために屈曲拘縮が見逃されやすい．そこで反対側の股関節を屈曲させて腰椎の前弯をとり，患側の股関節を伸展させると屈曲拘縮が明らかになる．この検査方法は Thomas テストと呼ばれる（図 9-8）．

■ X 線所見

初期の単純 X 線検査では，わずかな関節裂隙の狭小化や軟骨下骨の硬化像が認められるのみである．寛骨臼形成不全によるものが最も多く，大腿骨頭に対する寛骨臼の被覆度を示す股関節正面像での CE 角の測定が重要である（図 9-9）．CE 角は大腿骨頭に対する寛骨臼の荷重関節面の広さの指標となり，20°以下を寛骨臼形成不全としている．進行期から末期へと変形性関節症が進行するとともに関節裂隙が消失し，軟骨下骨での骨囊胞像が現れ，関節辺縁での骨棘形成が旺盛となる（図 9-10）．

7 治療

■ 保存療法

▶ 生活指導

変性した関節面に負担をかけないような生活

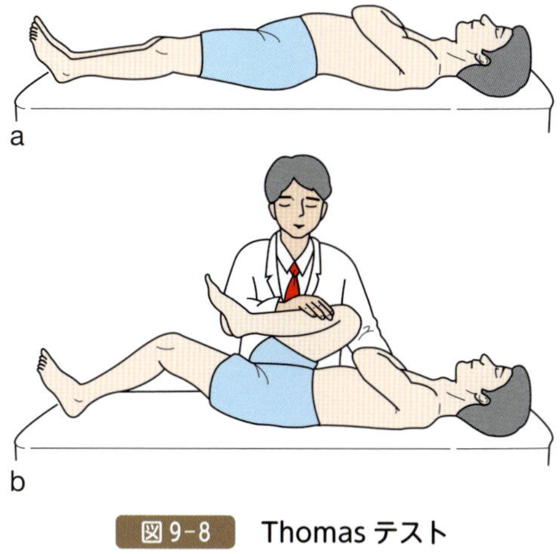

図 9-8 Thomas テスト
a. 臥位での視診では，腰椎の前弯のために，股関節の屈曲拘縮が見逃されやすい．b. そこで，反対側の股関節を深屈曲させて腰椎の前弯をとり，患側の股関節を伸展させると屈曲拘縮が明らかになる．この屈曲拘縮を調べる検査方法は Thomas テストと呼ばれる．

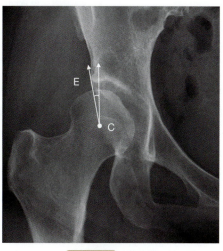

図 9-9 CE 角
骨頭の中心を通る垂線と骨頭の中心から臼蓋の外側端を通る線のなす角 center-edge angle と呼ばれる．CE 角は寛骨臼による大腿骨頭の被覆を表す指標となる． （Wiberg, 1939）

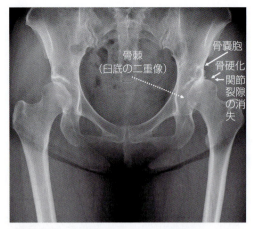

図 9-10　寛骨臼形成不全（右股関節）と変形した股関節X線像（左股関節）

左股関節の関節裂隙の消失，骨硬化像，骨棘（臼底の二重像），骨嚢胞がみられる．

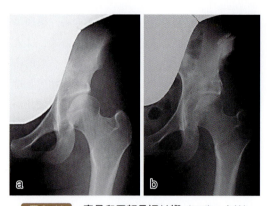

図 9-11　寛骨臼回転骨切り術（24歳，女性）
a. 術前：初期股関節症，b. 術後2年：寛骨臼による大腿骨頭の被覆が改善している．

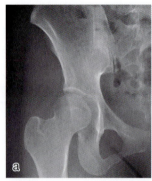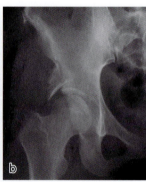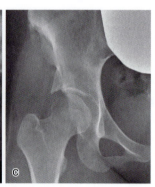

図 9-12　寛骨臼形成術（棚形成術，26歳，女性）
関節包を介して腸骨を移植し，大腿骨頭の骨性被覆を形成する手術である．
a. 術前：前期股関節症，b. 術直後，c. 術後2年．

指導が基本である．体重の減少，杖の使用，運動療法である．運動療法では，無理のない可動域訓練と下肢筋力強化を行う．エルゴメーターやプール歩行などは推奨されている．特に大腿四頭筋と股関節外転筋の強化は，膝関節を安定化し，症状の軽減につながることが報告されている．

▶ 薬物療法

抗炎症薬の投与が推奨されている．特にCOX-2選択的阻害薬の推奨度は高いが，高齢者に多い疾患であり，副作用に注意する必要がある．関節内注射では，ヒアルロン酸や副腎皮質ステロイド薬が用いられている．ヒアルロン酸は効果発現が遅いが，持続効果が長いとされている．ステロイド薬は，強力な消炎鎮痛効果を持つが，頻回の注射で骨・軟骨破壊を引き起こすこともあり，注意が必要である．

■ 手術療法

保存療法で症状の改善が得られない症例や，関節症が進行した症例では，手術療法を考慮する．

▶ 骨切り術による手術療法

特に若年者における変形性股関節症の前期と初期においては，第一に検討されるべき手術である．骨盤側で行う寛骨臼回転骨切り術（図 9-11），Chiari 骨盤骨切り術，臼蓋形成術（棚形成

術）（図9-12）．大腿骨近位部で行う内反骨切り術と外反骨切り術が主な手術方法であり，多くの症例が寛骨臼形成不全を伴っており，骨頭の不十分な被覆を改善もしくは補助することが目的となっている．

■ 人工股関節置換術による手術療法

わが国では年間6万件を超える手術が行われている．摺動面の改良により長期成績が飛躍的に改善し，また劇的な除痛効果とともに早期の歩行が可能となるため，その適応が50歳以下にも拡大しており，今後も増加が予想される．合併症においては，摺動面に用いられているポリエチレンの摩耗紛が引き起こす骨融解による人工関節のゆるみが主な再置換術の原因であったが，架橋されたポリエチレンの登場により，その発生頻度は激減した．今後は感染，脱臼，そして人工関節周囲骨折といった合併症への配慮が必要である．現時点では，これらの合併症は未解決であり，人工関節の適応はやはり慎重であるべきである．また若年層に対して行う際には，将来的に発生しうる再置換術を考慮し，初回手術時の機種選択においては，良好な長期成績とともに，抜去が容易な機種を用いるなどの配慮をしなければならない（図9-13）．

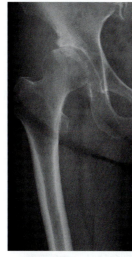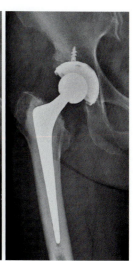

図9-13　人工股関節置換術　術前（左）と術後（右）

変形性股関節症（基本的には進行期以降）の症例に対して，人工股関節置換術を施行する．除痛，可動域の改善，そして脚長の補正には有効であるが，感染，脱臼，そして耐久性といった危険を考慮しつつ，再置換術も見据えた手術を行うべきである．

変形性膝関節症 osteoarthritis of the knee　必修

✓ 重要事項

解　剖 》	下肢アライメント，大腿脛骨角，大腿脛骨関節，膝蓋大腿関節
概　念 》	加齢などによる関節軟骨の変性を基盤とした非炎症性疾患，ロコモティブシンドロームの原因となる疾患
症　状 》	初期は動きはじめの疼痛（motion pain），関節腫脹，関節可動域制限（正座困難など）
診　断 》	身体所見：膝関節腫脹，内反膝 X線所見：関節裂隙狭小化，骨硬化像，骨棘形成，骨嚢胞形成
治　療 》	保存療法：生活指導，体重減少，筋力強化，足底板装着，膝装具 　　　　　消炎鎮痛薬内服，膝関節内注射 手術療法：関節鏡視下デブリドマン 　　　　　高位脛骨骨切り術 　　　　　人工関節置換術

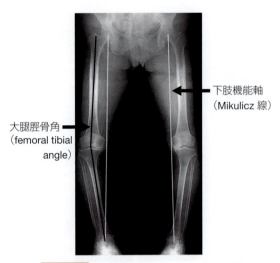

図9-14 下肢アライメント　内反変形
立位での下肢X線正面像で，両膝内反変形が著明である．下肢機能軸（Mikulicz線）が膝関節の内側を通り，大腿脛骨角 femorotibial angle（FTA）は，180°を超えている．

1 解 剖

　変形性膝関節症は，膝関節の変形であるため，下肢アライメントの異常をきたす．日本人の多くは内反変形を生じる．一般に正常な下肢の立位荷重軸は，大腿骨頭，膝関節，足関節のほぼ中央を通過している．この荷重軸が下肢機能軸（Mikulicz線）である．大腿骨と脛骨のなす角は大腿脛骨角（femorotibial angle）で日本人の成人男性は平均178°，女性は平均176°である．180°以上となれば，内反膝である（図9-14）．

　膝関節は，大腿脛骨関節，大腿膝蓋関節に分けることができる．膝関節の荷重の大部分は，大腿脛骨関節に作用している．

　膝関節の安定性は，靱帯，半月板，周囲筋によって保たれている．

2 概 念

　変形性膝関節症は整形外科外来で最もよく遭遇する疾患のひとつである．

　その原因には，加齢や性ホルモンの影響（女性に多い），人種間での差などのほか，肥満や外傷によることが多い．

3 症 状

　初期症状は，膝関節の動きはじめの疼痛（starting pain）やこわばり感などを訴えることが多い．動きはじめると疼痛は軽快し，長時間の歩行などでは疼痛が再び生じる．

　多くの症例で，内側大腿脛骨関節部が障害される内側型で，疼痛も内側部に生じる．

　進行してくると，膝の内反変形が目立つようになる．高齢者で膝の変形と伴った疼痛があれば，変形性関節症であろう．歩行時や階段昇降時にも持続的な疼痛を生じる．また関節可動域も伸展とともに正座ができなくなるなどの制限が生じる．

4 診 断

■ 身体所見

　下肢の変形を生じる．日本人の多くは内反変形となりO脚を示す．内側型変形性膝関節症では，疼痛も内側に限局している．逆に外側型変形性膝関節症では，X脚を示し外側に疼痛を生じることが多い．

　関節液貯留による膝蓋跳動が認められ，関節穿刺を行う場合には膝蓋骨外側，近位部で行う．

　貯留液は，通常淡黄色である．

■ X線所見

　単純X線検査では，正面像と側面像では，大腿脛骨関節の変化をみることができるが，膝蓋大腿関節の変化を調べるためには膝蓋骨軸射像も必ず撮影する．変形性膝関節症では，関節裂隙の狭小化，骨棘形成，軟骨下骨の骨硬化像および骨囊胞像が認められる．関節裂隙の狭小化は，関節軟骨の摩滅の状態を示すもので，その程度を把握するためには，立位での撮影も必要である．特に軽度屈曲位での立位前後撮影肢位はRosenberg撮影と呼ばれ，大腿脛骨関節の初期変化の描出に有用である（図9-15）．

■ 関節液などの検査

　関節液の貯留が変形性関節症の特徴的所見であり，関節穿刺によって，淡黄色透明，粘調性の液が排出される．顕微鏡検査では，軟骨細胞や軟骨片が認められる．

A 変形性関節症

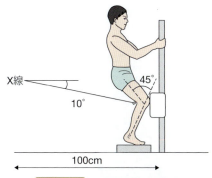

図9-15 Rosenberg撮影
立位で膝関節を45°に屈曲させ，X線の入射軸を10°遠位に傾けて撮影すると，大腿脛骨関節面の初期変化がわかりやすい．
（Rosenberg TD：J Bone and Joint Surg Am, 70：1479-1482, 1988）

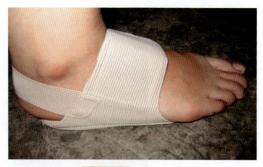

図9-16 足底挿板
楔状に外側が高くなる足底挿板で，下肢アライメントを変化させることで，症状の改善に有用である．

■ 鑑別疾患

高齢発症の関節リウマチ，偽痛風，感染性関節炎，骨壊死などとの鑑別は必要である．

5 治療

■ 保存療法

変性した関節面に負担をかけないような生活指導が基本である．体重の減少，杖の使用，運動療法である．運動療法では，無理のない可動域訓練と下肢筋力強化を行う．エルゴメーターやプール歩行などは推奨されている．特に大腿四頭筋と股関節外転筋の強化は，膝関節を安定化し，症状の軽減につながることが報告されている．

装具療法では，膝関節部に装着する膝装具と足底部に装着する足底挿板がある（図9-16）．膝装具には，外反を強制することで，下肢アライメントの矯正と支持性を得るものが有効であるが，高価かつ装着コンプライアンスが低い（図9-17）．

足底挿板は，内側型変形性膝関節症に対して外側が高くなっている楔状足底挿板が有用で，患者の歩容を変化させて症状の改善につなげる．重症例には無効なことが多い．

薬物療法は変形性股関節と同様である．

■ 手術療法

保存療法で症状の改善が得られない症例や，

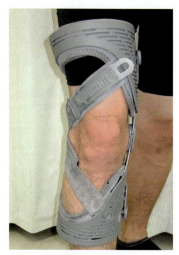

図9-17 膝外反装具
膝関節を外反強制することで，下肢アライメントの矯正と支持性を得る．症状の改善には有効であるが，高価かつ装着コンプライアンスが低いところに問題がある．

関節症が進行した症例では，手術療法を考慮する．

水腫の持続や遊離体が存在する症例で，関節可動域に制限がある症例などでは，関節鏡視下のデブリドマンが行われる．変形が強い症例ではその効果の持続は期待できない．

膝関節変形がまだ全体に及んでいない症例で活動性の高い症例には骨切り術を行う．一般に内反膝には脛骨近位部での外反骨切り（図9-18）を，外反膝には大腿骨顆上部での内反骨切

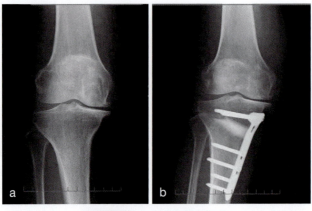

図 9-18　高位脛骨骨切り術

術前（a），術後（b）．内側型変形性膝関節症に対して，脛骨近位部内側を骨切りして開大し下肢アライメントの矯正をはかる．

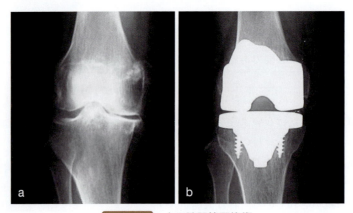

図 9-19　人工膝関節置換術

術前（a），術後（b）．高度変形性膝関節症に対して，人工膝関節置換術を施行する．除痛や下肢アライメントの矯正には有効であるが，感染の危険，耐久性なども考慮して手術を行うべきである．

り術を行う．下肢アライメントが矯正された症例では，10年以上にわたる良好な成績の報告がある．また，高齢者で変形が高度に及んで内外側に変性が及んだ例には，人工膝関節置換術が行われる（図9-19）．人工膝関節は術後の満足度が高く，盛んに行われる．しかし，術後の肺塞栓症，感染などの危惧もある．また人工関節のゆるみなどの合併症があることを十分に患者に説明する必要がある．

B 骨壊死症・骨端症

1 骨壊死症 osteonecrosis

大腿骨頭壊死症 osteonecrosis of the femoral head

重要事項

- 大腿骨頭に骨壊死をきたす疾患.
- 特発性には,狭義の特発性のほか,ステロイド性,アルコール性がある.
- 症候性（二次性）には,股関節部の外傷（大腿骨頸部骨折や股関節脱臼など）や減圧症などに続発するものがある.
- 骨頭の陥没が起こり,股関節の適合性が悪くなると変形性股関節症になる.

大腿骨頭壊死症は,成人の大腿骨頭に骨壊死をきたす病態である.特発性大腿骨頭壊死症には狭義の特発性のほかにステロイド性およびアルコール性が含まれる.症候性（二次性）には,大腿骨頸部骨折や股関節脱臼などの外傷後に発生するものや減圧症に合併するものなどがある.

大腿骨頭は,股関節内に存在し,その表面の大部分が関節軟骨で被覆され,主に大腿深動脈の枝である大腿回旋動脈で栄養されている.大腿骨頸部の骨髄腔からの血流や大腿骨頭と寛骨臼を連結する円靱帯からの側副血行路のみでは十分な血流確保ができない.このため,いったん血行障害が生じた場合には骨壊死が発生しやすくなる.

特発性大腿骨頭壊死症
idiopathic osteonecrosis of the femoral head

1 病因・疫学

特発性大腿骨頭壊死症の発生機序は不明な点が多い.骨内血行の障害や脂肪による血管閉塞,静脈還流障害などが誘因として考えられている.

特発性大腿骨頭壊死症には,まったく原因や誘因が不明な狭義の特発性,ステロイド性およびアルコール性があり,好発年齢は40〜50歳である.

ステロイド性特発性大腿骨頭壊死症の基礎疾患としては全身性エリテマトーデス（SLE）が多く,その他にはネフローゼ症候群,皮膚筋炎,腎移植などがある.原疾患の治療のために,副腎皮質ステロイドを大量に投与した場合に,発症の危険性が高い.また大腿骨頭以外に,大腿骨顆部,脛骨近位,上腕骨頭などにも骨壊死が発症する場合がある.

アルコール性特発性大腿骨頭壊死症の場合は,アルコール多量摂取（日本酒換算で毎日2合以上の飲酒を10年以上）で発症の危険性が高くなる.

2 病理所見

大腿骨頭上方（荷重部）関節面の圧潰が特徴的である.本症は骨壊死が初発であるので,初期には関節軟骨は比較的健常に保たれているが,骨頭の陥没・圧潰が起こり,股関節の適合性が悪くなると変形性股関節症にいたる.

組織学的には骨壊死層の周囲に血管新生を伴った線維性肉芽組織がみられる.

表9-1 特発性大腿骨頭壊死症の診断基準

X線所見（股関節単純X線の正面像および側面像で判断する．関節裂隙の狭小化がないこと，臼蓋には異常所見がないことを要する）
 1．骨頭圧潰あるいはcrescent sign（骨頭軟骨下骨折線像）
 2．骨頭内の帯状硬化像の形成
検査所見
 3．骨シンチグラム：骨頭のcold in hot像
 4．MRI：骨頭内帯状低信号域（T1強調像でのいずれかの断面で，骨髄組織の正常信号域を分界する像）
 5．骨生検標本での骨壊死像（連続した切片標本内に骨および骨髄組織の壊死が存在し，健常域との界面に線維性組織や添加骨形成などの修復反応を認める像）

上記項目のうち，2つ以上を満たせば確定診断とする．
除外項目：腫瘍および腫瘍類似疾患，骨端異形成症は診断基準を満たすことがあるが，除外を要する．なお，外傷（大腿骨頸部骨折，股関節脱臼），大腿骨頭すべり症，骨盤部放射線照射，減圧症などに合併する大腿骨頭壊死，および，小児に発生するペルテス病は除外する．

（厚生労働省指定難病より）

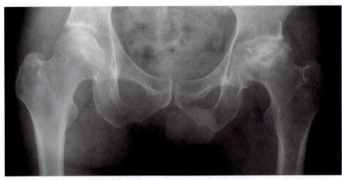

図9-20 X線両股関節正面像
左大腿骨頭に圧潰および骨頭軟骨下骨折を認める．

3 臨床症状と診断

初発症状は，股関節痛や股関節周囲の疲労感などである．副腎皮質ステロイド使用歴や飲酒など患者背景に注意する必要がある．進行すると股関節の可動域制限が出現する．診断には診断基準（表9-1）を用いる．

4 画像所見

股関節正面および側面の2方向のX線像で診断を行う（図9-20）．壊死範囲の判定には股関節90°屈曲，45°外転の位置での大腿骨頭側面像が有用である．関節裂隙が保たれているが，骨頭圧潰像，帯状硬化像，crescent sign（骨頭軟骨下骨折線像）などがみられる．大腿骨頭壊死から股関節症へと進行している場合には，関節裂隙狭小化や関節面不整など，変形性関節症の所見がみられる．

診断と治療方針の決定には，病期分類（表9-2）および病型分類（図9-21）が重要である．

MRIにおけるT1強調像での帯状低輝度域band patternは本症の早期診断に非常に重要である（図9-22a）．骨シンチグラムではcold in hot像（集積する部位の中に集積しない部分がある像）がみられる（図9-22b）．

5 治 療

■ 保存療法

壊死範囲が外上方部の荷重部からはずれている症例や壊死範囲が狭い症例，骨頭の圧潰が少ない硬化型の症例には，NSAIDs投与や免荷などの保存的治療を行い経過観察する．

■ 手術療法

壊死範囲が広く荷重部に存在する場合には，免荷などの保存的治療では圧潰の進行を止める

表9-2　特発性大腿骨頭壊死症の病期（stage）分類

stage1：X線像の特異的異常所見はないが，MRI，骨シンチグラム，または病理組織像で特異的異常所見がある時期
stage2：X線像で帯状硬化像があるが，骨頭の圧潰（collapse）がない時期
stage3：骨頭の圧潰があるが，関節裂隙は保たれている時期（骨頭および臼蓋の軽度な骨棘形成はあってもよい）
　　　　stage3A　圧潰が3mm未満の時期
　　　　stage3B　圧潰が3mm以上の時期
stage4：明らかな関節症性変化が出現する時期
　注1）骨頭の正面と側面の2方向X線像で評価する（正面像で骨頭圧潰が明らかでなくても側面像で圧潰が明らかであれば側面像所見を採用して病期を判定すること）
　注2）側面像は股関節屈曲90°・外転45°・内外旋中間位で正面から撮影する（杉岡法）

（厚生労働省指定難病より）

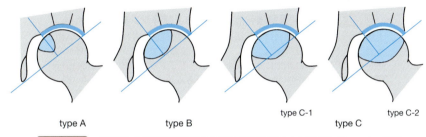

図9-21　特発性大腿骨頭壊死症の壊死域局在による病型（type）分類

type A　壊死域が臼蓋荷重面の内側1/3未満にとどまるもの，または壊死域が非荷重部のみに存在するもの
type B　壊死域が臼蓋荷重面の内側1/3〜2/3の範囲に存在するもの
type C　壊死域が臼蓋荷重面の内側2/3以上におよぶもの
　　　type C-1：壊死域の外側端が臼蓋縁内にあるもの
　　　type C-2：壊死域の外側端が臼蓋縁を超えるもの
　注1）X線/MRIの両方またはいずれかで判定する
　注2）X線は股関節正面像で判定する
　注3）MRIはT1強調像の冠状断骨頭中央撮像面で判定する
　注4）臼蓋荷重面の算定方法：臼蓋縁と涙痕下縁を結ぶ線の垂直2等分線が臼蓋と交差した点から外側を臼蓋荷重面とする．

（厚生労働省指定難病より）

ことは困難である．骨頭の圧潰をきたしている症例や陥没が危惧される症例に対しては，骨切り術や骨移植術，人工股関節全置換術などの観血的治療を行う．

●大腿骨頭回転骨切り術（杉岡法：図9-23）

大腿骨頚部で骨切りし，大腿骨頭を回転することにより，壊死部での荷重負荷を避け関節適合性を改善する手術方法である．X線像で健常部が全関節面の1/3以上温存されているものがよい適応である．

まず，大転子を骨切りし，転子部で頚部軸に垂直な面で骨切りする．健常部が後方に多く残されていれば前方へ，逆に健常部が前方に多く残されていれば後方へ，骨頭を頚部の軸を中心に回転させる．大腿骨頭の主な栄養動脈を損傷しないことが重要である．

●大腿骨内反骨切り術

壊死領域が比較的内側部に限局しており骨頭外側に健常部が残存している症例には，大腿骨を内反するように骨切りを行う．

●骨移植術

健常な骨を大腿骨頭部に移植することにより，支柱の働きと骨形成を期待する手術である．陥没が軽度である初期例が適応となるこ

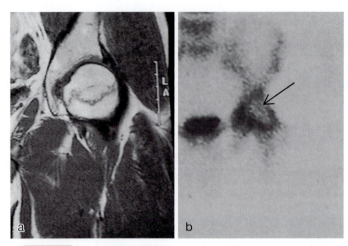

図9-22 大腿骨頭壊死症のMRIおよび骨シンチグラム所見

大腿骨頭壊死症の初期には，X線所見では異常が認められないので，MRIや骨シンチグラムが有用になる．MRI T1強調像での帯状低輝度域 band pattern は早期診断に非常に重要である(a)．骨シンチグラムでは cold in hot 像（集積する部位の中に集積しない部分がある像，矢印）がみられる(b)．

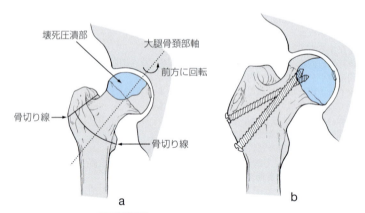

図9-23 大腿骨頭回転骨切り術

術前単純X線正面像(a)において骨頭荷重部の圧潰を認める．転子間部で骨切りし，骨頭を90°前方に回転した術後の正面像(b)では健常部が荷重部に移動している．

とが多い．骨を遊離で移植する方法と血管柄付きで行う方法（骨片を血行のある状態で骨頭に移植することにより高い生着率を期待する）がある．

● **人工関節置換術・人工骨頭置換術**

壊死範囲が広範な症例や関節症性変化が進行している症例，高齢者では，人工骨頭置換術や人工股関節置換術などの手術が行われる．

症候性（二次性）大腿骨頭壊死症

症候性（二次性）には，大腿骨頸部骨折や股関節脱臼などの外傷後に発生するものや減圧症に合併するものなどがある．

▶ **外傷性大腿骨頭壊死症**

外傷性股関節脱臼や大腿骨頸部骨折後に生じ

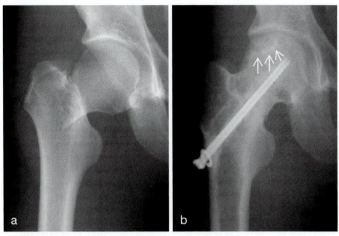

図9-24 大腿骨頸部骨折後大腿骨頭壊死症（18歳，男性）
交通事故で大腿骨頸部骨折をきたした（a）．骨接合術にて骨癒合は得られたが骨頭の一部に硬化像（矢印）があり，骨壊死が疑われる（b）．

る大腿骨頭壊死症である（図9-24）．受傷後，長期間の経過を経て発症することもある．外傷性股関節脱臼では，脱臼してから整復までの時間が長いほど骨壊死をきたしやすい．また，大腿骨頸部骨折では骨折部が癒合しても大腿骨頭壊死が起こることがある．

▶ 減圧性大腿骨頭壊死症

潜水夫や潜函工など高圧環境で従事している人が通常の環境に戻る際，外部の気圧変化によって血液内に発生する気泡により細動脈が閉塞され骨壊死が発生するといわれている．

▶ その他の症候性大腿骨頭壊死症

骨盤内臓器の悪性腫瘍に対する放射線照射，Gaucher病，鎌状赤血球症，大腿骨頭すべり症などに合併して大腿骨頭壊死症が起こることがある．

＜大腿骨頭壊死症との鑑別疾患＞

● 急速破壊型股関節症
rapidly destructive coxarthrosis（RDC）

比較的短期間の経過（1年程度）で股関節が急速に破壊される特殊な病態である．多くは片側性で60歳以上の女性に好発する．大腿骨頭壊死症の亜型であるとの説がある．

● 一過性大腿骨頭萎縮症
transient osteoporosis of the hip

誘因なく一側の股関節痛が出現し，免荷などの対症療法で数ヵ月の経過で自然寛解する原因不明の病態である．X線像では関節裂隙の狭小化を伴わない骨萎縮があり，MRIではT1強調像での骨頭全体の低信号像およびT2強調像での同部の高信号像がみられる．本症は妊娠に関連した報告が多かったが，近年は中年男性例の報告も増加しつつある．

膝関節特発性骨壊死（大腿骨内側顆骨壊死）
idiopathic osteonerosis of the knee

高齢者の膝関節部痛や関節水腫の原因として，変形性膝関節症との鑑別が重要な疾患である．本症では，X線像上，大腿骨内側顆部に骨透過像とその周囲の骨硬化像がみられるが，関節裂隙が比較的保たれている（図9-25）．初期にはNSAIDsの内服や関節注射などが有効である．骨壊死が進行し，関節軟骨の障害が出現してくると変形性膝関節症にいたる．

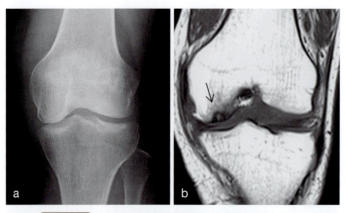

図9-25 大腿骨内側顆骨壊死の単純X線像とMRI
初期には単純X線像では異常を認めない（a）が，MRI T1強調像（b）で大腿骨内側顆部に低信号（矢印）がみられ骨壊死とわかる．

2 骨端症 apophyseopathy

　骨端症は成長期の長管骨の骨端や短骨の骨化核などに生じる骨壊死である．腱や靱帯の骨への付着部におけるくり返す外力による外傷，先天性素因，内分泌代謝異常などが誘因と考えられるが，はっきりした原因は不明のものが多い．骨端症は報告者の名前がついていることが多い．骨端症のうち，Osgood-Schlatter（オスグッド・シュラッター）病，Sinding Larsen-Johansson（シンディング・ラーセン・ヨハンソン）病，Sever（シーバー）病などは成長期のスポーツ障害としてよく知られている．本項ではPerthes（ペルテス）病やKienböck（キーンベック）病（月状骨軟化症）などについて概説する．

Perthes（ペルテス）病　必修

✓ 重要事項

- 男児（5～7歳）にみられる大腿骨頭が壊死をきたす骨端症

　Perthes病は発育期に大腿骨近位骨端部（大腿骨頭）が壊死をきたす原因不明の疾患で骨端症のひとつである．成人の大腿骨頭壊死症と比較すると壊死に陥った骨頭は修復されることが多いが，骨頭変形が遺残した症例では，変形性股関節症に進展することがある．

1 原因

　幼児期の大腿骨近位骨端部（大腿骨頭）は成長軟骨帯があるため骨幹部からの血流が少ない．そのため，何らかの原因で大腿骨近位骨端部の骨端核への血流障害が生じると，阻血性壊死に陥る可能性が高い．血流障害の誘因には，甲状腺ホルモンや性ホルモンとの関連，くり返す軽微な外傷や滑膜炎，静脈のうっ滞などが推察されているが，はっきりした原因は不明である．

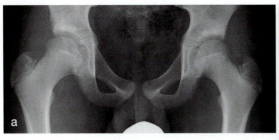
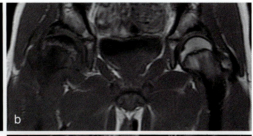
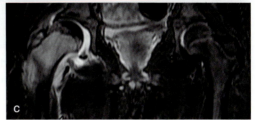

図 9-26　Perthes 病の単純 X 線像と MRI
初期には単純 X 線像では異常を認めない（a）．MRI T1 強調像（b）で右大腿骨頭骨端部に低信号がみられ骨壊死とわかる．また，T2 強調像（c）では右股関節内に水腫もみられる．

2 疫学

好発年齢は 5～7 歳で，男女比は 5：1 で男児に多い．片側性罹患が多く，両側例は 10～20% である．

3 症状

股関節痛と跛行が主な症状である．疼痛は股関節に限局している場合のほか，大腿部や膝部の疼痛を訴えることもある．圧痛は鼠径部および大腿前面に認められる．大腿部および殿部の筋萎縮や股関節の可動域動制限もみられる．特に内旋と外転の制限が強いことが多い．

4 X 線所見と病理所見

Perthes 病は単純 X 線像により，①初期（滑膜炎期），②硬化期（壊死期），③分節期（再生期），④修復期（再骨化期）および，⑤残余期に分けられる．

①初期（滑膜炎期）

跛行や疼痛などの症状が出現しているが，単純 X 線像上で骨端核にははっきりした異常はみられない（図 9-26）．関節液貯留や滑膜炎などのため内側関節裂隙（涙痕像と骨頭内縁間距離）が拡大している（Waldenstrom 徴候）ことがある．MRI は本症の早期診断に有用で，骨端核の壊死，関節内の滑膜炎や関節液の貯留を確認できる．

②硬化期（壊死期）

骨壊死発症後 1 年程度の時期で，単純 X 線像で骨端核の壊死が明らかとなる．骨端核は扁平化し全体に硬化像がみられ，軟骨下骨での骨折は半月様線状透過陰影（crescent line）としてみられる．骨頭の圧潰と扁平化が進行する（図 9-27a）．

③分節期（再生期）

壊死骨に周辺から血管侵入が起こり，壊死骨が吸収され，骨新生が起きる．単純 X 線像では，硬化扁平化した骨端核は分節化して骨頭は亜脱臼位をとる．頚部は横径が増大し縦径は短縮し，成長軟骨帯直下に骨透過像がみられることもある．

④修復期（再骨化期）

骨端核の壊死骨の吸収と再骨化が進行し，単純 X 線像では骨頭の外側や後方から骨化像が次第に増大し，骨頭の輪郭が明らかになる．

⑤残余期 residual stage

骨壊死の発生から 3～4 年後で，修復（再骨化）が完了する時期である．骨頭は巨大扁平化しており，頚部の短縮と横径が増大し，大転子高位がみられる（図 9-27b）．

5 分類

本症は，骨壊死が発症しても速やかに修復が進行して治癒する症例から，骨頭変形が遺残し

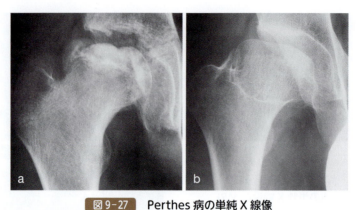

図9-27 Perthes病の単純X線像
a. 大腿骨頭の骨端部の圧潰がみられた．b. 骨頭の変形を残して修復された．

て変形性股関節症に進展する症例まで，その重症度はさまざまである．発病年齢が5歳以下では治療成績が比較的良好であるが，年長児の発症では治癒までの期間が長く，また，骨頭変形が残存することが多い．骨端部の罹患範囲や進行度はX線所見にて判定される．Catterallの分類（図9-28）は，股関節の単純X線正面像および側面像による壊死範囲の大きさを4段階に分類する重症度分類で，グループ1が最も軽症で，グループ4が最も重症である．

6 治療

治療方針は年齢，就学の有無，および重症度を考慮して，保存療法や手術療法を慎重に計画すべきである．

■ 保存療法

Perthes病に対しては，まず，装具などを中心とした保存療法が行われる．罹患した骨頭を寛骨臼内に包み込んで均等な圧を加えておくこと（containment）が重要である．小児の大腿骨頭には生物学的可塑性 biological plasticity があるため，寛骨臼は壊死に陥った骨頭に対して鋳型として作用し，骨頭は寛骨臼によく適合した形態に造形される．

したがって，保存療法では免荷とcontainment療法とを併せて行う．股関節を外転位に保ち，荷重をかけない状態で歩行を可能にするためのさまざまな装具が考案されている．Tachdjianの

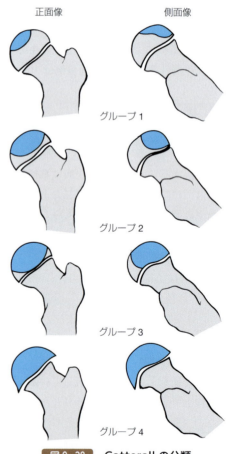

図9-28 Catterallの分類
グループ1：壊死が骨頭の前方に限局している．
グループ2：壊死が骨頭の中央から前方にかけて存在している．
グループ3：骨頭の壊死層は大きくなり健常部は内下方にわずかに存在する．
グループ4：壊死が骨頭全体に及んでいる．

三面ソケット股関節外転坐骨免荷装具などが代表的なものである．

■ 手術療法

手術療法でも containment を確実にして大腿骨頭の骨新生を促す．大腿骨内反骨切り術を行い，大腿骨頭の求心性を得ることにより containment を確実にする．内反骨切り術で骨頭の求心性が得られない症例では，ほかの骨切り術が行われる．

7 鑑別診断

■ 単純性股関節炎

Perthes 病との鑑別で最も重要な疾患が単純性股関節炎である．発症年齢，臨床症状および X 線所見からは，Perthes 病の初期との鑑別は困難である．単純性股関節炎は，局所の安静により症状が 1〜2 週間で消退することが特徴である．また，MRI 所見が診断の根拠になる．

■ 化膿性および結核性股関節炎

X 線像では，骨頭の破壊像が Perthes 病の分節期と類似することがあるが，化膿性および結核性股関節炎は全身症状があり，局所症状も強い．

Kienböck（キーンベック）病（月状骨軟化症） 必修

1 病 態

月状骨骨壊死で 20〜40 歳の男性に好発する．手をよく使う職業やスポーツにかかわる人，橈骨が尺骨よりも長い（ulna minus variance）人にみられることが多い．くり返すストレスが発症の誘因と考えられるが，はっきりした原因は不明である．

手関節部の自発痛，手関節背側の月状骨部の圧痛，掌背屈制限や握力低下がある．初期の単純 X 線像では月状骨に特に異常を認めないが，進行とともに硬化扁平化する（図 9-29）．月状骨の圧潰が進行すると月状骨周囲で関節症性変化が出現してくる．MRI は早期診断に有用である．X 線所見により 4 つの病期に分けられる（図 9-30）．

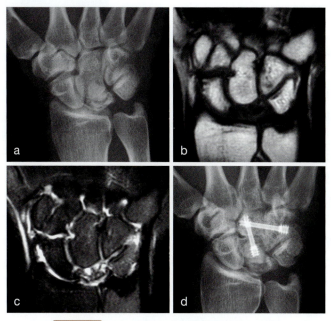

図 9-29 Kienböck 病の単純 X 線像と MRI
単純 X 線像では月状骨の圧潰がみられる（a）．MRI T1 強調像（b）で月状骨は低信号がみられ骨壊死とわかる．T2 強調像（c）では月状骨の圧潰に加えて手関節内に水腫もみられる．部分手関節固定術（有頭骨短縮術と有頭有鈎骨関節固定術）（d）を行った．

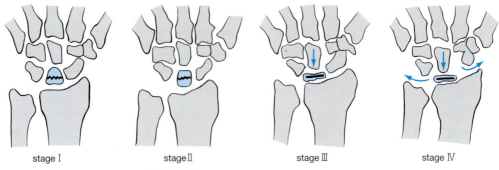

図9-30 Kienböck 病の Lichtman 分類
stage I：月状骨は正常または線状の骨折線
stage II：月状骨の硬化，扁平化像
stage III：月状骨の圧潰著明．有頭骨の近位への偏位．舟状骨の回旋
stage IV：stage III に加えて月状骨周囲の関節症変化

2 治療

早期では，NSAIDs の内服や外用，手関節装具による保存治療が行われる．進行すると，病態に応じて，壊死に陥っている月状骨への血流を再開する目的で血管柄付き骨移植術，橈骨短縮術，有頭骨短縮術，壊死した月状骨を摘出して腱球や人工関節に置換する手術，部分手関節固定術，手関節固定術などの手術が行われる（図9-29d）．

Panner（パンナー）病

上腕骨小頭に生じる骨端症で，5～10歳の活動性の高い男児にみられ，肘関節の疼痛や可動域制限があるので，外側型野球肘である上腕骨小頭離断性骨軟骨炎との鑑別が重要である．本症では，単純X線像にて上腕骨小頭の骨化核が存在し，その骨化核が扁平化していることが特徴である（図9-31）．離断性骨軟骨炎の症例と比べるとやや骨年齢が低く，関節軟骨の障害や遊離体を認めないことが特徴である．安静による経過観察で良好に治癒する．

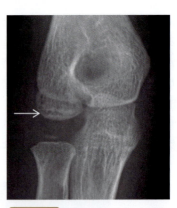

図9-31 Panner 病のX線像
上腕骨小頭の骨化核内に骨透過像がみられる．

その他の骨端症

▶ Osgood-Schlatter（オスグッド・シュラッター）病
スポーツ活動を盛んに行う小児に生じる膝蓋腱の脛骨停止部に生じる（第6章 p.164 参照）．

▶ Sinding Larsen-Johansson（シンディング・ラーセン・ヨハンソン）病
膝蓋骨下極での膝蓋腱起始部の腱付着部炎である．

▶ Sever（シーバー）病
踵骨骨端核の障害で，跳躍などのスポーツ活動で生じる．踵骨骨端にはアキレス腱と足底筋

腱の付着部があるので，それらの牽引作用によって骨化障害が起こると考えられている．免荷や装具などの保存的治療を行う（第6章 p.176 参照）．

▶ Köhler（ケーラー）病

足舟状骨骨端症で，足部内側の歩行時痛がある．免荷や足底板などの保存治療を行う．第1 Köhler病といわれることもある（第6章 p.177 参照）．

▶ Freiberg（フライバーグ）病

第2中足骨骨頭部に生じる骨端症で10歳代の女性に好発する．荷重時の前足部(中足骨頭部)の疼痛がある．免荷や足底板などの保存治療を行う．保存治療が無効な例では，矯正骨切り術や骨軟骨柱移植術が行われることがある（第6章 p.177 参照）．

▶ Preiser（プライサー）病

手舟状骨に生じる骨端症であるが，舟状骨骨折後偽関節や骨壊死との鑑別が難しい．

▶ 離断性骨軟骨炎 osteochondritis dissecans

高いレベルでスポーツ活動を行う青少年の膝関節（大腿骨顆部）や肘関節（上腕骨小頭部）に発生する骨壊死である（第9章 p.237 参照）．

C 滑膜炎・関節炎

関節リウマチ rheumatoid arthritis（RA）

✓ 重要事項

病　　因》原因不明，遺伝的および環境要因と免疫異常の関与が大きな役割を持つとされる．

病　　態》Tリンパ球細胞の認識異常と増殖，炎症性サイトカイン，増殖因子の産生過剰，滑膜細胞増殖，破骨細胞活動性上昇，分解酵素産生過剰などがみられる．

症　　状》関節症状：多発関節炎（腫脹・疼痛），機能障害，朝のこわばり，関節炎の持続による変形

関節外症状：リウマトイド結節，貧血，間質性および気管支における肺病変

自然経過》関節破壊は比較的早期に起こる．長期的生命予後に影響を与える．

診　　断》アメリカリウマチ学会（ACR）/ヨーロッパリウマチ会議（EULAR）の分類（診断）基準（2010年）による．ACRの分類（診断）基準（1987年）も用いられる．滑膜炎の存在は不可欠．画像診断ではX線像が広く用いられる．感度はMRIが優れる．近年，関節エコーも有用とされる．血清学的検査ではリウマトイド因子と抗CCP抗体陽性が重視される．

治　　療》・患者教育―薬剤治療の重要性，副作用の理解，アドヒアランスの向上，関節障害に対する関節保護，生活習慣の改善

・薬物療法―抗リウマチ薬（DMARD：従来型合成抗リウマチ薬，生物学的抗リウマチ薬，分子標的型合成抗リウマチ薬に分類される），低用量ステロイド薬，NSAIDsは補助的に用いられる．

・リハビリテーション―運動療法，関節可動域訓練

- 外科的治療―高度変形，機能障害に対して人工関節置換術，関節形成術が行われる．滑膜切除は薬物療法の進歩に伴い減少している．頸椎高度不安定性について脊椎除圧固定術が行われる．

1 病因

原因不明の疾患．遺伝的背景（素因）にストレス，ウイルスなど微生物感染症など環境要因が引き金となって，発症する説が有力．近年，喫煙，歯周病などの慢性炎症において免疫異常が起こってくるという説が提唱されている．免疫異常に伴い，Tリンパ球活性化，成長因子，サイトカイン過剰産生が起こり，これらは炎症プロセスとしてプロスタグランジンE_2，軟骨分解酵素産生につながる．最近ではBリンパ球の抑制による治療効果が明らかとなった．分解酵素過剰と破骨細胞の増殖，活性化は軟骨破壊と骨破壊の原因となる．骨破壊は高度な破壊，変形を関節にもたらし，機能障害をきたす．

2 疫学

RAの有病率はほとんどの国，地域において0.2〜0.5％程度とされている．日本におけるリウマチ患者は70万〜80万人と推定されている．女性に多く約80％を占める．発症年齢は30〜60歳が多いとされるが，近年は高齢発症の患者が増加している．また，全人口の高齢化に伴い，高齢患者も増加している．

3 診断基準および診断

長くアメリカリウマチ学会（ACR）の分類（診断）基準（1987年）が使われてきたが，この基準は，7〜8年の長期罹病患者の特徴から定められたものである．薬物療法の進歩に伴い，早期診断，早期治療を目的として2010年にアメリカリウマチ学会（ACR）/ヨーロッパリウマチ会議（EULAR）の分類（診断）基準が新たに定められた（表9-3）．

2010年の分類基準においても，炎症性滑膜炎の証明は診断に不可欠である．X線検査は汎用される簡便な検査であるが，現在はX線検査による関節破壊出現前に薬物治療を開始することが推奨されている．このため感度のよい画像診断法としてMRIが有用である．また，滑膜炎の評価として，関節エコー（図9-32）の有用性も多く報告されている．

2010年分類基準のスコアが示すように，血清学的検査である，抗CCP抗体，リウマチ因子陽性は，重要な診断根拠となった．これは，これら血清学的検査陽性患者の関節破壊の進行が早く，予後予測因子といわれるためである．

4 症状

関節症状を伴う全身の消耗性疾患である．関節症状と関節外症状とがある．

■ 関節症状

滑膜組織を有するすべての可動関節には関節炎が起きる．罹患頻度が高い関節はMCP関節，PIP関節，手関節，膝関節である．DIP関節は一般的には侵されない．特にMCP関節，PIP関節の障害は特有な変形の原因となる．

炎症性滑膜炎と関節構造破壊に起因する2つの症状がある．"朝のこわばり"は炎症性滑膜炎に関連した症状とされる．炎症性滑膜炎では関節部が"熱く腫れて痛む"ことを客観的に評価する．

関節構造破壊は多くの症例では1年以内の早期から起こる．破壊は不可逆的で障害程度が強くなると外科的機能回復術が必要となる．手指の変形は特徴的で，ボタン穴変形，スワンネック変形，尺側偏位が有名である（図9-33）．手関節伸筋支帯における腱鞘滑膜炎と尺骨頭の背側脱臼による伸筋腱断裂もときにみられる．環指，小指に多く起こる．

手指とともに足趾の変形も頻度が高い．前足部の外反母趾，内反小趾，槌指変形，扁平足が起こる（図9-34）．距骨下関節破壊による踵骨外反も起こる．診断時には足部の関節炎の観察は必須である．

表9-3 ACR/EULAR 関節リウマチ分類基準（2010）

1. 1つ以上の滑膜炎がある
2. ほかの疾患では説明ができない（他疾患と鑑別できる）
3. 以下のスコアで6点以上を関節リウマチと分類する

評価項目		点数
腫脹関節数	大関節の1ヵ所	0点
	大関節の2～10ヵ所	1点
	小関節の1～3ヵ所	2点
	小関節の4～10ヵ所	3点
	最低1つの小関節を含む11ヵ所以上	5点
血清反応	RF，CCP抗体の両方が陰性	0点
	RF，CCP抗体のいずれか低値陽性	2点
	RF，CCP抗体のいずれか高値陽性	3点
炎症反応	CRP，ESRの両方が正常	0点
	CRPもしくはESRのいずれか高値	1点
罹病期間	6週未満	0点
	6週以上	1点

1. この基準は関節炎を新たに発症した患者の分類を目的としている．関節リウマチに伴う典型的な骨びらんを有し，かつて上記分類を満たしたことがあれば関節リウマチと分類する．罹病期間が長い患者（治療の有無を問わず疾患活動性が消失している患者を含む）で，以前のデータで上記分類を満たしたことがあれば関節リウマチと分類する．
2. DIP関節，第1CM関節，第1MTP関節は評価対象外（変形性関節症の好発部位）
3. 大関節：肩，肘，股，膝，足関節，小関節：MCP, PIP（IP），MTP（2～5），手関節
4. 上に挙げていない関節（顎関節，肩鎖関節，胸鎖関節など）を含んでもよい．
5. RF：リウマトイド因子．陰性：正常上限値以下，弱陽性：正常上限3倍未満，強陽性：正常上限の3倍以上．
6. 罹病期間の判定は，評価時点で症状（疼痛，腫脹）を有している関節（治療の有無を問わない）について行い，患者申告による．

（Aletaha D, et al：Arthritis Rheum, 62（9）：2569-2581, 2010 より）

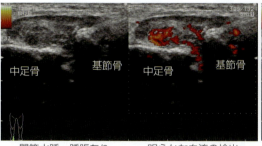
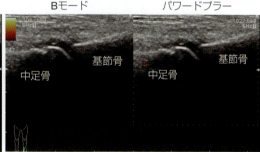

図9-32 関節超音波画像

関節炎あり（左側2枚）では明らかな関節水腫を認める．また，滑膜の増殖もあり，その部位に合わせてドプラーモードで血流を確認できる．

脊椎病変では胸椎，腰椎はまれであるが，頚椎にはしばしば病変がみられる．特に歯状突起の破壊や横靱帯の弛緩から環椎/軸椎間での不安定性を生じ，環軸椎亜脱臼，垂直性亜脱臼にいたる．椎間関節破壊からは梯子段状 step ladder 変形を生じる．初期には頚部痛，運動制限であるが，脊髄症状を呈する場合は除圧固定術が必要となる．

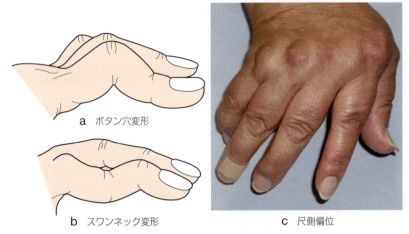

図9-33 リウマチによる手の変形
a ボタン穴変形
b スワンネック変形
c 尺側偏位

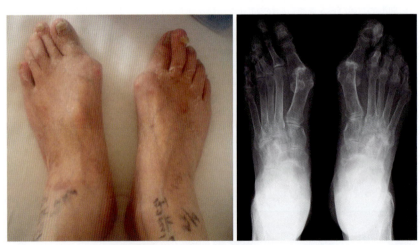

図9-34 リウマチによる足趾の変形
外反母趾，扁平足，MTP関節の脱臼を認める．

■ 関節外症状
▶ 皮膚症状
　リウマトイド結節が3分の1弱の患者にみられる．外部からの圧迫を受けやすい前腕伸側，指屈筋表面などに起きる．
▶ 眼，口腔内症状
　Sjögren症候群はしばしば合併する．眼，口腔内の乾燥症状がある．
▶ 貧血
　フェリチン低値の小球性低色素性貧血．関節リウマチの疾患活動性が高い症例に多い．鉄剤に対する反応性は悪い．
▶ 肺症状
　肺線維症，間質性肺炎，細気管支炎という多彩な肺病変が起こりうる．既存の肺病変は治療中の肺有害事象のリスクとなり，治療前スクリーニングとしても重要である．薬剤性との鑑別が困難な場合も多い（図9-35）．

5 検　査

　確定診断を可能にする臨床検査，病理組織学的所見はない．
　分類基準にあるようにリウマトイド因子，抗

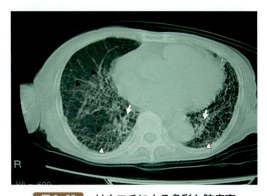

図 9-35　リウマチによる多彩な肺病変

気管支拡張症（↑），間質性肺炎（▷），肺線維症（▶）と多彩な病変が混在する．

CCP 抗体，炎症反応として CRP，血沈は重要な検査項目である．

■ リウマトイド因子（RF），抗 CCP 抗体

IgG 分子の Fc 部分に対する自己抗体．患者の約 70％に陽性，慢性感染症などの疾患でも陽性となり疾患特異性は低い．抗 CCP 抗体は感度，特異度ともに RF より優れると考えられている．

■ CRP

陽性化する．RA の疾患活動性と相関する．

■ 血 沈

亢進．貧血と高γグロブリン血症の影響，活動性と相関する．

■ マトリックスメタロプロテネース（MMP）-3

関節リウマチ滑膜炎の特異性が高いといわれる．持続高値は関節破壊の進行と関連するとされる．

■ 関節液所見

炎症性細胞の浸潤により白濁，粘張度が低下する．

■ 画像評価（図 9-36, 37）

病状把握，治療効果評価として，関節炎の程度，骨関節の構造的破壊変化の程度を評価する．
① 分類には単純 X 線像を用い，骨萎縮，骨びらん，軟骨下骨の破壊像，骨性強直などの特徴的所見で評価する．
② 滑膜炎の経時的変化には，くり返し実施可能である関節エコーが有用である．

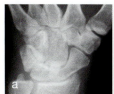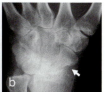
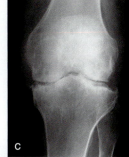
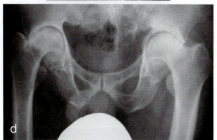
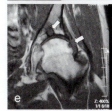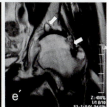

図 9-36　関節リウマチの単純 X 線像と MRI

a. 初診時手関節．b. 3 年経過時．関節裂隙の狭小化，骨破壊（白矢印）の進行がある．c. 膝関節．関節裂隙狭小化と軟骨下骨のびらん像．d. 股関節．関節リウマチに特有な白蓋底陥入像．e, e′. 関節リウマチ股関節 MRI．MRI 画像では比較的初期から滑膜炎，関節液の貯留などが評価できる．白矢印が軟骨下骨への滑膜浸潤を示す．

③ 脊椎病変では MRI 画像から脊髄の圧迫も評価可能である．

6　評　価

疾患活動性の評価と関節構造学的な破壊，および患者の身体機能を評価するのが一般的である．疾患活動性については複合的臨床指標 com-

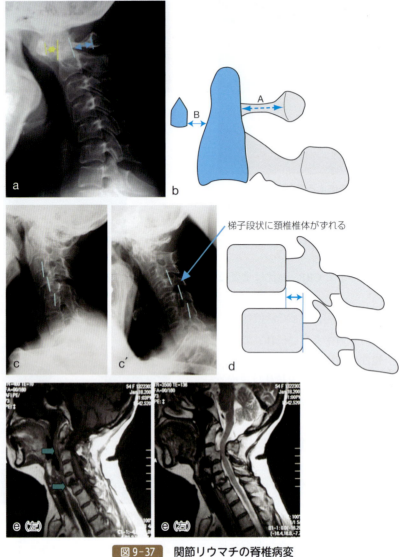

図 9-37 関節リウマチの脊椎病変

a. 頸椎単純 X 線像:機能撮影前屈位で第 1 頸椎(環椎)と第 2 頸椎(軸椎)で亜脱臼を生じる.
b. 模式図 A:space available for spinal cord;脊髄占有できる余地を示す指標. B:atlantoaxial interval(AAI);第 2 頸椎前弓と軸椎歯突起との距離. 亜脱臼症例では 5 mm を超える.
c. 正中位,c′:前屈位 梯子段状変形 step ladder deformity;前後屈機能撮影で頸椎前屈位では梯子段状に椎体にずれを生じる. 麻痺の原因となる.
d. 模式図 椎間関節の破壊と靱帯の弛緩から椎体にすべりを生じる.
e. 関節リウマチ頸椎 MRI 右;T2 強調像(3500/135),左;T1 強調像(480/10),脊髄の蛇行と圧迫がわかる. MRI 画像は有用な検査である.

posite measurement が用いられる. 最近は治療成績向上に伴い,QOL 指標を含む多くの患者立脚型評価 patient-reported outcome(PRO)が注目されている.

▶疾患活動性評価

RA の活動性を評価する指標で臨床症状と検査値などを組み合わせて点数化するものが一般的である. 代表的なものに DAS(disease activity

表9-4　代表的な臨床評価指標

	DAS28-ESR disease activity score	CDAI clinical disease actvity score	SDAI simplified disease activity score
評価項目	腫脹関節数，圧痛関節数，患者全般評価（VAS），血沈（ESR）	腫脹関節数，圧痛関節数，患者全般評価（VAS），医師全般評価（VAS）	腫脹関節数，圧痛関節数，患者全般評価（VAS），医師全般評価（VAS），CRP
計算式	$0.555\times\sqrt{}$（圧痛関節数 $+0.284\times\sqrt{}$（腫脹関節数）$+\mathrm{LN}$（ESR）$+0.0142\times$（患者全般評価（VAS））	腫脹関節数＋圧痛関節数＋患者全般評価（VAS）＋医師全般評価（VAS）	腫脹関節数＋圧痛関節数＋患者全般評価（VAS）＋医師全般評価（VAS）＋CRP
寛解	<2.6	≤2.8	≤3.3
低疾患活動性	2.6≤　<3.2	2.8<　≤10	3.3<　≤11
中等度活動性	3.2≤　≤5.1	10<　≤22	11<　≤26
高疾患活動性	>5.1	>22	>26

腫脹，圧痛関節数は肩，肘，手，手指（PIP，MP），膝の28関節にて行う．
VAS：visual analog scale（mm/100 mm），ESR：mm/時，CRP：mg/dL

score）28がある．計算を簡略化したCDAI，SDAIも用いられる．それぞれ，寛解，低-高疾患活動性の基準値も定められている（表9-4）．

▶ **関節破壊など構造的変化の評価**

X線画像の評価として，modified total sharp score，Steinbrockerの病期分類，Larsen gradeが歴史的に多く使われている．

■ **modified total sharp score**

現在，治験における関節破壊評価としてスタンダードな方法とされている．

手および手関節，足部の関節裂隙狭小化と骨びらんを点数化し合計して骨関節破壊の程度を評価する方法．股，膝，肩，肘などの大関節の評価は含まれない．

■ **Steinbrockerの病期（stage）分類**

簡便性から臨床では広く用いられる．X線画像に加え，筋萎縮，関節変形など軟部組織病変の評価も含む．

■ **Larsen grade**

Steinbrocker分類に比較して，①詳細な分類が可能（6段階分類），②標準画像を添付，③病状進行との一致などが特徴．②と③はgradeによる分類で，治療判定には感度の点で不向きである．

7 身体機能評価

患者主観評価としてのHAQ-DIが一般的に使われる．

8 鑑別診断

関節症状をきたす疾患が鑑別に上がる．

変形性関節症，SLEなどのほかの膠原病，血清反応陰性脊椎関節症（強直性脊椎炎，乾癬性関節炎，反応性関節炎，潰瘍性大腸炎，クローン病など炎症性腸疾患），リウマチ性多発筋痛症（高齢者では特に）．

関節症状のみならず，皮膚病変を含む関節外病変にも注意深く観察する必要がある．

9 治　療

QOLに機能障害は大きな影響を与える．したがって関節における炎症をコントロールし，関節機能障害予防が治療の最大の目標となる．発症早期からの積極治療によって関節破壊防止に努めることすなわち早期からの治療により臨床的寛解（DAS28などの疾患活動性評価指標による）導入を目指す必要がある．これらのことを目標とするTreat To Targetの概念が現在のリウマチ治療の基本方針である（表9-5）．

その他，薬物治療を支える①患者教育，②リハビリテーション，③外科的治療も重要である．

■ **患者教育**

薬物治療へのアドヒアランス向上のため，薬物治療の重要性，治療中の有害事象などを十分に説明し，患者との合意のもとに治療を進めなければならない．

表9-5　関節リウマチ治療における Treat To Target の包括的原則

A	関節リウマチ治療は，患者とリウマチ医との合意に基づいて行われるべきである．
B	関節リウマチの主要な治療ゴールは，症状のコントロール，関節破壊などの構造的変化の抑制，身体機能の正常化，社会活動への参加を通じて，患者の長期的QOLを最大限まで改善することである．
C	炎症を取り除くことが，治療ゴールを達成するために最も重要である．
D	疾患活動性の評価とそれに基づく治療の適正化による「目標達成に向けた治療（Treat to Target）」は，関節リウマチのアウトカム改善に最も効果的である．

（Smolen JS, et al：Ann Rheum Dis, 69(4)：631-637, 2010）

■ 薬物療法

① 抗リウマチ薬

抗リウマチ薬は，現在，従来型合成抗リウマチ薬，生物学的抗リウマチ薬（いわゆる生物学的製剤），分子標的型合成抗リウマチ薬に分類される．

RAの診断後，速やかに従来型合成抗リウマチ薬による治療と，投与禁忌がなければ第一選択薬としてメトトレキサートによる治療が推奨されている．

その他，状況に応じて，スルファサラゾピリジン，タクロリムス，イグラチモド，ブシラミン，レフルノミドなどの使用を考慮する．3～6ヵ月にて，治療目標達成がされていなければ，従来型合成抗リウマチ薬，生物学的抗リウマチ薬，分子標的型合成抗リウマチ薬の追加併用により治療強化を行うと推奨されている．

生物学的製剤は，遺伝子組み換え技術による蛋白質薬剤である．抗TNF作用，抗IL-6作用，および抗T細胞活性化作用を持つ薬剤がある．いずれも強い抗リウマチ効果が期待できる．近年，各種サイトカインの細胞内シグナル伝達にかかわる酵素阻害薬であるJAK阻害薬も登場し，治療薬選択肢は広がっている．

治療を安全に進めるために，腎機能，既存の肺障害の有無，肝炎，結核の既往など治療開始前にスクリーニングすることが必要である．メトトレキサートによる肺障害，肝障害，血液障害についてのモニタリングは重要で，肺炎などの感染症の兆候には十分な注意を払う．

② 副腎皮質ステロイド薬

少量のステロイド薬が使用される．副作用として易感染性，骨粗鬆症などがある．短期間の使用を原則とする．

③ 非ステロイド性抗炎症薬，弱オピオイド

関節破壊防止効果は期待できないため，除痛によるQOLの向上を目的に補助的に使用する．

■ 外科的治療

外科的治療は，障害関節の機能回復を目的に行われる．

▶ 人工関節置換術

膝，股関節では機能回復手術としては術後成績に優れ，最も信頼できる方法．肘関節，足関節も症例選択によって確実な術後効果が期待できる．

▶ 関節固定術

手関節，足関節などで行われる．一般に大関節は対象とならない．

▶ 関節形成術

手関節，足部MTP関節などで行われる．適応の選択が必要である．

▶ 滑膜切除術

抗炎症効果，除痛，関節破壊予防を目的とする．近年の薬物療法の効果向上により頻度は大幅に減少している．

■ リハビリテーション

▶ 理学療法

関節保護を目的とした装具，生活器具の使用．関節の可動域確保目的の運動練習指導．目的は，①運動機能維持，②変形の予防，矯正である．

運動療法：運動療法が基本となる．関節可動域と筋力の保持が主体，総合としての歩行機能改善，生活適応力の維持，改善を図る．介助自

表9-6　悪性関節リウマチ診断基準

ACR/EULARによる関節リウマチの分類基準2010年を満たし，下記に掲げる項目の中で，
(1) 1. 臨床症状（1）〜（10）のうち3項目以上満たすもの，または
(2) 1. 臨床症状（1）〜（10）の項目の1項目以上と2. 組織所見の項目があるもの，
を悪性関節リウマチ（MRA）と診断する．

1. 臨床症状
   (1) 多発性神経炎：知覚障害，運動障害いずれを伴ってもよい．
   (2) 皮膚潰瘍または梗塞または指趾壊疽：感染や外傷によるものは含まない．
   (3) 皮下結節：骨突起部，伸側表面または関節近傍にみられる皮下結節．
   (4) 上強膜炎または虹彩炎：眼科的に確認され，ほかの原因によるものは含まない．
   (5) 滲出性胸膜炎または心嚢炎：感染症など，ほかの原因によるものは含まない．癒着のみの所見は陽性にとらない．
   (6) 心筋炎：臨床所見，炎症反応，筋原性酵素，心電図，心エコーなどにより診断されたものを陽性とする．
   (7) 間質性肺炎または肺線維症：理学的所見，胸部X線，肺機能検査により確認されたものとし，病変の広がりは問わない．
   (8) 臓器梗塞：血管炎による虚血，壊死に起因した腸管，心筋，肺などの臓器梗塞．
   (9) リウマトイド因子高値：2回以上の検査で，RAHAないしRAPAテスト2,560倍以上（RF 960 IU/m以上）の高値を示すこと．
   (10) 血清低補体価または血中免疫複合体陽性：2回以上の検査で，C3，C4などの血清補体成分の低下もしくはCH50による補体活性化の低下をみること，または2回以上の検査で血中免疫複合体陽性（C1q結合能を基準とする）をみること．
2. 組織所見　皮膚，筋，神経，その他の臓器の生検により小ないし中動脈壊死性血管炎，肉芽腫性血管炎ないしは閉塞性内膜炎を認めること．

（厚生労働省より）

動運動，自動運動による関節可動域訓練と等尺運動，自動運動による筋力訓練を行う．

装具療法：局所の安静，支持性の補助，変形の予防・矯正を目的に使用される．足部変形には靴型装具，足底板が有効である．

▶作業療法

目的は，①社会生活への復帰，適応性獲得，②ADL（日常生活動作）の改善である．

ADL訓練，作業訓練を通して生活上の問題点とその解決を図る．必要に応じ自宅改造もRAの場合必要である．自助具の処方は重要である．

10 予後

現在のTreat To Targetの治療方針により関節リウマチの身体機能の予後は大幅に改善したと考えられる．また，疾患活動性のコントロールにより，生命予後を改善することも報告されている．

関節リウマチ患者の合併症は治療を制約する因子であり，生命予後に影響を与える．

悪性関節リウマチ
malignant rheumatoid arthritis　必修

血管炎を主体とする重篤な関節炎外症状を伴う関節リウマチを悪性関節リウマチと呼ぶ．RA患者の1%弱に起こる．性差ではRA比率より男性に多く，男女比は1：1〜2である．

1 症状

関節症状に加えて，多彩な関節外症状がみられる．紫斑（皮膚出血），下腿潰瘍，指趾の壊疽，上強膜炎，末梢神経炎，間質性肺炎，心外膜炎，心嚢炎などの多彩な全身血管炎症状を呈する．予後はときに不良．検査所見ではリウマトイド因子が高値（2,560倍以上），血清補体値低下，血中免疫複合体陽性がみられる．

2 診断

厚生労働省特定疾患研究班の診断基準が用いられる（表9-6）．

3 治療

RAの治療を継続するとともに生命にかかわる臓器障害に対する治療を追加する．パルス療法を含めたステロイド薬投与，免疫抑制薬，血

漿交換療法などが適応となる．本疾患における血管炎に対する生物学的製剤治療は，まだ確立していない．

若年性特発性関節炎
juvenile ideopathic arthritis（JIA）　必修

16歳未満の小児期に発症する原因不明の持続する慢性関節炎．慢性関節炎の定義は12週以上持続する関節炎と規定されている．小児期に起こる原因不明の関節炎を網羅するためにWHO分類では7病型分類しているが，臨床的には全身型，少関節型，RF陰性多関節型，RF陽性多関節型の4病型が主要病型である．

1 症　状
■ 全身型（Still病）
関節外症状が主症状となる．弛張熱，リンパ節腫脹，肝脾腫，心膜炎を合併する．
■ 少関節型
6ヵ月以内の関節炎数が1～4関節以下に限局．単関節炎もある．慢性虹彩炎の合併が多い．
■ RF陰性・陽性多関節型
成人のRAに類似する．6ヵ月以内に5関節以上の罹患をみる．リウマトイド因子陽性例の関節予後は不良である．

2 診　断
慢性関節炎の存在を確認することが重要であり，RAと同様，MRI，関節エコーも用いられる．若年性特発性関節炎の分類を示す（表9-7）．

3 治　療
全身型は全身性炎症状態の抑制のためステロイド治療が中心となる．効果不十分な場合，IL-6阻害薬，トシリズマブそしてIL-1β阻害薬カナキヌマブが治療薬として承認されている．

多関節型はRAの治療にほぼ準じる．NSAIDs，抗リウマチ薬としてメトトレキサートが用いられる．最近は生物学的製剤，特にTNFα阻害薬（アダリムマブ，エタネルセプト），T細胞活性阻害薬（アバタセプト）と抗IL-6阻害薬（トシリズマブ）が使用可能である．診断，治療は専門医への紹介が推奨される．

痛　風
gout　必修

尿酸代謝異常である高尿酸血症を基盤に血液中に飽和した尿酸塩が原因となる急性関節炎（痛風発作）と尿路結石，腎髄質障害を伴う疾患である．

1 疫　学
痛風の発症は圧倒的に男性に多い．発症年齢は若年化（30代が多く，次いで40代）の傾向にある．発症の若年化には肥満，過食，多飲が関与している．症状自体は軽症化している．

2 病因と病理
■ 一次性特発性痛風
患者の90%超は病因の特定できない一次性特発性痛風である．腎での尿酸排泄の低下と過食，肥満，激しい運動など尿酸合成の増加要因と複合して高尿酸血症をきたす．
■ 続発性痛風
遺伝子異常Lesch-Nyhan症候群など，家族性（遺伝性），真性多血症，薬剤性，腎機能低下などが原因となる．
■ 痛風発作
高尿酸血症を基盤に起こる急性関節炎を指す．過飽和になった尿酸ナトリウム塩による結晶性関節炎である．関節液中には好中球が尿酸塩結晶を貪食する像が観察される．

3 症　状
■ 痛風発作
通常母指MTP関節に好発する．足関節，アキレス腱周囲，膝関節にもしばしば起こる．関節炎は疼痛，発赤，腫脹を伴い激烈である．7日から10日前後で自然消退し，次回発作まで無症状となる．放置により関節炎が頻発するようになり，慢性関節炎になる．
■ 痛風結節
母指MTP関節，耳介軟骨に好発．放置すると自壊して潰瘍を形成する．軽症化に伴い激減している．

表9-7 若年性特発性関節炎の病型分類（International League of Associations for Rheumatology classification of juvenile idiopathic arthritis：second revision, Edmonton, 2001）

病型	臨床症状	除外条件
1．全身型	少なくとも2週間続く（そのうち3日は連続）発熱を伴い，または発熱が先行し，次の項目の1つ以上の症候を伴う1関節以上の関節炎 1．一過性，非固定性の紅斑 2．全身性リンパ節腫脹 3．肝腫大または脾腫大 4．漿膜炎 なお，全身状態が消失し，関節炎のみが残った状態を「全身型発症多関節炎」と定義し下記の多関節炎とは区別する	a, b, c, d
2．少関節炎	発症から6ヵ月以内に罹患した関節が1から4関節のもの	a, b, c, d, e
3．多関節炎 （血清反応陽性・陰性）	発症から6ヵ月以内に罹患した関節が5関節以上のもの	a, b, c, e
4．乾癬性関節炎	乾癬を伴った関節炎，あるいは次の2項目以上を伴う関節炎 1．指趾炎 2．爪の変形（点状凹窩，爪甲剥離症） 3．1親等の乾癬患者	b, c, d, e
5．付着部炎関連関節炎	関節炎と付着部炎，または少なくとも次の2項目以上が陽性の関節炎，あるいは付着部炎 1．仙腸関節の圧痛または炎症性の腰仙関節痛 2．HLA-B27陽性 3．6歳以上で関節炎が発症した男児 4．急性（症候性）前部ぶどう膜炎 5．1親等に強直性脊椎炎，付着部炎関連関節炎，炎症性腸疾患に伴う仙腸関節炎，反応性関節炎，急性前部ぶどう膜炎の家族歴	a, d, e
6．分類不能関節炎	上記の分類基準を満たさない，あるいは2つ以上の分類基準を満たすもの	

除外条件
a．乾癬の合併または既往が患者本人もしくは1親等にある
b．6歳以上発症のHLA-B27陽性の男性
c．強直性脊椎炎・付着部炎関連関節炎・炎症性腸疾患に伴う仙腸関節炎・反応性関節炎・急性前部ぶどう膜炎のいずれかに罹患しているか，1親等に罹患歴がある
d．少なくとも3ヵ月以上の間隔で2回以上のIgM型リウマトイド因子（RF）陽性
e．全身型の所見が存在する

若年性特発性関節炎と診断された後の病型分類であり，各病型の項目を満たすことが若年性特発性関節炎の診断の条件ではないことに留意する．

（Petty RE, et al：J Rheumatol, 31(2)：390-392, 2004）

4 診断

男性にみられた急性単関節炎では疑い，尿酸値を測定することが必要．発作時には高尿酸血症を示さないことがある．関節液の検鏡検査は有効で結晶を貪食した好中球像があれば確定診断可能．偏光顕微鏡では針状結晶として観察可能．単純X線像では初期には変化を示さない．慢性化すると虫食い像，関節裂隙狭小化，関節破壊像を示す．血清尿酸値は変動するのでくり返し測定して常時7.0 mg/dL以上を超える場合を高尿酸血症とする．痛風発作の存在は尿酸結晶の臓器沈着の指標と考え，発作治療だけでなく，高尿酸血症治療の必要性を示す．

かつては放置による腎機能低下，痛風腎にいたる症例がみられた．高尿酸血症は心臓・脳血管障害の危険因子のひとつである（図9-38）．

5 治療

■ 急性期

コルヒチン，十分量のNSAIDs，局所安静，冷却が適応される．発作中の高尿酸治療薬の

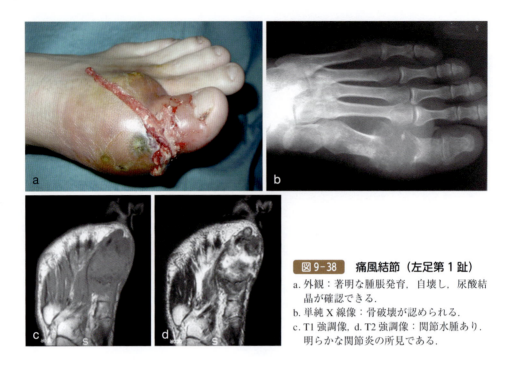

図9-38 痛風結節（左足第1趾）
a. 外観：著明な腫脹発育，自壊し，尿酸結晶が確認できる．
b. 単純X線像：骨破壊が認められる．
c. T1強調像，d. T2強調像：関節水腫あり．明らかな関節炎の所見である．

投与は禁忌である．

■ 間欠期，慢性期

尿酸代謝の動態から，①尿酸産生過剰，②尿酸排泄低下の2つの要因がある．わが国では排泄低下型が多いとされる．

① 生活指導：肥満対策，アルコール多飲，過食抑制指導
② 薬物療法
　尿酸排泄促進薬：腎機能低下例には適応がない．
　尿酸合成阻害薬：アロプリノール（キサンチンオキシダーゼ阻害薬），フェブキソスタット（非プリン型選択的キサンチンオキシダーゼ阻害薬）
　尿路結石予防：尿アルカリ化薬の使用

偽痛風 pseudogout 必修

ピロリン酸カルシウム二水化物が関節軟骨などに沈着した状態がピロリン酸沈着症で，偽痛風はピロリン酸カルシウム結晶が原因で急性関節炎を起こした病態である．

1 症状

偽痛風は通常単独の関節に急性関節炎として起こる．2週間以内に自然消退する．多くの症例で発作の既往がある．膝，足，手関節などに起こる．圧倒的に高齢者に多く，若年の発症はまれである．男女差はない．偽痛風発作にはときに激しい全身症状を伴い発熱や白血球増多，CRP上昇などをみる．化膿性関節炎との鑑別がしばしば問題となる．

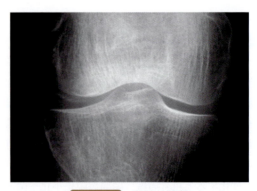

図9-39 単純X線像
単純X線像で半月板の石灰化像を認める．恥骨結合，股関節関節唇，手関節の線維軟骨にもみられる．

2 診断（図9-39）

■ 単純X線像
関節軟骨，半月板組織に石灰沈着像を認める．変形性関節症に伴うことが多い．

■ 関節液検査
偏光顕微鏡でピロリン酸カルシウム結晶を認める．

3 治療

■ 急性期
関節液の排液，ステロイド薬の関節注入，NSAIDs服用，関節洗浄など．

■ 間欠期
ピロリン酸カルシウム沈着の予防薬はない．経過観察のみ．

色素性絨毛結節性滑膜炎
pigmented villonodular synovitis（PVS）

滑膜組織が絨毛状，結節状に増殖し，関節構造体を破壊にいたらせる疾患．滑膜組織全体に変化が及ぶびまん型と孤立性の結節のみの限局型がある．腫瘍と考える説が有力である．

1 症状と診断（図9-40）

20～30歳代に好発する．性差はない．びまん型では腫脹と関節血症を認める．単純X線像では進行例に軟骨下骨に骨透亮像などの関節破壊所見を認める．MRI画像では関節内病変の広がりが把握できる．一般的にT1強調像では低信号に，T2強調像では低信号と高信号領域の混在で描出される．

2 治療
再発率が比較的高いので，びまん型には広範な滑膜切除が必要である．限局型は結節の切除のみで治癒する．

神経病性関節症 Charcot joint（シャルコー関節）

痛覚，深部知覚などの体性感覚障害により破壊と不規則な増殖が混在し，結果として高度な関節症変化をきたす疾患．発生部位は膝関節に多く，糖尿病由来のものは足関節に多い．

1 症状
感覚神経障害と単純X線像が一致しない軽度な症状を特徴とする．他覚所見には関節腫脹，多量の関節液貯留，熱感，骨棘形成，変形など著明な関節症変化を認める．自覚的な症状が乏しい．関節液はときに血性である．

2 診断（図9-41）
① 糖尿病，脊髄癆，脊髄空洞症など基礎疾患

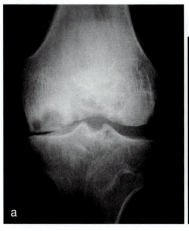
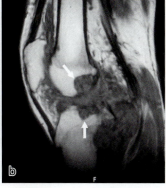
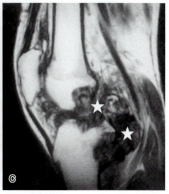

図9-40 PVS（左膝関節）

a. 単純X線像．軟骨下骨に骨透亮像を認め，進行例では破壊を伴う．
b, c. MRI画像．b：T1強調像（450/10），c：T2強調像（3000/120）．病変の部位と広がりが正確に診断可能．膝窩部に増殖したPVS組織（☆印）と骨破壊（矢印）を認める．

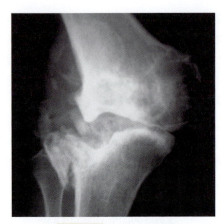

図 9-41 単純 X 線像
単純 X 線像では高度な破壊と不規則な骨増殖（反応性骨硬化）像を示す．疼痛症状と X 線所見との解離が特徴的．

の存在，② 原因不明の多量の関節液，③ 他覚所見と自覚症状の解離などが診断の参考となる．④ 単純 X 線像では関節部の広範かつ高度な破壊像と骨硬化像が混在する．変形，亜脱臼も出現する．

3 治 療

装具治療，関節固定術が適応となる．人工関節手術は適応がない場合が多い．

血友病性関節症
hemophilic arthropathy

血液凝固障害である血友病 A（第 8 凝固因子欠乏），血友病 B（第 9 因子欠乏）に伴う関節出血によって起こる関節障害である．患者はすべて男性．罹患関節は足関節，肘関節，膝関節に多く，股関節は少なく，小関節ではほとんどない．

1 症 状

小児期からくり返される関節出血の結果起こる高度な変形を伴う関節障害．他覚所見では関節腫脹，変形を認める．

2 診 断（図 9-42）

重症症例では先天性出血素因が確認されている．中等症では血性関節液の存在と凝固検査異常から判断する．単純 X 線像では関節症変化と成長障害（過成長，低形成が混在）を示す．

3 治 療

血液内科での確定診断後，凝固因子製剤の補充を行う．高度の関節機能障害について，人工関節置換術を行う場合もある．凝固因子製剤の定期的投与により関節内出血は予防され，関節破壊予防，機能改善に有用である．

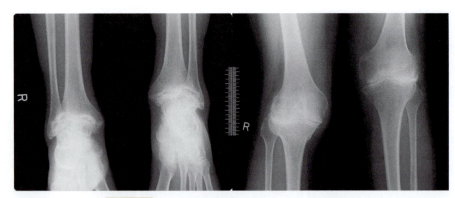

図 9-42 血友病性関節症（59 歳，男性．血友病 A）
血友病性関節症はくり返される関節出血によって引き起こされる関節の破壊と成長の障害（過成長，低形成）が複合して起こる．

D 離断性骨軟骨炎 osteochondritis dissecans 必修

✓ 重要事項

好発年齢 ≫ 10〜20歳
好発部位 ≫ 肘（上腕骨小頭部），膝（大腿骨内側顆の顆間部側）
臨床所見 ≫ 肘（外反ストレステスト），膝（Wilson徴候），
　　　　　　運動痛，陥頓症状
X線所見 ≫ 肘（屈曲45°正面像），膝（顆間窩撮影）
　　　　　　透亮期，分離期，遊離期
治　　療 ≫ 安静（スポーツ禁止）
　　　　　　手術（遊離体摘出，整復固定，骨軟骨移植など）

関節内に遊離体を生じる疾患のひとつに，離断性骨軟骨炎がある．病因としては炎症説（König, 1887）や外傷説（名倉, 1937）が唱えられている．

1 好発部位，年齢

肘関節と膝関節が好発部位である．ともに好発年齢は10〜20歳で，肘関節のほうが膝関節よりやや若年者に多い．肘関節では上腕骨小頭部に発生する．膝関節では大腿骨内側顆の顆間部側に好発する．膝関節の発生部位に関してはAichrothの分類（図9-43）がある．足関節では距骨滑車内側後方部と外側前方部が好発部位で20〜30歳に発生する．股関節にも発生するがまれである．

2 成因

成因に関しては外傷説が理解しやすい．
野球肘は内側部，外側部，後方部に障害が生じ，内側部の内側側副靱帯の伸延が最も多く，後方部の肘頭の骨端線の離開はまれであるが，肘関節の離断性骨軟骨炎は野球肘の外側部の病態である．投球動作により肘関節に外反がくり返され上腕骨小頭と橈骨頭の間に圧迫力と剪断力がくり返し作用し，離断性骨軟骨炎が生じると考えられる（図9-44a）．
膝関節では大腿骨内側顆の顆間部側に好発するが，同部は膝を伸展したときに脛骨の内側顆

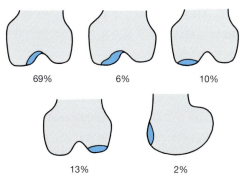

図9-43　膝離断性骨軟骨炎の発生部位
(Aichroth P：Osteochondritis Dissecans of the Knee. J Bone Joint Surg, 53-B：440, 1971)

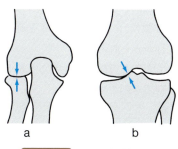

図9-44　肘と膝関節の離断性骨軟骨炎
a. 投球動作により，くり返し肘に外反力が加わると上腕骨小頭と橈骨頭間に圧迫力と剪断力が働く．
b. 大腿骨顆間窩が狭いと膝伸展時に脛骨顆間隆起と大腿内側顆顆間部側間の剪断力はさらに大きくなる．

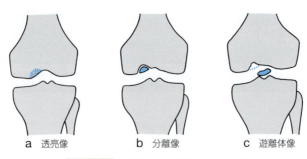

a 透亮像　　　b 分離像　　　c 遊離体像

図 9-45　離断性骨軟骨炎のX線像
初期は透亮像のみであるが，進行すると分離し，さらに進行すると遊離体として逸脱する．

間隆起と接触し負荷がかかるところである（図9-44b）．また膝関節大腿骨外側顆での発生の多くは円板状半月板を合併しており，円板状半月板切除術後にも出現することがある．通常の半月板損傷に合併する例もあり，ともに半月板の異常によるメカニカルストレスの影響が考えられる．しかし，多関節発生例や家族内発生もみられ，素因の関与も考えられる．

3 症　状

初期の症状は運動時痛で安静で軽快する．進行すると安静時も疼痛を生じるようになり病変部の圧痛，関節可動域制限，関節水腫が認められる．

臨床検査では肘関節では肘関節に外反力を加えると疼痛を生じる（外反ストレステスト）．膝関節発生例では仰臥位で 90°膝を屈曲した後，下腿を内旋強制しながら伸展すると疼痛を生じる（Wilson 徴候）．膝関節の疼痛を避けるため外旋位歩行がみられる．

進行して大きな遊離体を生じると陥頓して疼痛や伸展制限を起こす．

4 検　査

単純X線像は病期により異なる（図9-45）．初期は限局性の透亮像が認められるのみであるが，病期が進行すると透亮像内に分離された骨片が認められる．さらに進行すると骨片は遊離し病巣とは異なる部位に認められる．単純X線写真では病変が確認しがたいこともある．肘関節は病変が上腕骨小頭後方寄りにあるので肘関

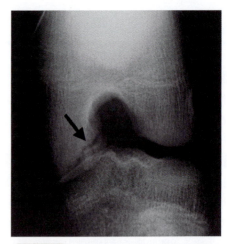

図 9-46　離断性骨軟骨炎の顆間窩撮影
矢印部に分離した骨片が描出されている．

節を 45°に屈曲して撮影すると病変が描出されやすい．膝関節も大腿骨内側顆の顆間部側の病変が多く，やや後方寄りにあるので顆間窩撮影が病変を描出しやすい（図9-46）．

CT，MRI（図9-47）が病変描出に有効で，MRIは遊離体離断状態や接合術後の癒合状態の判定にも用いられる．

超音波検査は肘関節の検診や経過観察に便利である．

関節鏡検査では ICRS（International Cartilage Repair Society）の分類で評価される．ICRS Ⅰ は軟骨の連続性は保たれ軟骨面の軟化がみられる時期でX線学的病期では透亮期，分離期にあたる．ICRS Ⅱ は骨軟骨片が完全に分離する前で，ICRS Ⅲ は完全に骨軟骨片が分離しているが母

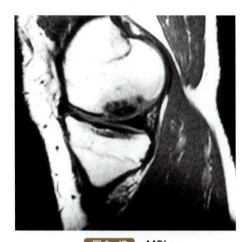

図9-47 MRI
MRIで大腿骨内側顆に低輝度領域が認められる．

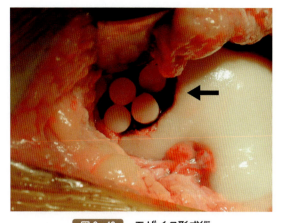

図9-49 モザイク形成術
病巣の軟骨欠損部（矢印）に円柱状の骨軟骨プラグで修復を行っている．

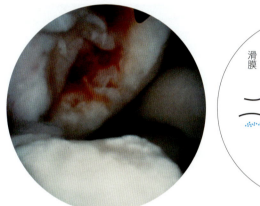

図9-48 離断性骨軟骨炎遊離型関節鏡所見
骨軟骨片が遊離したあとの母床と前方手前に遊離した骨軟骨片を認める．

床内に収まっている時期，ICRS Ⅳは完全に遊離し逸脱した時期である（図9-48）．

5 鑑別診断

肘関節では野球歴があり鑑別が必要なことは少ない．

膝関節で，関節内に遊離体を生じる疾患は，膝蓋骨脱臼に伴う骨軟骨骨折がある．1回の外力で接線方向に剪断力が作用し，膝蓋骨内側関節面縁か大腿骨外側顆関節面縁の剥離骨折を生じる外傷である．病歴と組織所見から鑑別は可能である．

大腿骨内側顆に好発する特発性骨壊死は中高年女性に多く，大腿骨内側顆の荷重部に多く，早期は夜間痛があり，骨シンチグラフィーで異常集積を認める．

6 治療

初期病変では安静を指示するだけで経過観察する．スポーツは禁止して局所に過度のストレスの加わらないよう指導する．手術的治療としては，軟骨の連続性は保たれたICRS Ⅰの状態は治癒促進を目的として骨穿孔術が行われる．骨軟骨片が完全に分離する前のICRS Ⅱの状態や，完全に骨軟骨片が分離しているが母床内に収まっているICRS Ⅲの状態であれば，骨釘や吸収ピンなどで骨片固定が行われる．完全に遊離したICRS Ⅳの状態では，骨軟骨片が小さい場合は摘出術が適応となり，大きい場合には円柱状の骨軟骨移植をモザイク状に行い，形成さ

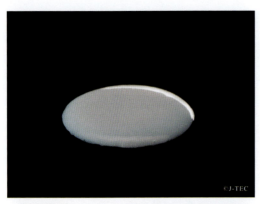

図 9-50　製品化された移植用培養軟骨細胞
（Japan Tissue Engineering CO. Ltd 提供）

れたモザイク状硝子軟骨の間隙には線維軟骨形成を期待するモザイク形成術（図 9-49）が行われる．肘関節に関しては減圧のための上腕骨外顆楔状骨切り術の追加や，移植に肋骨の肋軟骨も用いられている．

さらに最近は患者自身の軟骨細胞を培養し移植材料とする製品化もされ（図 9-50），培養軟骨を用いた形成術も行われ始めている．

7　予　後

保存療法で治癒した例は予後良好であるが，手術を要した症例では後に変形性関節症を発症することが多い．

E　軟部病変　必修

重要事項

■腱付着部症
　腱の起始および停止部の損傷や修復過程において疼痛を生じる病態で，腱や靱帯に加わる牽引力が誘因になる．
　上腕骨外側上顆炎やアキレス腱付着部症などがある．

■de Quervain 病（ドケルバン病）
　手関節背側の伸筋腱腱鞘第 1 区画での腱鞘炎である．

■弾発指（ばね指）
　指屈筋腱の腱鞘炎で，指の屈曲伸展に伴って，引っかかりを生じる弾発現象がみられる．

■滑液包炎
　滑液包にくり返す摩擦や圧迫刺激が加わり発症する．
　肘頭後部や膝蓋骨前部などに好発する．
　皮下にある滑液包炎では波動を伴う無痛の腫脹を触れる．

■ガングリオン
　関節や腱の近傍に発生する弾性のある丸い腫瘤で，透明なゼリー状の内容物を包含した囊胞性病変である．

腱付着部症　enthesopathy　必修

1　病　態

　腱の起始および停止部は，腱が骨へ付着する部分で enthesis という．この部位での腱線維の損傷や修復過程において疼痛を生じるのが腱付着部症である．

　腱や靱帯に加わるくり返す牽引力が誘因となる．使い過ぎ（overuse）によって，修復過程でさらなる異常刺激が加わると慢性的な修復不全の状態になる．

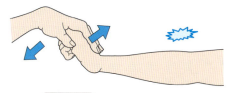

図 9-51　Thomsen テスト
手関節を背屈させ抵抗を加えると痛みが生じる．

外傷が誘因となるものは，上腕骨外側上顆炎，上腕骨内側上顆炎，アキレス腱付着部症などがある．強直性脊椎炎，関節リウマチ，ライター症候群，乾癬性関節炎などの炎症性疾患に合併して起こる場合や，上皮小体（副甲状腺）機能低下症および亢進症，低リン血症などの代謝内分泌異常に合併して起こる場合もある．

代表的な病態として上腕骨外側上顆炎（テニス肘），アキレス腱付着部症および足底腱膜炎などがある．

■ 上腕骨外側上顆炎（テニス肘）

肘関節外側の上腕骨外側上顆に疼痛がある．テニスのバックハンドの動作で発生することに由来してテニス肘とも呼ばれるが，手作業に従事する中高年に好発する．タオルを絞る動作，肘関節を伸展した状態でドアノブやハンドルを回す動作でも疼痛が増悪する．上腕骨外側上顆には，長・短橈側手根伸筋および総指伸筋の起始部がある．これらの筋の起始部での障害なので，手関節や手指を伸展する動作で疼痛が増悪する．Thomsen テスト（図 9-51）は手を伸展することによって疼痛を誘発する検査で，診断に有用である．

■ アキレス腱付着部症および足底腱膜炎

アキレス腱付着部症および足底腱膜炎はいずれも踵部の疼痛を生じ，スポーツやウォーキングなどによる使い過ぎ症候群としてみられる．

2　治　療

基本的には保存治療の適応である．局所の安静，装具療法，温熱療法などの物理療法，ストレッチングなどの理学療法，NSAIDs の内服や外用，副腎皮質ステロイドの局所注射などを行う．保存治療に抵抗する難治例には手術を行うこともある．

de Quervain 病（ドケルバン病）　必修

1　病　態

手関節部の背側には伸筋支帯があり，6 つの区画を形成し，それぞれの区画には手関節あるいは指の伸筋腱が走行する．このうち最も橈側にある第 1 区画内に走行する長母指外転筋腱と短母指伸筋腱の腱鞘炎が de Quervain 病（ドケルバン病）である（図 9-52a）．主症状は母指基部から手関節橈側にかけての疼痛や圧痛，橈骨茎状突起部の腫脹や腫瘤形成である．疼痛は母指の伸展により増強する．母指を中に入れて握り拳をつくり手関節を他動的に尺屈すると，手関節橈側に疼痛が誘発されるテスト（Eichhoff テスト）が診断に有用である（図 9-52b）．

2　治　療

まず，保存治療が行われる．母指から手関節にかけての副子や装具による局所安静，NSAIDs の内服や外用，副腎皮質ステロイドの局所注射などを行う．保存治療に抵抗する場合は第 1 区画の伸筋支帯を切開する手術を行う．

弾発指（ばね指）　必修
trigger finger, snapping finger

1　病　態

指屈筋腱腱鞘の浮腫や炎症によって生じる狭窄性腱鞘炎である．MP 関節掌側に位置する屈筋腱の靱帯性腱鞘（A1 pulley）が肥厚し，指の屈曲伸展に際して引っかかりが生じて弾発現象が起きるので弾発指（ばね指）と呼ばれる．主な原因は，手の使い過ぎによる機械的な刺激である．糖尿病，人工透析，関節リウマチなどに合併する場合も多い．中高年女性に好発し，母指，中指などによくみられる．

指の屈曲伸展時の弾発現象や手指のこわばりなどの自覚症状がある．MP 関節掌側に疼痛や圧痛があり，小結節を触知することもある．

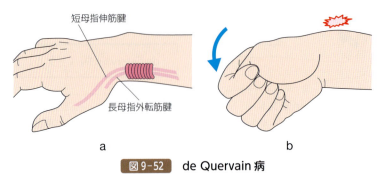

図 9-52 de Quervain 病
a. 伸筋腱腱鞘第 1 区画．b. Eichhoff テスト：母指を入れて握り込み尺屈させると痛みが生じる．

2 治 療

まず，保存治療が行われる．指の副子固定による局所安静，NSAIDs の内服や外用，副腎皮質ステロイドの局所注射などを行う．保存治療に抵抗する場合は腱鞘切開術を行う．

強剛母指
pollex rigidus

強剛母指は小児の弾発指（ばね指）で罹患指は母指である．1〜2 歳で親が気づくことが多い．成人の弾発指とは病態が異なり，強剛母指では，腱実質そのものの膨らみが通過障害の原因であることが多く，先天性要因が関与していると考えられている．

主な症状は，母指の弾発現象，IP 関節の伸展制限と他動伸展による疼痛，MP 関節掌側の小結節触知などがある．

強剛母指は，4〜5 歳頃までに自然治癒することが多い．このため，指の他動的伸展運動の指導や伸展位での副子固定などの保存治療を行いながら経過観察する．就学前になっても症状が改善しない場合，腱鞘切開術を行う．

滑液包炎
bursitis

1 病 態

靱帯や関節包が摩擦を受けやすい部位には，生理的な潤滑機構として滑液包がある．滑液包にくり返す摩擦や圧迫刺激が加わると炎症を起こし，滑液包水腫になり，持続すると滑液包自体が肥厚する．

滑液包炎の主な誘因は，圧迫や摩擦などの反復的機械的刺激をきたす作業や，打撲などの外傷である．痛風，関節リウマチなどに合併する場合もある．

好発部位は肩峰下部，肘頭後方部，大転子部，膝蓋骨前部，膝窩部，足関節前方，母趾 MTP 関節部などである．

肩峰下部滑液包炎は石灰沈着性腱板炎を合併することがある．膝窩部に生じる膝窩嚢胞（Baker 嚢胞）は変形性膝関節症に，母趾 MTP 関節内側に生じるバニオン bunion は外反母趾に，合併することが多い．

皮下にある滑液包炎では波動を伴う無痛の腫瘤を触れる．穿刺液は黄色透明である．滑液包炎が感染をきたした場合には発赤，熱感，腫脹，疼痛などの症状が急に増悪し，嚢腫の穿刺液も混濁する．

2 治 療

機械的圧迫や摩擦などの刺激を避け，安静を保つ．非感染性で腫脹が障害になれば，穿刺排液と副腎皮質ステロイドの注入を行う．感染があれば，抗菌薬の投与と切開排膿を行う．くり返すものには，滑液包の全摘出を行うことがある．

骨化性筋炎，異所性骨化
myositis ossificans, ectopic ossification

1 病態

骨以外の軟部組織に異常な骨化が起こることを異所性骨化という．骨折や脱臼などの外傷に続発することがあるが，詳細な発症機序は不明である．石灰化と骨化は組織学的な区別で，骨化の場合には単純X線像で骨梁が認められる．

異所性骨化は，広範囲熱傷，多発外傷，脱臼・骨折，打撲・挫傷などによる広範囲の筋肉内出血，人工股関節手術，脳卒中，脊髄損傷，頭部外傷，精神科疾患などの傷病に合併して生じることがある．

骨化性筋炎や異所性骨化の初期には病巣部局所の熱感，腫脹，疼痛が先行する場合があり，関節近傍の異所骨や筋肉内の骨化が大きくなると可動域制限をきたす．単純X線像では初期には骨化がないが，淡い不規則な石灰化陰影が出現し，次第に骨化陰影となる．

四肢外傷に関連して生じる異所性骨化のなかでは，肘関節部での脱臼・骨折後に生じるものの頻度が比較的高い（図9-53）．橈骨頭骨折のある症例や小児の肘関節周辺骨折後に暴力的な徒手矯正やマッサージを行われた症例にもみられるので，治療に注意を要する．

このほか，脊椎に異所性骨化をきたす病態としては，頸椎後縦靱帯骨化症，胸椎黄色靱帯骨化症（p.84）などがあり，これらの病態では神経症状をきたす．また，上皮小体（副甲状腺）機能低下症，低リン血症性（ビタミンD抵抗性）くる病など内分泌代謝疾患に合併する場合がある．

2 治療

関節近傍や筋肉内に生じた異所性骨化では，可動域制限が問題となることがある．異所性骨化の徴候があれば，マッサージや過度な可動域訓練は控え局所安静を保ち，エチドロネートなどの薬物療法を行いながら鎮静化を待つ．成熟した異所骨が関節可動域制限の原因になる場合

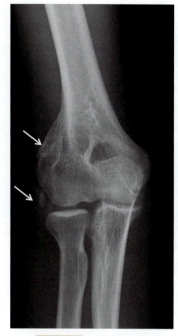

図9-53　異所性骨化
肘関節脱臼後に上腕骨外側顆部および外側側副靱帯部に生じた異所性骨化（矢印）．

には，異所骨切除および関節授動術を行うこともある．

進行性骨化性線維異形成症
fibrodyaplasia ossificans progressiva（FOP）

結合組織の異所性骨化を発生する遺伝性疾患である．母趾の短縮と外反変形があり，筋肉・腱・靱帯組織が骨化する疾患である．骨化は進行性で最終的には関節強直にいたる．発生率は200万人に1人といわれている．その遺伝性は，ほとんどが散発例で，常染色体優性遺伝の形で発現するものもある．

骨化は，頸部，肩甲部，四肢の軟部組織などに出現する．徐々に骨化が進行し自立生活が困難になるが，有効な治療がない．手術による切除は骨化を増悪させるため禁忌で，骨化の原因となる刺激（外傷，筋肉内注射など）を避けることも重要である．

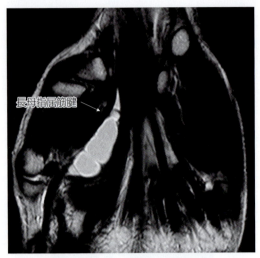

図 9-54 手掌部，長母指屈筋腱近傍に生じたガングリオン

MRI T2 強調像にて長母指屈筋腱に沿って多房性腫瘤がみられる．

生原因は不明で，手関節周囲や手指の腱の近傍が好発部位である（図 9-54）．無痛性の腫瘤形成が主訴であることが多い．腫瘤は境界明瞭，表面が平滑で弾性がある．穿刺液が透明なゼリー状の粘稠度の高い液であれば，確定診断できる．MRI やエコーなども有用な画像診断である．

ガングリオンは，肩関節や肘関節の深部にも発生することがある．肩関節深部に生じた場合には肩甲上神経麻痺，肘関節や前腕深部に生じた場合には橈骨神経麻痺や尺骨神経麻痺などの神経麻痺の症状が先行することがある．骨内に発生したものは骨内ガングリオン，半月板に発生したものはメニスカスガングリオンと呼ばれる．

2 治 療

典型的な発生部位と症状，穿刺液の特徴，MRI やエコーなどの画像所見などから診断が確定する場合には，病態を十分に説明して経過観察する．保存療法の効果がなく，疼痛が強い場合や整容的問題がある場合には切除術を行うこともある．

これに対して，深部に発生したガングリオンが神経麻痺をきたしている場合には，できるだけ早期に，ガングリオン切除術と神経剥離術を行い，神経麻痺の回復を図る．

ガングリオン
ganglion 　必修

1 病 態

関節や腱の近傍に発生する弾性のある腫瘤である．内容は粘稠透明なゼリー状の液である．靱帯や腱鞘などの結合織の粘液変性を伴った退行性変性による囊胞性病変で腫瘍ではない．発

第10章

感染性骨・関節疾患

A 化膿性骨髄炎　pyogenic osteomyelitis　必修

✓ 重要事項

分　　類 » 急性型，慢性型
感染経路 » 血行性，隣接化膿巣の波及，開放損傷による直接感染
起　炎　菌 » 黄色ブドウ球菌が最も多い．
　　　　　 メチシリン耐性黄色ブドウ球菌 methicillin-resistant *Staphylococcus aureus*
　　　　　 （MRSA）に注意
好発部位 » 幼小児，若年者では長・短管骨骨幹端部
　　　　　 成人では長管骨骨幹部

骨組織に起炎菌が感染巣を形成するものが骨髄炎である．急性骨髄炎は局所および全身に急性炎症症状を伴うものである．慢性化膿性骨髄炎は骨髄炎が慢性の経過をたどるもので，急性骨髄炎から移行したものと，最初から慢性で発症したものがある．

感染経路は3つに分けられる．
① 他部位，他臓器における化膿巣の菌が骨に達して増殖し発症する型
② 隣接した化膿巣からの波及
③ 開放骨折など汚染した開放性損傷からの直接感染

1 好発年齢および部位

前述のうち，①および②による骨髄炎は幼小児に多発する．幼小児，若年者では長・短管骨の骨幹端部，成人期以降では骨幹部に発生する．部位は下肢，特に膝関節周辺に集中して発症する．③の直接感染型は年齢，部位に関係なく発生する．実際には高エネルギー外傷を受ける機会が多い成人男性に多発する．開放骨折の頻度が高い脛骨に多い．

2 起炎菌

基本的には黄色ブドウ球菌が圧倒的に多い．しかし1980年代後半からメチシリン耐性黄色ブドウ球菌 methicillin-resistant *Staphylococcus aureus*（MRSA）が広がり始め，今日増加している．MRSA感染は従来から保有していた他部位からの自己感染と外来からの二次感染とがあり，感染経路としては前者が①，後者が③に相当する．宿主側の感染に対する抵抗力が減弱した immunocompromised host（幼小児，人工透析者，AIDS患者，糖尿病患者，ステロイド薬服用者など）では，低病原性の日和見病原菌による感染 opportunistic infection を起こしやすく，MRSAも同じ傾向がある．また緑膿菌 *Pseudomonas aeruginosa*，大腸菌 *Escherichia coli* などの

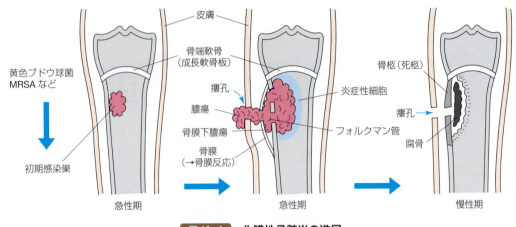

図 10-1　化膿性骨髄炎の進展

グラム陰性桿菌，表皮ブドウ球菌 *Staphylococcus epidermidis*，腸球菌 *Enterococcus* なども増加している．

3 病理

菌が定着して増殖し，骨髄内膿瘍を形成し，ハバース管，フォルクマン管を通り，骨膜下に現れて，骨膜下膿瘍を形成する．骨膜下膿瘍は，やがて骨膜を破り軟部組織へ広がる．骨膜下膿瘍の形成過程で骨内血管に塞栓，血栓を生じ，血行が途絶え，腐骨 sequester を形成する．これを取り囲んで骨新生が起こり，腐骨をその中に入れて骨柩 involucrum をつくる．骨端軟骨を貫くことはまれである（図 10-1）．

急性化膿性骨髄炎 acute pyogenic osteomyelitis　必修

✓ 重要事項

症　状	全身症状（発熱，悪寒，全身倦怠感など）あり．局所には急性炎症症状（発赤，腫脹，熱感，圧痛）
臨床検査	体温上昇，血液検査では著しい炎症所見（白血球の増加，血沈値の亢進，CRP の異常高値）
画　像	単純 X 線像は超早期では変化なし．初期変化は骨萎縮と骨溶解像 時間の経過とともに骨膜肥厚，骨透亮像変化出現 骨シンチグラム，MRI →早期に異常所見を呈するので早期診断に有用
培養検査	病巣部から膿や血液などを穿刺，培養して起炎菌を証明する．証明されないこともある．
治　療	保存的には直ちに局所の固定，安静および冷却，抗菌薬の投与と全身状態の改善．手術的には排膿

1 症 状
■ 全身症状
　高熱，悪寒，嘔吐，脱水，食欲不振，全身倦怠感などである．近年は抗菌薬の発達・普及によって，全身症状を欠く成人例も多い．乳幼児では全身症状とともに不機嫌，腹部症状を訴える場合もあるので注意が必要である．炎症が鎮静化しない場合には敗血症 sepsis になることを認識しておく．

■ 局所症状
　発赤，腫脹，熱感，疼痛などの炎症所見を呈するが，欠く場合もある．小児は痛みのために患肢を動かさない．これを仮性麻痺 pseudoparalysis と呼ぶ．膿が骨皮質を穿孔して周囲の軟部組織に及ぶと腫脹，波動が明らかになる．

2 検 査
■ 臨床検査
　体温上昇，血液検査では白血球の増加，血沈値の亢進，CRPの異常高値などが明らかである．

■ 培養検査（細菌学的検査）
　病巣部の穿刺による膿や血液などを培養して起炎菌を同定する．起炎菌は同定されないこともある．抗菌薬投与前に行う必要がある．

■ 画像検査
▶ 単純X線像
　単純X線像での変化は小児では発症後10日以上経過してから現れる．斑点状の骨透明巣，骨皮質の萎縮，溶解がみられ，続いて骨膜反応が現れる．徐々に骨破壊像が明らかになってくる．成人の場合にはさらに遅く，これより前では軟部組織の腫脹などしか現れない．この時期のX線所見での診断は困難である．

▶ 骨シンチグラフィー
　病巣患部に一致して異常集積がみられ，早期診断に有用である．またガリウムシンチグラフィー，白血球シンチグラフィーも補助的に用いられることがある．

▶ MRI
　骨髄の組織変化を異常信号として捉えるので早期診断に有用である．T1強調像で低信号領域，T2強調像で高信号領域として描出される．病巣の広がりや膿瘍などの描出に優れている．

3 治 療
　早期診断治療が重要であり，慢性化膿性骨髄炎への移行を防ぐことが大切である．

■ 保存療法
　全身状態改善のために輸液を行う．同時に抗菌薬を点滴静注する．黄色ブドウ球菌に有効な薬剤を選択し，起炎菌同定後は感受性の高いものに変更する．局所は固定によって安静を図る．

■ 手術療法
　初期治療を行っても改善しない場合には手術的治療を行う．骨開窓術 fenestration によって排膿を行い，ドレナージを加える．

4 鑑別診断
- Ewing 肉腫（p.282 参照）
- Langerhans 細胞組織球症（p.293 参照）
- 骨肉腫（p.279 参照）
- 急性白血病
- リウマチ熱
- 疲労骨折

　など．

5 合併症
- 化膿性関節炎への進展
- 四肢長の短縮
- 慢性骨髄炎への移行
- 敗血症による死亡

慢性化膿性骨髄炎 chronic pyogenic osteomyelitis 必修

☑ 重要事項

症　　状》全身症状はほとんどなし．局所は軽度の炎症症状
臨床検査》血液検査では軽度の炎症所見
画　　像》単純X線像で明らかな骨破壊像，骨硬化像が不規則に混在
　　　　　瘻孔がある場合には瘻孔造影が病巣を描出
培養検査》病巣部から膿や血液などを穿刺，培養して起炎菌を同定する．同定されないこともある．
治　　療》保存療法は急性型と同じ．手術療法では病巣掻爬，持続洗浄，Papineau法，抗菌薬含有骨セメント留置，病巣部骨切除後骨移動術 bone transport など
Brodie膿瘍》骨幹端部に好発する．症状は軽度で，夜間痛を認める．単純X線像では限局性の円形から楕円形の透明層を囲む硬化像．骨腫瘍と鑑別

①急性骨髄炎から慢性化したものと，②最初から慢性の経過をたどるものとがある．

1 病理

基本的には腐骨，病的肉芽組織，瘢痕組織，反応性骨硬化像がある．膿，感染性滲出液も伴う．

2 症状

活動性のものと非活動性のものとがあり，以下は活動性のものについて記す．

■ 全身症状

全身症状はときに微熱を出す程度である．

■ 局所症状

疼痛，発赤，腫脹は軽度で，皮膚は黒ずんで

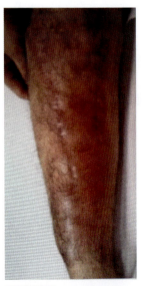

図10-2　化膿性骨髄炎の局所症状

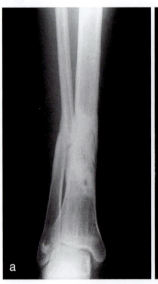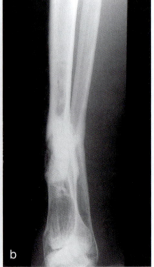

図10-3　化膿性骨髄炎の単純X線像
a. 正面像，b. 側面像

薄く，瘢痕化して血行不良である．慢性浮腫があり，しばしば皮膚と交通して瘻孔を形成する（図10-2）．ときに急性増悪する．

3 検査
■ 臨床検査

血液検査では，白血球，赤沈値，CRPなどいずれもわずかな異常を示すのみである．

■ 画像検査

単純X線像の特徴的な像は腐骨形成，骨柩，瘻孔の形成である（図10-3）．骨萎縮像，骨硬化像，骨膜反応が混在する．瘻孔造影を行うと感染巣との連絡が明らかになる．

■ その他

培養検査，骨シンチグラフィー，ガリウムシンチグラフィー，白血球シンチグラフィー，CT，MRIの所見は急性骨髄炎と同様である．

4 最初から慢性の経過をたどる特殊な型
■ Brodie 膿瘍

黄色ブドウ球菌が多い．骨幹端部に好発する．症状は軽度で，夜間痛を認める．単純X線像では限局性の円形から楕円形の透明層を囲む硬化像がみられる．骨腫瘍との鑑別が重要である（図10-4）．

■ Garré 硬化型骨髄炎

成人の長管骨骨幹部に好発する．X線像では，びまん性硬化像によって，骨髄腔が狭小化する．骨膜反応である針状骨膜陰影 spicula がみられることがある．

5 治療
■ 病巣搔爬，切除，持続洗浄

外科的処置を必要とする．病巣の壊死組織，腐骨，病的肉芽を徹底的に搔爬し，切除する．また2週間ほど持続洗浄を行う．この間，抗菌薬の全身投与を併用する．

■ Papineau 法

創外固定器を用いて，創を開放して肉芽形成を待つ方法である．

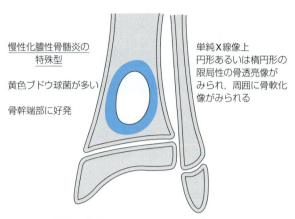

図10-4 Brodie 膿瘍の単純X線像
X線像上，骨腫瘍と間違いやすいことがポイント．

■ 抗菌薬含有骨セメント留置

ビーズ，あるいはスペーサーとして病巣搔爬後の骨欠損部に留置し，感染の鎮静化を図る方法である．感染の鎮静化が得られた場合には，骨移植などを行う．

■ 骨移動術　bone transport

前述の方法でも不十分と思われる場合には，骨を部分的に節状に切除し，完全な骨欠損を作製する．Ilizarov 創外固定器で長さを保ち中枢側に骨切りを行い，この骨片を末梢（骨欠損部）へ移植することで欠損部を補い中枢部は仮骨延長する方法である．

■ 切断術　amputation

さらに上記の方法でも感染の鎮静化が得られず，くり返しの手術が無効の場合には，まれではあるが最終的な手段として行うことがある．

6 鑑別診断

骨腫瘍，骨結核，骨梅毒など．

7 合併症

関節拘縮，四肢長の短縮，変形，病的骨折，瘻孔周辺からの皮膚がんの発生．

B 感染性関節炎 infectious arthritis 必修

✓ 重要事項

■化膿性関節炎
起 炎 菌》黄色ブドウ球菌（最も多い）
症　　状》発熱，疼痛，腫脹，発赤
診　　断》細菌培養
治　　療》安静固定，穿刺排膿，抗菌薬，持続洗浄，滑膜切除

■人工関節術後感染
症　　状》発赤，熱感，腫脹，瘻孔形成
診　　断》診断基準（musculoskeltal infection society）
治　　療》洗浄・デブリドマン，二期的再建術

化膿性関節炎 pyogenic arthritis 必修

1 感染経路

関節内への感染経路は扁桃腺や尿路などの遠隔感染病巣から感染する血行性経路，近接した蜂窩織炎や骨髄炎から波及する伝達性経路，開放創や関節内注射（医原性）により直接感染する経路がある．関節内注射に際しては清潔操作に細心の注意が必要である．小児期は血行性が多く股関節が多い．成人期は伝達性や直接経路が多く膝関節が多い．

2 起炎菌

起炎菌は小児では黄色ブドウ球菌，インフルエンザ菌が多く，連鎖球菌などもみられる．成人ではやはり黄色ブドウ球菌が多く，その他連鎖球菌，緑膿菌などがみられる．近年有効な抗菌薬が限られるメチシリン耐性黄色ブドウ球菌（MRSA）の出現が問題となっている．抗がん剤，免疫抑制薬，ステロイド薬などを使用している患者では感染に対する抵抗力の減弱から，糖尿病合併例ではその易感染性から，MRSAの割合が多い．

3 症状および検査所見

局所的には疼痛，腫脹，発赤，熱感がみられ，全身的には発熱，悪寒などを生じる．化膿性関節炎では多核白血球より生じる蛋白分解酵素が関節軟骨を障害する．滑膜は増殖し（図10-5），肉芽組織が軟骨，軟骨下骨を侵食し，関節可動域制限や拘縮を生じる．

乳児に多い股関節の感染（第6章　C 股関節炎 p.148）は深部の関節であるので炎症所見が現れにくく，自ら症状を訴えられないので注意を要する．患肢を動かさず着替え時などに痛がる場合は化膿性関節炎を疑う．感染により骨端線を傷害すると成長障害を生じる可能性がある．

血液検査では白血球数が増加し，血沈値亢進，CRPやプロカルシトニンが上昇する．

関節液は膿性に混濁し，関節液中の白血球は50,000/μL以上に増加する．

単純X線像では初期に骨変化はなく，関節周囲の軟部組織陰影から関節の腫脹を認める程度であるが，進行すると関節周囲の骨萎縮と軟骨下骨のもうろう像を生じる．さらに進行すると関節裂隙の狭小，軟骨下骨の破壊が認められる．

4 診　断

関節穿刺液の起炎菌の検出で診断は確定する．抗菌薬を投与する前に関節液を採取しておき，塗抹染色標本の鏡検と培養を行っておくことが重要である．培養で起炎菌が検出できない

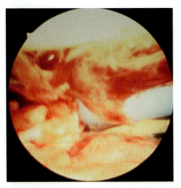

図 10-5 化膿性関節炎の関節鏡所見

滑膜に発赤腫脹が著明に認められる.

場合，特に人工関節術後の感染などではPCR（polymerase chain reaction）法による遺伝子解析による起炎菌の診断が用いられることがある．発熱時には起炎菌が血液中に波及している可能性があり，血液培養も起炎菌の同定に役立つことがある．培養に際しては，嫌気性菌の可能性もあり嫌気性培養も行う．結核菌や真菌感染も疑わしい場合は同時に検査を行う．組織学的には滑膜への多核白血球の浸潤と小膿瘍形成で診断される．

5 鑑別診断

鑑別が必要な疾患には痛風，偽痛風，関節リウマチがある．痛風では血液検査で尿酸値が高値であり，偽痛風では関節液沈査に偏光顕微鏡でピロリン酸カルシウムのこん棒状結晶が認められる．関節リウマチはリウマチによる炎症で化膿性関節炎と同様に関節液は混濁し，血沈値も亢進し，CRPも陽性で鑑別が難しい．疑わしい場合は関節液の培養検査で感染の有無を確認する必要がある．

6 治療

罹患関節をギプス副子などで固定して安静にさせることがまず必要である．抗菌薬はできるだけ早く起炎菌を同定し，感受性のあるものを使用する．関節の穿刺排膿は多核白血球が産生する蛋白分解酵素による軟骨障害を防止するためにも行う．閉鎖式持続洗浄（図10-6）を留置

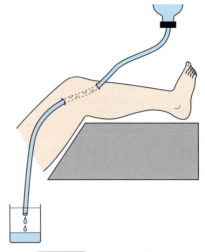

図 10-6 閉鎖式持続洗浄

持続で灌流することによりドレナージし感染の治療を行う.

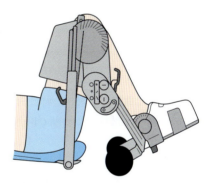

図 10-7 持続他動運動（CPM）

電動でゆっくり他動的に動かすことにより拘縮を予防する.

するとドレナージはさらに有効となる．閉鎖式持続洗浄で感染が鎮静化しなければ手術的に関節の洗浄，デブリドマン，滑膜切除を行う．持続洗浄中に持続他動運動（CPM）（図10-7）を行うと，炎症鎮静後の関節拘縮を最小限に予防でき有用である．準開放療法として術後に数本の開放性ドレーンを留置しCPMを施行，感染の消退に従って1本ずつドレーンを抜去する方法も，閉鎖式持続洗浄の場合に必要な患者のベッドへの拘束がなく治癒率も高いとの報告がある．

その他の感染性関節炎

結核性関節炎 tuberculous arthritis 必修

1 症状および検査所見

抗結核薬の出現により結核性関節炎の症例も減少している．股関節，次いで膝関節によくみられる．初期は軽微な疼痛で発症し，長期に水腫を生じる症例があり，若年性リウマチや関節リウマチとの鑑別を要する．化膿性関節炎と異なり熱感が少なく，進行すると瘻孔を形成し難治であり，二次感染を起こすと状態が悪化する．

X線検査が予後判定に有効であり，関節裂隙が保たれている症例は抗結核薬の治療が有効で予後がよいが，関節裂隙の狭小さらに骨まで侵食している症例では予後が悪くなる．

2 診 断

ツベルクリン反応かクォンティフェロンが陽性か調べる．また他臓器の結核，特に胸部に結核巣がないか胸部X線検査や胸部CT検査で調べる．リウマチとの鑑別にRAテストを行うが，若年性リウマチでは陰性が多い．診断は培養によって菌を証明するか，組織学的な乾酪壊死とLanghans巨細胞の証明で行われる．培養には時間がかかるので最近ではPCR（polymerase chain reaction）法によって早期診断が行われている．

3 治 療

治療は関節裂隙が保たれている早期に安静と抗結核薬の投与を行うことが重要で良好な予後が期待できる．関節裂隙の狭小や骨組織にも破壊が及んでいる進行例では滑膜切除，関節固定術が必要となることもある．関節変形がある進行例で感染鎮静後長期経過後に機能回復のため人工関節置換術が行われる場合もある．

真菌性関節炎

抗がん剤，免疫抑制薬，ステロイド薬などを使用し抵抗力の減弱している患者で発症する．ステロイド薬の関節内注射の際に感染することがある．診断が遅れがちであり，慢性に経過した症例は軟骨破壊を生じる．診断は培養または組織検査によって菌を証明する．治療は抗真菌薬の投与，滑膜切除，持続洗浄を行うが，関節固定術を要する症例もある．

梅毒性関節炎

ペニシリンの出現以降近年ではまれである．全身性の発疹を生じる梅毒第2期に関節痛を生じる．末期の第4期に脊髄癆になるとCharcot関節（神経病性関節症）を生じる．

先天性梅毒では骨軟骨炎による疼痛で患肢を動かさず麻痺様（Parrot仮性麻痺）である．また，遅発症状として対称性の関節水症（Clutton関節）がみられる．

淋菌性関節炎

性交機会の多い集団にみられる．淋菌に感染して血行性に播種性に感染が広がると，発熱とともに発疹と多発性移動性の関節炎を生じる．抗菌薬投与を行う．鑑別疾患には尿道炎，関節炎，結膜炎が症状のReiter症候群がある．

人工関節術後感染

人工関節置換術後の感染は難治性であり，遠隔感染病巣からの血行性感染だけでなく，手術時の感染の可能性も否定できないので，手術に際しては清潔操作に細心の注意が必要である．

表 10-1 MSIS の診断基準

人工関節周囲感染の診断基準（下記の少なくとも1つを満たす）
1. 人工関節周囲組織の2ヵ所以上から同一菌が細菌培養で検出
2. 関節にいたる瘻孔の形成
3. 下記の項目の少なくとも3つを満たす．
   a．CRP および ESR の上昇
   b．関節液中の白血球の上昇または白血球エステラーゼ試験紙検査 2+
   c．関節液中の好中球の比率の上昇
   d．人工関節周囲組織の病理所見陽性
   e．人工関節周囲組織の1ヵ所から細菌培養陽性

人工関節表面に付着した細菌により形成される biofilm が好中球や抗菌薬に対する障壁となり治療が困難となる．診断には MSIS（musculoskeletal infection society）の診断基準が用いられる（表 10-1）．

抗菌薬の投与のみではまず軽快しない．インプラントのゆるみがなく，有効な抗菌薬があり，早期の治療開始など，条件がよい場合はインプラントを抜去せず，インプラント表面の biofilm も完全に除去するような徹底的な洗浄・デブリドマン手術で治まることがある．CRP 陰転後も半年ほど抗菌薬の内服が行われる．インプラントの温存が難しい場合はインプラントを抜去して，関節部の徹底的な洗浄とデブリドマンを行う．インプラント抜去で生じたスペースには抗菌薬含有セメントのスペーサーを充填し，死腔をつくらないようにするとともに，のちの再置換時のインプラントを設置できるスペースを確保する．再置換術は，CRP 陰転後抗菌薬を1ヵ月ほど中止しても再発がなく，感染が十分に治まったときに二期的に施行する．感染が治まらなかった場合は洗浄，デブリドマン，抗菌薬含有セメントスペーサーの充填を再度行うこともある．非常に条件がよい場合は一期的に再置換を行った報告もある．

しかし，感染が治まらず関節固定術となることもある．

第11章

骨・軟部腫瘍

総論

✓ 重要事項

分類と疫学》
- 原発性悪性骨・軟部腫瘍はまれな疾患である.
- 原発性悪性骨腫瘍は全国で年間約1,100人,原発性悪性軟部腫瘍は約4,400人程度が新規発症していると推定される.
- 頻度の高い良性骨腫瘍（腫瘍類似疾患）は,骨軟骨腫,内軟骨腫,単発性骨嚢腫である.
- 頻度の高い悪性骨腫瘍は,骨肉腫,軟骨肉腫,Ewing肉腫（ユーイング肉腫）である.
- 頻度の高い悪性軟部腫瘍は,脂肪肉腫,未分化多型肉腫,平滑筋肉腫である.
- 骨肉腫,Ewing肉腫は小児（10歳代）に好発し,軟骨肉腫は中・高齢者に好発する.
- 悪性軟部腫瘍は青壮年〜高齢者に好発する.
- 人口の高齢化に伴って"がん"罹患者が増加している現在,転移性骨腫瘍（がん骨転移）の頻度は非常に高い.
- 骨転移を生じる可能性の高いがんは,腎がん,前立腺がん,乳がん,肺がんなどである.

診　断》
- 骨腫瘍辺縁部の性状は単純X線像上,地図状,虫食い状,浸透状などと表現され,それぞれ良性骨腫瘍,悪性骨腫瘍,きわめて増殖の速い悪性骨腫瘍で認められる.
- Codman三角,onion peel appearance, spiculaなどの骨膜反応は,骨肉腫,Ewing肉腫などの悪性骨腫瘍で認められることが多い.
- 軟部腫瘍の診断においてはMRIが非常に有用である.
- 骨・軟部腫瘍の確定診断は病理学的な組織診断（針生検あるいは切開生検）による.
- 特異的抗体により腫瘍の分化形質などを検索する免疫組織化学（免疫染色）や,腫瘍特異的な染色体転座・融合遺伝子を検出する遺伝子診断は骨・軟部腫瘍の診断に有用である.

治　療》
- 良性骨・軟部腫瘍に対しては,辺縁切除または腫瘍内切除（掻爬術）が行われる.
- 悪性骨・軟部腫瘍に対しては,腫瘍反応層よりも外側で切除する広範切除または治癒的切除が必要である.
- 良性骨腫瘍切除後の移植骨としてハイドロキシアパタイトなどの人工骨が用いられる.
- 悪性骨腫瘍切除後の再建方法として腫瘍用人工関節置換術が広く用いられている.

- 強力な多剤併用化学療法と適切な局所根治術（広範切除術）の導入によって，骨肉腫，Ewing肉腫など高悪性度の原発性悪性骨腫瘍の治療成績は大きく改善した（5年生存率70％前後）．
- 悪性軟部腫瘍（非円形細胞肉腫）に対するキードラッグはアドリアマイシンである．

A 分類と疫学

骨・軟部腫瘍は腫瘍の発生部位によって，原発性骨・軟部腫瘍（腫瘍が骨あるいは軟部組織自体から発生したもの）と転移性骨・軟部腫瘍（上皮性悪性腫瘍である"がん"などが骨あるいは軟部組織に転移したもの）に分けられる．人口の高齢化に伴って"がん"の罹患者が増加している現在，転移性骨腫瘍（がん骨転移）の頻度は非常に高くなっている（転移性軟部腫瘍は骨転移に比べるとまれである）．一方これに対して，原発性の悪性骨・軟部腫瘍はまれである．米国のSEER（Surveillance, Epidemiology and End Results）のデータによると，原発性悪性骨腫瘍の人口10万人に対する年間発生頻度は0.9，悪性軟部腫瘍は3.4と推計されている．これを人口約12,000万人のわが国に当てはめると，全国で原発性悪性骨腫瘍は年間約1,100人，悪性軟部腫瘍は約4,400人程度発生しているものと推測される．

1 原発性骨腫瘍

原発性骨腫瘍は，腫瘍が形成する基質あるいはその分化傾向により，軟骨形成性腫瘍，骨形成性腫瘍，線維形成性腫瘍など12に大分類され，さらに組織型，悪性度によって50種類以上に分類される．腫瘍の悪性度は，良性（benign），中間性（intermediate malignancy），悪性（malignancy）の3種類に分類され，さらに中間性腫瘍は局所破壊性に増殖するが遠隔転移はしない群（locally aggressive）と局所再発傾向が強くまれに遠隔転移する群（rarely metastasizing）の2つに分けられる．

表11-1は，原発性骨腫瘍を発生頻度順に並べたものである．最も頻度の高い良性骨腫瘍（腫瘍類似疾患）は骨軟骨腫であり，次いで内軟骨腫，単発性骨嚢腫と続く．一方，悪性骨腫瘍のなかで最も頻度の高いのは，骨肉腫，次いで軟骨肉腫，Ewing肉腫の順である．これら代表的な原発性骨腫瘍の好発年齢，好発部位を知っておくことは診断に有用である．

1 年齢

多くの"がん"は年齢とともに発生頻度が上昇するが，原発性骨腫瘍にはそのような加齢との直線的相関は認められず，腫瘍ごとに特徴的な好発年齢を有する．骨肉腫は10歳代後半に好発する．Ewing肉腫は10歳前後に多く発生する．一方，軟骨肉腫，脊索腫などは60～70歳代に発生のピークを有し成人に好発する．

2 発生部位

原発性骨腫瘍は，それぞれ好発部位に特徴を有する．骨肉腫，骨巨細胞腫は，膝関節周囲（大腿骨遠位あるいは脛骨近位）および上腕骨近位に好発する．一方，軟骨肉腫，Ewing肉腫は下肢長管骨とともに骨盤骨にも好発する傾向が認められる．内軟骨腫はその多くが手足の指骨に発生し，脊索腫はほぼ全例が仙骨あるいは頭蓋底に生じる．

長管骨内における発生部位は，骨肉腫を含む多くの原発性骨腫瘍は骨幹端部に生じることが多い．骨端部に発生する腫瘍はまれであり，骨端部発生の原発性骨腫瘍は骨巨細胞腫，軟骨芽細胞腫，淡明細胞型軟骨肉腫にほぼ限定される．一方，骨幹部に好発する腫瘍としてはEwing肉腫が代表的である（図11-1）．

A 分類と疫学　257

表 11-1　頻度の高い原発性骨腫瘍

良性骨腫瘍（腫瘍類似疾患）	悪性骨腫瘍
1. 骨軟骨腫　osteochondroma 2. 内軟骨腫　enchondroma 3. 単発性骨嚢腫　simple bone cyst 4. 非骨化性線維腫　nonossifying fibroma 5. 線維性骨異形成　fibrous dysplasia	1. 骨肉腫　osteosarcoma 2. 軟骨肉腫　chondrosarcoma 3. ユーイング肉腫　Ewing sarcoma 4. 脊索腫　chordoma 5. 悪性線維性組織球腫　malignant fibrous histiocytoma

（骨髄腫，リンパ腫は除く）

（全国骨腫瘍登録一覧表（2006-2015）より）

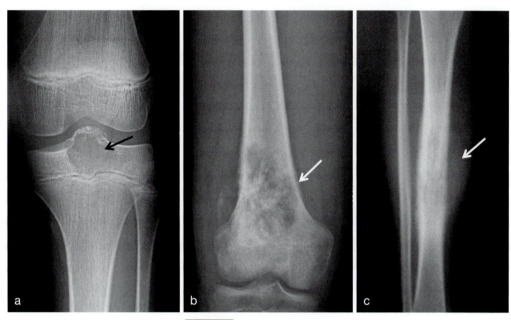

図 11-1　骨腫瘍の好発部位
a. 骨端部の骨腫瘍（軟骨芽細胞腫），b. 骨幹端部の骨腫瘍（骨肉腫），c. 骨幹部の骨腫瘍（Ewing 肉腫）

2　転移性骨腫瘍

転移性骨腫瘍は，ほかの部位に生じた悪性腫瘍（多くは上皮性悪性腫瘍"がん"）が骨に転移した病変をいう．人口の高齢化に伴って"がん"の罹患者が増大している現在（2018年がん罹患数予測101万人，2016年がん死亡者数37万人），その全経過中に約1/4のがん患者が骨転移を生じると仮定すると，わが国では年間約10万人の転移性骨腫瘍（がん骨転移）患者が新たに発生していることになる．表11-2は，各種がんとその骨転移患者数を調べたものである．この表から，がん骨転移は必ずしも原疾患の頻度と同じ割合で生じるわけではなく，組織型によって骨転移しやすいがん，しにくいがんがあることがわかる．腎がん，前立腺がん，乳がん，肺がんなどは骨転移率が15％を超えており，骨転移を生じる危険性が高い．一方，胃がん，大腸がんなどの骨転移率は低い．乳がんと肺がんは原疾患の頻度も高いため，骨転移が臨床的に問題になることが多い．

3　原発性軟部腫瘍

軟部腫瘍はその分化傾向により脂肪性腫瘍，線維芽細胞性腫瘍，平滑筋性腫瘍，血管性腫瘍など12グループに大分類され，さらに組織型，

表11-2 各種がんとその骨転移頻度（栃木県立がんセンター）

組織型	患者数（A）	骨転移患者数（B）	骨転移率（B/A%）
胃がん	1,591	35	2.2
肺がん	1,143	212	18.5
大腸がん	918	40	4.4
乳がん	844	172	20.4
子宮がん	464	22	4.7
肝臓がん	272	33	12.1
食道がん	260	11	4.2
前立腺がん	125	32	25.6
腎がん	118	34	28.8

表11-3 頻度の高い原発性軟部腫瘍

良性軟部腫瘍	悪性軟部腫瘍
1. 脂肪腫　lipoma 2. 神経鞘腫　schwannoma 3. 血管腫　hemangioma 4. 腱滑膜巨細胞腫　giant cell tumor of tendon sheath 5. 線維腫　fibroma	1. 脂肪肉腫　liposarcoma 2. 悪性線維性組織球腫　malignant fibrous histiocytoma 3. 粘液線維肉腫　myxofibrosarcoma 4. 平滑筋肉腫　leiomyosarcoma 5. 滑膜肉腫　synovial sarcoma

（全国軟部腫瘍登録一覧表（2006-2015）より）

悪性度によって140種類以上に分類される．腫瘍の悪性度は骨腫瘍と同じく，良性（benign），中間性（intermediate malignancy），悪性（malignancy）の3種類に分類され，さらに中間性腫瘍は局所破壊性に増殖するが遠隔転移はしない群（locally aggressive）と局所再発傾向が強くまれに遠隔転移する群（rarely metastasizing）の2つに分けられる．

軟部腫瘍は，骨腫瘍よりも組織学的に多彩であるだけでなく，その発生頻度については骨腫瘍より不明な点が多い．これは，良性軟部腫瘍では，医療機関を受診していない患者が相当数存在することが予想されることに加えて，軟部腫瘍が単なる"しこり""できもの"として外来で安易に切除されてしまうことが依然多く存在することなどによる．一般的に，良悪性の頻度は，良性軟部腫瘍は悪性軟部腫瘍の約100倍の発生頻度と推測されている．しかし，十分な検討を行うことなく安易に軟部腫瘍を切除することは，万一悪性腫瘍であった場合に，再手術の必要性，外見・機能上の障害などをもたらすだけでなく，再発や転移の危険性を増やし，患者の予後を不良にするため，決して行ってはならない．

表11-3は，頻度の高い原発性軟部腫瘍を登録頻度順に並べたものである．良性軟部腫瘍のなかで最も頻度の高いものは脂肪腫であり，次いで神経鞘腫，血管腫と続く．一方，最も頻度の高い悪性軟部腫瘍は，脂肪肉腫，次いで悪性線維性組織球腫，粘液線維肉腫の順である．しかし，2013年のWHO改訂で悪性線維性組織球腫の概念が完全に消失したことを受け，今後，悪性軟部腫瘍の診断名およびその頻度がどのように変わっていくか注目される．

1 年齢

原発性悪性軟部腫瘍は60〜70歳に発生のピークを有する．組織型別では，横紋筋肉腫は小児に，滑膜肉腫，悪性末梢神経鞘腫瘍は青壮年に，脂肪肉腫，平滑筋肉腫，粘液線維肉腫は50歳以上の中高年者に好発する．

2 発生部位

軟部腫瘍は，脂肪，筋肉，血管など体のさまざまな部位の軟部組織より発生するが，悪性軟部腫瘍は大腿などの四肢近位部，後腹膜などに好発し，深さは固有筋膜よりも深部に発生することが多い．特に脱分化型脂肪肉腫は後腹膜に好発する．良性軟部腫瘍では脂肪腫が肩周囲に，弾性線維腫が肩甲骨下部に，腱滑膜巨細胞腫が手に好発することなどが特徴的である．

B 診　断 必修

1 画像診断

1 単純X線検査

骨・軟部腫瘍の診断においては，単純X線，CT，MRI，核医学検査など種々の画像診断法が用いられるが，特に骨腫瘍においては，現在でも単純X線検査が最も重要な検査法である．単純X線所見から，病変の部位や大きさとともに，その性格（良性か悪性か，増大の速度は速いか遅いかなど）を鑑別することが骨腫瘍診断の基本である．特に，腫瘍辺縁部の所見と骨膜反応の有無は骨腫瘍の診断上有力な手掛かりとなる．

単純X線像における骨腫瘍辺縁の性状は，地図状 geographic，虫食い状 moth-eaten，浸透状 permeative の3段階で評価する（図11-2）．

地図状骨破壊は，腫瘍と正常骨の間に全周性に明瞭な境界が認められるもので，病変が増殖の遅い腫瘍であることを示唆する．境界部に反応性の骨形成を生じたものは辺縁硬化所見を呈し，隔壁構造（trabeculation，soap-bubble appearance）として認められることもある．皮質骨の骨髄内からの吸収に対して外側の骨形成が追いつくため，骨皮質は破綻することなく菲薄化・膨隆する．単発性骨嚢腫，動脈瘤様骨嚢腫，非骨化性線維腫，骨巨細胞腫など，多くの良性腫瘍や低悪性度の腫瘍で認められる骨破壊パターンである．

虫食い状骨破壊は，増殖速度の速い腫瘍が骨梁を不規則に破壊・吸収しつつ増殖していることを意味し，濃淡の混在した境界不明瞭な骨病変を形成する．骨肉腫などの悪性骨腫瘍で認められる骨破壊パターンである．

浸透状骨破壊は，増殖速度のきわめて速い腫瘍が骨梁間を浸潤性に増殖するときに認められる所見で，境界の確定が困難で単純X線では最も発見の難しい骨破壊パターンである．Ewing肉腫，悪性リンパ腫など悪性度の高い悪性腫瘍で認められる．疑わしい場合には，健常側との対比，MRIなどの精査を行い見逃しを防ぐことが重要である．

骨膜反応は，骨外に進展した腫瘍細胞によって骨膜が刺激され，骨膜性骨新生を生じたものであり，その形態によって Codman 三角，onion peel appearance，spicula，sunburst などの名前で呼ばれ，原発性悪性骨腫瘍で認められることが多い（図11-3）．

2 MRI（magnetic resonance imaging）

軟部腫瘍の診断においてはMRIが非常に重要な役割を果たす．軟部腫瘍の診断におけるMRIの長所は，①軟部組織の濃度分解能が高いこと，②任意の断面の撮影が可能であること，③腫瘍構成成分の推定が可能であること，④放射線被曝がないことなどであり，短所は，①骨・石灰化の描出に劣る点，②人工関節など金属によるアーチファクトがある点，③撮像時間が長い点などである．

MRI画像の最大の特徴はその優れた濃度分解能にある．MRIは体内のプロトン（水分）分布の差を捉えて画像化するものであり，スピンエコー法のT1強調像（TR 500 ms以下/TE 50 ms以下）とT2強調像（TR 1,000 ms以上/TE 50 ms

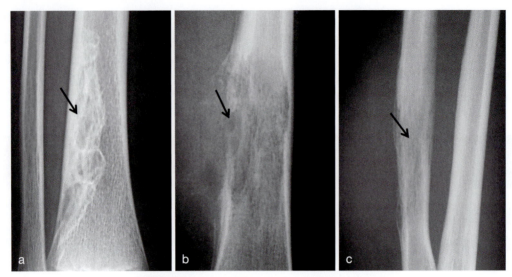

図11-2 単純X線像における骨腫瘍辺縁の所見
a. 地図状骨破壊，b. 虫食い状骨破壊，c. 浸透状骨破壊

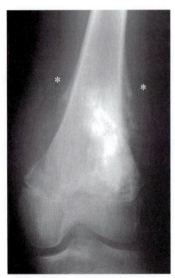

図11-3 骨膜反応
（大腿骨遠位骨肉腫）
Codman三角（＊）

以上）が基本となる．水分に富む組織はT1（縦緩和）値，T2（横緩和）値とも長い（緩和が遅い）ため，T1強調像では低信号，T2強調像では高信号を呈する（図11-4）．

多くの軟部腫瘍は，脂肪や筋肉よりも水分に富むため，T1強調像では低信号，T2強調像では高信号を呈することが多い．腫瘍内部に出血や壊死を伴う悪性腫瘍では，不均一な内部所見が認められる（図11-5）．また，MRIでは横断面に加えて矢状面や冠状面など任意の断層面の画像が得られるため，周囲の組織と病変の関係を三次元的に把握することが可能であり，手術など治療計画を立てるうえできわめて有用である（図11-6）．骨腫瘍では，T1強調像で高信号の骨髄に対して低信号の腫瘍はコントラスト良好に描出され，単純X線では評価の難しい病変の進展範囲を明瞭に把握することが可能である（図11-7）．

2 組織診断

1 生 検

病理診断のために腫瘍組織を採取することを生検biopsyという．生検の基本は，診断に適した腫瘍組織を正常組織の傷害を最小限にとどめて迅速に採取することである．生検を行う際には，あらかじめCTやMRIで腫瘍の局在を十分吟味し，生検時の進入路が主要な神経・血管束や関節を傷害しない（＝腫瘍細胞で汚染しない）ように配慮する必要がある．また，生検組織の正確な病理診断のためには，臨床所見に関する情報を臨床医と病理医の間で十分に共有してお

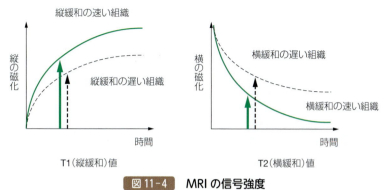

図 11-4　MRI の信号強度
T1 強調像および T2 強調像

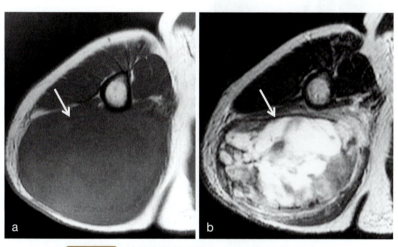

図 11-5　上腕悪性軟部腫瘍（悪性線維性組織球腫）
a. T1 強調像，b. T2 強調像

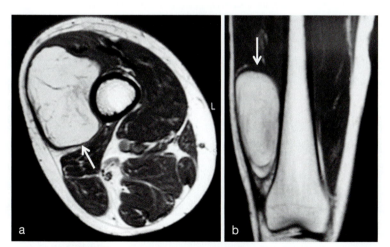

図 11-6　大腿悪性軟部腫瘍（脂肪肉腫，T1 強調像）
a. 横断像，b. 冠状断像

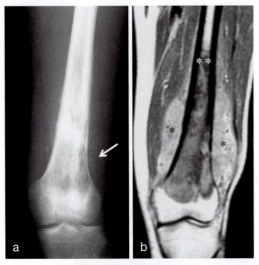

図 11-7 　大腿骨遠位骨肉腫
a. 単純 X 線写真，b. MRI（T1 強調像）
単純 X 線では虫食い状の骨破壊と骨膜反応が認められ悪性骨腫瘍が疑われるが，腫瘍の進展範囲の評価は困難である．MRI では骨外腫瘍（＊）や骨髄内進展範囲（＊＊）が明瞭に描出されている．

くことが重要である．

骨・軟部腫瘍の主な生検方法は，針生検と切開生検である．各々利点と欠点があるので，状況に応じて使い分ける．

■ 針生検

針生検は，専用の組織採取用穿刺針を用いて病巣より組織を採取する方法で，長所は，外来で局所麻酔下に行えるという低侵襲性と迅速性にある（図 11-8）．短所は，得られる組織量の少なさや，ときには診断に不適切なサンプルしか得られないこともある点（正診率 70〜80％）である．

■ 切開生検

切開生検は手術的に腫瘍組織の一部を採取する方法で，通常，組織診断に十分量の腫瘍組織を採取することが可能である．手術室で小手術に準じて行う．皮切，進入路は将来の根治術の障害にならないよう（悪性腫瘍であった場合には腫瘍とともに切除可能なよう），腫瘍の直上より四肢長軸方向に沿った皮切で病巣に到達する．術前画像および手術所見から腫瘍の診断に

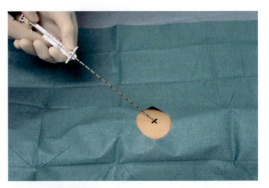

図 11-8 　針生検（Tru-Cut 針）

最適な部位（変性，壊死の少ない腫瘍実質部）を選択し，必要十分な組織（約 1 cm 立方程度）を採取する．通常の HE 染色に加えて，免疫組織学的検索や遺伝子解析のために新鮮凍結腫瘍組織を採取・保存しておくことも重要である．

2 病理組織診断

原発性骨・軟部腫瘍はきわめて多様な腫瘍を包含しており，その鑑別診断は専門家でもしばしば難渋する．病理診断の基本は HE 染色標本による病理組織像であるが，骨・軟部腫瘍においては，特に臨床所見・画像所見などを総合して診断することが重要であり，臨床医と病理医の緊密な連携が大切である．

■ 免疫組織化学

免疫組織化学（免疫染色）は細胞の分化形質などを組織標本上で明らかにできる優れた方法である．特異的抗体により，形態のみからは推定しがたい腫瘍の分化形質を明らかにしたり，腫瘍の生物学的（増殖）態度を解析したりすることができる．骨・軟部腫瘍の診断によく用いられる抗体を表 11-4 に示す．実際の診断に際しては，これらの染色結果はさまざまな要因によって左右されうる（偽陽性，偽陰性）ことを念頭において判断する必要があり，いくつかの抗体を組み合わせて，各々の感度と特異度を補完するように染色を行うことが多い．

■ 遺伝子診断

近年，Ewing 肉腫や滑膜肉腫，胞巣型横紋筋肉腫などの骨・軟部腫瘍では，腫瘍特異的な染

表 11-4 骨・軟部腫瘍の診断に用いられる主な抗体（一次抗体）と陽性となる細胞・腫瘍

抗体・クローン名	陽性となる細胞および代表的腫瘍
ビメンチン vimentin	間葉系細胞および一部の上皮細胞とその腫瘍
サイトケラチン cytokeratin	上皮細胞とその腫瘍，滑膜肉腫，中皮腫など
Epithelial membrane antigen（EMA）	上皮細胞とその腫瘍，形質細胞，神経周膜細胞
デスミン desmin	横紋筋や平滑筋とその腫瘍
α-smooth muscle actin	平滑筋とその腫瘍
myogenin	横紋筋とその腫瘍
筋特異的アクチン（HHF35）	横紋筋や平滑筋とその腫瘍
CD34	造血前駆細胞，隆起性皮膚線維肉腫，類上皮肉腫など
CD99（MIC2）	Ewing 肉腫，滑膜肉腫の一部など
シナプトフィジン synaptophysin	神経内分泌細胞とその腫瘍
ニューロフィラメント neurofilament	神経細胞とその腫瘍
Melanoma-associated antigen（HMB-45）	悪性黒色腫，淡明細胞肉腫
CD31	血管内皮とその腫瘍
第Ⅷ因子関連抗原	血管内皮とその腫瘍
S-100 蛋白	Schwann 細胞，軟骨細胞，脂肪細胞，色素細胞など
MDM2，CDK4	12q13-15 の増幅を示唆（脱分化脂肪肉腫，脱分化骨肉腫など）
Brachyury	脊索腫
MUC4	低悪性線維粘液肉腫など
STAT6	孤在性線維性腫瘍（Solitary fibrous tumor）
NKX2.2	Ewing 肉腫

表 11-5 骨・軟部腫瘍において診断的意義の大きい染色体転座と融合遺伝子

腫瘍	染色体転座	融合遺伝子
Ewing 肉腫	t（11；22）（q24；q12） t（11；22）（q22；q12）	EWS-FLI1 EWS-ERG
滑膜肉腫	t（X；18）（p11；q11）	SYT（SS18）-SSX1 SYT（SS18）-SSX2
胞巣型横紋筋肉腫	t（2；13）（q35；q14） t（1；13）（q36；q14）	PAX3-FKHR PAX7-FKHR
淡明細胞肉腫	t（12；22）（q13；q12）	EWS-ATF1
粘液型脂肪肉腫	t（12；16）（q13；p11） t（12；22）（q13；q12）	TLS（FUS）-CHOP EWS-CHOP
胞巣状軟部肉腫	t（X；17）（p11；q25）	ASPL-TFE3
骨外型粘液型軟骨肉腫	t（9；22）（q22；q12） t（9；17）（q22；q11）	EWS-CHN（TEC） TAFIN（RBP56）-CHN（TEC）
隆起性皮膚線維肉腫	t（17；22）（q22；q13）	COL1A1-PDGFB
孤在性線維性腫瘍	12q13 rearrangement	NAB2-STAT6
腱滑膜巨細胞腫	T（1；2）（p13；q37）	COL6A3-CSF1

色体転座および融合遺伝子が存在することが次々と明らかにされている．これらの遺伝子変化は各々の腫瘍に特異的であることから，HE染色や免疫組織化学検査では診断が困難な骨・軟部腫瘍症例における新たな特異的診断マーカーとして注目されている（表 11-5）．融合遺伝子の検出には，reverse transcription polymerase chain reaction（RT-PCR）法あるいは fluorescence in situ hybridization（FISH）法などが用いられる．いずれの方法においても，サンプルの保存状態や手技，融合遺伝子のバリエーションによって偽陽性あるいは偽陰性となる可能性がある．パラフィン包埋標本では凍結標本と比べてこれら遺伝子診断の感度・検出率は低下するた

め，特に悪性腫瘍を疑う場合には，生検時に必ず遺伝子解析用の凍結標本を保存しておくことが望ましい．

3 病期

腫瘍の進行度を表す病期は，患者の生命予後を予測し，適切な治療方針を決定するうえで重要である．骨・軟部腫瘍の病期分類として広く用いられているのは，American Joint Committee on Cancer（AJCC）/International Union Against Cancer（UICC）staging systemとMusculoskeletal tumor societyのsurgical staging system（SSS）である．AJCC/UICC staging systemでは，予後因子として重要な腫瘍の発生部位と腫瘍径を評価項目として採用している．一方，surgical staging systemは主として局所の外科的治療を念頭に作成されており，原発巣の評価にコンパートメント（区画）の概念を取り入れている点が特徴である．

これら骨・軟部腫瘍の病期分類はいずれも組織学的悪性度（grade）を主要評価項目のひとつとして取り入れている．これはほかのがん種の病期分類にはみられない特色であり，多彩な骨・軟部腫瘍の予後が腫瘍の組織学的悪性度によって大きく左右されることを意味している．AJCC/UICC systemは生命予後をより正確に予測できるよう，臨床的に使用しやすいよう適宜改訂されており，現在，最新のものは第8版（2017年）である．一方，surgical staging systemでは，組織学的悪性度と遠隔転移の有無により

表 11-6　病期分類（surgical staging system）

病期	組織学的悪性度	腫瘍の局在	遠隔転移
ⅠA	低悪性度	コンパートメント内	M0
ⅠB	低悪性度	コンパートメント外	M0
ⅡA	高悪性度	コンパートメント内	M0
ⅡB	高悪性度	コンパートメント外	M0
Ⅲ	any	any	M1

進行期を決定し，さらに腫瘍がコンパートメント内に限局しているか否かで亜分類を行う．ここで用いられているコンパートメントとは，筋膜・関節包などバリアによって区分される解剖学的な領域をさし，腫瘍がひとつのコンパートメント内にとどまっている場合をコンパートメント内（T1）とし，腫瘍がバリアを超えて別の区画に浸潤している場合をコンパートメント外（T2）としている．骨・軟部腫瘍はリンパ節転移を生じる頻度が低いため，リンパ節転移については規定されていない．表11-6にsurgical staging systemによる骨・軟部腫瘍病期分類を示す．

悪性軟部腫瘍の5年無転移生存率は，AJCC staging systemではstageⅠ：92％，stageⅡ：83％，stageⅢ：48％，stageⅣ：6％，surgical staging systemではstageⅠA：92％，stageⅠB：87％，stageⅡA：71％，stageⅡB：55％，stageⅢ：6％であり，病期の進行とともに予後不良となっている．

C 治療 必修

骨・軟部腫瘍の治療の要は手術療法である．良性骨・軟部腫瘍は，ほぼ手術のみによって治療される．一方，悪性骨・軟部腫瘍においては，手術的治療に加えて，転移巣の治療あるいはその予防のための化学療法や，局所再発の防止あるいは進行例に対する症状緩和を目的とした放射線治療などの集学的治療が行われる．

1 手術療法

1 切除

骨・軟部腫瘍の手術の原則は，局所再発をきたさないために必要十分な範囲を切除し，なお

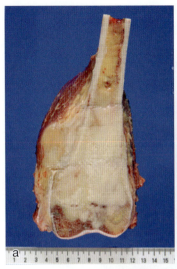
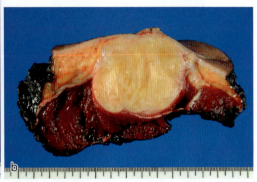

図11-9　広範切除（大腿骨遠位骨肉腫）
a. 大腿骨骨肉腫，b. 皮下粘液線維肉腫．
大腿骨骨幹端部，皮下に存在する腫瘍が，周囲の筋肉，骨，皮膚などで包みこまれるように一塊として切除されている．

かつ，より良好な機能を残すために切除範囲を必要最小にとどめることである．この切除範囲の評価には，日本整形外科学会により定められた切除縁評価法が用いられる．この評価法は切除縁を腫瘍辺縁の反応層からの距離で分類するもので，治癒的（広範）切除縁，広範切除縁，辺縁切除縁，腫瘍内切除縁の4段階に分類される．それぞれの切除縁は以下のように定義される．

① 治癒的（広範）切除縁 curative wide margin, curative margin

腫瘍反応層からの距離が5 cm以上，あるいはそれに相当する厚さの組織（バリア）外を通過する切除縁

② 広範切除縁 wide margin（図11-9）

治癒的切除縁には満たないが，腫瘍の反応層よりも外側にある切除縁

③ 辺縁切除縁 marginal margin

腫瘍反応層を通過する切除縁

④ 腫瘍内切除縁 intralesional margin

切除縁が腫瘍実質内を通過する切除縁

良性腫瘍に対する掻爬術もこれに相当する（図11-10）．悪性腫瘍の場合，手術単独ではこの切除縁では局所再発は避けがたい．

原則的に良性腫瘍では辺縁切除または腫瘍内切除を，悪性腫瘍では広範切除または治癒的切除を行う．手術単独での治療の場合，局所再発率を10%以下にするためには，高悪性度の悪性腫瘍に対しては2～3 cm以上の広範切除縁が，低悪性度の悪性腫瘍に対しては1 cm以上の広範切除縁が必要とされている．

2 再建

腫瘍切除（あるいは掻爬）後の骨欠損に対しては，患肢の支持性・安定性確保のために何らかの再建を行う必要がある．

良性骨腫瘍に対する掻爬術後の骨欠損に対しては一般に骨移植術が行われる．移植骨として古くから用いられ，骨癒合の面からも優れているのは，骨誘導能および骨伝導能を有し拒絶反応のない患者自身の骨，自家骨である．しかし，自家骨は採取のために健常な組織を傷つけなければならないこと（採取部位として腸骨が頻用される），採取可能な量に限りがあることなどから，最近ではハイドロキシアパタイトやリン酸三カルシウムなどの人工骨が用いられることが多くなっている．移植された骨は経時的に周

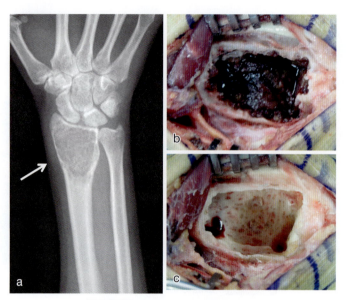

図 11-10 掻爬術（橈骨巨細胞腫）
a. 橈骨遠位端骨巨細胞腫，b. 骨内腫瘍，c. 掻爬後

囲の骨と癒合し，徐々に患者自身の骨に置き換わっていく．

悪性骨腫瘍切除後の巨大な骨欠損に対して，長期間安定した患肢を獲得するために，さまざまな骨・関節の再建法が行われている．腫瘍用人工関節置換術は，膝，股，肩関節など四肢大関節近傍の骨腫瘍で，関節機能の再建も必要な場合に現在最も広く用いられている．術後早期より良好な機能回復が期待でき，短・中期的な成績も安定している（図 11-11）．一方，長期的（10年〜）には，骨と人工関節間のゆるみ，感染など合併症の問題を有している．臓器（骨）バンクの整備された諸外国では交通事故などで亡くなったドナーの骨（同種骨）移植も広く用いられているが，感染，易骨折性などの問題を有する．わが国では，入手困難な同種骨に代わって腫瘍に侵された骨をさまざまな方法（加温処理，凍結処理，放射線照射など）で殺腫瘍処理して再び骨欠損部に戻す自家処理骨移植も試みられている．移植骨の血行を保ったまま自家骨の移植を行う血管柄付き自家骨移植は，手術手技は複雑になるが良好な骨癒合が得られ，長期間安定した成績が期待される（図 11-12）．

2 化学療法

1 悪性骨腫瘍

■ 骨肉腫

有効な化学療法がなかった時代，骨肉腫の5年生存率は20%未満ときわめて不良であった．1980年代以後，メトトレキサート methotrexate 大量療法，アドリアマイシン adriamycin，シスプラチン cisplatin，イホスファミド ifosfamide の骨肉腫に対する有効性が示され，現在ではこの4剤を用いた化学療法が骨肉腫に対する標準的治療となっている．生検による診断確定後，早期に術前化学療法を開始し，原発巣手術後さらに術後化学療法を行うのが現在の標準的治療である．骨肉腫における術前・術後化学療法の目的は，診断時すでに存在している可能性の高い微小転移巣の早期治療と，原発腫瘍手術時の安全性の確保にある．通常2〜3ヵ月の術前化学療法，8〜10ヵ月の術後化学療法が行われ，全治療期間は約1年間である．現在では，これら強力な化学療法と適切な根治手術の導入によって，初診時転移のない骨肉腫の5年生存率は70〜80%に向上した（図 11-13）．

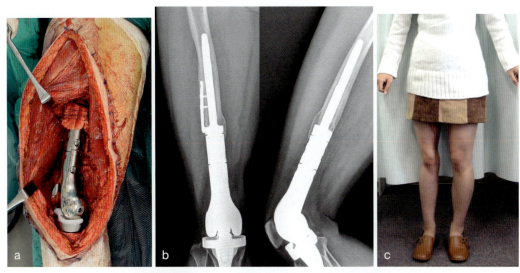

図 11-11　大腿骨遠位人工関節置換術（骨肉腫）
a. 広範切除後の腫瘍用人工関節，b. 術後単純X線写真，c. 術後肉眼写真

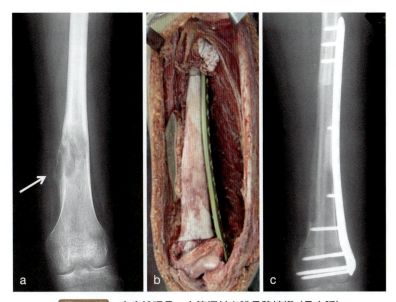

図 11-12　自家処理骨＋血管柄付き腓骨移植術（骨肉腫）
a. 大腿骨骨肉腫，b. 液体窒素自家処理骨＋血管柄付き腓骨移植，
c. 術後3年の単純X線写真

■ Ewing 肉腫

　Ewing 肉腫も化学療法導入前の5年生存率は10％以下ときわめて予後不良の疾患であった．1980年代以後，ビンクリスチン vincristine，アドリアマイシン，シクロホスファミド cyclophosphamide，エトポシド etoposide，イホスファミドなどの抗がん剤の Ewing 肉腫に対する有効性が示され，これらの薬剤を用いた多剤併用化学療法が Ewing 肉腫治療の中心となった．骨肉腫と同じく，約1年間の術前・術後化学療法とともに原発巣根治術（手術あるいは放射線治療）を行うのが Ewing 肉腫に対する現在の標準的治

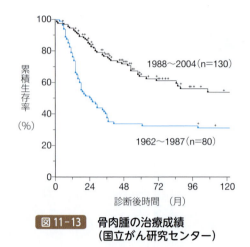

図 11-13 骨肉腫の治療成績
（国立がん研究センター）

療である．初診時転移のない Ewing 肉腫に対しては，これら 5 剤を用いた化学療法によって 5 年生存率 60〜70％ が期待されるようになったが，転移例など高リスク症例の予後は依然不良であり，新たな治療法の開発が期待される．

2 悪性軟部腫瘍

悪性軟部腫瘍は，化学療法や放射線治療に対する感受性から，円形細胞肉腫と非円形細胞肉腫に分けられる．円形細胞肉腫は，Ewing 肉腫や横紋筋肉腫など組織学的に小円形の腫瘍細胞からなる腫瘍であり，化学療法に対する感受性が高く，治療に際しては原発巣の手術とともに多剤併用化学療法の実施が必須である．一方，非円形細胞肉腫は，脂肪肉腫，平滑筋肉腫，滑膜肉腫など紡錘形や多形性の腫瘍細胞からなる軟部腫瘍である．円形細胞肉腫よりも中・高齢者に好発し，化学療法に対する感受性は低い．非円形細胞肉腫に対するキードラッグ（第一選択薬）はアドリアマイシンである．近年，パゾパニブ pazopanib，トラベクテジン trabectedin，エリブリン eribulin など新たな薬剤が開発されている．

3 放射線治療

1 放射線照射の方法

放射線治療の原則は，目的とする病巣に必要な放射線量を集中させ，周囲の正常組織への線量は可能なかぎり少なくすることである．この原則は，悪性骨・軟部腫瘍の治療においても変わらない．放射線照射の方法は，体外から放射線を照射する外照射と，放射性同位元素（RI）を直接体内に留置（小線源療法）あるいは投与（内服治療）する方法に分けられる．

■ **外照射**

外照射は現在最も広く用いられている放射線治療である．腫瘍に対する抗腫瘍効果と周囲正常組織に対する副作用のバランスを考慮して，通常，1 日 1 回 2 Gy 程度の照射を週 5 日行う分割照射が行われる．最近ではより治療効果を高めることを目的とした強度変調照射や呼吸同期照射，通常の X 線より強い生物効果を有する重粒子線照射なども開発されている．

■ **小線源治療と RI 内服治療**

手術中に腫瘍床にチューブを留置し，術後チューブ内に放射線源（^{192}Ir など）を送り込んで局所に高線量を照射することで局所再発を防ぐ治療法（brachytherapy）は，骨・軟部腫瘍に対して有効であることが報告されている．RI 内服療法としては，転移性骨腫瘍の疼痛に対する ^{89}Sr 内服治療が実用化されている．

2 放射線治療の目的

悪性骨・軟部腫瘍に対する放射線治療の目的は，根治照射（放射線治療で局所根治を目指すもの），術前・術中・術後照射（切除術の補助療法として用いられるもの），姑息的照射（症状の緩和を目指す対症療法）の大きく 3 つに分けられる．

■ **根治照射**

多くの骨・軟部腫瘍は放射線に対する感受性が低いため，根治照射の適応となるものは少ないが，Ewing 肉腫，悪性リンパ腫など放射線に対して高感受性の腫瘍は根治照射の適応となりうる．総線量 55 Gy 前後の外照射が行われる．また，強い抗腫瘍効果を持つ粒子線治療（重粒子線，陽子線）は，切除非適応の骨軟部腫瘍に対して保険適用になっている．

■ 術前・術中・術後照射

術前あるいは術後照射は，巨大な軟部腫瘍，骨盤腫瘍，脊椎近傍の腫瘍など，手術単独では適切な広範切除縁（手術療法・切除の項参照）を確保することが難しい悪性骨・軟部腫瘍に対して，再発予防を目的として手術前あるいは後に外照射を行うものである．通常，分割照射で総線量 50～60 Gy が照射される．術中照射は，手術室で直視下に腫瘍あるいは腫瘍床に対して放射線照射を行うもので，骨肉腫に対する術中照射の成績が報告されている．

■ 姑息的照射

がんの骨転移や切除不能病変に対して，疼痛や麻痺などの症状緩和を目的として放射線治療が行われるもので，病変の状態，患者の予後などを総合的に勘案して施行される．長期的抗腫瘍効果よりも迅速な効果発現，患者の負担軽減を考慮した照射法が選択される．

各 論

A 原発性良性骨腫瘍 必修

✔ 重要事項

- 良性骨腫瘍は辺縁硬化像が画像診断に役立つ．
- 骨軟骨腫は良性骨腫瘍のなかで最も多い．
- 軟骨芽細胞腫は骨端部に多い．
- 内軟骨腫は手足の短骨に多い．
- 多発性内軟骨腫には最も多いタイプの Ollier 病，Maffucci 症候群（軟部の血管腫を合併している）がある．
- 類骨骨腫は夜間痛が特徴的症状で，本体の nidus のみ摘出すればよい．
- 骨巨細胞腫は破骨細胞様多核細胞が出現する．
- 肺へ転移することもある．
- 非骨化性線維腫はほとんどが手術対象にならない．
- 成長期以後増大する多発性骨軟骨腫症では悪性化を疑う．
- 良性骨腫瘍の手術方法は切除，掻爬，骨移植術である．

骨軟骨腫 osteochondroma 必修

1 概 念

骨軟骨腫は罹患骨の表面から突出し，表層の軟骨帽と骨皮質，骨髄より形成された良性の骨性隆起性骨病変である．下床の罹患骨骨髄と連続性を持つ．真性腫瘍というより異常骨端軟骨が骨長軸と垂直方向に枝分かれして異所性に内軟骨骨化を経て成長したものであるとの発生異常説的な要素が強い．成長に伴い緩徐に増大するが，骨端線の閉鎖とともに骨軟骨腫の成長も停止する．

2 疫 学（図11-14）

良性骨腫瘍の約35％と最も高頻度にみられる．少年期～青年期の長管骨骨幹端部に好発する．
男性に多い．大腿骨遠位，上腕骨近位骨幹端部に多い．

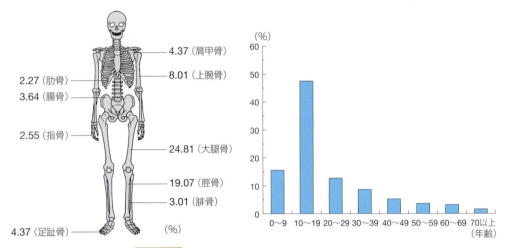

図 11-14　単発性骨軟骨腫の好発部位と好発年齢
（全国骨腫瘍患者登録一覧表，平成 18 年〜25 年）

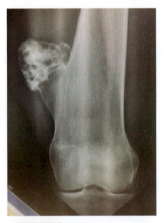

図 11-15　広基状骨軟骨腫
大腿骨遠位骨幹端部に骨皮質から連続して有茎性に突出した病変である．基部は骨髄と連続している．

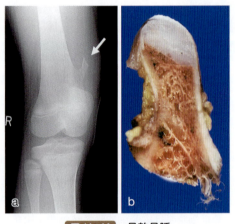

図 11-16　骨軟骨腫
a. 有茎状骨軟骨腫単純 X 線像
b. 有茎状の切除標本．軟骨帽がみられる．
（第 4 版より）

3 画像診断（図 11-15, 16）

■ 単純 X 線像，CT

骨皮質から連続して外方へ突出した隆起状病変．辺縁は単純明瞭で，もしカリフラワー状の形態，不均一な硬化像などの像を示したときは二次性軟骨肉腫への悪性化を疑う．

■ MRI

骨髄が突起部へ連続して移行している所見を確認できる．隆起状病変の表層にある T2 高信号の軟骨帽が確認できる．軟骨帽の厚みが 2 cm 以上あるいは，不均一のときは骨軟骨腫から発生した二次性軟骨肉腫を疑う．

4 病理（図 11-17）

広基状の富士山のような形か，有茎状のきのこのような肉眼像．

硝子軟骨からなる軟骨帽と骨皮質，骨髄，線維性被膜より構成されている．

骨性隆起の表面は軟骨帽におおわれている．

5 治療・予後

美容的な問題点あるいは疼痛など症状がある

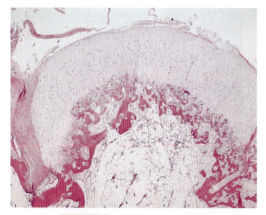

図 11-17　骨軟骨腫の病理像
軟骨帽，骨皮質，骨髄よりなる．
（第 4 版より）

ときは治療の適応になる．治療方法は軟骨帽を含めた腫瘍の全切除手術を行う．

　悪性化することがあるので，成長期以後に腫瘍が増大したときは悪性化を疑う．悪性化の頻度は，単発性骨軟骨腫で 0.5〜2％，多発性骨軟骨腫で 0.5〜3％程度である．

軟骨芽細胞腫　chondroblastoma　必修

1　概　念

　骨端線閉鎖前の長管骨の骨端に好発する軟骨芽細胞が増生する良性骨腫瘍．

2　疫　学（図 11-18）

　全骨腫瘍の 1％程度とまれで，10 歳代の男子に多い．大腿骨遠位，脛骨近位の骨端部に多く疼痛を主訴に受診するが，ときに関節炎や関節水腫をきたすこともある．

3　画像診断

■ 単純 X 線像，CT（図 11-19）

　多くが骨端部境界明瞭な卵形あるいは円形の骨透亮像として認められる．

　5 cm 以下で辺縁硬化像があることが多い．少数に腫瘍内部の石灰化や骨膜反応を伴うことがある．

■ MRI（図 11-20）

　T1 低信号〜中等度，T2 低信号〜高信号．

　周囲に浮腫や関節液貯留を，また腫瘍内に嚢胞変性や出血による液面形成像を認めることがある．

4　病　理（図 11-21）

　軟骨芽細胞類似の腫瘍細胞がシート状に増殖し，多核巨細胞が散在し，しばしば腫瘍細胞周囲の石灰化（chicken wire calcification）や動脈瘤様骨嚢腫変化を認める．

5　治療・予後

　治療は腫瘍掻爬と骨移植や骨セメント充填が行われる．再発率は 10％前後．

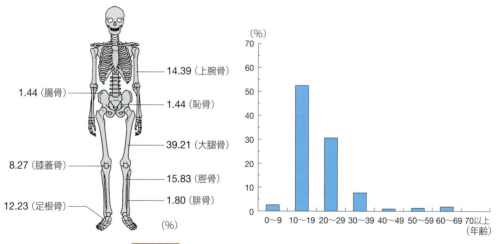

図 11-18　軟骨芽細胞腫の好発部位と好発年齢
（全国骨腫瘍患者登録一覧表，平成 18 年〜25 年）

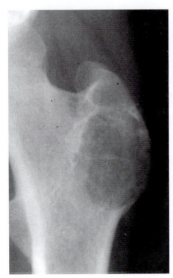

図 11-19　大転子部に発生した軟骨芽細胞腫
辺縁硬化像を伴う骨透亮像を呈している．
（第 4 版より）

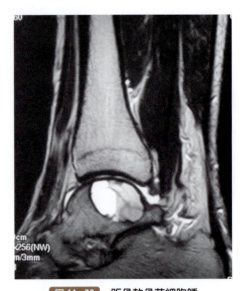

図 11-20　距骨軟骨芽細胞腫
MRI T2 強調像で高信号領域の境界は液面形成像を呈している．

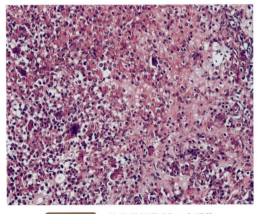

図 11-21　軟骨芽細胞腫の病理像
軟骨芽細胞類似の腫瘍細胞と少数の多核巨細胞が認められる．
（第 4 版より）

内軟骨腫　enchondroma 　必修

1 概念
骨内に発生する硝子軟骨を形成する良性骨腫瘍．

2 疫学（図 11-22）
良性骨腫瘍のなかで 2 番目に多く，手足の短骨では最も多い骨腫瘍である．
短骨以外には上腕骨，大腿骨の骨幹端部に多い．

3 画像診断（図 11-23a）
■ 単純 X 線像，CT
骨内に中心性，限局性の骨透亮像として認められる．点状，リング状，弓状の石灰化がある．手足の短骨は骨皮質が膨隆し，ときに病的骨折を認めることがある（図 11-23b）．
■ MRI
T2 にて著明な高信号．石灰化病巣は T1，T2 とも低信号を示す．

4 病理（図 11-24）
硝子軟骨性腫瘍で分葉状を呈す．手足の短骨発生例は細胞密度が高いがほとんどが良性である．

5 治療・予後
長管骨で偶然発見されたときは，画像診断のみで経過観察も可能である．疼痛があるときは，診断と治療を兼ねて掻爬と骨移植術を行う．長管骨，胸骨，肋骨発生で増大傾向があるものは悪性化を疑う．手足の短骨発生例は膨隆，疼痛，病的骨折で発見されるので，手術されることが多い．掻爬が不十分であると再発することがある．

A 原発性良性骨腫瘍　273

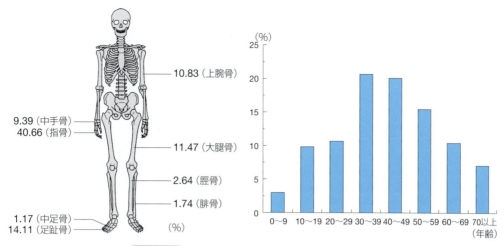

図 11-22　単発性内軟骨腫の好発部位と好発年齢
（全国骨腫瘍患者登録一覧表，平成 18 年〜25 年）

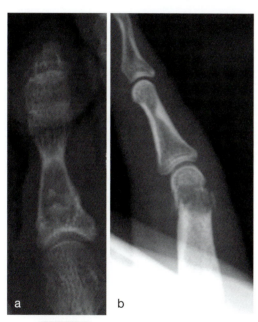

図 11-23　足趾に発生した内軟骨腫
a. 骨透亮像内に点状の石灰化を認める．
b. 病的骨折

内軟骨腫症（多発性軟骨腫） 必修
enchondromatosis

1 概念

内軟骨腫症とは骨格内に多数の内軟骨腫が発生した状態のことをいう．一般的にはその多くは非遺伝性の先天性疾患と考えられている．長

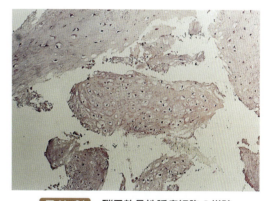

図 11-24　硝子軟骨性腫瘍細胞の増殖
軟骨基質を伴う軟骨性腫瘍細胞が集簇している．
（第 4 版より）

管骨や短管骨に片側優位に多発する Ollier 病と，軟部の血管腫を合併している Maffucci 症候群がある．

2 疫学（図 11-25）

10 歳までに発見される．罹患骨は変形や短縮を生じることがある．二次性軟骨肉腫への悪性化は 30〜40 歳代に起こることが多い．その頻度は Ollier 病で 25％ 程度，Maffucci 症候群では約 50％ とされている．

3 画像診断（図 11-26）

■ 単純 X 線像，CT

中心性，偏在性，外方への膨隆性の多発性溶骨性病変に軟骨性石灰化を伴う．

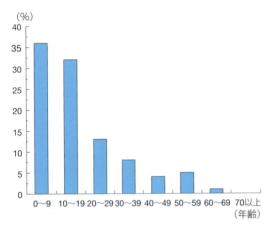

図 11-25　内軟骨腫症（多発性内軟骨腫）の好発年齢
（全国骨腫瘍患者登録一覧表，昭和 47 年～平成 15 年）

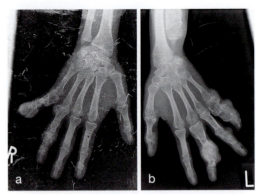

図 11-26　Ollier 病　多発した内軟骨腫
指骨に多発する膨隆性の溶骨病変．
a. 右手，b. 左手
（第 4 版より）

■ MRI

T2 にて著明な高信号．石灰化病巣は T1，T2 とも低信号を示す．

4 病　理

単発性よりは細胞密度が高い硝子軟骨性腫瘍で分葉状を呈す．

5 治療・予後

変形に対する骨切り術，骨延長術が，また病的骨折に対して骨接合術が行われる．腫瘍の急速増大には悪性化を考慮する．

類骨骨腫
osteoid osteoma　必修

1 概　念

類骨骨腫は骨形成性の良性骨腫瘍で，1 cm 以下の nidus と呼ばれる小結節が本体であり，周囲に反応性骨硬化性変化をきたす．

2 疫　学（図 11-27）

10 歳代の男子に多い．大腿骨，脛骨に多い．夜間痛が特徴的な症状である．

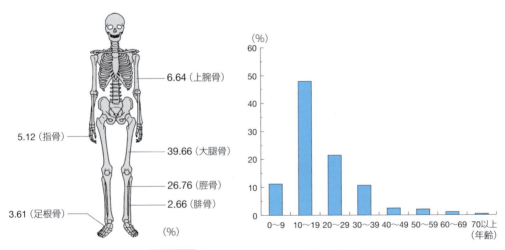

図 11-27　類骨骨腫の好発部位と好発年齢
（全国骨腫瘍患者登録一覧表，平成 18 年～25 年）

A 原発性良性骨腫瘍 275

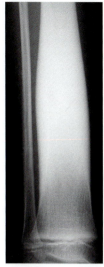
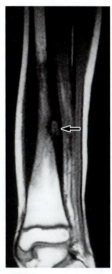

図 11-28 類骨骨腫の単純 X 線像
肥厚した骨皮質.
（第 4 版より）

図 11-29 類骨骨腫の MRI
nidus が認められる.
（第 4 版より）

3 画像診断

■ 単純 X 線像，CT（図 11-28）

肥厚した骨皮質の中心部に 1 cm 程度の骨透亮像として nidus が認められる．nidus は石灰化を伴うことがある．

■ MRI（図 11-29）

T1 低信号，T2 高信号，Gd 造影で nidus に強い取り込みがある．

■ 骨シンチグラフィー

周囲の反応層も取り込まれるが，nidus はより一層取り込まれる．

4 病 理（図 11-30）

石灰化を伴う不規則な類骨・骨梁が認められる．

5 治療・予後

夜間痛などに消炎鎮痛薬で対応する．耐えがたい痛みであれば nidus のみの摘出あるいは焼灼を行う．再発はあるが，悪性化はない．

骨巨細胞腫　giant cell tumor　必修

1 概 念

卵円形あるいは円形の単核細胞と破骨細胞様多核細胞からなる真性腫瘍である．

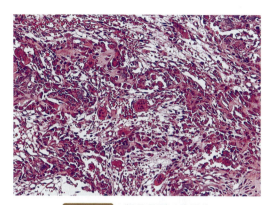

図 11-30 類骨骨腫の病理像
nidus では不規則な類骨形成をみる．
（第 4 版より）

2 疫 学（図 11-31）

20〜40 歳代の女性に多く小児ではまれである．長管骨骨端部（特に大腿骨遠位，脛骨近位）に発生し骨幹端に及ぶことも多い．

3 画像診断（図 11-32）

■ 単純 X 線像，CT

偏心性地図状の溶骨性変化であるが，骨皮質は菲薄化膨隆を伴うことが多い．soap-bubble sign と呼ばれる石鹸泡様を呈することもある．

■ MRI

T2 にて低信号（ヘモジデリン沈着）と高信号（出血，二次性 ABC），の入り交じった像を呈する．Gd（ガドリニウム）でよく造影される．

4 病 理（図 11-33）

円形の単核間質細胞と大型の破骨細胞様多核巨細胞が混在した像.

5 治療・予後

benign locally aggressive neoplasm とされており局所浸潤性に発育するだけでなく，2％程度で肺へ移行することがある．

掻爬術だけだと再発リスクが高く，手術時に液体窒素凍結手術，アルコール，温水，骨セメント充填などの補助療法を追加する．再発率は 25〜30％ とされている．近年デノスマブは RANKL に結合し，破骨細胞様巨細胞による骨破壊を抑制し，病巣を硬化させ骨破壊を抑制することから，臨床使用が可能となっている．

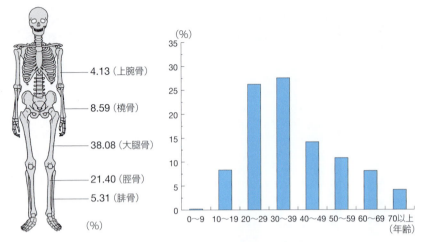

図 11-31 巨細胞腫の好発部位と好発年齢
（全国骨腫瘍患者登録一覧表，平成 18 年～25 年）

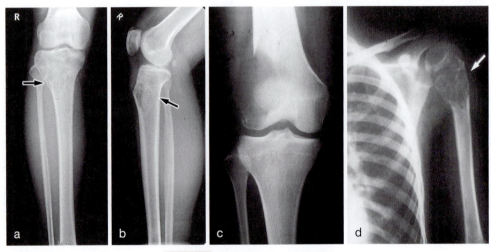

図 11-32 骨巨細胞腫の画像診断
a. 正面像：脛骨近位に soap-bubble sign が認められる．
b. 側面像
c. 偏心性骨融解像で一見すると悪性にみえる．
d. soap-bubble sign が認められる． （第 4 版より）

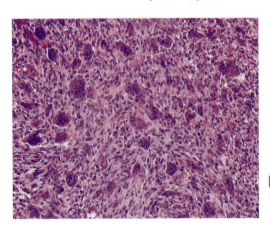

図 11-33 骨巨細胞腫の病理像
多数の破骨細胞様多核巨細胞が認められる．
（第 4 版より）

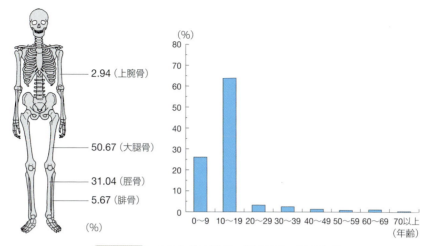

図 11-34 非骨化性線維腫の好発部位と好発年齢
（全国骨腫瘍患者登録一覧表，平成 18 年〜25 年）

非骨化性線維腫
nonossifying fibroma　必修

1 概念
病変が骨髄内に及んでいるものを非骨化性線維腫と呼び，骨皮質に限局しているものを骨幹端線維性欠損と呼んでいる．自然消退する傾向がある．

2 疫学（図 11-34）
長管骨の骨幹端に好発し，特に大腿骨遠位に多い．偶然に発見されることが多い．

3 画像診断（図 11-35）
■ 単純 X 線像，CT
明らかな辺縁硬化像のある偏心性溶骨性病変であるが，成長が停止する頃，硬化縮小し消失する．
■ MRI
T1，T2 ともに低信号だが，ときに T2 で高信号になることもある．

4 病理（図 11-36）
花むしろ状配列よりなる紡錘形細胞に小型の破骨細胞様多核巨細胞が混じる．

5 治療・予後
治療する必要はないが，1/2 を超える大きなものは病的骨折の予防のため掻爬と骨移植術をすることがある．

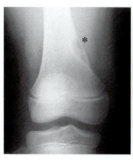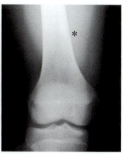

図 11-35 非骨化性線維腫の単純 X 線像
非骨化性線維腫（左）成長終了後に消失（右）．
（第 4 版より）

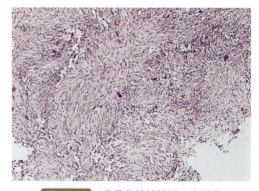

図 11-36 非骨化性線維腫の病理像
紡錘形細胞の花むしろ状配列が認められる．
（第 4 版より）

多発性骨軟骨腫
multiple hereditary exostoses　必修

1 概　念
常染色体優性遺伝により，家族性に骨軟骨腫が多発する疾患である．約40％は散発例である．

2 疫　学（図11-37）
大腿骨関節近傍，脛骨関節近傍，上腕骨関節近傍などに発生し関節変形，短縮，四肢弯曲などの変形をきたす．0.5〜3％に悪性化があるといわれている．

3 画像診断（図11-38）
■ 単純X線像，CT

画像診断上で骨軟骨腫が2つ以上確認されれば確定診断となる．単発性に比較し，広基性の骨隆起が両側性に多発している．石灰化が著しいときは悪性化を疑う．

■ MRI

軟骨帽の厚みが2 cm以上，あるいは不均一のときは悪性化を疑う．

4 病　理
単発性と同じである．

5 治療・予後
痛みなどの症状があるときは切除する．足関節変形，手関節変形，四肢短縮などに対して矯正術を行う．

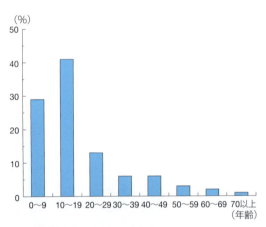

図11-37 多発性骨軟骨腫の好発年齢
（全国骨腫瘍患者登録一覧表，昭和47年〜平成15年）

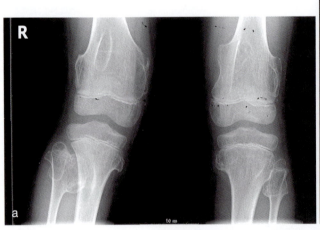
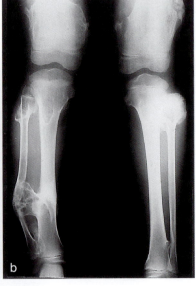

図11-38 多発性骨軟骨腫の単純X線像
a. 両膝正面X線像．多発した外骨腫が認められる．
b. 多発した骨軟骨腫．

（第4版より）

B 原発性悪性骨腫瘍 必修

☑ 重要事項

- 骨肉腫が最も多い．
- 骨肉腫は膝周辺に多い．
- 骨肉腫は腫瘍細胞が骨，類骨を形成している．
- 軟骨肉腫は中年に多い．
- 軟骨肉腫は化学療法，放射線療法ともに効果があまりないので，手術で対応する．
- Ewing 肉腫は CRP，ESR，白血球増加など炎症所見を示す．
- 骨肉腫，Ewing 肉腫は 10 歳代男子に多い．
- Ewing 肉腫は化学療法，放射線療法がよく効く．
- 骨悪性線維性組織球腫の治療は骨肉腫に準じる．
- 脊索腫は仙骨に多い．
- 脊索腫は低悪性度で，手術療法で対応するが神経障害が問題になることがある．
- 悪性骨腫瘍は境界不鮮明な骨陰影（虫食い状，地図状，浸透状など），骨膜反応（sun-burst，onion-skin appearance，spicula など），軟部腫瘤が特徴．
- 手術は広範切除術を行い，最近は切断でなく患肢温存手術を行うことが多い．
- 骨肉腫，Ewing 肉腫では術前・術後の補助化学療法により生命予後の改善がみられる．
- 二次性骨悪性腫瘍は放射線治療後や多発性骨軟骨腫，多発性内軟骨腫，骨 Paget 病，線維性骨異形成などの良性疾患からも発生する．

骨肉腫 osteosarcoma 必修

1 概念

骨肉腫は腫瘍細胞が直接骨あるいは類骨を産生する悪性非上皮性腫瘍と定義されている．原発性骨悪性腫瘍（造血器系腫瘍は除く）のなかで最も頻度の高いものである．

2 疫学（図 11-39）

10 歳代の大腿骨遠位，脛骨近位，上腕骨近位の骨幹端部に多い．患部の腫脹，疼痛で受診する．多くは血清アルカリホスファターゼが上昇する．

3 画像診断（図 11-40）

■ 単純 X 線像

長管骨の骨幹端部に境界不鮮明な骨硬化像と骨透亮像が混在した像を呈する．骨皮質は膨隆することなく消失し，骨外進展に伴う骨膜反応（辺縁部の Codman 三角，放射状の sun-burst，骨に垂直な hair-on-end，針状の spicula など）がみられる．

■ CT

骨形成，骨皮質の破壊状態，軟部腫瘤の有無ならびに肺転移検索に有効である．

■ 骨シンチグラフィー

腫瘍に取り込まれるので，治療効果判定や骨転移（特にスキップ骨転移）の検索に役立つ．

■ MRI

T1 中等度の信号，T2 中等度の信号～低信号不均一，Gd でよく造影される．骨髄内の転移や浸潤，骨外軟部組織への進展状況，治療効果判定などに使用される．

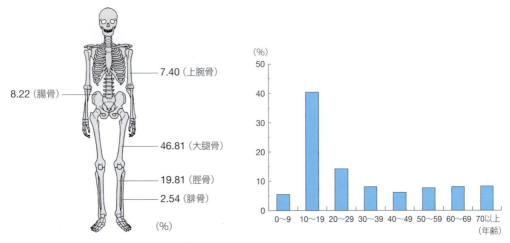

図 11-39　骨肉腫の好発部位と好発年齢
(全国骨腫瘍患者登録一覧表，平成 18 年～25 年)

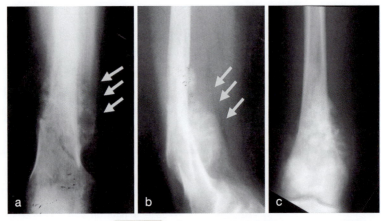

図 11-40　骨肉腫の単純 X 線像
a, b. 著明な骨膜反応と病的骨折．c. 境界不明瞭な骨形成像．骨外に spicula と Codman 三角を認める．
(a, b のみ第 4 版より)

4　病　理（図 11-41）

通常型骨肉腫は大きく骨芽細胞型，軟骨芽細胞型，線維細胞型の 3 つに分けられる．腫瘍細胞は異型性，多形性が著明で，異型核分裂像など多彩な高悪性度像が認められる．類骨・骨産生があるのを確認することが重要である．

5　治療・予後

術前補助化学療法を行った後に手術を行い，その後，術後補助化学療法を行うことが標準的治療である．

化学療法はシスプラチン，アドリアマイシン，

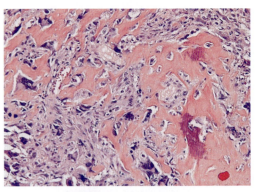

図 11-41　骨肉腫の病理像
腫瘍細胞による類骨形成．
(第 4 版より)

メトトレキサート，イホスファミドなどを組み合わせて使用する．

6 手術療法

全身状態や腫瘍の進展などで温存できない場合以外は患肢温存手術を行う．切除後の再建には人工関節，血管柄付き骨移植術，仮骨延長術を用いる．ときに切断，離断術が行われる．

予後は初診時肺転移がない場合で5年生存率60〜70％であり，肺転移があると30％以下に落ちる．

軟骨肉腫 chondrosarcoma 必修

1 概念

軟骨肉腫は硝子軟骨基質と軟骨細胞からなる悪性腫瘍である．反応性の骨形成や石灰化はあるが，腫瘍細胞からつくられた類骨，骨はない．

軟骨肉腫は通常型と二次性軟骨肉腫（骨軟骨腫，多発性内軟骨腫症などから）の2タイプに分類する．また骨内発生の中心型と骨表面発生の末梢型にも分類される．

2 疫学（図11-42）

骨髄腫，骨肉腫に次いで3番目の頻度である．男性に多く，60歳以上に多い．骨盤，肩甲帯，大腿骨近位，上腕骨近位に発生する．手足の短骨発生や骨端部発生はまれである．軟骨系腫瘍が疑われ，疼痛が存在するときは要注意である．

3 画像診断（図11-43）

■ 単純X線像，CT

骨髄内に点状，弓状，輪状の石灰化がある溶骨性病変を認め，骨髄側からの骨皮質浸食像があれば，軟骨肉腫を疑う．骨盤，肩甲帯はX線像では見逃しやすいので，CTを活用する．

■ MRI

T1低信号〜中等度，T2中等度〜高信号，Gdで造影される．石灰化はsignal voidとなりT1，T2ともに低信号となる．軟骨基質はT1低信号，T2で高信号で，分葉状の構造を呈することがある．

4 病理（図11-44）

核異型や細胞密度に応じてgrade 1〜3に分類される．硝子軟骨基質や粘液性基質を有して分葉状に増殖している．

5 治療・予後

化学療法，放射線療法の効果がないため，手術が中心となり広範切除を原則とする．予後では，5年生存率はgrade 1で90％，grade 2で80％，grade 3で30％程度となっているが，ときに脱分化を起こして悪性度が急激に上昇し転移をきたすことがある．

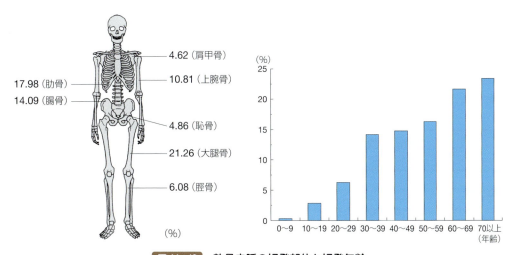

図11-42 軟骨肉腫の好発部位と好発年齢
（全国骨腫瘍患者登録一覧表，平成18年〜25年）

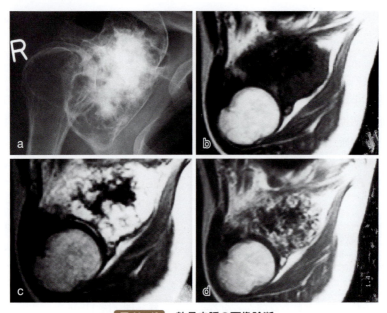

図 11-43　軟骨肉腫の画像診断
a. 単純 X 線像：石灰化を伴う，巨大な腫瘍
b. MRI T1 低信号，c. MRI T2 高信号，d. MRI Gd 造影
（第 4 版より）

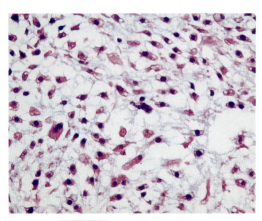

図 11-44　軟骨肉腫の病理像

細胞増生と核異型が見られ，grade 2 の軟骨肉腫の病理組織像である．　　　　　　　　　　（第 4 版より）

Ewing 肉腫
Ewing sarcoma（Ewing sarcoma family of tumors）　必修

1 概　念

ユーイング Ewing 肉腫は基質を形成しない，高悪性度の未分化小円形細胞の増殖よりなる骨腫瘍である．1921 年に Ewing により報告されたため，Ewing 肉腫とされてきた．種々の程度で神経外胚葉への分化を呈することから最近は PNET（未熟神経外胚葉性腫瘍）と包括的に ESFT（Ewing 肉腫ファミリー腫瘍）として取り扱うようになった．

2 疫　学（図 11-45）

骨髄腫，骨肉腫，軟骨肉腫に次いで多い原発性悪性骨腫瘍である．10 歳前後の男子に多い．骨盤，下肢の骨幹部，骨幹端部に好発する．疼痛以外に，白血球増加，貧血，赤沈値亢進，微熱など感染を疑わせる症状がある．

3 画像診断（図 11-46）

■ 単純 X 線像，CT

境界は不鮮明で浸透状，虫食い状の骨破壊像を呈し，多くは骨膜反応（onion-skin appearance，spicula など）がある．

■ MRI

T1 やや高信号，T2 高信号，Gd でよく造影される．骨周囲軟部への腫瘤が確認される．

4 病　理（図 11-47）

基質の産生がない未分化小円形細胞の増殖像が基本である．細胞質にグリコーゲンを有し，

B 原発性悪性骨腫瘍　283

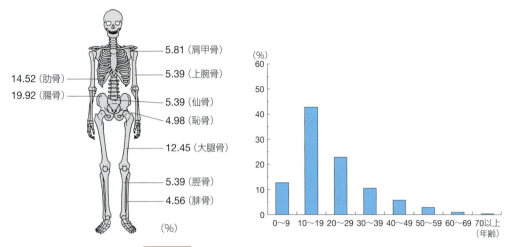

図11-45　Ewing肉腫の好発部位と好発年齢
（全国骨腫瘍患者登録一覧表，平成18年〜25年）

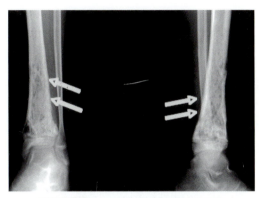

図11-46　Ewing肉腫の単純X線像
虫食い状の骨破壊像．
（第4版より）

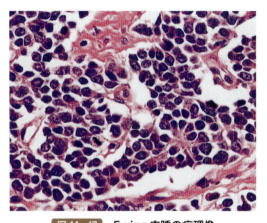

図11-47　Ewing肉腫の病理像
未分化小円形細胞の増殖が認められる．
（第4版より）

PAS染色陽性である．融合遺伝子EWS-FLI1，EWS-ERGが診断に有用である．

5　治療・予後

術前補助化学療法を行った後に手術を行い，その後，術後補助化学療法を行うことが標準的治療である．放射線療法，化学療法とも感受性は高く，切除不能な際は放射線療法が選択される．

5年生存率約60％との報告があるが，再発や転移をきたした症例では予後不良である．

骨悪性線維性組織球腫　必修
malignant fibrous histiocytoma

1　概念

骨悪性線維性組織球腫は骨，類骨を形成しない種々の形態を持った多形性の骨原発性肉腫である．

2　疫学（図11-48）

40歳以上の男性に多い．大腿骨遠位，脛骨近位の骨幹端に好発する．放射線治療後などに二次性に発生することもある．疼痛が主な主訴である．

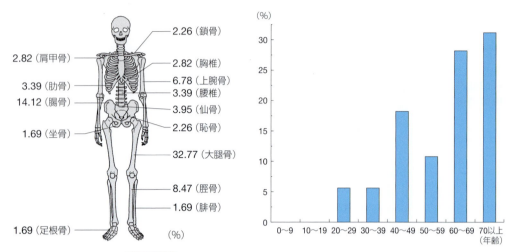

図11-48 悪性線維性組織球腫の好発部位と好発年齢
（全国骨腫瘍患者登録一覧表，平成18年～25年）

3 画像診断
■ 単純X線像，CT

長管骨の骨幹端に辺縁不明瞭な地図状溶骨性病変としてみられ，骨膜反応は少ない．

■ MRI

非特異的な像で壊死や出血により不均一に造影される．

4 病理

線維芽細胞様の紡錘形腫瘍細胞と多形性異型細胞の2つの細胞の増殖からなる．花むしろ状配列もよくみられる．

5 治療・予後

骨肉腫に準じて治療される．5年生存率は60％である．

脊索腫
chordoma　必修

1 概念

脊索腫は遺残脊索組織から生じた低悪性度腫瘍であるといわれてきたが，良性脊索細胞腫が前駆病変であるとの説が出てきた．

2 疫学（図11-49）

50歳以降の男性に多い．頭蓋底，脊椎に多い（約90％が仙尾椎）．腰痛，膀胱障害，便秘などで発見される．

3 画像診断（図11-50）
■ 単純X線像，CT

溶骨性破壊性病変として描出される．骨硬化，石灰化をきたすこともある．CTはそれらの描出や軟部腫瘤の検出に有用である．

■ MRI

T1低信号，T2隔壁構造がある不均一な高信号，Gd不均一に造影される．軟部組織へのアメーバー状進展がみられることがある．

4 病理（図11-51）

線維血管性隔壁により分葉状に増殖している．豊富な粘液基質と空胞を有する好酸性の細胞質からなる細胞（担空胞細胞）よりなる．Brachyuryの発現が診断に有用である．

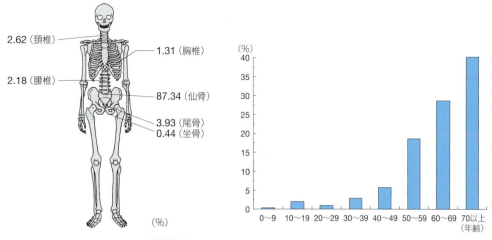

図 11-49 脊索腫の好発部位と好発年齢
(全国骨腫瘍患者登録一覧表,平成 18 年〜25 年)

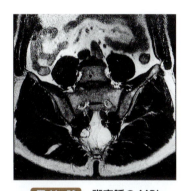

図 11-50 脊索腫の MRI
T2 高信号で筋肉内へのアメーバー状進展が認められる.
(第 4 版より)

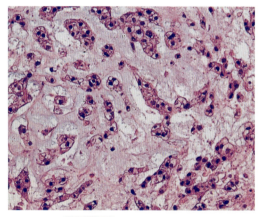

図 11-51 脊索腫の病理像
粘液基質と空胞を有する好酸性の細胞が認められる.
(第 4 版より)

5 治療・予後

可能であれば手術による広範切除を行うが,切除に伴う神経障害と高い再発率(60〜80%)が問題となる.わが国では重粒子線療法により良好な治療成績が得られている.

骨髄腫
myeloma 必修

1 概念

3 つのグループに分けられる.

多発性骨髄腫:骨髄内に形質細胞が腫瘍性に増殖し,免疫グロブリン IgG,IgA を産生する悪性骨腫瘍.

孤立性形質細胞腫:単一の骨を侵すが 50〜70%以上が多発性骨髄腫に移行する.

骨硬化性骨髄腫:骨病変が骨硬化を伴っている場合でまれである.そのなかに POEMS(polyneuropathy, organomegaly, endocrinopathy, M-protein and skin changes)症候群がある.

2 疫学(図 11-52)

最も多い原発性骨悪性腫瘍であるが,整形外科領域の登録は少なく,多くは血液学的疾患として取り扱われている.60 歳以上の男性に多い.疲労感,体重減少,患部の疼痛にて来院する.脊椎,頭蓋骨,骨盤,胸郭に多発する.

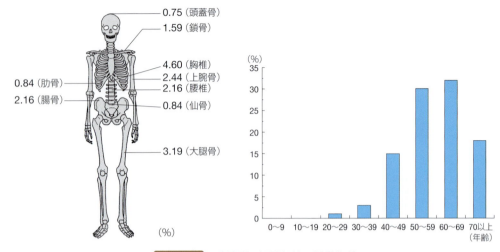

図 11-52　骨髄腫の好発部位と好発年齢
（全国骨腫瘍患者登録一覧表，昭和47年〜平成15年）

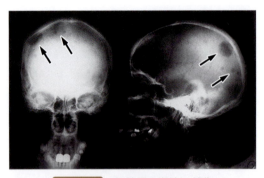

図 11-53　骨髄腫の単純X線像
頭蓋骨の punched out lesion
（第4版より）

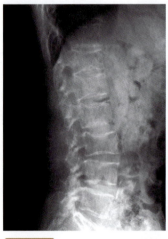

図 11-54　骨髄腫の単純X線像
腰痛を愁訴とした51歳男性腰椎単純X線像である．年齢にそぐわない多発圧迫骨折とびまん性の骨萎縮を呈している．

3 画像診断（図 11-53, 54）

■ 単純X線像，CT

　境界明瞭な溶骨性病変として認められる．辺縁硬化像はなく，打ち抜き像 punched out lesion と呼ばれている．膨隆して発育するが，骨皮質を破壊し軟部へ浸潤することもある．骨膜反応は乏しい．脊椎は圧迫骨折を起こす．

4 病　理（図 11-55）

　核の偏在した形質細胞類似腫瘍細胞の増殖がみられる．

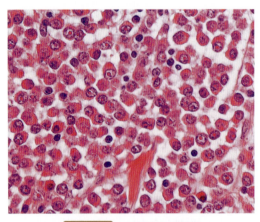

図 11-55　骨髄腫の病理像
核の偏在した形質細胞類似腫瘍細胞の増殖．
（第4版より）

5 治療・予後

病的骨折や切迫骨折に手術的治療を行うが，原則的には血液内科での化学療法が主体である．放射線療法も行われる．多発性骨髄腫は10年生存率10％以下とされており，孤立性は60％と予後はよい．近年，免疫調節薬，プロテアソーム阻害薬，モノクローナル抗体などの導入により，生存期間が延長している．

線維肉腫
fibrosarcoma　必修

1 概念

線維肉腫は紡錘形細胞から構成された悪性骨腫瘍である．種々の量のコラーゲンを生じるが類骨や骨の形成はない．骨梗塞，放射線照射後の二次性線維肉腫もある．

2 疫学（図11-56）

20歳以降のあらゆる年齢に発生する．脛骨近位の骨幹端や骨盤に好発する．疼痛，腫脹で来院する．

3 画像診断

■ 単純X線像，CT

長管骨骨幹端部の溶骨性病変で地図状，虫食い状，浸透状の形で，骨皮質を破壊するが骨膜反応は少ない．

■ MRI

骨髄内や軟部への進展を確認するには有用であるが，種々の信号強度をとるため質的診断には適さない．

4 病理

錯綜あるいは杉綾模様パターン herringbone pattern で紡錘形細胞が増殖している．高分化型と低分化型に分かれる．

5 治療・予後

高分化型は手術療法が基本である．5年生存率が80％以上と予後がよい．しかし低分化型は骨肉腫，悪性線維性組織球腫に準じて治療を行うが，予後は5年生存率30％前後と悪い．

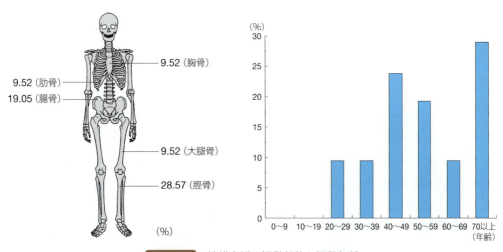

図11-56　線維肉腫の好発部位と好発年齢
（全国骨腫瘍患者登録一覧表，平成18年～25年）

C 転移性骨腫瘍　metastatic bone tumor　必修

✓ 重要事項

- 肺がん，乳がん，前立腺がんが多い．
- 中年以降が多い．
- 脊椎，大腿骨近位，上腕骨に多い．
- 骨シンチグラフィー，PET，MRI，CT，単純X線像が診断に役立つ．
- 溶骨型（図11-57），造骨型（図11-58），混合型がある．
- 脊髄麻痺，切迫骨折，病的骨折は手術の適応になる．
- 患者の全身状態，QOLを考慮し治療する．

1 概念

悪性腫瘍細胞が原発巣より血行性に骨に移行されたものである．

2 疫学

骨腫瘍のなかで最も多い疾患である．高齢者に多い．脊椎，骨盤，大腿骨近位に多い．手指短骨への転移は，多くが肺がんである．

頻度は肺がん，乳がん，前立腺がん，甲状腺がん，腎がんが多い．

疼痛，腫脹，病的骨折で発見される．

3 画像診断

■ 単純X線像，CT

皮質破壊，骨膜反応

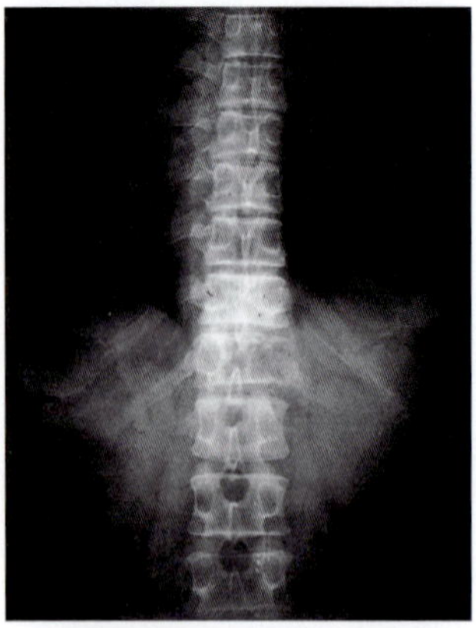

溶骨性：腎がん，肺がん，甲状腺がん，乳がん
硬化性：前立腺がん，乳がん，胃未分化がん
溶骨性反応も造骨性反応も乏しい骨梁間転移では単純X線像では発見が困難である．

■ MRI

特徴像はないが，骨転移の検出感度は高く病変の進展程度も把握しやすい．

■ 骨シンチグラフィー

多くは集積を認めるが，骨髄腫，悪性リンパ腫，胃がんの骨梁間型転移は集積を認めないので注意を要する．

■ PET

病期決定や，骨転移のスクリーニングに有用である．

図11-57　腎がん転移
椎弓根が消失したwinking owl sign（pedicle sign）を認める．
（第4版より）

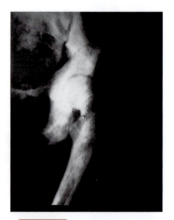

図11-58　前立腺がん転移
造骨型前立腺がんの骨転移．
（第4版より）

4 治療・予後

各々のがんの放射線や抗がん剤に対する感受性と全身状態による．近年，化学療法の進歩により，がんが骨転移した状況でも長期間の生存期間が得られていることから，骨転移を早期に発見し積極的な診療介入によるQOLの維持・向上が求められている．がん自体あるいはがん治療によって，骨や筋肉・神経などの運動器障害を生じ，移動能力の低下した病態を，がんとロコモティブシンドロームを合わせた「がんロコモ」と定義され，進行すると日常生活が不自由になり，介護が必要となるリスクが高まるだけでなく，抗がん剤治療の継続も困難となってしまう．整形外科医は原発診療科と密な連携の元で，生命予後を考慮しつつ，手術治療，放射線治療，がんリハビリテーションを適切に選択し，「がんロコモ」に対応することが必要である．

D 骨腫瘍類似疾患 必修

重要事項

- 単発性骨嚢腫は上腕骨近位，大腿骨近位に多く，内部には液体が充満している．
- 単発性骨嚢腫は骨端線に接した再発率の高いactive phaseと骨端線より離れた活動性の少ないlatent phaseがある．
- 動脈瘤様骨嚢腫は内部に血液があり，液面形成fluid-fluid levelをMRI，CTで示す．
- 線維性骨異形成症には単骨性と多骨性があり，Albright症候群（多骨性線維性骨異形成，皮膚色素沈着，性早熟などの内分泌異常）がある．
- 好酸球性肉芽腫は良性疾患であるが骨膜反応を示すことがある．
- 骨腫瘍類似疾患の多くは画像で辺縁硬化像を示す．
- 骨腫瘍類似疾患の多くは自然に消退，消失する傾向が強い．
- 骨腫瘍類似疾患の手術適応は疼痛，切迫骨折，病的骨折，変形などで慎重に適応を決める必要がある．

単発性骨嚢腫 必修
simple cyst

1 概念

骨嚢腫は骨髄内に漿液性，ときに血清の黄色液体を含んだ単房性嚢胞性病変である．

2 疫学（図11-59）

局所の静脈形成異常による還流障害が成因として考えられているが，原因は解明されていない．骨格の未熟な10歳代に疼痛，病的骨折で発見されることが多い．男子に多い．長管骨骨幹端に発生し，上腕骨近位，大腿骨近位に好発する．成人では踵骨，骨盤に偶然発見される．

3 画像診断（図11-60）
■ 単純X線像，CT

骨端線に接した骨幹端に発生したactive phase，骨端線から離れた骨幹部，骨幹端に発生したlatent phaseがある．中心性骨透亮像として認められ，病変内に残存した骨梁（trabeculation）を認めることが多い．骨皮質を破壊することなく膨隆する．辺縁硬化像を認める．病的骨折を起こすと骨片が嚢腫内部に倒れ込んだ像fallen fragment signがみられることがある．CT値は水分を示し，内部に隔壁を認めることがある．

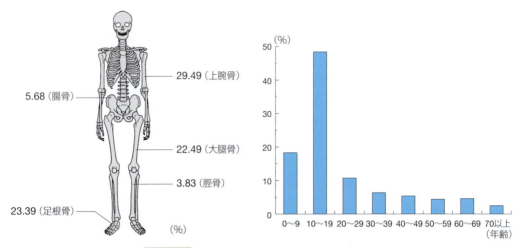

図 11-59　単発性骨嚢腫の好発部位と好発年齢
（全国骨腫瘍患者登録一覧表，平成 18 年〜25 年）

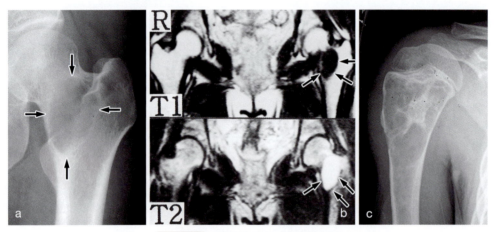

図 11-60　単発性骨嚢腫の画像診断
a. 骨端線より離れた latent phase の骨嚢腫単純 X 線像：辺縁硬化像を持つ骨透亮像．
b. MRI：T1 均一な低信号，T2 均一な高信号．
c. 単純 X 線像：骨端線に接した active phase の骨嚢腫．

■ MRI

T1 で均一な低信号，T2 で均一な高信号．Gd で辺縁の壁のみ造影される．

病的骨折を併発すると出血のため内部に鏡面像がみられることがある．

4　病　理（図 11-61）

嚢胞壁は線維性結合組織からなっている．

5　治療・予後

切迫骨折のとき，特に大腿骨近位は手術適応になる．病的骨折を起こしたときは，骨折が治癒してから手術を行えばよい．骨折後骨嚢腫が

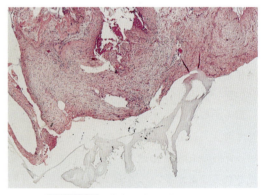

図 11-61　単発性骨嚢腫の病理像
線維性結合組織からなる嚢胞壁．

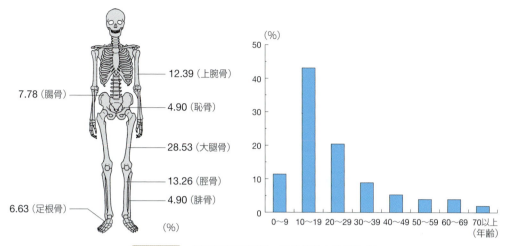

図11-62 動脈瘤様骨嚢腫の好発部位と好発年齢
（全国骨腫瘍患者登録一覧表，平成18年～25年）

縮小，または治癒することもある．治療法は掻爬と骨移植，減圧法，ステロイド注入など多数報告されている．再発率はactive phaseで30％，latent phaseで10％である．ただ，成人になると成長も停止し落ち着いてくるので治療の必要性を認めないことが多く，無痛性踵骨骨嚢腫も治療の必要性はないことが多い．

動脈瘤様骨嚢腫 　必修
aneurysmal bone cyst

1 概念

内部に血液を貯留する多嚢胞性骨病変であり真性腫瘍ではないとされている．原因不明の疾患で一次性と二次性（線維性骨異形成，骨芽細胞腫，軟骨芽細胞腫，巨細胞腫などに続発したもの）がある．

2 疫学（図11-62）

10歳代に多い．膝周辺の骨幹端部と上腕骨・足根骨に多い．疼痛と腫脹で来院する．

3 画像診断（図11-63）

■ 単純X線像，CT

長管骨の骨幹端部に偏心性の骨透亮像を示す．骨皮質は膨隆し菲薄化する．CTで辺縁硬化像が明確になる．また液面形成がみられる．

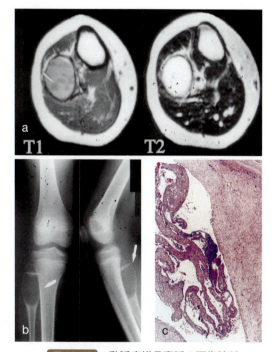

図11-63 動脈瘤様骨嚢腫の画像診断
a．左：fluid-fluid levelが認められる．右：骨透亮像．骨菲薄化膨隆を起こす．
b．X線像：骨皮質が菲薄化膨隆している．
c．病理像：血液をためる線維性嚢胞壁．

（第4版より）

■ MRI

多彩で多数の液面形成fluid-fluid levelがみられる．Gdにて壁が造影される．また先行した病

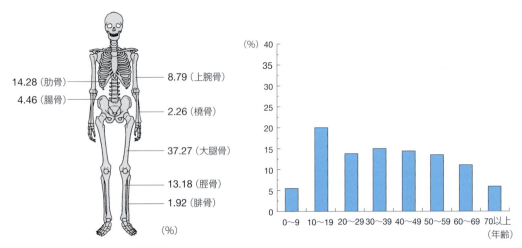

図11-64 単骨性線維性骨異形成の好発部位と好発年齢
(全国骨腫瘍患者登録一覧表,平成18年〜25年)

変部をみつけることもあり,二次性動脈瘤様骨嚢腫の鑑別に役立つ.

4 病理(図11-63c)

線維芽細胞と破骨細胞様多核巨細胞からなる嚢胞壁,隔壁があり内部に血液をためている.

5 治療・予後

掻爬と骨移植が一般的に行われている.再発率は約20%である.

線維性骨異形成 必修
fibrous dysplasia

1 概念

骨髄内における骨化障害により,線維性組織の増殖と未熟な線維性骨からなる良性線維性骨病変である.1つの骨に限局する単骨性monostoticと多数の骨に発生する多骨性polyostoticのタイプがある.また特殊なタイプとして,Albright症候群(多骨性線維性骨異形成,皮膚色素沈着,性早熟などの内分泌異常),Mazabraud症候群(多発性筋肉内粘液腫,多発性線維性骨異形成)がある.

2 疫学(図11-64)

ほとんどが無痛性のため正確な頻度は不明であるが,女性にやや多く,長管骨に多い.特に大腿骨頚部に多く,肋骨の良性の骨腫瘍のなか

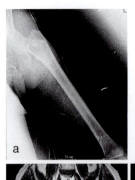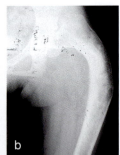
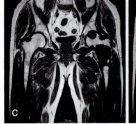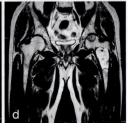

図11-65 線維性骨異形成の画像診断
a. 大腿骨転子部にすりガラス状溶骨性病変と石灰化が認められる.
b. shepherd's crook deformityをきたす.
c. T1低信号
d. T2高信号

(第4版より)

では最も多い.

3 画像診断(図11-65)

■ 単純X線像,CT

辺縁が硬化した無構造なすりガラス状の溶骨性病変として描出されるが,疲労骨折,嚢胞状

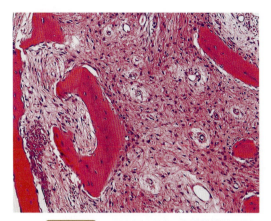

図 11-66 線維性骨異形成の病理像
woven bone の形成で C-shaped をとっている.
(第 4 版より)

病変の合併などで種々な像を呈する．皮質骨は骨髄内から菲薄化膨隆し，ときに病的骨折が起こる．大腿骨頚部の病的骨折で羊飼いの杖変形 shepherd's crook deformity をきたす．

■ MRI

T1 低信号，T2 高信号，Gd にて造影されるが，石灰沈着，囊胞，出血などの併発で多彩な像である．

■ 骨シンチグラフィー

多骨性の罹患骨を検索するのに有用である．

4 病理（図 11-66）

紡錘形細胞の増殖した線維性間質と未熟骨（woven bone）の形成がみられる．未熟骨は弯曲しており，C-shaped，または Y-shaped と呼ばれる．特徴としては周囲に骨芽細胞の縁取りがないことである．

5 治療・予後

無痛性で偶然見つかるものは，ほとんど治療の必要性がない．大腿骨頚部などで疼痛があり切迫骨折などが疑われるときは松葉杖，装具などの免荷を指示する．手術が適応になるとき（くり返す骨折，変形，骨皮質が菲薄化した大きな病変部など）は再発（移植骨の吸収）率が高いことを説明する．特に若年者と多骨性のときには注意を要する．続発性の肉腫の発生がまれにある．

Langerhans 細胞組織球症
Langerhans cell histiocytoma
（好酸球性肉芽腫　eosinophilic granuloma）　必修

1 概念

Langerhans 細胞組織球症（以前は骨好酸球性肉芽腫，Letterer-Siwe 病，Hand-Schüller-Christian 病と 3 つに分類して呼ばれた）は好酸球を伴った Langerhans 細胞の増殖した疾患である．

2 疫学（図 11-67）

5 歳以下が多い．大腿骨，脊椎，肋骨に好発する．疼痛，腫脹で受診することが多い．

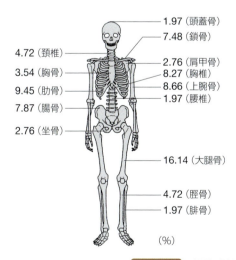
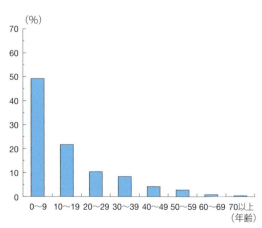

図 11-67 好酸球性肉芽腫の好発部位と好発年齢
（全国骨腫瘍患者登録一覧表，平成 18 年～25 年）

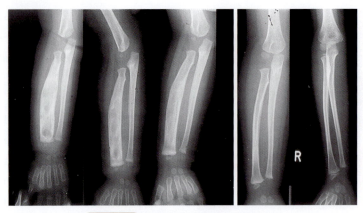

図 11-68　好酸球性肉芽腫の画像診断
左から順次生検後に自然治癒した過程を示している．
（第4版より）

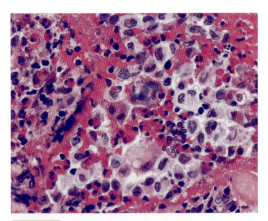

図 11-69　好酸球性肉芽腫の病理像
いわゆるコーヒー豆状の核と好酸性の細胞質からなる細胞．

（第4版より）

3 画像診断（図 11-68）

■ 単純 X 線像，CT

　長管骨は骨幹，骨幹端の中心性に膨隆した骨透亮像を示す．骨膜反応は分厚い良性の骨膜反応を示し，診断に有用である．脊椎では前方要素の椎体が圧迫骨折（Calvé 扁平椎）を起こす．頭蓋骨は打ち抜き像を示す．

■ MRI

　T1 中等度，T2 高信号を示し，Gd 造影される．

4 病理（図 11-69）

　くびれがある，いわゆるコーヒー豆状の核と好酸性の細胞質からなる Langerhans 細胞が特徴である．好酸球やリンパ球なども伴う．

5 治療・予後

　14 歳以下の単骨性に発生した好酸球性肉芽腫は予後がよく自然消失し，治療の必要がないことが多い．脊椎はほとんどが安静，装具療法でよい．内臓病変を合併しているときは，内科的，小児科的治療が必要である．

E 良性軟部腫瘍 必修

☑ 重要事項

良性軟部腫瘍とは，軟部組織から発生する良性腫瘍の総称である．軟部腫瘍を構成する細胞は，多くはいわゆる間葉系細胞である．

診　断≫理学所見と画像所見の特徴から鑑別診断にいたり，生検によって確定診断とする．
　　　1）理学所見　皮膚と腫瘤の性状：潰瘍形成，色調，境界，可動性，硬さ，疼痛
　　　2）画像所見　単純X線像，CT，MRI，超音波
　　　3）生　検　　針生検　切開生検　CTガイド下生検

手　術≫良性腫瘍の場合，基本的には辺縁切除術を行う．神経鞘腫は被膜を切開し，核出術を行う．デスモイドは局所再発を生じやすく，専門的な治療を要する．小さいからといって手順を怠り切除をした結果，悪性腫瘍（肉腫）であることは決して他人ごとではない．診察，画像検査，皮膚切開の方向など常に悪性の可能性も視野に入れて臨むべきである．

脂肪腫 lipoma 必修

1 概　念

脂肪腫は成熟した脂肪組織よりなる良性腫瘍で，日常診療で最もよく遭遇する代表的な良性軟部腫瘍のひとつである．

2 臨床症状

中高年層に好発し，20歳以下の若年層では少ない．背部，頸部，大腿部など体幹や四肢近位部に好発し，指や足には少ない．皮下に発生することが多いが，深部に発生することもあり，通常無症状のため，実際は相当数深部発生の脂肪腫もあると考えられる．多くの脂肪腫は疼痛を呈することはない．

3 診　断

■ 画像診断

単純X線像では境界明瞭な脂肪透過性陰影を認める．CTでは均一な低信号（脂肪と同じ信号だが被膜はわかることが多い），MRIではT1およびT2強調像でともに高信号を呈し，脂肪抑制画像では皮下脂肪と同様に信号が抑制される（図11-70）．小さい腫瘍はすべて脂肪腫である

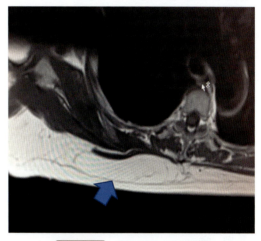

図 11-70　脂肪腫のMRI画像
T1強調像：背部皮下に脂肪腫（矢印）を認める．

というのは見当違いであり，適切な診察および画像検査を経て診断を行うべきである．CTやMRIで内部が不均一であったり，内部が造影される場合は高分化型脂肪肉腫との鑑別が重要である．

■ 病理組織診断

薄い被膜によっておおわれていることが多いが，被膜が不明瞭な場合もある．組織学的には

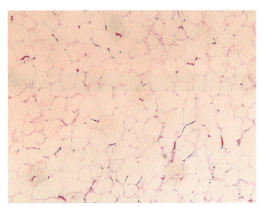

図11-71 脂肪腫の病理組織像（HE染色）
大きさの比較的そろった成熟脂肪細胞より構成される．

成熟した脂肪細胞が一様に増生しており，一見すると正常の脂肪細胞との区別は困難であることも多い（図11-71）．

4 治療

切除あるいは経過観察が基本である．小さい場合は経過観察となる場合が多いと思われる．

5 予後

完全切除ではほぼ再発することはないが，遺残腫瘍を認める場合は長期経過にて再発を認める場合がある．切除を適切に行ったにもかかわらず再発する場合は高分化型脂肪肉腫の可能性も考えるべきである．

デスモイド型線維腫症
desmoid-type fibromatosis 必修

1 概念

デスモイド型線維腫症は，2013年に改訂されたWHO分類では局所浸潤性は強いが，遠隔転移しない線維芽細胞増殖性の軟部腫瘍で，良性と悪性の間，いわゆる中間型に分類されている．年間100万人中2〜4人に発症する希少疾患であり，腹腔内と腹腔外（腹壁および腹壁外）に分類されることが多く，腹腔外腫瘍の多くはβカテニン遺伝子の変異が発症原因と考えられている．

2 臨床症状

腹壁，肩甲帯，殿部，四肢とさまざまな部位に発生し，関節周囲や筋肉内での浸潤によって関節可動域の制限を生じたり，疼痛を訴える場合がある．思春期から40歳までに多く，男女差はない．可動性に乏しく硬い腫瘍で，辺縁は不明瞭なことが多い．

3 診断

■画像診断

CTで筋肉と同様の濃度を，MRIではT1強調像で筋肉とほぼ等信号，T2強調像でやや高信号を呈し，比較的よく造影される．しかし，線維増殖の強い細胞密度の低い部分ではT1，T2強調像ともに低信号〜等信号を呈し，造影効果も乏しい．腫瘍の辺縁は不明瞭で，周囲への浸潤傾向を示す（図11-72a）．

■病理組織診断

組織学的にはコラーゲン線維性結合組織を伴って線維芽細胞様細胞が増殖する．ときに核分裂像を認めるが異型性は示さない（図11-73）．

4 治療

従来は広範切除を最も勧める報告が多かったが，慎重な経過観察や薬物療法，放射線療法など手術以外の治療法の有効性が報告され，現在は個々の症例に応じて治療方法を決定することが多くなっている（図11-72b）．いずれにしても骨軟部腫瘍専門施設での加療が望ましい．日本整形外科学会の骨・軟部腫瘍相談コーナーでは腹腔外発生デスモイド型線維腫症診療アルゴリズムを掲載している．

5 予後

術後のきわめて高い再発率（20〜70％）が報告されている．

グロムス腫瘍
glomus tumor 必修

1 概念

小さいが疼痛を生じる特徴的な腫瘍である．まれな腫瘍であり，爪下に発生する印象が強いが，どの部位にも生じうる．

2 臨床症状

発作性疼痛を生じる特徴的な腫瘍である．寒

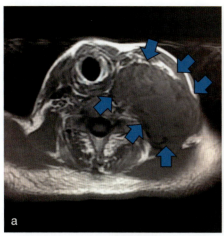
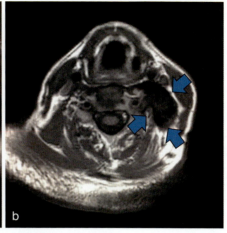

図 11-72　デスモイド型線維腫症の MRI 画像
a. T1 強調像：頸部に腫瘍を認める(矢印)．他院で切除後再発し，切除不能とのことで紹介となった．
b. T1 強調像：薬物療法に反応し縮小した(矢印)．

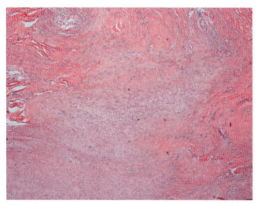

図 11-73　デスモイド型線維腫症の病理組織像（HE 染色）

膠原線維からなる筋組織内に浸潤性に増生する，線維芽細胞を認める．核腫大はなく，分裂像もほとんど認めない．

冷刺激などでも誘因となる．比較的若年層に多いとされる．一般的に皮膚および皮下組織に発生する．

3 診 断
■ 画像診断

疼痛部位に一致して MRI にて T1 強調像で低信号，T2 強調像で高信号を呈する腫瘍を認めることが多い．

■ 病理組織診断

組織学的にはグロムス細胞と血管および平滑筋組織を認める．

4 治 療

切除にて疼痛は速やかに消失する．

5 予 後

まれに多発性であることから，切除不十分となり，再発を認めることがある．

血管腫・血管奇形　必修
hemangioma・vascular malformation

1 概 念

血管腫は，血管内皮細胞の異常・増殖によってできる腫瘍であり，血管奇形は分化形成異常であるとされる．ISSVA 分類により，かつては海綿状血管腫などと血管腫と分類されていたものが，現在は静脈奇形に分類されており，混同されやすい．基本的には血管奇形は血管腫のように自然退縮することはないと考えられている．

2 臨床症状

1. 乳児血管腫：血管内皮細胞の増殖が本態で，表面が鮮やかな隆起性腫瘤となる．生後増殖してその後退縮へと形態が変化する．
2. 毛細血管奇形：以前の毛細血管腫などが該当する．単純性血管腫ともいう．出生時より存在する境界明瞭な紅斑で終生持続し，加齢に伴って色調が変化することもある．

Sturge-Weber症候群やKlippel-Trenaunay-Weber症候群の一症状として出現することもある．
3. 静脈奇形：拡張した血管腔に血液が充満しているタイプで，海綿状血管腫という名称でも知られている．強い痛みやだるさなどを生じることもある．血小板が消費され，血小板減少性紫斑病を呈するものをKasabach-Merritt症候群と称する．また，内軟骨腫症を合併するものをMaffucci症候群という．

3 診 断

■ 画像診断
単純X線像ではときに静脈石を認める．その場合診断的価値は大きい．脂肪組織と混在することが多いため，MRIのT1およびT2強調像では低信号〜高信号を呈する（図11-74）．静脈石や血流の速い領域では，flow voidと称される低信号領域を認めることが特徴である．

■ 病理組織診断
毛細血管奇形では毛細血管サイズの血管が増生する．静脈奇形では大きく拡張した血管腔に血液が充満している．

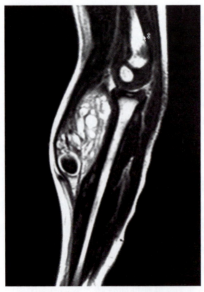

図11-74 血管腫のMRI画像
T2強調像：低信号〜高信号の混在した腫瘍を腕橈骨筋内に認める．

4 治 療
無症状で機能障害がない場合は経過観察を行うことが多い．疼痛が著しい，あるいは関節可動域が制限される場合などは硬化療法，塞栓療法などのIVR的治療や外科的切除を考慮する．

5 予 後
基本的に予後は良好である．機能障害の出現・程度などを治療の介入のポイントとして考えるべきである．

神経鞘腫
schwannoma 必修

1 概 念
神経外胚葉由来の末梢神経性腫瘍である．神経鞘は神経上膜や神経周膜によって囲まれているので，神経鞘腫も被膜をかぶっていることが特徴である．

2 臨床症状
20歳を超えてから発生することが多い．叩打時の末梢への放散痛（Tinel's like sign）を認めることがあり，診断の補助的所見となる．無症状のこともある．

3 診 断
■ 画像診断
MRIでは神経の走行に沿って腫瘍が存在し，通常造影剤によく反応する腫瘍である．中央部の変性が進行した場合，T2強調像で病変中央部が低信号となるtarget signを呈することがある．また囊胞性変化を生じた結果T2強調像で均一な高信号を呈することもある（図11-75）．

■ 病理組織診断
分化したSchwann細胞からなる腫瘍である．Schwann細胞が規則正しく配列するAntoni A領域と，変性により不規則で粘液状を呈するAntoni B領域を呈することが特徴的である．免疫染色ではS-100蛋白が陽性となることも特徴である．

4 治 療
疼痛など日常の生活に影響が強い場合は手術の対象となる．一般的には被膜を切開して腫瘍

E 良性軟部腫瘍

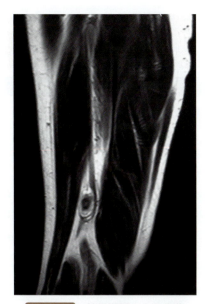

図11-75 神経鞘腫のMR画像
T2強調像：神経の走行に沿って大腿部に腫瘍を認める．いわゆるtarget signを呈している．

の発生している神経束のみを切断する核出術を行うことで，極力神経脱落症状の発生を防ぐ．

5 予後

神経脱落症状の可能性を念頭に入れて術前の説明を行う必要がある．生命予後はきわめて良好であり，日常生活への影響で手術適応を考える．

神経線維腫
neurofibroma 必修

1 概念

神経外胚葉由来の末梢神経性腫瘍である．Schwann細胞から線維芽細胞まで幅広い細胞群が混在する腫瘍であり，単発発生が9割以上である．神経鞘腫と異なり，通常被膜を認めず，Antoni A，B領域も認めない．

2 臨床症状

皮膚病変や皮下病変として皮膚浅層に発生することが多い．通常20歳以降で発生する．

3 診断

■ 画像診断

MRIにてT1強調像で低信号，T2強調像で高信号を呈する腫瘤を認める．

■ 病理組織診断

Schwann細胞から線維芽細胞まで幅広い細胞が混在する．膠原線維束が細切れの人参(shredded carrots)様に見える像が特徴とされる．

4 治療

皮膚の病変の場合は美容目的で切除されることが多い．まれではあるが悪性転化すると急速に増大することがある．特に神経線維腫症(neurofibromatosis) 1型(NF1)に発生する神経線維腫では3～5％は悪性化することがあると報告されているので慎重な経過観察を要する．

F 悪性軟部腫瘍 必修

✓ 重要事項

悪性軟部腫瘍とは，非上皮性組織への分化を示す悪性腫瘍で，がんに対比して肉腫と称する．分化不明の腫瘍や未分化/分類不能肉腫も含まれる．

良性軟部腫瘍に準じた診断を行うが，生検時には腫瘍細胞の散布を最小にすることが必要で，部位の選択や注意深い手技が求められる．

治　療》悪性度に準じた治療法の選択が必要となる．すなわち，低悪性度腫瘍に対しては境界切除，中悪性度腫瘍に対しては広範切除，高悪性度腫瘍に対しては広範切除＋補助療法などのように治療法が異なる．補助療法としては，化学療法，放射線療法，温熱療法などが行われる．

予　後》5年生存率を基準として判断することが多いが，10年経過観察が必要となる腫瘍もある．

予後不良因子》高悪性度腫瘍，大きい腫瘍，深部発生腫瘍

脂肪性腫瘍 adipocytic tumors 必修

1 概念

2013年に改訂されたWHO分類では，脱分化型脂肪肉腫 dedifferentiated liposarcoma，粘液/円形細胞型脂肪肉腫 myxoid/round cell liposarcoma，多形型脂肪肉腫 pleomorphic liposarcoma に分けられた．高分化型脂肪肉腫は良悪性中間型に atypical lipomatous tumor/well differentiated liposarcoma として分類された．

2 臨床症状

脱分化型は50歳以降の中高年の後腹膜腔に好発し，再発や転移を高率に示す．

粘液/円形細胞型は25〜45歳の青壮年の大腿部や殿部に好発する．弾性軟で境界は比較的明瞭である．一部に石灰化や骨化を示す場合もある．

多形型は最もまれであるが，高悪性度で局所再発や転移の危険性が高い．

3 診断

■ 画像診断

脱分化型は高分化型に加えて高悪性軟部腫瘍が発生したものであり，高分化型の特徴と悪性度の高い肉腫の特徴を併わせ持っている（図11-76）．

粘液/円形細胞型はMRIにてT1強調像で低信号，T2強調像で高信号と通常の軟部肉腫パターンを示し，強い造影効果を示す．脂肪抑制画像で信号は抑制されない．

多形型は不均一な低信号域と高信号域が混在し，脂肪パターンの信号を示す領域は減少する．

■ 病理組織診断

脱分化型は，高分化型脂肪肉腫からより悪性度の高い軟部肉腫が発生したと考えられている．

粘液/円形細胞型は，ヒアルロン酸に富んだ粘液基質中に胎生期脂肪に類似した楕円形や円形の細胞が散在し，脂肪芽細胞も認める．間質には毛細血管網が目立つ．約75％に，第12番染色体と第16番染色体の相互転座が生じており，FUS-DDIT3キメラ遺伝子が形成されている．また，第22番染色体との相互転座によりEWS-DDIT3キメラ遺伝子が原因となることも報告されている．

多形型は多型性肉腫の像を背景にして，異型の脂肪芽細胞を認める．Vimentinが陽性となり，S-100蛋白が陽性となることもある．

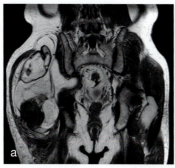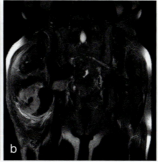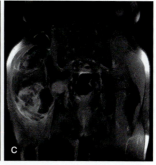

図11-76 脱分化型脂肪肉腫のMRI画像
a. T1強調像：骨盤部に発生した，高信号を呈する高分化型脂肪肉腫領域を背景に，円形の低信号領域を認める．
b. T2強調脂肪抑制：T1強調像の低信号領域は，脂肪抑制画像にて抑制されない高信号を呈する．
c. T1強調像＋造影＋脂肪抑制：高分化型脂肪肉腫の領域と比較し，強い造影効果を認める．

4 治療

脱分化型では新たに発生した悪性度の高い軟部肉腫に準じた治療を選択することが必要となるため，術前・術後の化学療法と広範切除が適応となることが多い．

粘液/円形細胞型では広範切除が適応となる．円形細胞が多い場合（5％以上），再発や転移の可能性が高くなるため，術前・術後の化学療法を併用する場合もある．

多形型では広範切除が適応となり，化学療法，放射線療法が行われることもある．

5 予後

脱分化型では新たに発生した悪性度の高い軟部肉腫によって予後は規定される．

粘液型脂肪肉腫の5年無病生存率が83％であったとの報告がある．

多形型の5年生存率は30〜50％と報告されている．

線維性/筋線維性腫瘍
fibroblastic/myofibroblastic tumors　必修

1 概念

2013年に改訂されたWHO分類では，成人型線維肉腫 adult fibrosarcoma，粘液線維肉腫 myxofibrosarcoma，低悪性線維粘液性肉腫 low-grade fibromyxoid sarcoma，硬化性類上皮線維肉腫 sclerosing epithelioid fibrosarcoma に分けられた．

2 臨床症状

疼痛を伴うことは少なく，増殖も緩徐であり，弾性硬の腫瘤を触知することが唯一の症状であることが多い．成人型は50歳頃に発生することが多い．

3 診断
■ 画像診断

特徴的な画像所見に乏しい．MRIではT1強調像で低信号，T2強調像で高信号の腫瘍病変を認める．単純X線像では石灰化や骨化を認めることもあるが，滑膜肉腫ほど顕著ではない．

■ 病理組織診断

均一な形態を呈する細胞質に乏しい紡錘形細胞が，コラーゲン束を伴いながら増生する．免疫染色ではvimentinが陽性であるが，cytokeratinやS-100蛋白は陰性で，特徴的なパターンを示さない．

4 治療

広範切除が基本であり，切除縁が十分確保できない場合には，補助療法として放射線治療を追加する．

5 予後

5年生存率は，不十分な切除縁の場合に29〜30％，十分な切除縁が確保された場合に40〜78％との報告がある．

平滑筋肉腫 leiomyosarcoma 必修

1 概念

平滑筋肉腫は軟部肉腫の5〜10%を占める．50歳以降中高年の後腹膜腔や腹腔に好発するが，一部は四肢深部に発生する．

2 臨床症状

四肢深部発生の平滑筋肉腫は，自発痛や圧痛を伴わないため，腫瘤として自覚されることが多い．後腹膜腔や腹腔発生のものは，圧迫症状を呈するまでに長時間を経過することが多い．

3 診断

■ 画像診断

平滑筋肉腫に特徴的な画像はない．MRIではT1強調像で低信号，T2強調像で高信号の比較的限局した腫瘤として描出される．囊腫形成を認めることもある．

■ 病理組織診断

細胞質の豊富な紡錘形細胞が束状配列を示す（図11-77）．Masson trichrome 染色では，比較的分化した細胞内に，長軸に平行な筋原線維 myofibril を多数認めることがある．Smooth muscle actin, muscle specific actin（HHF35），desmin などの筋原性マーカーが参考になる．

良・悪性の鑑別がしばしば困難で，核分裂像を目安に判断することが多い．

4 治療

化学療法や放射線療法の有効性は認められて

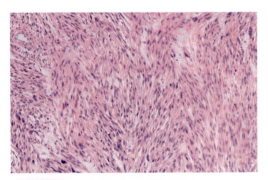

図11-77 平滑筋肉腫の病理組織像（HE染色）
細胞質の豊富な紡錘形細胞が束状配列を示す．

いないため，広範切除が適応となる．後腹膜部では広範切除が困難であり，局所再発をきたす可能性が高い．

5 予後

転移発生率，局所再発率とも高い．5年生存率は64%との報告がある．

横紋筋性腫瘍 skeletal muscle tumors 必修

1 概念

胎生期の骨格筋が発生分化するさまざまな過程に似た組織像を呈し，好酸性細胞質を有する横紋筋芽細胞に加えて未分化紡錘形細胞が混在する悪性軟部腫瘍である．20歳未満の若年者に多いが，臨床像は亜型によって大きく異なる．2013年に改訂されたWHO分類では，胎児型横紋筋肉腫 embryonal rhabdomyosarcoma，胞巣型横紋筋肉腫 alveolar rhabdomyosarcoma，多形型横紋筋肉腫 pleomorphic rhabdomyosarcoma，紡錘形細胞/硬化型横紋筋肉腫 spindle cell/sclerosing rhabdomyosarcoma に分けられた．

2 臨床症状

胎児型は約50%を占めており，10歳未満に好発する．好発部位は頭頸部，泌尿生殖器，四肢軟部である．

胞巣型は約30%を占める．10〜25歳に好発する．四肢深部の軟部組織発生が多い．未分化な小円形細胞が集簇して胞巣を形成する特徴がある．第2番染色体長腕と第13番染色体長腕の相互転座によりPAX3/PAX7-FKHRというキメラ遺伝子が生まれ，転写因子活性が増大することにより腫瘍発生につながると考えられている．

多形型は45歳以降に発生することが多い．好酸性の細胞質を有する多型細胞と細胞異型の著明な巨大細胞が特徴的である．

3 診断

■ 画像診断

MRIではT1強調像で低信号，T2強調像で高信号を示すことが基本であり，壊死領域はT2強調像で低信号領域を示すこともある．

■ 病理組織診断

小円形細胞肉腫に分類されるもので，好酸性の細胞質を示し，細胞異型や核異型が明らかである横紋筋芽細胞様細胞，紡錘形細胞などを認めることに加えて，筋分化マーカーであるdesmin，muscle-specific actin，myoglobin，MyoD1 などの免疫染色が陽性になることが鑑別に役立つ．

4 治 療

化学療法，放射線療法は有効であり，これらを基本治療としてプロトコールがつくられている．

5 予 後

小児例の5年生存率は79％と比較的良好である．なかでも胎児型は胞巣型や四肢発生例に比し予後は良好である．一方，成人例では5年生存率は31％と低下するが，サイズが5 cm 未満であったり，限局していたり，化学療法に対して完全寛解を得た例の予後は有意に改善することが示されている．

血管性腫瘍
vascular tumors

1 概 念

血管内皮細胞へ分化を示す悪性腫瘍である．2013 年に改訂された WHO 分類では，類上皮血管内皮腫 epithelioid hemangioendothelioma と軟部血管肉腫 angiosarcoma of soft tissue に分けられた．リンパ浮腫に続発する血管肉腫（Stewart-Treves 症候群）もあるが，基礎病変がなく発生するものも存在し，皮膚や表在性軟部組織からの発生が多い．まれに深部軟部組織や腹腔内に発生することもある．

2 臨床症状

リンパ浮腫に伴わない血管肉腫は高齢者の頭頸部，特に頭皮に好発する．境界不明な皮下出血様の変化に始まり，しだいに隆起病変となったり，潰瘍病変を呈したりすることが多い．腫瘍進展範囲を決定することはきわめて困難である．

3 診 断
■ 画像診断

MRI では T1 強調像で低信号，T2 強調像で高信号を示すことが基本であるが，深部発生例では内部の血腫を反映して T1 強調像と T2 強調像の両者で低信号と高信号が混在した不規則な信号を呈することがある．

■ 病理組織診断

不規則な血管形成を伴う腫瘍組織であり，血管系マーカーである CD34，CD31 の陽性所見が鑑別に寄与する．一定の染色体異常は報告されていない．

4 治 療

広範切除可能であれば手術的治療が選択できるが，通常進展範囲の把握が困難であり，広範切除の適応とはならないことが多い．

5 予 後

十分な切除を行えないことが多く，化学療法の効果も限定的であるため，予後はきわめて不良であり，5年生存率は6〜34％と報告されている．

悪性末梢神経鞘腫瘍 必修
malignant peripheral nerve sheath tumor

1 概 念

悪性軟部肉腫の5〜10％を占める．神経線維腫症（neurofibromatosis）1 型（NF1）には約10％程度に本腫瘍が発生するとされている．20〜50歳にかけて青壮年に好発する．四肢近位部（40％）や体幹/後腹膜（38％），次いで頭頸部（21％）に発生することが多い．

2 臨床症状

NF1 合併例では，神経線維腫の一部が急速に増大して気づくことが多い．NF1 非合併例では，神経走行部位に一致して腫瘍が増大することにより診断されることが多い．

3 診 断
■ 画像診断

NF1 合併例では神経線維腫の一部が増大している所見を認める．MRI では通常のパターンをとるため，鑑別には役立たない（図 11-78）．

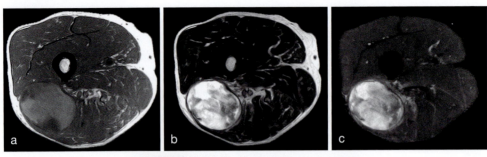

図11-78 悪性末梢神経鞘腫瘍のMRI画像
a. T1強調像：大腿部に筋組織より低信号～わずかに高信号を呈する腫瘍を認める．
b. T2強調像：低信号～高信号の領域が混在し，内側に一部皮膜形成を認める．
c. STIR画像：低信号～高信号の混在した領域を認め，腫瘍の内側の筋層内に反応変化が疑われる．

NF1非合併例では，MRI検査により神経の一部が膨隆している所見がみられるが，悪性と診断する根拠は得られない．神経鞘に沿って腫瘍が近位部や遠位部に伸びることがあるため，T2強調像において高信号領域が腫瘍境界より広がっている場合には要注意である．

■ 病理組織診断

紡錘形細胞が束状配列を示しながら増殖するが，線維肉腫に比し不規則である．細胞密度が高いことや核異型，核分裂像が多いことによって悪性と診断することが多い．他肉腫との鑑別においては，S-100染色性が高いことが特徴であるが，その他神経分化マーカーが陽性である場合は診断に役立つ．

4 治療

神経鞘に沿って広がることが多く，切除範囲を決定するには慎重を要する．化学療法および広範切除が基本となる．

5 予後

NF1合併例の5年生存率は33％，NF1非合併例では63％との報告があり，NF1合併例で腫瘍サイズの大きいものが有意に予後不良である．

滑膜肉腫 synovial sarcoma 必修

1 概念

四肢，特に膝関節近傍に好発するが，傍脊柱部にも発生することが知られている．滑膜組織由来でもなく滑膜組織と関連しているわけでもないため，滑膜肉腫という名称は不適切と考えられているが，一般的に使用されている．紡錘形細胞に上皮様組織を合併するbiphasic type（2相型）と紡錘形細胞のみで上皮様組織を欠くmonophasic type（単相型）に分けられることが多い．15～40歳に好発する．

2 臨床症状

軟部肉腫のなかでは圧痛や自発痛を伴うことが多い特徴的な腫瘍である．神経や血管周囲に発生することも多い．比較的ゆっくりと増大することが多く，良性腫瘍と間違われる場合もある．

3 診断

■ 画像診断

MRIでは通常の肉腫パターンを示す（図11-79）．石灰化を呈することが比較的多いため，T2強調像で内部に低信号領域を認めることもある．この場合，単純X線像においては石灰化巣の把握が可能である．血腫を形成することも多いため，画像診断には注意を要する．

■ 病理組織診断

通常X染色体と第18番染色体の相互転座により形成されたキメラ遺伝子であるSYT/SSX1とSYT/SSX2を約90％の頻度で確認できるため，キメラ遺伝子を確認できれば診断はほぼ確定的となる．2相型の場合，がんに似た上皮様細胞と線維肉腫に似た紡錘形細胞の両者からなる（図11-80）．上皮系マーカー（cytokeratin,

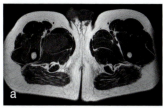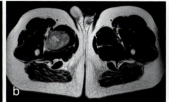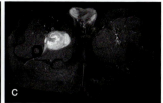

図 11-79　滑膜肉腫の MRI 画像
a. T1 強調像：筋組織とほぼ同等の低信号を示す.
b. T2 強調像：わずかに低信号な領域を伴った，高信号領域を有している.
c. T1 強調像＋造影＋脂肪抑制：腫瘍部分は強い造影効果を示し，大腿骨の筋付着部に向かって伸びている.

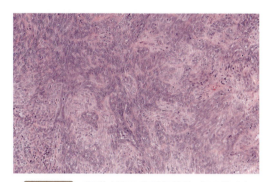

図 11-80　滑膜肉腫の病理組織像（HE 染色）
上皮様細胞と紡錘形細胞の両者からなる.

epithelial membrane antigen など）を用いた免疫染色により，上皮様成分を確認することが重要である．単相型の場合は遺伝子検査を行わないと鑑別が困難である場合が多い．

4 治　療

化学療法に比較的反応するため，術前化学療法，広範切除，術後化学療法を行うことが基本である．

5 予　後

長期経過後も再発や肺・骨などへの転移を示すことがある．若年例では5年生存率は80％と比較的良好であるが，5 cm を超える腫瘍については60～70％と予後は低下する．

未分化多型肉腫
undifferentiated pleomorphic sarcoma

1 概　念

以前，悪性線維性組織球腫 malignant fibrous histiocytoma（MFH）と呼ばれていた腫瘍で，特定の分化を示さない紡錘形細胞を主体とする．MFH は悪性軟部腫瘍のなかで最も頻度の高い腫瘍とされてきたが，2013年の WHO 分類では undifferentiated/unclassified sarcoma 群として分類された．概念は変遷してきており，診断数も減少してきている．

2 臨床症状

50歳以降で，軟部組織深層に発生することが多い．弾性硬で境界は明瞭であり，自発痛や圧痛を示さない．ときに炎症性サイトカイン産生による白血球数増多，CRP 高値を示すことがある．

3 診　断

■ 画像診断

MRI では T1 強調像で低信号，T2 強調像で高信号を示す境界明瞭な腫瘍として認めることが多く，造影効果は著明である．粘液型では T2 強調像できわめて高信号に描出される．

■ 病理組織診断

組織異型や核異型の強い紡錘型細胞の集簇を認める．免疫染色にて分化の方向を特定することや，遺伝子検索にて特定の遺伝子異常を認めることが困難である．

4 治　療

広範切除が適応となる．化学療法や放射線療法に対する反応性はよくない．

5 予　後

高悪性度未分化多型肉腫の5年生存率は50～60％との報告がある．

第12章 外傷

A 外傷のプライマリケア 必修

✓ 重要事項

初期診療の原則 》① 救命，② 機能温存，③ 整容的修復

■ 診断・治療優先順位を考慮した診察手順

① Primary survey（ABCDE アプローチ）》
　　　　　バイタルサインを把握しながら，短時間に致死的病態を早期発見するための全身評価
　　　　　A：気道評価・確保と頸椎保護
　　　　　B：呼吸評価と致死的な胸部外傷の処置
　　　　　C：循環評価および蘇生と止血
　　　　　D：生命を脅かす中枢神経障害の評価
　　　　　E：脱衣と体温管理
　　　　　画像診断：胸部・骨盤単純 X 線像と簡易超音波検査（FAST）

② Secondary survey 》バイタルサインが安定した時点で行う，頭部から足先までの系統的な診察と画像診断

③ 根本治療 》確定診断後の損傷部位に対する根本的治療

④ Tertiary survey 》全身状態が安定した時点での，見逃し損傷をなくすための再評価

■ 運動器の外傷

致死的な運動器の外傷 》高位頸髄損傷，骨盤骨折，切断肢，動脈損傷を伴う開放骨折や広範囲軟部組織損傷

緊急度の高い運動器外傷 》主要動脈損傷を合併した骨折・脱臼，開放骨折，コンパートメント症候群など

■ 多発外傷に伴う骨折の治療

多発外傷 》生命を脅かす重篤な外傷が体の複数ヵ所に存在する臓器の損傷

治療優先順位 》損傷の緊急度と重症度を考慮して決定

骨折治療 》合併症を予防し，救命を目的とした早期の固定が原則

ダメージコントロール整形外科手術 》ダメージコントロール手術の概念を整形外科領域に応用したもの

■開放骨折の治療
治療方針》①早期の徹底的なデブリドマン，②適切な抗菌薬の選択，③骨折部の適切な固定法の選択，④血行豊富な軟部組織を用いた開放創の被覆

■圧挫症候群
病　　態》長時間の骨格筋圧迫後に発症する再灌流障害
症状・所見》圧迫肢の知覚・運動障害，ミオグロビン尿，脱水，骨格筋逸脱酵素の上昇，高ミオグロビン血症，高カリウム血症，代謝性アシドーシス
治　　療》大量輸液（腎不全予防）と電解質補正，高カリウム血症による致死的不整脈への対処

■四肢血管損傷
診断・治療の遅れは切断の危険性が高い
診　　断》初期には典型的な虚血症状を呈さないことに注意．疑わしければ血管造影もしくは造影CT検査
治　　療》早期の血行再建

1　外傷の初期診療と救急処置

　一口に外傷と言ってもその受傷機転はさまざまで，墜落や交通事故といった高エネルギー外傷や，立位からの転倒といった低エネルギー外傷がある．これらの外傷患者の損傷部位が四肢のみであるか，他部位の損傷を合併しているかは診察を開始してはじめて判明するものである．したがって，初期診療時には専門科にとらわれることなく全身を観察し，第一に直接生命にかかわる処置，すなわち救命処置を行う．生命を脅かす状況を脱する，もしくはそういった損傷がなければ第二に機能温存に必要な検査・処置に移行する．第三に整容的修復の必要があればその診断・治療を行うことになるが，上記の優先順位を守り診療を進めることが重要である．以下にその診療手順を示す（図12-1）．

1　Primary survey と蘇生

　生命維持のための生理機能に基づいたアプローチを最優先する．この最初の手順を外傷初期診療の primary survey と呼ぶ．生命を脅かす損傷の早期発見のための全身評価である．
　呼吸，血圧，脈拍，意識などのバイタルサイン vital sign を評価しながら，致死的病態の発見と蘇生（損傷に対する処置など）に専念する．この一連の診察手順は，A：気道と頸椎保護，B：呼吸，C：循環，D：中枢神経，E：脱衣と体温管理，の順で全身を素早く評価するため，ABCDE アプローチとも呼ばれる．

①気道評価・確保と頸椎保護（Airway）

　100％酸素投与を行いながら，患者の気道閉塞の有無を調べ，必要に応じて適切な気道確保の方法を選択し施行する．この際，すべての高エネルギー外傷患者は，頸椎損傷があるものとして，頸椎カラーなどを用いて固定保護する．

②呼吸評価と致命的な胸部外傷の処置（Breathing）

　患者の呼吸状態を視診，聴診，触診，打診を行い評価する．致命的な胸部外傷に対する救命処置を同時に施行する．呼吸に異常をきたす致死的胸部外傷には，大量の気道出血，肺挫傷を伴うフレイルチェスト，開放性気胸，緊張性気胸，大量血胸がある．

③循環評価および蘇生と止血（Circulation）

　患者のショック状態か否かの評価を行うとともに，静脈路を確保し輸液を開始する．外傷性ショックの原因の大部分は出血によるものである．したがって，ショック状態と判断したならば，まず出血源の検索を行うが，開放創など体表面の派手な損傷に惑わされてはならない．開

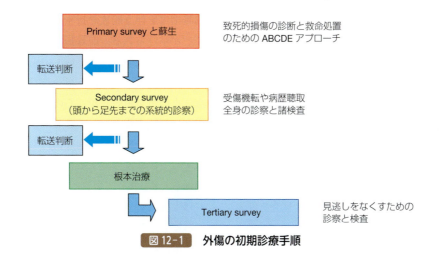

図 12-1　外傷の初期診療手順

表 12-1　Glasgow coma scale

評価項目	分類	スコア
E：開眼	自発的に	4
	言葉により	3
	痛み刺激により	2
	開眼しない	1
V：言語音声反応	見当識あり	5
	混乱した会話	4
	不適当な単語	3
	理解不明の発声	2
	発声なし	1
M：最良運動反応	指示に従う	6
	痛み刺激部位に手足をもってくる	5
	痛みに手足を引っ込める（逃避屈曲）	4
	上肢を異常屈曲させる（除皮質肢位）	3
	四肢を異常伸展させる（除脳肢位）	2
	まったく動かさない	1

放創からの持続性出血に対しては圧迫止血を行うにとどめ，ショックの原因となりやすい胸腔内出血（血胸），腹腔内出血，後腹膜出血（骨盤骨折）の有無について評価する．

これらの出血源検索のために必要な検査は，2枚の単純X線像（胸部，骨盤）と簡易超音波検査の focused assessment with sonography for trauma（FAST）である．超音波検査は腹腔内出血のみならず，閉塞性ショックである心タンポナーデの診断も容易に可能である．

ショック状態が改善しない場合，即座に輸血の準備を行いながら出血部位に対する適切な止血法を選択する．

④ **生命を脅かす中枢神経障害の評価（Dysfunction of central nervous system）**

意識レベル，対光反射や瞳孔不同などの瞳孔所見，麻痺の有無を観察する．Glasgow coma scale（GCS）（表12-1）は，頭部外傷患者の評価のために広く用いられている．救急隊の評価と比較しやすいため Japan coma scale（JCS）を併用してもよい．脳ヘルニア徴候を疑う場合には，脳外科医をコールし頭部CT検査の準備をする．

⑤ **脱衣と体温管理（Exposure and Environmental control）**

患者の衣服を取り去り，全身を観察するとと

もに体温測定を行う．低体温は出血傾向を助長するため，観察後は蘇生の妨げにならない方法で保温に努める．

2 Secondary survey

Primary survey で致死的損傷の発見と蘇生に努め，バイタルサインが安定したならば，頭部から足先までの系統的な診察に移る．身体所見に応じて必要な画像診断を順次行っていくが，意識レベルが GCS 合計点で 8 点以下などの脳ヘルニア徴候を疑う場合には，頭部 CT 検査を優先する．後面（背側）の観察を忘れないようにする．

各部の確定診断を行ったあと，損傷部位に対する根本治療を行う．

3 Tertiary survey

致死的損傷の診断・治療のため十分な全身観察が行えなかった場合や，集中治療のための気管挿管，頭部外傷による意識障害のため患者が症状を訴えることが難しい場合には，状態が安定した時点で全身を再度診察する．これは，見逃し損傷をなくすために必須な評価である．

外傷患者の初期診療時には，上述した手順で全身観察を行い，自らの診療技量を超えると判断したならば，速やかに各科の専門医に応援を求めるか，高次医療施設への転院の判断をする（図 12-1）．

2 運動器の外傷

運動器の外傷は，頻度は高いが致死的になることは少ない．損傷部位として体幹部（脊椎，骨盤）と四肢外傷に大別され，さらに骨，関節および神経・血管・筋・腱・靱帯などの軟部組織損傷に分けられる．

Primary survey で発見すべき致死的損傷として，体幹部では高位頸髄損傷，骨盤骨折などがある．高位頸髄損傷では自発呼吸が困難となり，気管挿管と人工呼吸管理が必要である．骨盤骨折は周囲に動静脈が近接して存在するため，後腹膜に大出血をもたらしショックとなりやすい．

一方，四肢の致死的損傷として切断肢，主要動脈損傷を伴う開放骨折や広範な軟部組織損傷などが挙げられる．血管損傷を合併した四肢損傷に対する止血は，まず局所の圧迫止血を試みる．これによってコントロールできない場合に空気止血帯を用いるが，この方法は四肢血流を完全に遮断するため，できるかぎり短時間にとどめる．鉗子を用いて開放創内の血管を直接止血する方法は，伴走する神経を損傷する危険性があるため，決して盲目的に行ってはならない．

ほとんどの運動器の外傷は Secondary survey で診察し，四肢の機能に重篤な障害を及ぼす損傷の緊急度，重症度を考慮して治療方針を決定する．緊急度の高い損傷として，主要動脈損傷を合併した骨折・脱臼，開放骨折，コンパートメント（筋区画）症候群などが挙げられる．

3 多発外傷に伴う骨折の治療

1 多発外傷とは

一般的には，生命を脅かす重篤な外傷が体の複数ヵ所に存在する臓器の損傷形態を多発外傷と呼称している．

2 多発外傷の治療優先順位

多発外傷の実臨床現場における治療優先順位は，解剖学的「重症度」ではなく，時間的要素である「緊急度」を重視し生理学的徴候に基づいて決定されることが多い．

3 多発外傷における早期骨折治療の重要性

多発外傷における骨折は，生命予後に大きな影響を与えるため，骨折単独症例とはまったく異なる観点からの治療戦略が必要となる．骨折に対する一般的な治療方針は，初期治療として一時的外固定を行い，1 週間以降に内固定に変更することが多い．しかし，多発外傷を同様の方針で治療すると，体位変換ができず，肺炎などの合併症を引き起こし，死亡率を増加させる．このため，患者の全身状態に応じて，早期に適切な固定を選択すべきである．骨折に対する固定法は，患者の全身状態に応じて内固定による根本治療から創外固定による一時的固定までを選択する．

表 12-2 Gustilo 分類

type Ⅰ：開放創が 1 cm 以内で挫滅・汚染がない．
type Ⅱ：開放創は 1 cm を超えるが，軟部組織の挫滅を伴わない．
type ⅢA：広範囲の軟部組織挫滅を伴うが，骨折部を十分な軟部組織で被覆可能．
type ⅢB：骨膜の剥脱や骨の露出，広範囲の軟部組織挫滅を伴う損傷．通常，高度の創汚染を伴う．
type ⅢC：修復が必要な動脈損傷を伴う開放骨折．

4 ダメージコントロール手術

ダメージコントロール手術（damage control surgery）とは，腹部鋭的外傷において大血管損傷と内臓損傷を合併している場合に，まず止血と汚染を防ぐ手術を行い，集中治療室治療を行った後に最終的な手術を行うことであり，その適応は外傷死の三徴（deadly triad：低体温，代謝性アシドーシス，凝固異常）を呈する症例とされる．その概念を整形外科領域に応用したものがダメージコントロール整形外科手術 damage control orthopedics（DCO）である．よって DCO は，骨折に対する最終的内固定の手術侵襲が大きいと予想される場合，急性期に創外固定などを行い，全身や局所状態の改善を待って最終的内固定を行うことを意味する．

4 開放骨折の治療

皮膚が損傷され，骨折部が外界と交通した状態が開放骨折であり，本来無菌である骨・軟部組織が細菌に曝露される．深部感染（骨髄炎）が成立すると長期の入院を余儀なくし，機能的予後の悪化のみならず，患者に多大な精神的，経済的負担を強いることになる．このため，多くの開放骨折は緊急手術の適応となり，感染を予防するための積極的な治療が必要となる．

1 分類

現在最も広く用いられている開放骨折の分類は Gustilo 分類である（表 12-2）．この分類は，主として軟部組織損傷の程度に基づいて，type Ⅰ，Ⅱ，Ⅲ の 3 つに大きく分けられ，銃創や泥などで汚染された農場外傷，そして分節骨折などは高エネルギー外傷として，創の大きさにかかわらず type Ⅲ に位置づけている．さらに，type Ⅲ は 3 つのサブタイプに分けられている．

Gustilo 分類は比較的単純で簡便な分類法ではあるが，主観的な要素が入りやすく，同一症例でも判断する医師によって必ずしも分類の一致をみないことが欠点である．

2 治療

開放骨折の治療目標は，まず感染の防止であり，次に骨癒合の完成，四肢運動機能の回復となる．

① 抗菌薬の投与

開放骨折では，抗菌薬を治療目的で早期に静脈内投与する．抗菌薬は，開放創の挫滅・汚染の程度によって適切な種類を選択する．農園や田畑での損傷の場合，クロストリジウム属感染によるガス壊疽の発症も考慮し抗菌薬を決定する．

② 外科的清掃（デブリドマン）

外科的清掃はブラッシング，洗浄，デブリドマンの 3 つの操作からなるが，一般的には，この 3 つを含めて広義にデブリドマンと呼称されている．徹底したデブリドマンが受傷後 6〜8 時間以内に行われたならば，感染の発生は最小限に防止可能である．

デブリドマンの原則は，挫滅・汚染されたすべての組織を除去することであるが，切除範囲の決定は必ずしも容易ではない．初回手術時に挫滅された組織の生死判定が困難な場合，受傷から 24〜48 時間後に再度手術室でデブリドマンを行うことも必要となる．

③ 骨折部の固定法の選択

開放骨折による感染を回避するためにも，骨折部を固定することは不可欠である．患者の全身状態，骨折部位と形態，開放骨折分類などを総合的に判断し，適切な固定法を選択する．

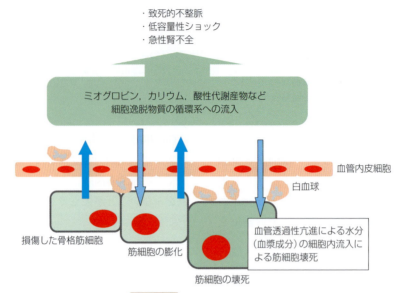

図 12-2　圧挫症候群の病態

④ 開放創の処置

　開放骨折の創閉鎖と方法は，汚染や軟部組織の挫滅程度と範囲などの局所因子と全身状態によって決定する．創閉鎖は受傷後なるべく早期に行い，閉鎖方法は血行豊富な軟部組織で被覆することが原則である．しかし挫滅・汚染や緊張の強い開放創ではむしろ積極的に開放創とすべきである．

圧挫症候群
crush syndrome　必修

　四肢が長時間圧迫された後の，圧迫解除後に出現する局所の腫脹，ショック，急性腎不全などさまざまな全身症状を呈する疾患である．地震などの災害時に，倒壊した建物の下敷きになり集団発生する．阪神・淡路大震災の外傷入院患者のうち，13.7％が本症候群であったと報告され，わが国でも広く知られるようになった．日常診療では，薬物服用などによる意識障害患者が，自身の体で四肢を長時間圧迫して生じることが多い．

1 病　態

　長時間の圧迫による虚血で骨格筋損傷が生じ，救出後の圧迫解除で血流が再開，崩壊した骨格筋細胞からはさまざまな細胞逸脱物質が全身に循環する．その結果，細胞外液喪失による低容量性ショック，高カリウム血症による不整脈，代謝性アシドーシス，脱水や高ミオグロビン血症による急性腎不全などを引き起こす．一方，細胞死に陥った骨格筋細胞内に体液が移動することによって，筋細胞が急速に膨張し，あらたに局所の循環障害と細胞虚血を発生させ，コンパートメント（筋区画）症候群を引き起こす（図 12-2）．

2 診　断

　初期には圧迫部の挫傷がみられる程度であり，意識も清明で血行動態も安定しており身体所見に乏しい．このため，受傷状況を聴取し骨格筋の長時間圧迫の状況がみられたならば，本症候群を疑って診察することが大切である．

　身体所見上，四肢圧迫部の点状出血や知覚運動麻痺がみられることが多い．圧迫部は時間経過とともに腫脹が著しく増強する．

　殿部から両大腿部を圧迫された場合には，両下肢の麻痺がみられ脊髄損傷と誤診されることがある．しかし，知覚運動麻痺の流域が脊髄神経領域に一致しないことや肛門括約筋反射が保たれていることから鑑別は容易である．

尿所見は特徴的であり，導尿時には血尿を疑わせる褐色尿で，輸液の負荷後にはポートワイン尿と称されるミオグロビン尿がみられる．血尿との鑑別は，尿試験紙で潜血が陽性であるが，尿検査上では赤血球が少量か，またはみられないことである．

血液検査上，骨格筋逸脱酵素である CK や AST/ALT の上昇，高ミオグロビン血症，高カリウム血症，脱水所見である血液濃縮像，代謝性アシドーシスが認められる．

3 治 療

脱水および高ミオグロビン血症による腎不全予防のために，初期には大量輸液および電解質補正が治療の基本である．特に，高カリウム血症は致死的不整脈を誘発するため，血液浄化法などによる早期の補正が必要となる．

発症した四肢のコンパートメント症候群に対しては筋膜切開を行うとともに，厳重な創管理が必要である．

四肢血管損傷　必修

四肢血管損傷，特に主要動脈損傷は血行再建までの時間が遅延すると，患肢の切断という悲惨な結果を招く運動器外傷である．

原因として銃弾，ナイフ，カテーテルなどによる鋭的損傷と骨折，脱臼などに随伴する鈍的損傷に分類される．また血管の損傷程度により，内膜損傷（動脈），部分断裂，完全断裂から四肢切断まで，さまざまな形態がある．

1 診 断

四肢血行不全の徴候として，①疼痛 pain，②蒼白 pale，③運動麻痺 paralysis，④感覚異常 paresthesia，⑤末梢動脈拍動の消失 pulselessness に代表される古典的な 5 P が記載されている．しかし，四肢血管損傷のすべてが受傷後早期から，このような典型的な症状を呈するわけではない．このため，すべての骨折患者では随伴する血管損傷の有無について，初期に注意深い経過観察を行うことが大切である．

主要動脈損傷の初期には，末梢動脈拍動の減弱のみがみられる場合もある．この場合，ドップラーを用いて測定した患肢対健常上肢の収縮期血圧比 Doppler arterial pressure index（Doppler API）を測定し，この値が 0.9 未満の場合には動脈損傷の可能性が高く，血管造影もしくは造影 CT 検査を行うべきである．

2 治 療

早期の血行再建が原則である．骨折に合併した主要動脈損傷の治療は，骨折の根本的治療よりも優先される．したがって，骨折は創外固定などで簡単に固定した後，血管修復術を行うのが一般的である．血行再建法には，鋭的損傷などで損傷範囲が狭い場合には血管どうしを直接吻合する端々吻合が，鈍的損傷では損傷範囲が広い場合が多いため間置術が選択される場合が多い．間置術に用いられる代用血管として自家静脈と人工血管があるが，多くは大伏在静脈などの自家静脈が用いられる．

3 合併症と対策

筋肉は約 4 時間の虚血により非可逆的な変性を生じるとされている．このため，大腿動脈近位部の損傷で，血行再建までに時間を要した症例では，大量の骨格筋が細胞死に陥るため，血流再開後に圧挫症候群と同様な病態が生じる．

この場合，全身管理とともに進行するコンパートメント（筋区画）症候群の予防と治療のために筋膜切開は必須となる．

B 骨折・脱臼 fracture and dislocation 必修

骨折 総論 必修

✓ 重要事項

骨折の定義 ≫ 定　　義：外力による骨の連続性の破綻
骨折の分類 ≫ 原　　因：外傷性骨折，病的骨折，疲労骨折
　　　　　　　外界との交通：皮下骨折，開放骨折
　　　　　　　部　　位：骨幹部骨折，骨幹端部骨折，骨端部骨折＝関節内骨折
　　　　　　　程　　度：完全骨折，不完全骨折，不顕性骨折
　　　　　　　骨　折　線：横骨折，斜骨折，らせん骨折，粉砕骨折
症　　状 ≫ 全身症状：外傷性ショック，出血性ショック
　　　　　　　局所症状：腫脹，皮下出血，疼痛，圧痛（Malgaigne の圧痛点），変形，異常可動性，機能障害
診　　断 ≫ 外傷の存在，局所所見，画像診断（単純 X 線像，CT，MRI）
　　　　　　　疲労骨折，被虐待児症候群，骨形成不全症に伴う病的骨折
合 併 症 ≫ 感染（骨髄炎，感染性偽関節），血管損傷，コンパートメント症候群（6 P 徴候，前脛骨区画症候群，Volkmann 阻血性拘縮），多発外傷（≠多発骨折），脂肪塞栓，静脈血栓塞栓症
治癒過程 ≫ 軟骨内骨化と膜内骨化，炎症期，修復期，再造形期
Gurlt の平均骨癒合日数 ≫ 目安だが，実際はもっと時間がかかる．
　　　　　　　　指骨 2 週，中手骨・中足骨・肋骨 3 週，鎖骨 4 週，前腕骨 5 週，
　　　　　　　　上腕骨・腓骨 6 週，脛骨・上腕骨頚部 7 週，両下腿骨 8 週，大腿骨 10 週，
　　　　　　　　大腿骨頚部 12 週
治　　療 ≫ 保存的治療：徒手整復，牽引療法（介達牽引，直達牽引），ギプスまたはギプスシーネ固定
　　　　　　　観血的治療：内固定法（髄内釘固定法，プレート固定法，テンション・バンド・ワイヤリング法，スクリュー固定法，鋼線固定法など），創外固定法〔一時的な骨折固定法 damage control orthopedics（DCO），最終的な骨折固定法，組織延長法による骨再建法〕
　　　　　　　〔治療が難しい骨折〕
　　　　　　　開放骨折の治療：開放骨折の Gustilo 分類，初期治療（ブラッシング・洗浄・デブリドマン），Gustilo ⅢA までは即時内固定可，Gustilo ⅢB やⅢC では皮弁形成術
　　　　　　　関節内骨折の治療：関節の適合性の再建，解剖学的整復
　　　　　　　粉砕骨折の治療：血行温存の必要性〔髄内釘，minimally invasive plate osteosynthesis（MIPO）法〕
　　　　　　　インプラント周囲骨折：骨脆弱性とインプラントを避けた固定
　　　　　　　骨折関連の合併症を生じた骨折：専門的治療の必要性
合併症 ≫ 変形癒合，過剰仮骨形成，骨化性筋炎，遷延治癒・偽関節，感染性偽関節，複合性局所疼痛症候群（CRPS typeⅠ），無腐性骨壊死，外傷後関節症

1 定義と分類

■定　義

外力によって骨の連続性が断たれた状態を骨折と定義する．

■分　類

▶外力の種類による分類

外力の加わった部分に骨折を生じたとき，これを直達外力による骨折 direct fracture と呼ぶ．下腿に車のバンパーがぶつかって脛骨骨折を生じるような場合である．外力に筋の異常収縮力が影響した結果，外力が加わった部分から離れた部分に骨折を生じたとき，これを介達外力による骨折 indirect fracture と呼ぶ．転倒して手をつき，上腕骨顆上骨折を生じるような場合である．外力の作用の仕方により，

① 屈曲骨折 bending fracture
② 剪断骨折 shearing fracture
③ 捻転骨折 torsion fracture
④ 裂離骨折 avulsion fracture
⑤ 圧迫骨折 compression fracture

に分類される（図 12-3）．このうち純粋な圧迫骨折は椎体や踵骨などの海綿骨で構成される骨に生じる．後述する骨折線の走行から，どのような外力が働いたのかはおおむね推察できる．

▶原因による分類

① 外傷性骨折 traumatic fracture

正常な強度を有する骨に生理的な負荷以上の大きな外力が加わったことで生じる骨折をいう．小児や青壮年者が，交通事故や墜落・転落事故などにより受傷する骨折である．四肢長管骨・手足の骨・脊椎・骨盤など全身のあらゆる部位に発生する．

② 病的骨折 pathological fracture

病的状態のために骨の強度が低下し，正常な骨では骨折を生じないような生理的な範囲内の外力で生じる骨折をいう．骨強度を低下させ病的骨折を生じさせる疾患としては，原発性骨粗鬆症と骨腫瘍（原発性および転移性）が多い．その他には，上皮小体機能亢進症，骨代謝性疾患（続発性骨粗鬆症，骨軟化症ほか），骨形成不

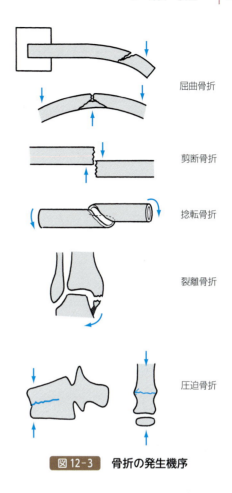

図 12-3　骨折の発生機序

（屈曲骨折／剪断骨折／捻転骨折／裂離骨折／圧迫骨折）

全症などで骨強度が低下する．

原発性骨粗鬆症による骨強度低下を背景にして，軽微な外力で高齢者に生じる病的骨折を脆弱性骨折 fragility fracture と呼ぶ．ここでいう「軽微な外力」とは，立った位置からの転倒程度の外力と定義されている．脊椎椎体，大腿骨近位部（頸部・転子部），上腕骨近位部，橈骨遠位部，骨盤，肋骨が好発部位である．

③ 疲労骨折 fatigue fracture, stress fracture

通常では骨折を起こさない程度の外力がくり返し骨の同一部位に負荷されることで生じる骨折をいう．スポーツによる脛骨疲労骨折と中足骨疲労骨折などがある．

▶骨折部と外界との交通による分類

① 皮下骨折または閉鎖骨折 closed fracture

骨折部に交通する皮膚損傷がなく，骨折部と外界との間に交通がない骨折をいう．裂創など

の皮膚損傷を伴っていても，その創傷を通して骨折部と外界とが交通していない場合は，閉鎖骨折である．

② 開放骨折 open fracture

骨折部と近い部位に皮膚・軟部組織の創があり，これを通して骨折部と外界との間に交通がある骨折をいう．皮膚は細菌感染のバリアとして機能し，骨折部周囲の軟部組織は骨折治癒に重要な役割を果たす．開放骨折では皮膚による細菌感染のバリアが破綻しているため感染の危険性が高く，また筋などの軟部組織が損傷しているので治癒しにくい．

▶ 解剖学的部位による分類

- 長管骨では，
  ① 骨幹部骨折 diaphyseal fracture
  ② 骨幹端部骨折 metaphyseal fracture
  ③ 骨端部骨折 epiphyseal fracture
  に分類される．

- 小児では長管骨の長軸成長をつかさどる成長軟骨板 growth plate がある．外力によりこの成長軟骨板が損傷を受けると骨端離開 epiphyseal separation を生じる．成長軟骨板損傷は Salter-Harris により type I から V までに分類されている（図 12-4）．type IV，V ではのちに成長障害や変形を生じることが多い．また，type II，III でも頻度は少ないが成長障害を生じることがある．

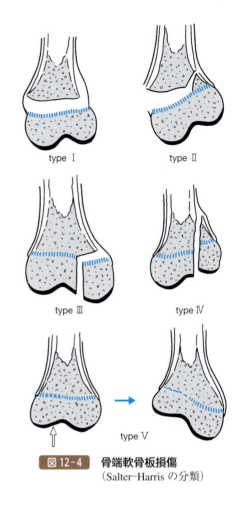

図 12-4　骨端軟骨板損傷（Salter-Harris の分類）

- 骨端部の骨折は，関節内にあり関節内骨折 intra-articular fracture となる．関節軟骨は再生しないので，関節内骨折の治療では解剖学的整復固定がより重要となる．

▶ 骨折の程度による分類

① 完全骨折 complete fracture

骨の連続性が完全に断たれた骨折をいう．

② 不完全骨折 incomplete fracture

骨全体の連続性は保たれているが，部分的に骨の連続性が断たれた骨折をいう．亀裂骨折 fissure fracture や，小児骨折によくみられる若木骨折 greenstick fracture，膨隆骨折 buckle fracture，急性塑性変形 acute plastic deformation などがある．

③ 不顕性骨折（radiologically）occult fracture

単純 X 線像では同定できないが，MRI や骨シンチグラムで診断できる骨折をいう．大腿骨近位部，脛骨近位部，骨盤などによく生じる．

▶ 骨折線の走行による分類

① 横骨折 transverse fracture
② 斜骨折 oblique fracture
③ 螺旋骨折 spiral fracture
④ 粉砕骨折 comminuted fracture

長管骨骨折は前述の 4 つに分類される．3 つ以上の骨片に分かれた骨折を粉砕骨折と呼ぶ．

英語で compound fracture（日本語訳：複雑骨折）といえば，開放骨折のことを意味する．したがって「複雑骨折」を粉砕骨折 comminuted fracture の意味で用いるのは誤用である．患者は，粉砕骨折のことを複雑骨折と表現すること

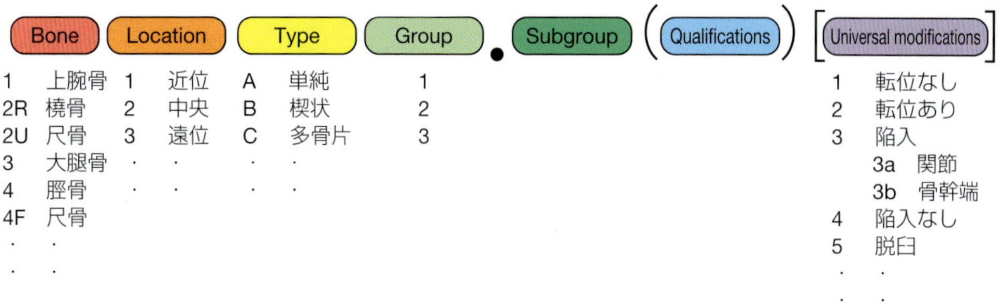

Bone	Location	Type	Group	Subgroup	Qualifications	Universal modifications
1 上腕骨	1 近位	A 単純	1			1 転位なし
2R 橈骨	2 中央	B 楔状	2			2 転位あり
2U 尺骨	3 遠位	C 多骨片	3			3 陥入
3 大腿骨						3a 関節
4 脛骨						3b 骨幹端
4F 尺骨						4 陥入なし
						5 脱臼

図 12-5　AO/OTA 分類（2017 年改訂版）

（https://classification.aoeducation.org/）

が多いので混乱が生じる．長管骨骨折の骨折型分類に関しては，AO/OTA 分類が事実上の世界標準である．どの場所が折れているのか（Localization）と，骨折の詳細な形態（Morphology）の2つを示すようになっている．2017 年に新分類となった（図 12-5）．

2 症　状

■ 全身症状

疼痛などによる外傷性ショックのほかに，骨折部からの出血や合併した血管損傷により循環血液量減少をきたし出血性ショック hypovolemic shock を起こすことがある．意識・呼吸数・脈拍数・血圧・尿量などのバイタルサイン vital sign を真っ先にチェックすることが大切である．特に大腿骨骨幹部骨折や，骨盤骨折などでは出血量が多いので要注意である．

■ 局所症状

▶ 腫脹と皮下出血

骨折部からの出血による血腫や，炎症による浮腫のために骨折部周囲に腫脹 swelling を生じる．また，皮下出血 subcutaneous hemorrhage があることも多い．ただし，腫脹と皮下出血は，骨折に特異的な局所症状ではなく，打撲や捻挫でも生じる．

▶ 疼痛と圧痛

自発痛，運動痛のほかに，骨折部に一致した限局性の圧痛 tenderness があり，Malgaigne（マルゲーニュ）の圧痛点と呼ぶ．また，骨折部位から離れた部位を叩打することで疼痛 pain が誘発されることもあり，これを介達痛と呼ぶ．大腿骨近位部骨折で足底を叩打し，長軸に力を加えることで生じる疼痛（軸圧痛）が代表的な介達痛である．

▶ 変形

完全骨折では，骨片の転位 displacement とそれに伴う筋の膨隆，局所の腫脹などにより変形 deformity を生じる．不完全骨折では変形は明らかでない．

転位には以下の種類がある．
① 屈曲転位 angular displacement
② 側方転位 translational displacement
③ 回旋転位 rotational displacement
④ 長軸転位 longitudinal displacement
⑤ 陥入 impaction

屈曲転位には，前額面での内反 varus と外反 valgus，矢状面での前方凸 procurvatum と後方凸 recurvatum がある．回旋転位は内旋 internal rotation と外旋 external rotation，長軸転位には短縮 shortening と離開 distraction がある．

▶ 異常可動性 abnormal mobility

完全骨折では，骨折部で異常な動きを生じる．骨片の断端どうしが擦れ合って生じる音を軋音 crepitation と呼ぶ．

▶ 機能障害 disfunction

骨の支持機能としての作用が失われ，骨に付着する筋の機能不全が生じ，加えて疼痛を避けることにより関節機能や体幹支持機能の障害を生じる．

3 診断

■ 外傷の存在

受傷機転，どのような状況で，どのような外力により受傷したのかを問診する．

疲労骨折を疑った場合には，外力のくり返し負荷がかかったことがなかったかを問診する．

親あるいは保護者によって加えられた暴力のために生じた一連の外傷や，これに基づく精神的・肉体的障害を被虐待児症候群 battered child syndrome という．小児の骨折では常に鑑別診断に入れておく必要がある．外傷の発生機序に関する保護者の説明が医学的所見と矛盾する場合は特に注意する．以下は，虐待に特徴的な皮膚所見である．

① 体幹・頚部・上腕・大腿にある複数の創傷
② 同じ形をした複数の創傷
③ 新旧がまざった複数の創傷
④ 境界鮮明な熱傷・火傷
⑤ バイト・マーク（かみ痕）

骨形成不全症 osteogenesis imperfecta では，小児に多発性の骨折歴があり，かつ易骨折性であるため，被虐待児症候群と鑑別を要する．

■ 局所所見

必ずしも前述の局所症状がそろうとは限らない．不完全骨折では，Malgaigne の圧痛点のみで骨折を疑わねばならない．

■ 画像診断

▶ 単純 X 線像

骨折の診断には，単純 X 線像は必須であり，少なくとも前後像と側面像の 2 方向撮影を行う．部位によっては斜位方向や特殊な撮影法を用いないと骨折があっても診断できない．不完全骨折や疲労骨折では，初診時の単純 X 線像では骨折を同定できないことがある．受傷機転と局所所見（腫脹や圧痛）から，不完全骨折や疲労骨折を疑った場合には，MRI 検査を行うか，適切な外固定を行った後に期間をあけて単純 X 線像の再撮影を行うのがよい．

▶ CT・MRI

脊椎骨折や頭蓋骨骨折では，CT や MRI が治療方針を決定するのに有用であり，現在では必須の検査になっている．また，関節を含む骨折あるいは関節近傍の骨折でも，CT は必須の検査になっている．CT の多断面再構成像，MPR 像（multi-planar reconstruction）や 3D-CT 画像は，診断確定だけでなく手術計画のためにもきわめて有用である．高齢者の低エネルギー外傷で発生した関節内骨折や骨盤脆弱性骨折では，CT 撮影によってはじめて関節内に波及する骨折線や仙骨部の骨折を同定できることも多い．また，肋骨は形状が複雑なために，単純 X 線像では骨折していてもすべての骨折を診断できないことも多いが，3D-CT 画像なら見逃しは少なくなる．

4 合併症

■ 皮膚損傷と感染

開放骨折では，細菌に対するバリアである皮膚が損傷され，骨折部が外界と交通するため，感染の危険性が高くなる．骨に感染が生じると骨髄炎となり治療は困難となる．感染を伴ったまま骨癒合しない状態を感染性偽関節といい，治療はさらに困難となる．

■ 血管損傷 vascular injury

受傷時の外力により終動脈 terminal artery が損傷を受けると，血行再建術を行わなければ，損傷部より遠位の四肢は壊死に陥る．そのため，緊急に血行再建手術を要する．

■ コンパートメント症候群

複数の筋肉がある部位では，皮膚・骨・筋膜・筋間中隔などでいくつかの筋肉が囲まれる．この囲まれた区画のことをコンパートメントという．骨折や打撲などの外傷により，出血，筋組織の浮腫，深部動脈の不全閉塞などが生じると，コンパートメントの内圧上昇が起こる．この結果，コンパートメント内の筋組織や神経組織が阻血状態となり変性壊死に陥り，最終的には罹患筋の瘢痕化と区画内を通過する神経の障害をきたす．これをコンパートメント（筋区

画）症候群 compartment syndrome という．

下腿脛骨前面の伸筋群に生じる前脛骨区画症候群 anterior tibial compartment syndrome や，小児の肘関節部の外傷，特に上腕骨顆上骨折時に生じる Volkmann 阻血性拘縮 Volkmann ischemic contracture が代表的である．阻血に伴う症状としては，以下の6P徴候がある．

① pain（灼熱感を伴う激しい疼痛）
② pallor（指や趾が蒼白になる）
③ paresthesia（感覚異常，錯感覚）
④ paralysis（運動麻痺）
⑤ pulselessness（脈拍消失）
⑥ pressure（内圧上昇）

これらすべての症状が揃ったときには，すでに組織には不可逆的変化が起こっているので，手遅れになってしまう．早期診断がきわめて重要である．腫脹・疼痛・感覚異常が初期症状として重要で，特に損傷部の著しい緊満，損傷の程度に見合わないほどの強い疼痛や，筋の他動的伸展による疼痛増強（passive stretch pain）が特徴的な所見である．麻痺や脈拍消失，蒼白はコンパートメント症候群の末期症状である．受傷初期に麻痺や脈拍消失，蒼白の症状がみられた場合には，むしろ血管損傷を疑う．

筋区画内圧が30mmHg以上か，拡張期圧との差が30mmHg以下の場合には，緊急筋膜切開を行って区画の除圧と血行の改善を図る．阻血状態が6～8時間続くと筋肉の不可逆性変化が生じ，阻血性拘縮を後遺障害として残してしまう．

■ 多発外傷

骨は内臓を保護する機能を有しているので，骨折による内臓損傷を合併することもあり，早急に合併損傷の診断・処置を行わねばならない．肋骨骨折に伴う肺挫傷・血胸・気胸・動揺胸郭，骨盤骨折に伴う膀胱損傷・尿道損傷・血管損傷・腸管損傷・腎損傷・肝損傷などがある．

頭部外傷，胸部外傷，腹部外傷，骨盤・四肢外傷という4部位のうち，生命を脅かす可能性のある外傷が身体の2部位以上に存在するものを多発外傷という．一人の患者に複数ヵ所の骨折がある多発骨折とは，別の概念であるので注意する．

■ 脂肪塞栓 fat embolism

肺・脳・腎臓などの臓器に脂肪による塞栓を生じ，重篤な症状を引き起こすものである．典型的には受傷後1～2日後に発症する．外傷と直接関係のない呼吸不全や意識障害がある場合には脂肪塞栓を疑う．胸部X線写真で両肺野に特有の吹雪様陰影 snowstorm shadow を呈し，皮膚や結膜などの点状出血などが特徴的である．鶴田と Gurd の診断基準（表12-3）がよく用いられる．これらの基準を用いて診断する．酸素療法を主体とした呼吸管理が治療の中心となる．大腿骨骨幹部骨折に合併する頻度が最も高い．

■ 静脈血栓塞栓症

深部静脈に血栓を生じた病態が深部静脈血栓症 deep vein thrombosis（DVT）である．肺動脈が何らかの塞栓子により閉塞する疾患が肺塞栓症 pulmonary embolism（PE）であり，その塞栓子が血栓である場合を肺血栓塞栓症 pulmonary thromboembolism（PTE）という．PTEの原因のほとんどがDVTからの塞栓であるため，DVTとPTEは一連の病態であると考え，静脈血栓塞栓症 venous thromboembolism（VTE）という．

① 血流のうっ滞
② 静脈壁の損傷
③ 凝固能亢進

の3つがVTEの誘発因子であると信じられている（Virchowの3徴）．下肢骨折患者は四肢を動かせないために血流うっ滞を生じやすくDVTを発生しやすい．DVTの症状は，下肢の疼痛，圧痛，腫脹，熱感，Homans 徴候（足関節背屈による腓腹筋部に疼痛を訴える），Lowenberg 徴候（腓腹部の把握痛，患肢にマンシェットを巻いて加圧すると，100～150mmHgの低圧で腓腹筋部に疼痛を生じる）などである．

5 骨折の治癒過程

■ 組織学的治癒過程

骨折を生じた骨は，炎症，修復，再造形という経過をたどり治癒する．骨折の治癒では，

表 12-3　脂肪塞栓の臨床診断基準

鶴田の基準		Gurdの基準
大基準	(1) 点状出血（網膜変化を含む） (2) 呼吸器症状および肺レントゲン病変 (3) 頭部外傷と関連しない脳症状	Trauma Latent period Clinical features： 　Major： 　　(a) Petechial rash 　　(b) Respiratory features（bilateral） 　　(c) C. N. S. features 　Minor： 　　(1) Tachycardia（＞120/min.） 　　(2) Pyrexia（＞101°F） 　　(3) Haemoptysis/fat globules in sputum 　　(4) Urinary changes（↓function，fat globules） 　　(5) Retinal changes（fat or petechiae） 　　(6) Anaemia 　　(7) Thrombocytopenia 　　(8) High E. S. R.（＞70 mm./hr.） Fat globulaemia （少なくとも major 1，minor 4＋fat globulaemia）
中基準	(1) 動脈血酸素分圧低下（70 mmHg 以下） (2) ヘモグロビン値低下（10 g/dL 以下）	
小基準	(1) 頻脈 (2) 発熱 (3) 尿中脂肪滴 (4) 血小板減少 (5) 血沈の促進 (6) 血清リパーゼ値の上昇 (7) 血中遊離脂肪滴	

大基準 2 項目以上
大基準 1＋中，小基準 4 以上　→臨床診断
大基準 0＋中基準 1 以上＋小基準 4→疑症

（Gurd AR, et al：JBJS-Br 56：408-416, 1974）

軟骨内骨化 endochondral ossification と膜内骨化（または結合組織内骨化）intramembranous ossification の両方が起こる．

① 炎症期：骨折により，骨・骨髄の血管・骨膜・周囲筋組織は損傷を受け，骨片断端間と骨膜下に血腫が形成される．栄養血管が損傷されるので，骨折断端部の骨細胞は壊死し，壊死した細胞や血小板から炎症伝達物質が放出され，局所の血管が拡張し滲出液が漏出し浮腫が生じる．多核白血球，マクロファージ，リンパ球が局所へ遊走し，サイトカインを放出して局所の血管再生を惹起する．

② 修復期：炎症反応は徐々におさまり，壊死組織と滲出液は吸収される．血腫内の細胞は変性して死滅しているが，血腫外の線維芽細胞は生き残り増殖・集合し，その中に毛細血管が侵入して肉芽組織が形成される．肉芽組織内には線維芽細胞とともに未分化間葉系幹細胞が増殖・分化した軟骨芽細胞が出現し，硝子軟骨を骨折部断端部の中央で形成する．この軟骨組織も徐々に未分化間葉系幹細胞が増殖・分化した骨芽細胞により骨組織へと置換されていく（軟骨内骨化）．一方で，骨折部から剥がれた骨膜に存在する骨芽細胞が骨基質タンパクを合成し，そこに石灰化が生じて，未成熟な線維骨 woven bone を形成していく（膜性骨化）．

骨折断端部の中央で軟骨内骨化が生じ，辺縁の骨膜で膜性骨化が生じるわけである．これらの骨化過程で形成される未熟な骨組織を仮骨と呼ぶ．仮骨は徐々に大きくなり対側の骨片と癒合する．

③ 再造形期：骨折断端部が癒合したのちも，骨折部に骨の形成・吸収による骨改変（再造形 remodeling）が起こる．再造形により皮質骨と骨髄腔が形成され，徐々に元の解剖学的形態に近づいていく．小児では，骨の成長に伴う形状変化 modeling と再造形過程により，変形治癒した骨折でも回旋変形を除いてかなりの程度まで自家矯正される．

■ 骨折の平均的骨癒合日数

Gurlt は骨の平均的骨癒合期間を，指骨 2 週，中手骨・中足骨・肋骨 3 週，鎖骨 4 週，前腕骨

5週，上腕骨・腓骨6週，脛骨・上腕骨頸部7週，両下腿骨8週，大腿骨10週，大腿骨頸部12週としている．これらは骨癒合期間の目安であるが，X線が発見されるより以前に臨床的観察から得たものである．現在の知見から判断すると，設定されている骨癒合期間はかなり短く，意義は少ない．

■ 骨折治癒に影響を及ぼす因子
▶ 局所的因子
① 骨折の特徴に関する因子
　ア）骨折した骨の種類と部位

大腿骨頸部，下腿中下1/3部，手の舟状骨，足の距骨はもとから血流が悪く，骨癒合しにくい部位の代表例

　イ）軟部組織損傷の程度（開放骨折か，皮下骨折か）
　ウ）骨折型（単純な骨折か，粉砕骨折か）
　エ）骨欠損の大きさ
② 治療方法に関する因子
　ア）骨折部の固定性（剪断力は不利）
　イ）整復状態
　ウ）固定方法
　エ）手術の巧緻
　オ）感染の有無

▶ 全身的因子
① 年齢
② 栄養状態
③ 併存疾患（基礎疾患）

6 治療

骨折治療の原則は，整復 reduction→固定 fixation, immobilization→リハビリテーション rehabilitation である．治療法は大別して保存的治療と手術的治療（観血的治療）とがある．

■ 保存的治療

皮膚を切開しない治療法で，徒手的整復，ギプスまたはギプスシーネによる固定を行う．転位した骨折部をできるだけもとの解剖学的形状に戻す操作を整復 reduction という．筋力により骨折部は短縮しているので，局所麻酔または全身麻酔下に，骨折部に軸方向の牽引を加えるように して，短縮転位を整復するのが普通である．短縮転位とともに屈曲・側方・回旋転位も矯正する．術者の手を用いて骨折や関節の整復を行う手技を徒手整復 manual reduction という．粗暴な整復操作による二次的な血管・神経損傷を生じないように注意する．整復位を保持するために，ギプスまたはギプスシーネで固定する．指骨や趾骨の骨折では，絆創膏で固定する場合もある．

幼児・小児の大腿骨骨幹部骨折や上腕骨顆上骨折では，持続的な牽引療法で治療することもある．天然ゴム製で一面に綿織物をくっつけた細長いバンド（トラックバンド）を，下腿や前腕の皮膚に弾性包帯でしばりつける．バンドの末梢部に取り付けた牽引金具を，紐につけた錘の重量で牽引する．持続的な牽引により骨折部の整復と整復位保持を行う．このような牽引方法を介達牽引 skin traction という．

成人の大腿骨骨折，脛骨骨折で転位がある場合には，ほとんどが手術適応なのだが，すぐに内固定手術を行えない場合がある．多発外傷で全身状態の改善を待ってから手術を行いたい場合，全身状態は問題ないが骨折部周囲の軟部組織・皮膚の状態が悪く，その部位を切開すると軟部組織に問題が生じるような場合，麻酔科医の都合がつかない場合などがすぐに手術を行えない理由である．このような状況下では，本来は後述する創外固定法で待機するのがよいのだが，施設や医師の技量の問題などで創外固定ができないこともある．このようなときには，受傷から最終的な手術までの期間を牽引で待機しなければならない．大人の大腿骨骨折や脛骨骨折に対しては，介達牽引では牽引力が足りないので，骨に刺入した鋼線を牽引する方法を用いる．これを直達牽引 skeletal traction という．

■ 観血的治療

骨折部を直視下に整復する場合と，X線透視下に整復する場合とがある．骨折部の固定は，皮膚を切開してプレートや髄内釘などの材料を体内に入れて骨折部を固定する内固定法と，骨

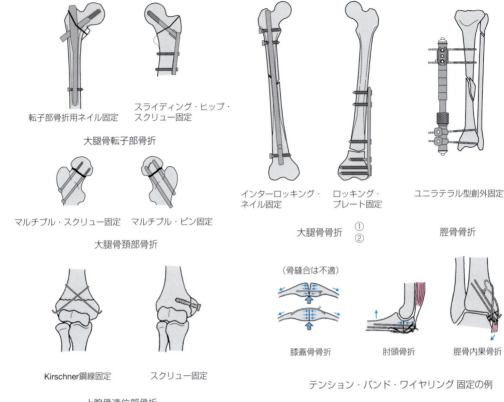

図 12-6　骨折に対する各種固定法と固定材料の例

内に刺入したピンやワイヤーを体外で連結する創外固定法とがある（図12-6）.

開放骨折，徒手整復を行っても許容できない転位が残る骨折，整復できても整復位の保持ができない骨折が，観血的治療の絶対適応である．より確実に骨癒合を得たい場合，できるだけ早期の社会復帰を目指したい場合，高齢者で早期離床が望まれる場合などが観血的治療の相対適応である．開放骨折では，骨髄炎を予防するために洗浄とデブリドマンを緊急に行わないといけないので必然的に観血的治療の適応となる．許容できない転位の程度は骨折の部位により異なるが，関節内骨折では可能な限りの解剖学的整復が望ましい．

▶ 内固定法
　① 髄内釘固定法
　② プレート固定法
　③ テンション・バンド・ワイヤリング法
　④ スクリュー，鋼線固定法
などがある．

髄内釘固定法は，長管骨の骨幹部骨折に対して第1選択となることが多い．近位および遠位骨片と髄内釘を横止めスクリューで固定して，骨折部の短縮・回旋・屈曲転位を防止する．骨折部を展開せずにX線透視下に整復して，髄内釘を挿入するのが基本であるが，整復が難しい場合には観血的に整復して，髄内釘を挿入することもある．長管骨の中心に髄内釘が位置するので，固定力が強い．

プレート固定法は，関節内骨折や関節近傍の骨折に対して第1選択となることが多い．骨幹部や骨幹端部の粉砕骨折に対して，骨折部を展開して直視下には整復するのではなく，X線透視下にアライメントのみを戻して，小切開でプ

レート固定を行う最小侵襲骨接合術 minimally invasive plate osteosynthesis（MIPO）が行われるようになった．粉砕骨折で骨折部を大きく展開すると，骨折部の血行が悪くなり骨癒合しにくくなる．これを克服するための手術方法である．皮膚や軟部組織が薄い脛骨骨折にMIPO法はよい適応がある．

▶ 創外固定法

① Hoffman型創外固定器
② 単支柱型創外固定器
③ リング型創外固定器
④ ハイブリッド型創外固定器

などがある．

骨折治療において創外固定法が果たす役割は以下の3つである．

① 一時的な骨折固定法 temporary fixation としての役割
② 最終的な骨折固定法 definitive fixation としての役割
③ 組織延長法による骨再建法としての役割

である．

創外固定は，一時的な骨折固定法として用いる場合が圧倒的に多く，これには2つの状況がある．1つ目は，damage control orthopedics（DCO）として骨盤・四肢骨折に対する固定である．多発外傷などで患者の全身状態が悪く，救命を優先せざるを得ない状況のときに仮固定として用いる場合である．この状況では，できるだけ短時間に骨折部を固定することが大切である．短縮は可能な限り戻すが，屈曲・回旋転位は時間がかかるようなら無理して戻さずに手術を早く終える．2つ目は，内固定を行って最終固定としたいのだが，受傷時の軟部組織損傷の程度が強いために，受傷からすぐにプレートや髄内釘固定を行うと感染や皮膚壊死を生じるリスクが高いと予想される場合である．後日，創外固定法から内固定法へ変更することを前提とした治療である．創外固定ピンから感染が波及しないように，できるだけプレートや髄内釘に干渉しない位置にハーフピンを刺入して創外固定器を設置する．

■ 難治性骨折の治療

① 開放骨折
② 関節内骨折
③ 粉砕骨折
④ 人工関節周囲骨折
⑤ 骨折関連の合併症を生じた骨折

は治療が困難な難治性骨折である．

開放骨折は，皮膚のバリアが破綻しているために感染リスクが高い．軟部損傷の程度によりGustilo type Ⅰからtype ⅢCに分類されている（表12-4）．初期治療としては創部のブラッシングbrushing・洗浄 irrigation・デブリドマン debridement が重要である．

表12-4　開放骨折に対するGustilo分類

type Ⅰ	・開放創が1cm以下 ・汚染がなく，筋挫傷は軽度 ・横骨折や短斜骨折が多い
type Ⅱ	・開放創は1cm以上 ・広範な軟部組織損傷や弁状創を伴わない ・横骨折，短斜骨折が多く，粉砕骨折はあっても軽度
type Ⅲ	・開放創の大きさは無関係 ・皮膚，筋肉，神経，血管を含めた広範な軟部組織損傷
ⅢA	・露出した骨を軟部組織と皮膚で被覆できる ・骨膜の剥離はあってもごく軽度
ⅢB	・骨膜の剥離を伴う軟部組織の広範な損傷 ・露出した骨を被覆するために皮弁形成術などを要する ・著しい汚染を伴う開放骨折
ⅢC	・修復を要する動脈（終末動脈）の損傷を伴う開放骨折

デブリドマンとは，壊死組織や挫滅組織を外科的に切除していく処置である．開放創内に付着した細菌が増殖し，感染が成立するまでに6〜8時間が必要といわれている．したがって，受傷から6〜8時間以内にデブリドマンを行うことが感染を防止する点からは重要で，この時間のことを開放骨折治療のゴールデンタイムと呼ばれていた．最近では，ゴールデンタイムにこだわる必要はないと考えられるようになったが，受傷からできるだけ早期にデブリドマンを行うにこしたことはない．

Gustilo typeⅢAまでの骨折で十分にデブリドマンができた場合には，即時的な内固定を行ってもよいことになっている．Gustilo typeⅢA以下の骨折でも軟部組織の状態がよくない場合や，Gustilo typeⅢB，ⅢCの開放骨折では，即時的な内固定は行わずに，前述したように一時的な創外固定法後の二期的な内固定法を選択するほうが安全である．Gustilo typeⅢBやⅢCの骨折では，損傷した軟部組織を再建するために，局所皮弁 local flap や遊離皮弁 free flap が必要になる．

関節の適合性 joint congruency が失われると，続発性の変形性関節症となり機能障害は著しくなる．したがって，関節面を含む骨折は，より正確な解剖学的整復が必要となる．また，術後は早期からの可動域訓練が必須である．どの程度までの関節内転位が許容できるのかは，関節の部位や患者の年齢により異なる．

長管骨骨幹部粉砕骨折の場合，粉砕した骨片を正確に整復しようと軟部組織から剥離しすぎると，各々の骨片の生物活性（＝血行）が損なわれてしまう．このような治療を行うと，単純X線像ではうまく治療できているようにみえても，骨癒合が遷延したり癒合不全になったりする．長管骨骨幹部粉砕骨折に対しては，閉鎖式髄内釘固定法やMIPO法などにより，アライメントと骨長を保つことを優先し，粉砕骨片を無理に整復しない治療法がよいと考えられるようになった．しかし，骨片間の間隙が大きすぎると骨癒合は遷延することもあり，最適な治療法は個々の骨折型により異なる．

人工関節手術の増加に伴い，人工関節手術後にインプラント周囲で骨折 peri prosthetic fracture を生じる例が近年増加してきている．対象患者が高齢であることが多く，脆弱な骨の固定の問題に加えて，人工関節を避けてプレート固定をしなければならないので，治療はきわめて難しい．

骨折関連の合併症は，次項で述べるように種々のものがある．程度のひどいものは，専門施設で治療を受けないと，機能障害が著しく大きくなる．

7 骨折治療の合併症

■ 変形癒合 malunion

骨折の転位を残したまま骨癒合が完了した状態である．小児の上腕骨顆上骨折後の内反肘変形や，上腕骨外顆骨折後の外反肘変形が有名である．

変形癒合した骨は，Wolffの法則による骨折部周囲の骨再造形 remodeling により，自己矯正されるが大人では大きな期待はできない．小児の場合，骨再造形が旺盛なことに加えて，変形治癒により成長軟骨が受ける力学的負荷が変化することで，成長に伴って変形が自己矯正される範囲が大きい（Hueter-Volkmann の法則）．

機能的あるいは美容的に許容できない変形が残った場合には，矯正骨切り術やイリザロフ法による治療を行う．

■ 過剰仮骨形成 callus luxuriance

骨折治癒過程において過剰に仮骨が生じた状態をいう．粉砕骨折や広範囲に骨膜が剥離された場合，あるいは固定力不足の場合によくみられる．

■ 骨化性筋炎 myositis ossificans

受傷時の軟部組織損傷の程度がひどかったものや局所の出血が著しかったもので，関節近傍に異所性骨化が生じて著明な関節可動域制限を呈する状態．術後のリハビリで粗暴な他動的関節可動訓練を行った場合にも発生するので注意する．

■ 遷延治癒 delayed union と偽関節 non-union, pseudoarthrosis

　骨折治癒機転が遅れた状態で，一般的に骨癒合に必要とする期間以上が経過しても骨癒合していない状態を遷延治癒という．骨折部位や骨折型，受傷時の軟部組織損傷の程度によって治癒期間が異なるので，受傷から何ヵ月が経過したから遷延治癒というように定義するのは難しい．米国の食品医薬品局（FDA）が骨癒合促進装置を認可するときに使用した遷延治癒の定義は，「発生から少なくとも9ヵ月以上が経過しても骨癒合せず，X線写真で3ヵ月以上骨癒合の進行を認めない状態」である．遷延治癒の段階では，固定を続ける，しっかりと固定をやり直す，低出力超音波刺激装置を使用するなどの処置を行えば，骨癒合する可能性が高い．

　骨折部に骨癒合機序が完全に消失した状態を偽関節という．臨床的に無痛性の異常可動性が証明され，組織学的に主骨片間の間隙が線維性瘢痕組織で埋まり，結合組織性の関節包様組織で包まれ，滑液様組織が存在し，あたかも新しい関節構造を呈した状態が狭義の偽関節 pseudoarthrosis である．単純X線像では，骨髄開口部は閉鎖し，骨硬化像を呈するのが典型的な偽関節である．しかし，プレートや髄内釘などで固定されている場合には，これらの固定材料を抜去しなければ異常可動性は証明できない．ある一定期間を経過してもX線像やCT像などで骨癒合していないと診断できる場合には，広義の偽関節と考えてよい．臨床的に遭遇する偽関節の大半はこのような広義の偽関節である．偽関節の状態になると，なんらかの手術的治療を行わないと骨癒合しない．骨髄腔の開窓，強固な内固定への変更あるいは自家海綿骨移植などが必要になることが多い．

■ 骨髄炎 osteomyelitis と感染性偽関節 infected nonunion

　骨折部に感染が生じると難治性となる．骨表面や骨髄内に感染が波及すると外傷後の骨髄炎 osteomyelitis を発症する．骨折後に骨髄炎を発症すると，骨癒合は確実に遷延するので，結果として感染性偽関節 infected nonunion の状態となる．治療はきわめて難治である．感染巣の広範囲デブリドマン radical debridement と，抗菌薬の局所および全身投与，さらにデブリドマンでできた骨欠損の再建を行う．5cm以上の大きな骨欠損が残った場合には，イリザロフ法を用いた骨移動術 bone transport，マイクロ・サージェリーの技術を用いた血管柄付き骨移植術 vascularized bone graft，骨セメント留置後の自家海綿骨移植術 induced membrane technique などの特殊な方法を用いて再建する必要がある．

■ 複合性局所疼痛症候群タイプⅠ（CRPS typeⅠ）

　骨折などの外傷後に自発痛，運動痛，浮腫とともに急速に著明な骨萎縮をきたす場合があり，反射性交感神経性ジストロフィー reflex sympathetic dystrophy（RSD）と以前は呼ばれていた．さらに，RSDという呼称が提案されるよりずっと以前に，ドイツ人医師 Sudeck が足部外傷後や手術後にRSDと同様の症状を報告している．外傷後に生じる骨萎縮を Sudeck 骨萎縮と呼ぶ．病態は RSD と同様である．

　1994年国際疼痛学会（IASP）はRSDを複合性局所疼痛症候群タイプⅠ complex regional pain syndrome typeⅠ（CRPS typeⅠ）とした．持続する疼痛，痛覚過敏，浮腫，皮膚血流の変化，発汗異常のすべてを満たす状態である．

■ 無腐性骨壊死 avascular necrosis

　栄養血管の損傷または血行遮断により骨に壊死を生じた状態をいう．解剖学的に血流条件の不利な部位に発生することが多い．大腿骨頸部骨折後の大腿骨頭壊死や，手の舟状骨骨折後，足の距骨骨折後などに骨壊死を生じやすい．欧米では osteonecrosis という用語が現在はより一般的である．

■ 外傷後関節症 post-traumatic osteoarthritis

　関節内骨折で解剖学的整復が得られなかった場合，関節内骨片に骨壊死が生じた場合，変形

治癒でアライメント不良を残した場合などで，続発性（二次性）変形性関節症に移行することがある．関節症の発症が危惧される場合には，各種骨切り術の適応となる．関節症が発症した場合には，各種骨切り術，関節固定術，あるいは人工関節手術の適応となる．

脱臼 総論 　必修

☑ 重要事項

分　　類 » 先天性脱臼
　　　　　　後天性脱臼：外傷性脱臼，病的脱臼，習慣性脱臼，随意性脱臼
定　　義 » 捻挫・靱帯損傷：一時的に関節面の解剖学的位置関係が非生理的になり，再びもとの位置に戻った状態
　　　　　　脱　　臼：関節面相互の解剖学的位置関係を失い，関節の一方が逸脱したもの
　　　　　　　　好発部位（肩関節，肘関節，肩鎖関節，指関節）
症　　状 » 疼痛，関節機能障害，関節窩の空虚と骨頭の異常位触知，異常肢位とばね様固定
診　　断 » 病歴，特有な臨床症状，X線写真（脱臼骨折の場合もある）
　　　　　　肩関節後方脱臼は見逃されることがあり注意
治　　療 » 整　　復：徒手整復，観血的整復（整復障害因子）
　　　　　　固　　定：3～4週間

1 脱臼の分類と定義

■ 脱臼の分類

① 先天性脱臼 congenital dislocation
② 後天性脱臼 acquired disolocation
　ア）外傷性脱臼 traumatic dislocation
　イ）病的脱臼 pathological dislocation
　ウ）習慣性脱臼 recurrent dislocation
　エ）随意性脱臼 voluntary dislocation

■ 捻挫・靱帯損傷と外傷性脱臼の定義（図12-7）

外力によって，生理的範囲を超える関節運動を強制されたり，本来の関節運動方向以外の動きを強制されたりした場合に，関節包や靱帯は損傷される．

▶ 捻挫・靱帯損傷

一時的に関節面の解剖学的位置関係が非生理的になるが，再びもとの位置に戻った状態を捻挫・靱帯損傷という．古典的には，I度（軽症）［疼痛のみ］，II度（中等症）［疼痛と腫脹が著明，靱帯の部分損傷］，III度（重症）［不安定性が著明，靱帯の完全損傷］に分けられるが，診察だけでは判断できないことが多く，かなりおおざっぱな分類である．英語の sprain（日本語訳は「捻挫」）は「靱帯が損傷された状態」を意味するが，日本語では軽度の靱帯損傷のことを「捻挫」と呼ぶことが多い．

▶ 脱臼

関節面相互の解剖学的位置関係を失い，関節の一方が逸脱したものを脱臼という．好発部位は肩関節，肘関節，肩鎖関節，指関節などである．近位関節面に対して遠位関節面が前方に転位したものを前方脱臼，後方に転位したものを後方脱臼と呼ぶ．

2 症　状

▶ 疼痛

自発痛ならびに運動痛．

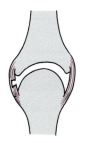 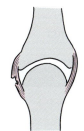 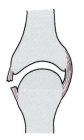 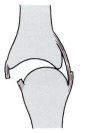 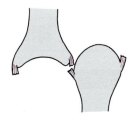

a. **関節挫傷** 直達外力により関節内に損傷を生じ，関節内血腫を生じる

b. **捻　挫** （Ⅰ度・Ⅱ度） stressにて疼痛増強 異常動揺性⊖

c. **靱帯断裂** 捻挫（Ⅲ度）関節面相互関係は適合 stressにて異常動揺性⊕

d. **亜脱臼** 相互関係は正常の適合性を失うも関節面の一部が互いに接触

e. **脱　臼** 関節面相互関係はまったく接触を失う

図12-7　各種関節損傷と脱臼

- ▶関節機能障害
- ▶関節窩の空虚と骨頭の異常位触知
- ▶異常肢位とばね様固定

　脱臼肢位は各関節それぞれの脱臼型により各々定型的な肢位をとり，これを他動的に動かすと弾性的な抵抗があり，関節脱臼が整復されないかぎり，力を緩めるとまたもとの異常肢位に戻る．この現象は外傷性脱臼に特有であり，ばね様固定という．

3　診　断

　外傷の既往，上記の特有な症状により診断は容易なことが多いが，骨折を合併することもある（脱臼骨折）のでX線検査は必須である．肩関節後方脱臼は，X線正面像だけでは見逃すことが多いので要注意である．

4　治　療

■整　復

- ▶徒手整復

　新鮮例ではできるかぎり早期に徒手整復する．各関節脱臼に合った整復法があるが，通常は長軸方向に牽引を加える整復操作を行う．適切な麻酔下に，除痛状態とし，筋を十分に弛緩させて整復する．

　①関節包裂口が狭く骨頭が嵌頓している（ボタン穴脱臼），②腱，関節包，掌側板，種子骨，骨片などが嵌頓している，③骨折を合併していて，整復力を骨頭に伝達できない，④陳旧性脱臼などは整復障害因子となる．

- ▶観血的整復

　新鮮脱臼でも上記のような整復障害因子がある例では，徒手整復できず観血的整復を要する．脱臼が整復されず放置された陳旧性脱臼では，損傷した関節包は瘢痕化，癒着を生じ，関節窩は線維性組織で埋まり，観血的整復も容易でなく，機能的予後は不良となる．

■固　定

　脱臼の整復直後から症状は消失する．整復後の関節安定性にもよるが，損傷された関節包，関節唇など関節周囲の支持組織の修復に必要な約3〜4週は固定を行うことが多い．

脊椎骨折・脱臼 spine fracture and dislocation 必修

✓ 重要事項

損傷形態と損傷高位 ≫ 上位頸椎損傷：環椎破裂骨折（Jefferson 骨折），歯突起骨折，軸椎関節突起間骨折（ハングマン骨折）
中・下位頸椎損傷：Allen 分類（compressive flexion：CF, vertical compression：VC, distractive flexion：DF, compressive extension：CE, distractive extension：DE, lateral flexion：LF）
胸椎・胸腰椎損傷：圧迫骨折，破裂骨折，シートベルト損傷，脱臼骨折

症状・診断 ≫ 脊髄症状（完全麻痺，不完全麻痺），神経根症状
高位診断
画像診断：単純 X 線，CT，MRI

治　　療 ≫ 保存治療：装具（頸椎カラー，コルセット），ハローベスト
手術治療：前方固定術，後方固定術（骨移植に加えて椎体スクリューや椎弓根スクリューなどのインストゥルメンテーションを使用）

上位頸椎損傷

上位頸椎（環椎・軸椎）の解剖学的特性から中・下位頸椎とは異なった損傷形態となる．脊髄損傷を伴った場合は，中・下位頸椎と比べてより重度な神経障害を生じ，ときに致死的となりうる（図 12-8）．

1 損傷形態

■ 環椎破裂骨折（Jefferson 骨折）

第 1 頸椎，すなわち環椎の骨折であり，頭側からの圧迫力により生じる．骨折した外側塊が外方向へ転位することにより脊柱管は拡大するため，脊髄損傷をきたすリスクは少ない（図 12-9）．

■ 歯突起骨折

第 2 頸椎，すなわち軸椎の歯突起に生じる骨折であり，屈曲，伸展，剪断などさまざまな外力により生じる．第 2 頸椎に生じる骨折としては最も多い損傷形態である（図 12-10）．本骨折の分類としては，Anderson 分類（図 12-11）が広く知られており，治療方針を考える際に有用である．

■ 軸椎関節突起間骨折（ハングマン骨折）

第 2 頸椎，すなわち軸椎の関節突起間部に生じる骨折であり，主に頸部の過伸展により生じる．第 2 頸椎の骨折として歯突起骨折に次いで多い損傷形態である．その損傷形態から外傷性軸椎すべり症ともいわれる（図 12-12）．環椎破裂骨折と同様に脊柱管は拡大する方向に転位するため脊髄損傷のリスクは少ない．本骨折の分類として，Levine-Edwards 分類（図 12-13）があり，治療方針決定に有用である．

2 症状・診断

上位頸椎においては脊柱管が比較的広いことおよび脊柱管が拡大する損傷形態が多いことより脊髄損傷をきたさず，頸部痛や頸部の運動制限など軽度の症状のみを呈することも少なくないが，脊髄損傷をきたした場合は，呼吸障害などの重篤な症状を呈し，致死的となることもある．単純 X 線撮影による診断では，頸椎 X 線側面像に加え，開口位での頸椎 X 線正面像の撮影を行う．X 線撮影では，骨の形態のみならず，出血を示唆する軟部組織陰影にも注意して診断を行う．歯突起骨折では，歯突起骨 os odontoi-

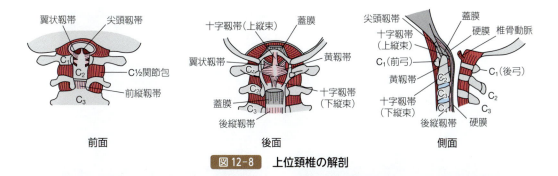

図 12-8　上位頸椎の解剖

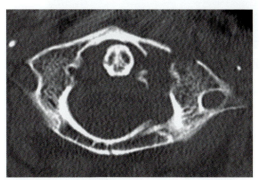

図 12-9　環椎破裂骨折（Jefferson 骨折）の CT 画像

骨折した外側塊は外方向へ転位しており脊柱管は拡大している.

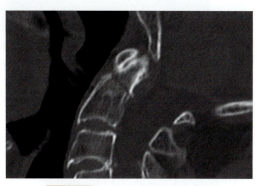

図 12-10　歯突起骨折の CT 画像

Anderson type II の歯突起骨折.

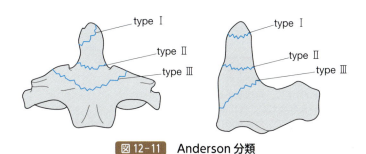

図 12-11　Anderson 分類

type I はまれな骨折型である. type II は不安定型の骨折であり, 手術療法が行われることが多い. type III は保存的治療で骨癒合が期待できる.

deum や小児例での骨端線との鑑別が重要である. X 線撮影に加え, CT 撮影を行うことにより損傷形態をより詳細に把握することが可能となる. また, MRI では脊髄損傷, 軟部組織損傷の評価が可能である. 動態撮影を含めた頸椎 X 線側面像や CT あるいは MRI において環椎歯突起間距離 atlanto-dental interval（ADI）が 3 mm 以上の場合は, 横靱帯損傷に関連した環軸椎の不安定性を示唆するため注意を要する.

3　治療

転位が軽度の場合は, 頸椎カラーやハローベストなどによる保存的治療を行うが, 転位が著しい場合は, 固定術が考慮される. 固定術では, スクリューを用いた後頭骨頸椎間固定術や C1/2 後方固定術などの後方固定術（図 12-14）が主に行われるが, 歯突起骨折では前方アプローチ

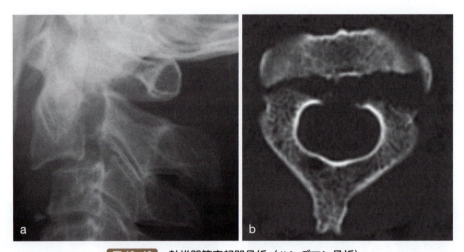

図 12-12　軸椎関節突起間骨折（ハングマン骨折）
a. 単純 X 線，b. CT
転位を伴う Levine-Edwards 分類 type II の軸椎関節突起間骨折がみられる．

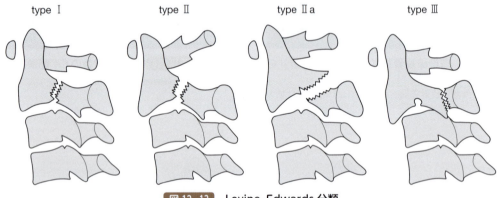

図 12-13　Levine-Edwards 分類

type I：軸椎の転位が 3 mm 以下で，角状変形はみられない．
type II：軸椎の転位が 3 mm 以上で，角状変形がみられる．
type IIa：軸椎の転位はないか軽度だが，角状変形がみられる．
type III：軸椎の転位が 3 mm 以上で，角状変形に加え，椎間関節脱臼がみられる．
type I では通常，カラー装着などによる保存治療での治癒が期待できるが，不安定型の type II，type IIa，type III では手術療法が考慮される．

による歯突起スクリュー固定も行われることがある（図 12-15）．

中・下位頚椎損傷

一般に中・下位頚椎損傷は第 3 頚椎から第 7 頚椎の損傷を意味する．受傷機転や損傷形態に基づき，初期治療を含めた適切な治療法を選択し，早期の社会復帰を目指して早期からリハビリテーションを開始することが重要である．

1 損傷形態・分類

損傷メカニズムすなわち受傷時の頚椎の肢位と外力の方向により 6 型に分類される Allen 分類（図 12-16）が広く知られている．

① compressive flexion：CF

頚椎が屈曲位の状態で圧縮力が加わることにより生じる損傷形態であり，椎体は圧潰し後方に転位する．

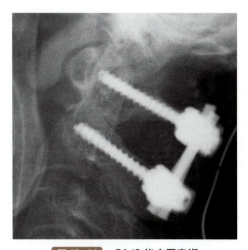

図 12-14　C1/2 後方固定術
後方より環椎外側塊と軸椎椎弓根にスクリューを挿入しロッドを連結固定する.

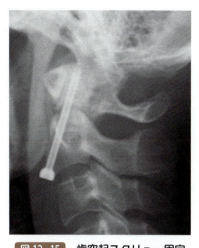

図 12-15　歯突起スクリュー固定
Anderson type Ⅱ の歯突起骨折に対する前方からの歯突起スクリュー固定.

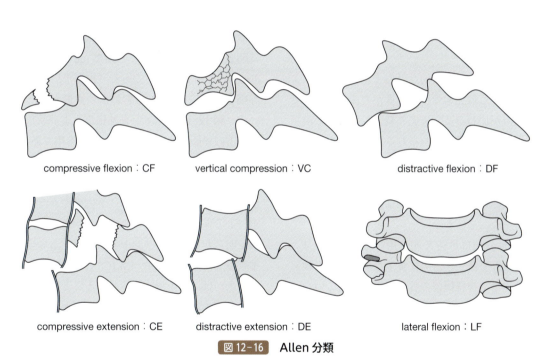

図 12-16　Allen 分類

② vertical compression：VC
　頸椎が中間位の状態で圧縮力が加わることにより生じる.

③ distractive flexion：DF
　頸椎が屈曲位の状態で前上方への外力が加わることにより生じる損傷形態であり, 椎間関節が脱臼する.

④ compressive extension：CE
　頸椎が伸展位の状態で圧縮力が加わり, 椎体は前方に転位する.

⑤ distractive extension：DE
　頸椎が伸展位の状態で後上方への外力が加わることにより生じる.

⑥ lateral flexion：LF
　頭側から非対称性の圧迫外力が加わり生じる.

表 12-5 Subaxial Cervical Spine Injury Classification and Severity (SLICS) Scale

	Points
損傷形態 (Morphology)	
No abnormality	0
Compression	1
Burst	+1=2
Distraction	3
Rotation/translation	4
椎間板靱帯複合体 (Disco-ligamentous complex：DLC)	
Intact	0
Intermediate	1
Disrupted	2
神経組織損傷 (Neurological status)	
Intact	0
Root injury	1
Complete cord injury	2
Incomplete cord injury	3
Continuous cord compression in setting of neuro deficit	+1

　上記のほか，直接的な外力または伸延力により発生する棘突起骨折や頸椎が屈曲位の状態で圧縮力が加わることにより発生し，椎体の前下方に涙滴型の骨片がみられる涙滴骨折などがある．また，主に追突事故での頸椎の過伸展とそれに続く屈曲により生じる頸椎捻挫（外傷性頸部症候群）では，損傷は軟部組織にとどまり，骨折や脱臼を伴わない．

　Allen分類は単純X線を用いた分類であり，治療方針を決定する際に重要な因子となる軟部組織損傷や神経損傷の程度が考慮されていないという問題点があった．近年は，損傷形態に加え，頸椎不安定性に関連する椎間板や靱帯などの軟部組織の損傷の程度と神経損傷の程度も考慮したSubaxial Cervical Spine Injury Classification and Severity（SLICS）Scale（表12-5）が用いられることも多い．SLICSにおける損傷形態の項では，軸圧による損傷（compression），垂直方向への伸延損傷（distraction），回旋または転位を呈する損傷（rotation/translation）の3つに分類され，distractionおよびrotation/translationでは前・後縦靱帯，黄色靱帯，棘間・棘上靱帯，椎間板といった軟部組織（椎間板靱帯複合体 disco-ligamentous complex：DLC）損傷の存在を示唆する．

2 症状・診断

　症状としては，骨折，脱臼，軟部組織損傷などによる頸部痛，特に頸部運動時の疼痛が生じうる．また，脊髄損傷をきたした場合は，損傷高位以下の麻痺が生じる可能性がある．脊髄損傷に伴う麻痺は，感覚・運動機能が完全に消失する完全麻痺から不完全麻痺までその程度はさまざまである．

　単純X線撮影による診断では，頸椎X線正面像および側面像による頸椎アライメントを評価することにより，骨折や脱臼の診断を行うが，下位頸椎では肩の陰影によりアライメントの評価がときに困難なため注意を要する．また，X線撮影では，出血を示唆する軟部組織陰影，特に咽頭後壁と椎体前縁との距離retropharyngeal distanceの確認が重要である．損傷形態のより詳細な評価には，CT撮影による診断が適している（図12-17）．また，脊髄損傷および軟部組織損傷の評価には，MRIがきわめて有用である．

3 治 療

　損傷の程度が軽度な場合（SLICSによる評価が3点以下）は，ハローベスト固定やカラー固定による保存療法が行われることがあるが，脱臼や明らかなアライメント異常を呈する場合や神経障害が重度の場合（SLICSによる評価が5点以上）は，手術療法が行われることが多い．脱臼を呈する場合，まずは初期治療として頭蓋直達牽引による整復操作が試みられる．整復が得られた後は，損傷部位を固定する必要があり，プレートを用いた前方固定術や椎弓根スクリューや外側塊スクリューなどを用いた後方固定術が行われる．椎間関節の嵌合などにより整復が得られない場合は，頭蓋直達牽引による整復は断念し，主に後方からのアプローチによる椎間関節の直視下の整復と後方固定術が行われる．

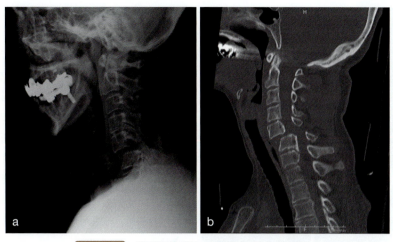

図 12-17 椎間関節脱臼（distractive flexion）
両側椎間関節脱臼により著しい転位を生じた Allen 分類 distractive flexion 型の頚椎損傷．
a. 単純 X 線，b. CT

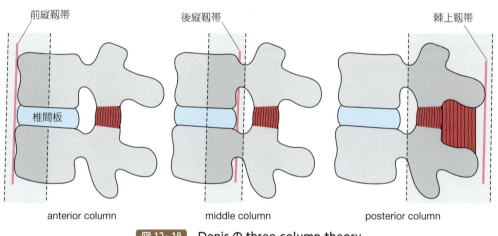

図 12-18 Denis の three column theory

胸椎・胸腰椎損傷

　胸椎・胸腰椎損傷では，屈曲，伸展，圧縮，回旋などの外力が加わりさまざまな損傷形態を呈する．胸椎は，第 1 胸椎から第 12 胸椎までの 12 椎で構成されるが，上・中位胸椎（第 1 胸椎から第 10 胸椎）は肋骨，胸骨とともに胸郭を形成していることから脊椎のなかでは力学的に最も安定した部位であり，脊椎損傷をきたす場合は，高エネルギー外傷により生じることが多い．対照的に，肋骨が胸骨と連結せず胸郭を形成しない下位胸椎（第 11，12 胸椎）と上位腰椎（第 1，2 腰椎）から構成される胸腰椎移行部は，応力が集中しやすく脊椎損傷をきたしやすい．

1 損傷形態・分類

　Denis は胸腰椎の構成部分を，椎体前方部分（anterior column），椎体後方部分（middle column），後方部分（posterior column）の 3 つに分け，middle column を含む 2 column 以上の損傷をきたしている胸腰椎損傷を不安定性損傷とする three column theory を提唱した（図 12-18）．胸腰椎損傷は，圧迫骨折，破裂骨折，シートベルト損傷，脱臼骨折の 4 つの損傷形態に分類される．

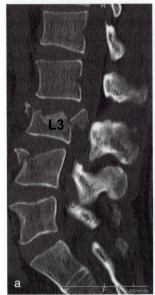

図 12-19 第 3 腰椎破裂骨折の CT 画像
a. 矢状断, b. 軸位断

第 3 腰椎では, anterior column と middle column が損傷され, 脊柱管内に椎体後縁の骨片が突出している (破裂骨折). 第 4 腰椎は anterior column のみが損傷され, 圧迫骨折に分類される.

■ 圧迫骨折 compression fracture

胸椎から腰椎のいずれの部分にも生じうる損傷形態である. 屈曲力による anterior column のみの損傷であり, middle column の損傷がない点で破裂骨折と区別される. middle column の損傷がないため, 脊柱管内の神経組織の損傷は原則として生じない.

■ 破裂骨折 burst fracture

主に軸圧により anterior column と middle column が損傷され, 脊柱管内に骨片が突出することにより神経障害を呈する可能性がある (図 12-19). Denis は, 破裂骨折をさらに A から E の 5 型に分類している (図 12-20).

■ シートベルト損傷 seat belt injury

過屈曲力に続いて後方部分に伸延力が加わることにより主に middle column と posterior column が損傷される. anterior column は部分的に損傷されることもあるが, 同部位がヒンジとなって, middle column および posterior column の損傷が生じる. Denis は, シートベルト損傷を 1 レベル損傷と 2 レベル損傷に分け, さらに 1 レベル損傷を骨性部分のみの損傷である Chance 骨折と椎間板から後方の靱帯部分を通る損傷の 2 つに, 2 レベル損傷を後方の棘間靱帯に隣接するレベルの椎体の損傷を伴うものと椎間板の損傷を伴うものの 2 つに分類した (図 12-21).

■ 脱臼骨折 fracture dislocation

屈曲力, 伸展力, 回旋力, 剪断力が加わり 3 つの column がすべて損傷され脱臼が生じる. 脱臼骨折は, 受傷機転によりさらに 3 つに分類される.

① 屈曲回旋型脱臼骨折 flexion-rotation type fracture dislocation

屈曲力に回旋力が加わり, middle column と posterior column が完全に破綻し脱臼する. anterior column, middle column では, 椎体または椎間板での損傷をきたす. 脱臼骨折のなかで最も発生頻度が高い (図 12-22).

② 屈曲伸延型脱臼骨折 flexion-distraction type fracture dislocation

シートベルト損傷と同様に, 屈曲力により anterior column がヒンジとなって後方部分の伸延力が作用し middle column と posterior column が損傷されるが, シートベルト損傷と異なり, 線維輪が断裂し椎体の脱臼が生じる (図 12-23).

③ 剪断型脱臼骨折 shear type fracture dislocation

剪断力により前縦靱帯を含めた 3 つの column すべてが破綻する. 後方から前方への剪断力によるものと前方から後方への剪断力によるものの 2 型に分類される. 硬膜の断裂を伴うことも多く, 完全麻痺を呈する可能性が高い損傷形態である (図 12-24).

また, McCormack, Gaines らは, 椎体破壊の程度を矢状面での破壊の程度, 横断面での破壊の程度および矢状面での変形の程度をそれぞれ点数化し, 手術療法における前方支柱再建の必要性を判断できる load sharing classification (LSC) を提唱しており, 6 点以下では後方から

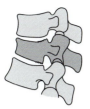
type A：軸圧のみによる椎体上下方の終板の損傷

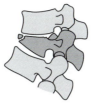
type B：軸圧に屈曲力が加わることにより生じる椎体上方の終板のみの損傷

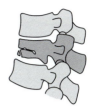
type C：type B 同様に軸圧に屈曲力が加わることにより生じる椎体下方の終板のみの損傷

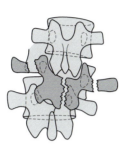
type D：軸圧に回旋力が作用することにより生じる椎体および椎弓の損傷

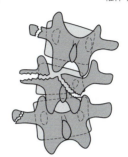
type E：軸圧に側屈力が作用することにより生じる損傷

図 12-20 破裂骨折の分類（Denis）

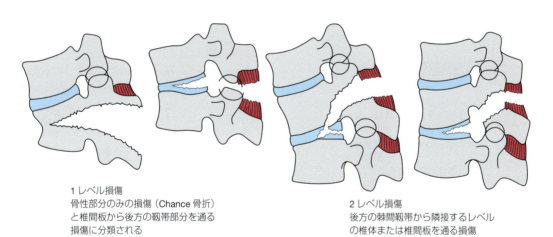

1 レベル損傷
骨性部分のみの損傷（Chance 骨折）と椎間板から後方の靱帯部分を通る損傷に分類される

2 レベル損傷
後方の棘間靱帯から隣接するレベルの椎体または椎間板を通る損傷

図 12-21 シートベルト損傷（Denis）

の脊椎固定術単独でよいが，7 点以上では前方支柱再建が推奨されている（**図 12-25**）．

さらに近年は，損傷形態に加え，後方靱帯複合体 posterior ligamentous complex（PLC）の損傷程度と神経の損傷程度も考慮した Thoracolumbar Injury Classification and Severity（TLICS）Scale（**表 12-6**）を用いて明確かつ簡便に治療方針を決定することができるようになった．TLICS における損傷形態の項では，圧迫骨折（compression），破裂骨折（burst），転位または回旋損傷（rotation/translation），伸延損傷（distraction）に分類される．

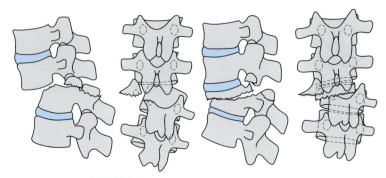

図 12-22　屈曲回旋型脱臼骨折（Denis）
屈曲力と回旋力が加わり，middle column と posterior column が完全に破綻する．anterior column，middle column では，椎体または椎間板が損傷する．

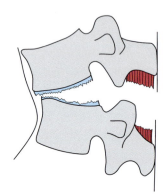

図 12-23　屈曲伸延型脱臼骨折（Denis）
シートベルト損傷と同様に後方部分の伸延力により middle column と posterior column が損傷されるが，シートベルト損傷と異なり，椎体の脱臼も生じる．

2　症状・診断

　症状としては，腰背部痛や神経根症状としての体幹の帯状痛，下肢痛などの疼痛が生じうる．
　上・中位の胸椎損傷では，脊髄損傷をしばしば合併するが，胸髄の脆弱性・易損性も関係し完全麻痺となることが多い．胸腰椎移行部の損傷では，同部位に脊髄と馬尾神経が併存するというその解剖学的特性から，脊髄症状，脊髄円錐部症状，馬尾・神経根症状あるいはそれらが混在した症状など多彩な臨床像を呈する．中・下位腰椎の損傷では，上・中位胸椎とは対照的に，神経症状がみられないか軽微であることも多い．
　画像診断では，単純 X 線撮影が行われることが多いが，上位胸椎損傷の診断は困難であり，損傷形態を詳細に把握するためにも CT や MRI による診断が望ましい．また，高エネルギー外傷による場合は，肋骨骨折，血胸，気胸，肺挫傷，骨盤骨折などを合併している可能性があり CT による全身の検査を考慮する．

3　治　療

　Denis の three column theory にて 1 つの column のみの損傷（圧迫骨折など）であれば保存療法の適応となるが，2 つ以上の column が損傷された場合は手術療法が考慮される．また，TLICS による評価では，3 点以下であれば保存療法，5 点以上であれば手術療法を選択する．保存療法では，ギプス固定やコルセット装着による外固定を行う．手術療法としては前方手術と後方手術とがあり，損傷形態と損傷程度などにより手術法を選択する．破裂骨折例で，脊柱管内に突出した骨片を除去する必要がある場合や椎体の圧潰が重度な場合には前方除圧固定術の適応があり，middle column と posterior column の損傷が主であるシートベルト損傷や後方の椎間関節の脱臼を整復する必要がある脱臼骨折に対しては，後方固定術の適応がある．また，損傷の程度により前後合併手術が行われることもある．固定術では，骨移植に加えて椎体スクリューや椎弓根スクリューなどのインストゥルメンテー

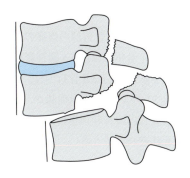
後方から前方への剪断力によるもの（PA shear）

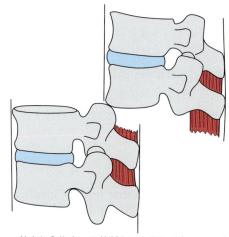
前方から後方への剪断力によるもの（AP shear）

図12-24　剪断型脱臼骨折（Denis）

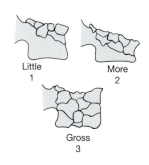

a. comminution
CT再構築矢状画像にて粉枠部分が30％以下をLittleとして1点、30～60％をMoreとして2点、60％以上をGrossとして3点とする

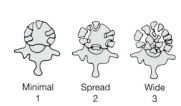

b. apposition
CT axial像における骨片の広がりの程度が、0～1 mmの転位をMinimalとして1点、2 mm以上の転位が椎体の50％以下をSpreadとして2点、2 mm以上の転位が50％以上である場合をWideとして3点とする

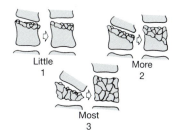

c. deformity
X線側面画像で後弯変形の矯正が3°以下の場合をLittleとして1点、4～9°でMoreとして2点、10°以上の矯正が得られる場合をMostとして3点とする

図12-25　load sharing classification

(McCormack T, et al：Spine 19：1741-1744, 1994)

ションによる内固定が行われる（図12-26）．また，骨粗鬆症により骨の脆弱性が懸念される例においては高分子ポリエチレンテープの併用なども考慮される．

仙椎損傷

骨盤輪の後方部分に位置する仙骨は比較的安定しており，仙椎損傷をきたす外傷は高エネルギー外傷であることが多い．

1 損傷形態・分類

Denisによる分類が広く知られている．Denis分類では，仙椎を仙骨孔より外側，仙骨孔部，仙骨孔より内側の3つのzoneに分け，外側よりzone Ⅰ，zone Ⅱ，zone Ⅲとした（図12-27）．

① zone Ⅰ（仙骨翼部骨折）

外側からの圧迫力により生じる仙骨翼部の縦骨折である．垂直方向へ転位した場合は，第5腰神経損傷を合併することがある．仙骨骨折のなかで最も発生頻度が多い．

② zone Ⅱ（仙骨孔部骨折）

仙骨孔部に生じる縦骨折であり，仙骨孔を通る仙骨神経損傷を合併することがある．

③ zone Ⅲ（仙骨管中心部骨折）

仙骨管（脊柱管）部に生じる横骨折または縦骨折であり，半数以上に神経損傷を合併する．

2 症状・診断

症状としては，骨折部の疼痛のほか，Denis 分類の zone Ⅰ骨折では，第5腰神経損傷による L5 神経根症状が，zone Ⅱ骨折では，仙骨神経損傷による S1 以下の神経根症状が，zone Ⅲ骨折では，仙骨管内の神経損傷に伴う膀胱直腸障害などがそれぞれ生じうる．

表 12-6　Thoracolumbar Injury Classification and Severity (TLICS) Scale

損傷形態（Mechanism）	Points
Compression	1
Burst	2
Translation/rotation	3
Distraction	4
神経学的損傷度（Neurologic status）	
Intact	0
Nerve root injury	2
Spinal cord/conus medullaris injury	
Complete	2
Incomplete	3
Cauda equina	3
後方靱帯複合体 (Posterior ligamentous complex：PLC)	
Intact	0
Intermediate	2
Disruptured	3

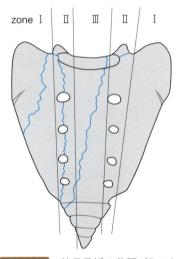

図 12-27　仙骨骨折の分類（Denis）

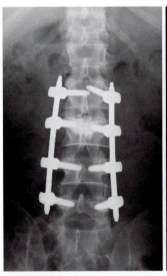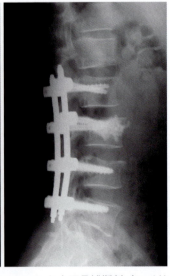

図 12-26　インストゥルメンテーションと人工骨補塡剤（ハイドロキシアパタイト）を用いた後方固定術

椎弓根スクリューとロッドを用いた L2 から L5 までの後方固定術．損傷椎体（L3）にはハイドロキシアパタイトを充塡している．

仙椎骨折の診断は単純X線撮影のみでは困難なことがあり，他部位の骨盤輪骨折を合併することも少なくないためCTによる診断が望ましい．

3 治療

保存療法の適応となることが多いが，不安定型の骨盤輪骨折に伴う仙椎骨折に対しては手術療法としての内固定が考慮される．症例により創外固定を行うこともある．神経障害を呈した症例に対しては，神経根に対する除圧術や除圧固定術を行うこともある．

脊椎骨折・脱臼のリハビリテーション

脊椎損傷，特に神経障害を呈した脊椎損傷においては，早期の社会復帰を目指しての早期からのリハビリテーションが不可欠である．受傷後早期には，関節可動域訓練や筋力強化訓練など損傷部位に影響のないリハビリテーションが行われる．手術療法により損傷部位を安定化させた後には，坐位保持訓練，起立訓練，歩行訓練，プッシュアップなどの訓練を開始する．

脊髄損傷 spinal cord injury 必修

✓ 重要事項

発生原因・疫学 » 交通事故，高所からの転落，スポーツ事故，転倒
　　　　　　　70〜80歳代に多い
　　　　　　　骨傷のない頚髄損傷が増加している
症　　　状 » 完全麻痺，不完全麻痺，脊髄ショック
診　　　断 » 高位診断
　　　　　　画像診断：単純X線，CT，MRI
評　価　法 » Frankel分類，ASIA impairment score，ASIA scoring system，Barthel index
合　併　症 » 循環器症状，呼吸器症状，排尿障害，褥瘡
治　　　療 » 保存治療：ステロイドの静脈内投与（メチルプレドニゾロン急性期短期大量療法，
　　　　　　　NASCIS protocol），外固定（頚椎カラー，コルセットなど）
　　　　　手術治療：脊椎固定術（前方固定術，後方固定術）
リハビリテーション » ADLの評価（Barthel index，FIM）
　　　　　　　　　坐位保持訓練，起立訓練，歩行訓練，プッシュアップ（理学療法，作業療法）

1 発生原因・疫学

自動車，バイクなどの交通事故，高所からの転落，スノーボード，スキーなどのスポーツ事故，飲酒に関連した転倒などにより発生する．以前は，プールでの飛び込み事故による頚髄損傷も多かったが，小中学校への啓蒙活動により激減した．発生数では，以前は50歳代以降と20歳代の二峰性のパターンを示していたが，近年は70〜80歳代の一峰性のピークを示しており，退行性変化や後縦靱帯骨化に関連して発生する骨傷のない頚髄損傷例が増加している．

2 分類

損傷椎体高位による分類では，頚髄損傷（C1-C7），胸髄損傷（T1-T10），腰髄・馬尾併存損傷（T11-L1），馬尾神経損傷（L2以下）の4つに分類される．また，横断面の損傷部位による分類では，横断型脊髄損傷，中心性脊髄損傷，脊髄半側損傷，前部脊髄損傷，後部脊髄損傷の

5つの脊髄損傷と神経根損傷に分類される．

■ 横断型脊髄損傷 transverse cord lesion
脊髄が横断的に損傷された場合，完全損傷では，損傷された髄節以下の完全運動・感覚麻痺，膀胱直腸障害が生じる．

■ 中心性脊髄損傷 central cord lesion
脊髄の中心に位置する灰白質を中心とした損傷である．頚髄の過伸展損傷により生じることが多く，運動・感覚障害は下肢に比べて上肢で顕著である．四肢の障害は徐々に回復することが多いが，上肢の障害は残存することがある．

■ 脊髄半側損傷 hemicord lesion
脊髄の半側のみが損傷された場合，損傷側の運動障害と深部感覚障害（位置覚，振動覚），反対側の表在感覚障害（温痛覚障害）が生じる．Brown-Séquard（ブラウン・セカール）症候群ともいわれる．

■ 前部脊髄損傷 anterior cord lesion
脊髄の前方部分のみの損傷であり，錐体路，灰白質の損傷による運動障害と外側脊髄視床路の損傷による表在感覚障害が生じる．

■ 後部脊髄損傷 posterior cord injury
後索のみの損傷であり，深部感覚障害が生じる．

■ 神経根損傷 root lesion
損傷された神経根の支配領域の感覚障害，運動障害，疼痛を生じる．

3 診 断

■ 脊髄ショック
脊髄に損傷が生じると，損傷高位以下のすべての反射が消失するが，これを脊髄ショックという．脊髄ショックは，受傷後，数時間から48時間程度まで持続し，この時期に完全麻痺か不完全麻痺なのかを診断することは困難である．脊髄ショックを離脱し，球海綿体反射（図12-28），肛門反射，深部腱反射などの反射が確認できるようになった時点で，運動・感覚機能が消失している場合に完全麻痺と診断する．また，ある高位以下の運動・感覚機能が一見すべて消失しているような場合でも，仙髄領域の機能す

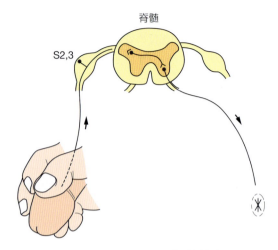

亀頭を刺激すると肛門括約筋が収縮する

図12-28 球海綿体反射

なわち肛門周囲の感覚や肛門収縮などが確認されることがあり，これをsacral sparing（仙髄領域回避）という．sacral sparingは不完全麻痺であることを意味し，予後良好な徴候である．

■ 高位診断
触覚，痛覚の検査，徒手筋力検査manual muscle testing（MMT）により損傷高位診断を行う．頚髄損傷により四肢の感覚・運動機能の障害をきたした場合，四肢麻痺quadriplegiaといい，上肢の機能障害はなく，体幹，両下肢の感覚・運動機能障害をきたした場合，対麻痺paraplegiaという．高位診断に際しては，脊椎高位と脊髄高位が解剖学的に必ずしも一致しないことに留意する（図12-29）．なお，神経学的な損傷高位は，損傷された脊髄高位ではなく，神経機能が完全に残存している最も下位の髄節で表現することになっている．神経学的損傷高位が下位になるほど，残存機能が増える．以下に各神経学的損傷高位での残存機能などを示す．

C3髄節：四肢麻痺と横隔膜の麻痺による重度の呼吸障害がみられ，人工呼吸器管理が必要．

C4髄節：横隔膜は機能するが肋間筋や腹筋の麻痺による呼吸障害がみられる．

C5髄節：三角筋，上腕二頭筋の機能が残存し肩関節の屈曲・伸展・外転，肘関節の屈曲が可能．

■ 画像診断

単純X線により脊椎損傷の有無を確認するが，下位頸椎や上位胸椎などでは損傷部位の描出が困難なことが多い．また，骨折や脱臼を伴わない非骨傷性頸髄損傷や脱臼した椎間関節が自然に整復されている脊椎損傷などでは単純X線による診断は困難なことも多く注意を要する．単純X線による診断が困難な部位での脊椎損傷の診断や損傷形態の把握のためにはCTが有用である．単純X線またはCTにより脊椎損傷の診断は可能であっても脊髄の損傷状態の把握は困難であり，脊髄損傷の診断においてはMRIが不可欠である（図12-30）．脊髄損傷例では，受傷後数時間から48時間以内にMRI T2強調像にて脊髄内の浮腫を反映する高信号領域が出現することが多く，この高信号領域は経過とともに縮小し最終的には損傷部位に限局する．急性期のMRI T2強調像での高信号領域の中に出血を反映する低信号領域が認められることがあり，神経学的な予後不良因子といわれている．

■ 脊髄損傷の評価法

脊髄の損傷および障害の程度を評価する方法としてFrankel分類が広く知られている（表12-7）．Frankel分類では，運動機能と感覚機能の程度から脊髄損傷をA：complete（完全運動感覚麻痺），B：sensory only（運動感覚麻痺で感覚はある程度保たれる），C：motor useless（運動機能は保たれるが実用的ではない），D：motor useful（実用的な運動機能が保たれる），E：recovery（正常）の5つに分類した．また，sacral sparingのないものを完全麻痺とし，さらに運動機能の評価を徒手筋力テストmanual muscle testing（MMT）により行うことで受傷直後から損傷程度の評価が可能なASIA（American Spinal Injury Association）impairment scale（表12-8）もよく用いられる．さらにASIA scoring systemでは，四肢のkey muscle 10筋（C5-T1の5髄節およびL2-S1の5髄節の10髄節に対応するkey muscle）による運動機能スコアとkey sensory point 28領域による感覚機能スコアを算出し，

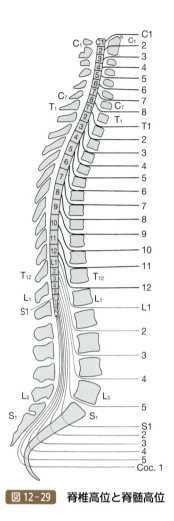

図 12-29 脊椎高位と脊髄高位

C6髄節：手関節伸筋群の機能が残存し手関節の背屈が可能．

C7髄節：上腕三頭筋，手関節屈筋群，指伸筋群の機能が残存し肘関節伸展，手関節背屈，MP関節伸展が可能．

C8/T1髄節：指屈筋群，手内在筋の機能が残存し指の屈曲，指の巧緻運動が可能．

T4髄節：乳頭以下の感覚障害．

T10髄節：臍部以下の感覚障害．肋間筋の機能が残存する．

T12髄節：会陰部以下の感覚障害．腹筋群と胸椎部の背筋群の機能が残存し骨盤の挙上が可能．呼吸障害はみられない．

L3/4髄節：大腿四頭筋の機能が残存し膝関節の伸展が可能．

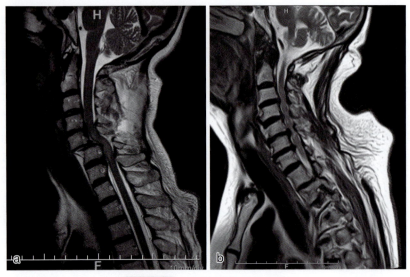

図12-30 頸髄損傷のMRI画像
a. 椎間関節脱臼に伴う頸髄損傷（T2強調像）．椎間関節脱臼に伴い頸髄の圧迫がみられ，脊髄内の高信号領域が確認される．
b. 非骨傷性頸髄損傷（T2強調像）．頸椎の骨折や脱臼はみられないが，退行性変化に関連して頸髄損傷が生じ脊髄内に高信号領域が確認される．

表12-7 Frankel分類

A：Complete
　障害レベル以下の運動・感覚完全麻痺
B：Sensory only
　障害レベル以下の運動完全麻痺
　感覚のみ部分的に残存
C：Motor Useless
　障害レベル以下の運動が部分的に残存するが，実用的ではない
D：Motor Useful
　障害レベル以下の運動機能残存が実用的であり，下肢運動機能残存により多くは歩行が可能
E：Recovery
　神経症状のないもの．ただし，運動・感覚障害はないが，反射異常はあってもよい

表12-8 ASIA impairment scale

A：完全麻痺
　S4/5領域に感覚・運動機能が残存していない
B：不全麻痺
　損傷レベル以下の運動機能はないが，S4/5領域で感覚が残存
C：不全麻痺
　損傷レベル以下の運動機能が残存しており，半分以上のkey muscleの筋力が3未満
D：不全麻痺
　損傷レベル以下の運動麻痺が残存しており，半数以上のkey muscleの筋力が3以上
E：正常
　運動・感覚ともに正常

障害の程度を評価する．その他，ADL障害の評価法としてBarthel index（表12-9）や機能的自立度評価法 functional independent measure（FIM）（表12-10）などが用いられる．

■ 合併症
① 呼吸器症状
C4髄節以上の損傷では，横隔膜の機能が障害され重度の呼吸障害をきたし，人工呼吸器管理が必要となる．また，C5以下の損傷であっても，呼吸運動筋である肋間筋や腹筋が障害されれば呼吸障害をきたす．また，頸髄損傷および第4胸髄より頭側の胸髄損傷では，副交感神経が優位な状態となるため気道内分泌が亢進し無気肺や肺炎といった呼吸器合併症をきたしやすい．

② 循環器症状
第4胸髄より頭側の脊髄損傷では，脊髄ショックにより交感神経が遮断され，副交感神

経が有意な状態となるため，徐脈や血圧低下などの循環器症状が起こりやすい．

③ その他

交感神経遮断，仙髄部副交感神経遮断などによる麻痺性イレウスが生じることがあり，また，消化性潰瘍の発生にも注意を要する．排尿障害をきたし，膀胱カテーテル留置や間欠導尿，膀胱瘻などによる管理が必要となることがある．また，感覚障害のため褥瘡をきたしやすい．

4 治療

脊椎損傷に対しては，損傷の程度により頸椎カラーやコルセットなどによる外固定または脊椎固定術（前方固定術，後方固定術）などの手術を行う．損傷脊髄に対しては，ステロイドの静脈内投与（メチルプレドニゾロン急性期短期大量療法，NASCIS protocol）が考慮される．また，脊椎脊髄に対する治療のみならず，合併する呼吸器症状，循環器症状などに対する治療も重要である．リハビリテーションは，早期の社会復帰を目指して受傷後早期から開始する．神経学的損傷高位や損傷の程度，ADLの評価（Barthel index，FIM）を行いつつ，坐位保持訓練，起立訓練，歩行訓練，プッシュアップの訓練などを行う．

表12-9 Barthel index

	介助	自立
1. 食事をすること（食物を刻んであげるとき＝介助）	5	10
2. 車椅子・ベッド間の移乗を行うこと（ベッド起き上がりを含む）	5〜10	15
3. 洗面・整容を行うこと（洗顔，髪のくし入れ，ひげ剃り，歯磨き）	0	5
4. トイレへ出入りすること（衣服の着脱，拭く，水を流す）	5	10
5. 自分で入浴すること	0	5
6. 平坦地を歩くこと（あるいは歩行不能であれば，車椅子を駆動する）	10	15
＊歩行不能の場合にはこちらの点数	0＊	5＊
7. 階段を昇降すること	5	10
8. 更衣（靴紐の結び，ファスナー操作を含む）	5	10
9. 便禁制	5	10
10. 尿禁制	5	10

（100点満点）

表12-10 機能的自立度評価法 functional independent measure（FIM）

大項目	中項目	小項目	点数	介助者	手助け	手助けの程度
運動項目（13〜91点）	セルフケア（6〜42点）	食事（1〜7点） 整容（1〜7点） 清拭（1〜7点） 更衣（上半身）（1〜7点） 更衣（下半身）（1〜7点） トイレ（1〜7点）	7点	不要	不要	自立
			6点	不要	不要	時間がかかる．装具や自助具が必要．投薬している．安全性の配慮が必要．
	排泄（2〜14点）	排尿コントロール（1〜7点） 排便コントロール（1〜7点）	5点	必要	不要	監視・準備（装具，自助具の装着）・指示・促しが必要．
	移乗（3〜21点）	ベッド，椅子，車椅子（1〜7点） トイレ（1〜7点） 浴槽・シャワー（1〜7点）				
	移動（2〜14点）	歩行・車椅子（1〜7点） 階段（1〜7点）	4点	必要	必要	75％以上自分で行う．
認知項目（5〜35点）	コミュニケーション（2〜14点）	理解（聴覚・視覚）（1〜7点） 表出（音声・非音声）（1〜7点）	3点	必要	必要	50％以上自分で行う．
	社会認識（3〜21点）	社会交流（1〜7点） 問題解決（1〜7点） 記憶（1〜7点）	2点	必要	必要	25％以上自分で行う．
	合計（18〜126点）		1点	必要	必要	25％未満しか自分で行えない．

肩関節（亜）脱臼 dislocation and subluxation of the shoulder 必修

1 肩関節の関節安定機構

肩関節の特徴は，骨性の安定性に乏しく，その安定性の多くを軟部組織に依存していることである（図12-31a）．上腕骨頭の大きなボールと肩甲骨関節窩の小さな受け皿からなる球関節であるが，同じ球関節である股関節と比べて関節窩は浅く狭いためゴルフのティーの上に載ったゴルフボールに例えられる．

静的安定機構として，その関節窩の周囲を縁取るように線維軟骨からなる関節唇が付着し関節窩の浅さを補いバンパー効果を出すとともに吸盤の機能をはたす（図12-32）．関節窩と上腕骨頭を関節包が連結するが，この関節包の前方には上関節上腕靱帯 superior glenohumeral ligament（SGHL），中関節上腕靱帯 middle glenohumeral ligament（MGHL），下方に下関節上腕靱帯 inferior glenohumeral ligament（IGHL）が内蔵されている（図12-32）．しかしこれらの靱帯は，ほかの関節の靱帯と違って中間位では弛緩していて制動力を持たず，骨頭が一定以上偏位したり回旋や外転したときに緊張して靱帯としての機能を発揮する．関節包で密閉された関節内は陰圧になっていて，これが骨頭を関節窩に密着させる．

動的安定機構として，上腕骨頭を前方・上方・後方から回旋筋腱板が付着し，適度な筋収縮により関節窩に抱きかかえ動的に安定化している．そして，土台となる関節窩を有する肩甲骨は体幹を連結する筋群により胸郭上を動き，小さな関節窩で骨頭を下支えするように位置を変える（図12-31a）．

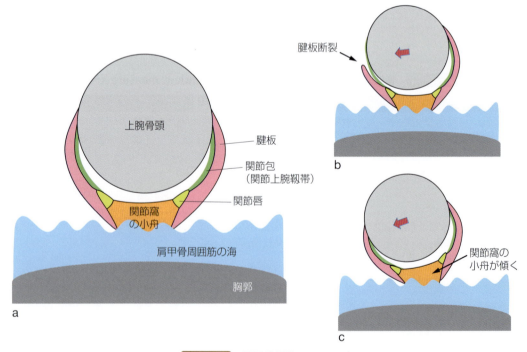

図12-31 肩関節構造のイメージ
a．胸郭の地盤の上に肩甲骨周囲筋の海があり，その海の上に肩甲骨関節窩の小舟が浮かび，小舟を関節唇が縁取り，小舟の上に大きな上腕骨頭が乗り，その骨頭を関節包（関節上腕靱帯）と腱板が包み込んでいる．
b．腱板断裂を生じたり，c．肩甲骨周囲筋の機能低下により関節窩の小舟が傾くと骨頭が不安定になる．

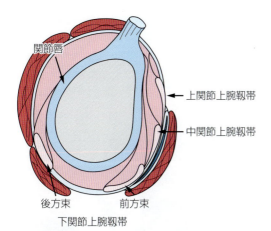

図 12-32 肩関節の静的安定機構（右肩）
主要な静的安定機構として関節唇や関節上腕靱帯があるが，このうち前方安定機構として，下関節上腕靱帯の前方束が重要である．

静的安定機構である関節唇や関節包が損傷したり，動的安定機構である腱板機能が腱板断裂や麻痺により障害されると肩甲上腕関節は不安定となる．また，肩甲骨周囲筋の機能障害により関節窩が傾くと肩甲上腕関節も不安定となる（図 12-31b，c）．

2 肩関節（亜）脱臼の分類

肩関節は上記のような骨性安定性の乏しさから，指関節に次いで（亜）脱臼しやすい関節であり，大関節のなかでは最も（亜）脱臼しやすい．（亜）脱臼の分類には要因と方向による分類がある．

要因の違いでは，外傷性，非外傷性，随意性がある．外傷性（亜）脱臼は外傷によって下関節上腕靱帯関節唇複合体IGHLLCまたは腱板が限度を超えて伸長され破綻して生じる．非外傷性（亜）脱臼は生来の関節弛緩性や肩甲骨運動機能異常を基盤にオーバーユースやごく軽微な外的ストレスが加わり発症するが，そのほとんどが位置性の後下方（亜）脱臼である．随意性（亜）脱臼は生来の関節弛緩性に加え，動的安定機構である腱板筋を随意的に脱力でき，肩甲骨を随意的に（亜）脱臼しやすい位置をとり，さらに（亜）脱臼作動筋（多くは大胸筋，広背筋）

を随意的に収縮させることにより生じる．

（亜）脱臼方向は，前方，後方，上方，下方がある．その90％以上が前方である．前方はIGH-LLCの破綻，後方は関節包の弛緩・関節窩の形成不全・肩甲骨機能異常，上方は腱板広範囲断裂，下方は関節包の弛緩・三角筋機能不全（腋窩神経麻痺）・関節内圧の陰圧の消失（関節水腫・血腫）が主因となり生じる．

前方（亜）脱臼

1 病態

転倒・転落などの外傷の際に外転外旋や水平伸展を強制されて，IGHLLCの前方部分の破綻が起き発症する（図 12-33）．元々の関節弛緩性に投球動作など比較的軽微なストレスによりIGHL 機能の低下が加わり発症する場合や，てんかんの大発作の自家筋力で発症する場合もある．IGHLLC 前方破綻の病態としては，関節窩側の損傷であるBankart 損傷，実質部損傷（伸長・断裂），骨頭側の損傷であるIGHL 関節窩側剝離（humeral avulsion of the glenohumeral ligament）損傷があり，これらの複合タイプもあるが，最も多いのはBankart 損傷である（図 12-34）．20代まではBankart 損傷が主体であるが，中年以降はIGHL 実質部損傷の頻度が増す．脱臼は脱臼時の骨頭の位置によって烏口下脱臼，鎖骨下脱臼，腋窩脱臼（垂直脱臼）に分けられるが，ほとんどは烏口下脱臼である．

2 症状・診断

過去の（亜）脱臼歴と受傷機転を聴取する．

脱臼では外観上，肩関節外側の丸みはなくなり平坦化して肩峰外側縁が突出する（図 12-35）．烏口下脱臼では触診で脱臼した骨頭を烏口突起下に触れる．脱臼では肩関節の自動運動は不能で他動運動に対して抵抗があり，ばね様固定状態となる．単純X線像にて前下方に脱臼した骨頭を確認する（図 12-33a）．3D-CT にて脱臼した骨頭（図 12-33c）や関節窩前縁の骨片（骨性 Bankart 損傷）（図 12-36），骨頭後上方の

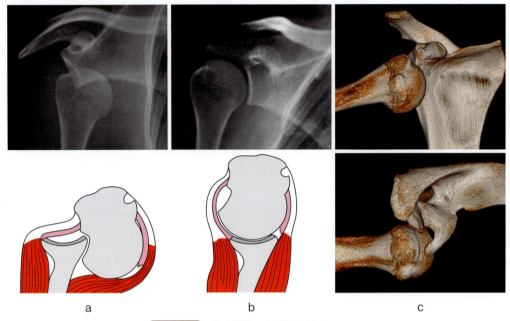

図12-33 前方脱臼の画像所見とシェーマ
a. 前方脱臼時の単純X線像とシェーマ．骨頭が関節窩の前下方に位置している．
b. 整復後の単純X線像とシェーマ．脱臼整復後もBankart損傷とHill-Sachs損傷が遺残する．
c. 前方脱臼時の3D-CT像．骨頭と関節窩の位置関係が明瞭に描出される．

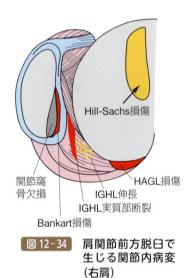

図12-34 肩関節前方脱臼で生じる関節内病変（右肩）

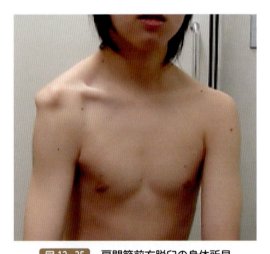

図12-35 肩関節前方脱臼の身体所見
外観上，肩関節外側の丸みはなくなり，平坦化して肩峰外側縁が突出する．

Hill-Sachs損傷（図12-37）を確認する．
　亜脱臼では，受診時には整復位にあるため外観上は正常であるが，自動・他動運動制限は疼痛や不安感の程度によりさまざまである．外転外旋位で骨頭を前方に押し出すと不安感や疼痛を生じるanterior apprehension signが陽性となる（図12-38）．単純X線像上の位置関係は正常であるが，骨性Bankart損傷やHill-Sachs損傷を確認することがある．MRIやMRIアルトログラフィーにてIGHLLC損傷であるBankart損傷，

B 骨折・脱臼 347

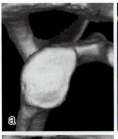
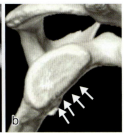
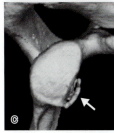

図 12-36 3D-CT による関節窩形態の評価
a. ほぼ正常な関節窩
b. 関節窩前縁の骨欠損
c. 骨性 Bankart 損傷

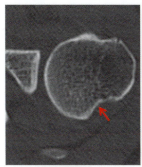
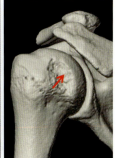

図 12-37 CT および 3D-CT による Hill-Sachs 損傷の評価
骨頭の後上方部に骨陥凹を認める.

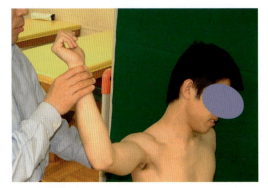

図 12-38 anterior apprehension test
外転外旋位で骨頭を前方に押し出して，不安感が誘発されるか確認する.

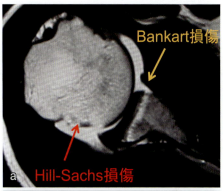
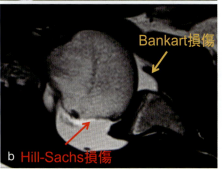

図 12-39 肩関節前方脱臼例の MRI アルトログラフィー
T2 強調像. 液体が Bankart 損傷部や Hill-Sachs 損傷部に入り込み明瞭となる.
a. 下垂位　横断像
b. 外転外旋位　横断像

HAGL 損傷などを，合併損傷である SLAP 損傷，腱板損傷，Hill-Sachs 損傷などを認める（図 12-39）.

3 治療

　脱臼は早急に徒手整復する．徒手整復法には，古典的には Hippocrates 法，Kocher 法があるが，現在は整復時の二次損傷が少ない牽引挙上法，Milch 法，Stimson 法が主流である（図 12-40）．無麻酔が基本であるが，そのためには患者をリラックスさせ筋緊張を減らすことが重要である．無麻酔での整復が困難な場合には静脈麻酔下に実施する．静脈麻酔下でも整復不能な長期経過例や，大結節合併例では観血的整復が必

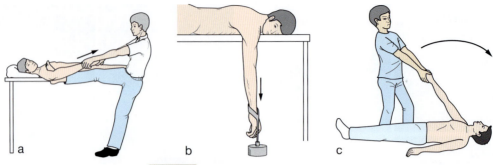

図 12-40　肩関節前方脱臼の徒手整復法
a. Hippocrates 法：患者を仰臥位とし，下肢を伸ばして足底を患者の腋窩に当てる．両手で患者の手関節部を握って遠位方向に強く牽引すると，術者の足がてこの支点となって整復される．
b. Stimson 法：高めの台に患者を腹臥位で寝かせ，脱臼した上肢を台の外に垂らす．8 kg 前後の重錘を吊り下げて力を抜かせ，10〜15 分そのままにしておくと自然に整復される．整復されないときは他動的に患者の腕を内・外旋させる．
c. 牽引挙上法（ゼロポジション法）：患者を床上に寝かせて，術者は患肢の手首を握って患肢に長軸方向の牽引を加えつつ，患者の足下から半円を描くように頭側にゆっくりと移動する．明らかな整復感がないことが特徴である．

要となる．徒手整復後に腋窩神経麻痺や上肢の神経・血管損傷のチェックを行う．整復後の外固定は，従来3〜4週の内旋位固定が行われてきたが，明らかな再発予防効果がないことが判明し，現在は疼痛・不安がなくなるまでの1〜2週の三角巾固定が一般的である．近年，初回（亜）脱臼で整復後のMRIにてBankart損傷が確認された場合，外旋位固定を行うと再発率が約半分になると報告されている．患者の若干の忍耐力が必要な固定法であるため，患者の理解を十分得られた場合に実施する．コンタクト・コリジョンアスリートや自衛官など再発リスクが高い例や，高所作業者や水中・水上作業者など再発が一命にかかわる例では，初回脱臼後に手術療法を選択する場合もある．

4 合併症

骨折：大結節骨折，小結節，烏口突起骨折を合併することがあり，骨片の転位が大きい場合には観血的整復と内固定が必要となる．
上方関節唇損傷：しばしば脱臼時の上腕二頭筋長頭腱の牽引力により剥離損傷を生じることがあり，剥離範囲が広い場合や関節唇のバケツ柄損傷の場合，それ自体でも疼痛や引っ掛かりを生じるため鏡視下手術が必要になる．
腱板断裂：中年以降では脱臼時に退行変性した腱板が断裂して疼痛や不安定性の要因となり，鏡視下修復術が必要となる．
腋窩神経損傷：受傷時の牽引ストレスや転位した骨頭の圧迫により神経麻痺を生じることがあり整復後に下方亜脱臼（drooping shoulder）が遺残するが，多くは自然回復する．
腋窩動脈損傷：脱臼骨折例でまれに合併する．
反復性前方（亜）脱臼：外傷性初回前方（亜）脱臼後に，（亜）脱臼をくり返すようになる病態であるが，反復性になる確率は初回（亜）脱臼発生の年齢により違いがあり，20代までだと80％程度であるが，30代以上では40％以下となる．詳細は後述する．

後方（亜）脱臼

1 病　態

転倒・転落時に肩関節内旋・外転位，肘伸展位で手をついたり，直達外力で前方から骨頭を後方へ押し込まれて生じる．前方（亜）脱臼に比べてきわめてまれである．

2 症状・診断

脱臼の場合は外観上，肩関節の前方と側方が

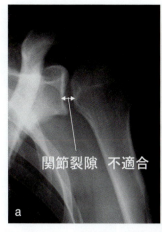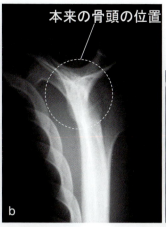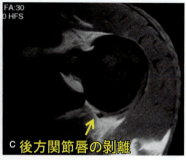

図 12-41 肩関節後方脱臼の画像所見
a. 単純 X 線 正面像：上腕骨頭の転位は不明瞭だが，内旋位をとり（light bulb sign），関節のわずかな不適合性を認める．
b. 単純 X 線 Y 像：後方に転位した上腕骨頭が確認される．
c. MRI T2強調 横断像：後方脱臼した上腕骨頭と後方関節唇の剥離損傷を認める．

平坦化し烏口突起が突出する．下垂内旋位でバネ様に固定され，自動運動・他動運動ともに不能である．単純 X 線前後像では，前方脱臼と違い骨頭の転位が不明瞭で見逃される例も少なくなく，Y 撮影の確認が必要である（図 12-41a, b）．確定診断のためには MRI や CT が有用である（図 12-41c）．

亜脱臼の場合は外観上は正常であり，自動・他動運動制限は疼痛や不安感の程度によりさまざまである．屈曲位で骨頭を後方に押し込むと不安感や疼痛を生じる posterior jerk test が陽性となる（図 12-42）．単純 X 線像は正常である．MRI にて reverse Bankart 損傷，reverse Hill-Sachs 損傷などを認める．

3 治療

脱臼は早急に牽引挙上法で徒手整復する．受傷後は肩関節外旋位固定を3～4週行う．受傷後1週以上経過すると徒手整復困難となり，観血的整復が必要となる．

反復性前方（亜）脱臼

1 病態

IGHLLC 損傷の治癒不全を主因として，前方（亜）脱臼をくり返すようになる病態である．初回（亜）脱臼時の年齢が20代までの場合は再発率が高く，約80％が反復性（亜）脱臼を生じるといわれている．その主病態は Bankart 損傷が大部分を占めるが IGHL 実質部損傷，HAGL 損傷も原因となる．（亜）脱臼をくり返すうちに IGHL が伸長されるとともに関節窩骨欠損や Hill-Sachs 損傷が増大してより脱臼しやすくなる．高齢者では腱板断裂が易（亜）脱臼性の主要因のひとつとなる．

2 症状・診断

MRI アルトログラフィーにより IGHL 損傷形態（Bankart 損傷，IGHL 実質部損傷，HAGL 損傷），SLAP 損傷，腱板断裂を確認する（図 12-39）．3D-CT にて関節窩骨欠損の程度，骨性 Bankart 損傷の骨片の大きさや位置（図 12-36），Hill-Sachs 損傷の大きさ，深さ（図 12-37）を把握する．

3 治療

保存療法としては，腱板筋や肩甲骨周囲筋機能訓練，スポーツや作業労働時の脱臼防止装具の装着などがあるが，確実な脱臼・亜脱臼の防止は困難である．

IGHLLC の解剖学的破綻が原因である本症に

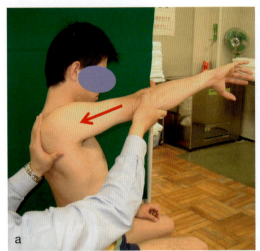

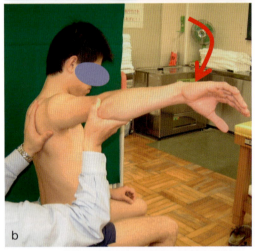

図 12-42　posterior jerk test
a. 屈曲 100° 位で内旋位をとり，軸方向に後方へ押し込むと上腕骨頭が後下方へ亜脱臼し不安感や疼痛を訴える．
b. 水平内回しすると，上腕骨頭が亜脱臼位からクリックとともに整復される．

おいて，（亜）脱臼を根本的に防ぐためには手術療法が必要である．しかし，手術療法は侵襲的で，術後数ヵ月間ある程度の局所安静が必要な治療であるため，全例に適応するのは非現実的である．高所や水中・水上での作業労働やス

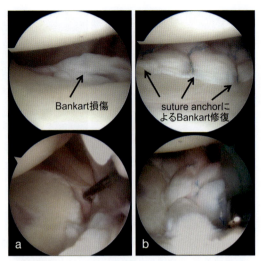

図 12-43　鏡視下 Bankart 修復術の鏡視像
　　　　　（上段：後方鏡視，下段：前上方鏡視）
a. 修復前：前方関節唇の剥離損傷である Bankart 損傷を認める．
b. 修復後：スーチャーアンカーを用いた Bankart 修復術を施行．

ポーツを実施する例，就寝中や日常生活動作で脱臼・亜脱臼を生じたり不安感が強い例，スポーツ選手で脱臼不安感や疼痛のためにパフォーマンスが十分発揮できない例のうち，十分な後療法も含む安静期間を確保できる例などが主な手術適応である．手術方法は，関節窩骨欠損が大きくない場合には鏡視下 Bankart 損傷（図 12-43），HAGL 損傷，IGHL 実質部損傷の修復を行う．腱板断裂や SLAP 損傷を合併する例では同時に修復する．関節窩骨欠損が大きい場合やコリジョン・コンタクトアスリートにおいては関節窩骨欠損の大きさにかかわらずに直視下または鏡視下に烏口突起移動術（Bristow 法，Latarjet 法）が行われる．補強のための合併処置として鏡視下 Remplissage や鏡視下腱板疎部縫縮を実施することもある．

上腕骨骨折 fracture of the humerus 必修

1 定義, 概念

上腕骨は近位端, 骨幹部, 遠位端の3つの部分に分けられる. 近位端は大胸筋の上腕骨付着部より近位, 遠位端は肘頭窩近位部より遠位, 骨幹部はその間となる. 骨幹部はさらに, 近位1/3, 中央1/3, 遠位1/3に分ける.

上腕骨近位端骨折
fracture of the proximal humerus

1 原因

高齢者では骨粗鬆症を基盤として, 転倒して手や肘をついて介達外力で生じる. 若年者ではスポーツ外傷や交通外傷など高エネルギー外傷による直達・介達外力が原因となる.

2 病態・分類

上腕骨近位端を骨頭, 大結節, 小結節, 骨幹部の4つのセグメントに分けて骨折型を分類するNeer分類が一般的に用いられている (図12-44). セグメント間に1cm以上の転位または45°以上の角状変形がある場合に転位したパートがあると判定し, それ以下はすべて転位のない骨膜連続性が保たれた1パート骨折とし, 転位のある場合に2パート, 3パート, 4パート骨折に分類する. 2パート骨折は解剖頸骨折・外科頸骨折・大結節骨折・小結節骨折の4型があり, 3パート骨折は骨頭&大結節・小結節・骨幹部, 骨頭&小結節・大結節・骨幹部の2型, 4パート骨折は4つのセグメントがすべて転位したB型と骨頭が外反嵌入したA型の2型に分ける. さらに脱臼骨折と関節面骨折が加わる.

3 症状・診断

受傷直後から肩関節の疼痛と運動制限を生じる. 脱臼骨折では転位した骨頭骨片により腋窩神経, 腋窩動脈, 腋窩静脈の損傷を合併することがある. 単純X線像で解剖頸骨折, 外科頸骨折, 大結節の診断は可能だが, 小結節骨折や3パート骨折, 4パート骨折の各骨片の位置関係

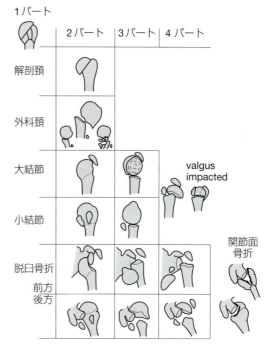

図12-44 改訂Neer分類 (2002)
従来のNeer分類 (1970) に4パート外反嵌入骨折 valgus impacted fracture を加えたもの.
(Neer CS : J Shoulder and Elbow Surg 11 : 389-400, 2002より)

の把握には3D-CTが必須である. 血管損傷が疑われる場合には血管造影CTで精査する.

4 治療

骨折型によって治療方針が異なる. 1パート骨折は三角巾かスリング固定を2〜3週程度とし, 拘縮予防のため早期から振り子運動を開始する. 2パート骨折のうち, 解剖頸骨折はスクリュー固定, 外科頸骨折は小児では経皮ピンニングで, 成人では横止め髄内釘 (図12-45a), 大結節骨折や小結節骨折はスクリュー固定かスーチャーアンカーを用いたブリッジング修復 (図12-45b) で内固定する. 3パート骨折と4パート骨折では, 横止め髄内釘やロッキングプレート (図12-45c) に縫合糸やスーチャーアンカーによる大結節・小結節骨片の縫着を加えて

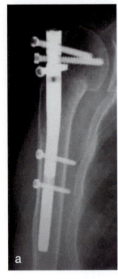
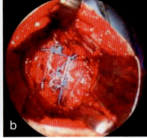
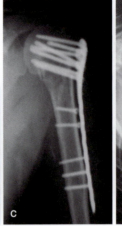
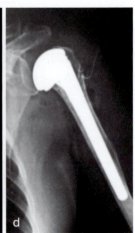

図 12-45 骨折型による治療法
a. 横止め髄内釘後の単純 X 線正面像
b. スーチャーアンカーによるブリッジング修復固定
c. ロッキングプレート固定術後の単純 X 線正面像
d. 人工骨頭置換術後の単純 X 線正面像

内固定する．脱臼骨折や高齢者の 3 パート・4 パート骨折では人工骨頭置換術（図 12-45d）が適応されるが，従来法の成績が不良なため，最初からリバース型人工肩関節置換術が適応されるようになっている．

上腕骨骨幹部骨折
fracture of the humeral shafty

1 原因

原因として直達外力と介達外力がある．直達外力によるものは交通事故やスポーツ外傷などがあり，骨折型は横骨折か粉砕骨折となり，開放性骨折となることもある．介達外力によるものは投球骨折や腕相撲骨折などの回旋力により生じ螺旋骨折となる．

2 病態・分類

骨折線が大胸筋付着部と三角筋付着部の間の場合には，近位骨片は大胸筋・広背筋などの内転・内旋筋により内側へ，遠位骨片は外側へ転位する．三角筋付着部より遠位の場合には，近位骨片は三角筋により外転し，遠位骨片は近位に転位する（図 12-46）．

分類は AO/ASIF の上腕骨骨幹部骨折の分類

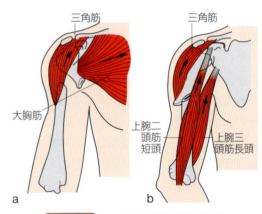

図 12-46 上腕骨骨幹部骨折の転位
a. 骨折が大胸筋付着部と三角筋付着部の間の場合：近位骨片は大胸筋・広背筋などの内転・内旋筋により内側へ，遠位骨片は外側へ転位する．
b. 骨折が三角筋付着部より遠位の場合：近位骨片は三角筋により外転し，遠位骨片は近位に転位する．
(冨士川恭輔編：上腕骨骨幹部骨折．骨折・脱臼　改訂4 版，p.401，南山堂，2018)

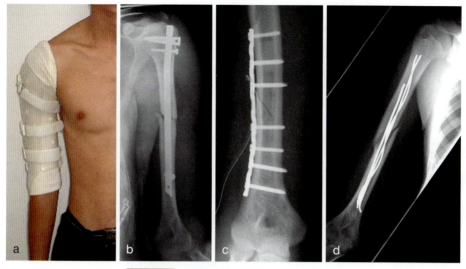

図 12-47　上腕骨骨幹部骨折に対する治療
a. functional brace
b. 順行性横止め髄内釘固定
c. 観血的整復およびプレート固定
d. 逆行性集束釘固定

を用いるのが一般的である．骨折形態により大分類としてA：単純骨折，B：楔状骨折，C：複雑（粉砕）骨折，細分類として1：螺旋骨折，2：斜骨折（30°以上），3：横骨折（30°以下）に分けられる．骨折部位により1：近位1/3，2：中央1/3，3：遠位1/3に分けられる．

3 症状・診断

上腕部の腫脹・疼痛・変形は明らかである．単純X線と3D-CTにより骨折型と転位の程度を把握する．単純X線像は髄内釘適応時の長さや太さの決定のために上腕骨全長の正面・側面像を両側で撮影する．合併症として中央1/3と遠位1/3の外側凸骨折では橈骨神経麻痺に注意する．

4 治療

螺旋骨折，斜骨折のように接触面積の広い場合は保存療法のよい適応で，functional brace（図12-47a）やU字型副木を用いる．

手術適応は，病的骨折，多発骨折で早期に体位変換が必要な場合，両側上腕骨骨折，前腕骨折合併（浮遊肘 floating elbow），開放性骨折，神経・血管損傷の合併などである．手術法は直視下にプレート固定する方法と閉鎖的に髄内釘固定する方法に分けられる．近位1/3～中央1/3は横止め髄内釘（図12-47b），遠位1/3はプレート固定（図12-47c）がよい適応である．投球骨折は成長期に生じることが多く，近位骨端線損傷を避けるため逆行性の集束釘固定が用いられる（図12-47d）．

神経麻痺の大部分が橈骨神経麻痺であるが，そのほとんどが一過性神経伝導障害 neurapraxiaか軸索断裂 axonotmesisであり，数ヵ月で自然回復する．回復が乏しい場合は神経剝離または神経移植が適応される．

上腕骨遠位端骨折
fracture of the distal humerus

この骨折については肘関節部骨折の項で述べる．

肘関節部骨折 fracture of the elbow 必修

上腕骨遠位部骨折
fracture of the distal humerus

1 成人の上腕骨遠位部骨折

1 原因・病態
青壮年では高エネルギー外傷にて関節面の粉砕骨折を生じ，骨粗鬆症を有する高齢者では軽微な外傷で通顆骨折を生じることが多い．この部位の骨折は骨折部の接触面積が少なく，回旋を主体とした転位を生じやすい．

2 症状・診断・分類
肘関節部の疼痛・腫脹・運動制限を生じ，単純X線像にて診断は可能である．軽微な骨折の診断や粉砕骨折の骨片の位置関係の把握のためには3D-CTが有用である．分類にはAO分類を用いることが一般的である．

前腕コンパートメント症候群であるVolkmann拘縮の発生にも留意すべき骨折である．

3 治療
この部位の骨折は，保存療法では整復位の保持が困難で偽関節になりやすく，長期間外固定すると関節拘縮を生じる可能性が高くなるため，手術療法の適応である．骨折型によりロッキングプレート（図12-48），スクリュー，引き寄せ鋼線締結法が選択される．

2 小児の上腕骨遠位部骨折

小児骨折のなかで最も頻度の高い部位である．しかも自家矯正はあまり期待できないため解剖学的整復が求められる．単純X線の読影上，骨化核の出現時期を念頭に置き，骨化が未完成で骨端線や骨化していない骨端の存在にも留意する必要がある．代表的な骨折は，上腕骨顆上骨折，外側顆骨折，内側上顆骨折である．

上腕骨顆上骨折

1 概要・原因
小児で最も頻度の高い骨折であり，5〜10歳に好発する．転倒や遊具からの転落がほとんどである．肘伸展位で手をついて受傷することが多いため伸展型骨折が多い．肘屈曲位で肘頭部を強打すると屈曲型骨折となる．

2 症状・診断・分類
小児が転倒・転落して強い肘痛を訴えている場合にまず疑う骨折である．肘関節の自動運動は不能で，他動痛や腫脹も著明である．骨折の転位が大きいと上腕動脈の損傷・圧迫による循環障害を生じたり，正中・橈骨神経障害を合併する可能性も高いことが，この骨折の特徴でもある．明らかな骨折線がみられない場合でも，脂肪体徴候 displaced fat pad sign を認めたら，亀裂骨折が存在するものとして対処する．分類にはWilkinsの分類や阿部の分類がある．阿部の分類は，Ⅰ型：転位がほとんどみられないもの，Ⅱ型：矢状面での転位が主なもの，Ⅲ型：正面・側面で中等度の転位があるが骨片間に接触があるもの，Ⅳ型：転位が著明で骨片間に接触がみられないものに分けられる．

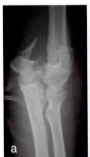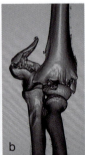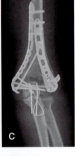

図12-48　小児の上腕骨外科頸骨折
a. 術前単純X線正面像
b. 術前3D-CT
c. 肘頭骨切りアプローチによる観血的整復およびロッキングプレートによる内固定

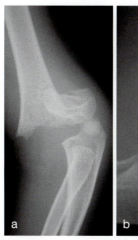
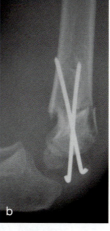

図12-49 徒手整復および経皮ピンニングの術前後の単純X線像
術前の著明な背屈変形が，術後整復されている．
a. 術前側面像
b. 術後側面像

3 治療

Ⅰ型は転位がほとんどないため，そのまま肘関節屈曲90°，前腕中間位で上腕から手部までギプス固定を2〜3週行う．Ⅱ型は麻酔下に透視しながら肘関節屈曲位で肘頭を前方に押して伸展変形を整復し，肘関節屈曲はやや深い100〜120°，前腕中間位で上腕から手部までギプス固定を3週行う．Ⅲ・Ⅳ型の治療は麻酔下に腹臥位または側臥位とし，Cアーム透視しながら整復台上で伸展・内反・内旋転位を整復した後，経皮ピンニングを行い（図12-49），その後ギプス固定を3週して，ギプス除去とともにピン抜去する．

4 合併症

神経損傷：約10〜20％に合併するといわれ，Ⅲ型・Ⅳ型に合併することが多く，内後方転位では橈骨神経，外後方転位では正中神経が損傷されやすい．神経障害のほとんどが自然回復する．
上腕動脈損傷：約2〜10％に合併し，外後方転位例に多く，2/3が正中神経損傷を合併する．近位骨片の遠位端での圧迫，骨折間への挟み込み，筋膜による圧迫などにより血管の痙攣・血栓・断裂が生じ，手指の冷感と橈骨動脈拍動の消失・減弱を認める．
Volkmann拘縮：ギプス固定中に発生することがある重篤な合併症で，前腕屈筋群の筋壊死・瘢痕化により手指の不可逆性屈曲拘縮をきたす．その防止のためには，5徴候5Pである①pain：激しい疼痛（骨折部から末梢の指先まで），②pallor：皮膚の蒼白，③paralysis：麻痺（正中・尺骨神経麻痺），④pulselessness：橈骨動脈減弱，⑤paresthesia：異常知覚・しびれ感を認めたら，直ちにギプスを除去して改善を認めなければ筋膜切開を行う．
内反肘変形：内後方転位例と内側骨皮質粉砕例の内反変形の矯正不足が主因である．いったん生じた内反変形の自家矯正は期待できず，外観上目立つため小児期に矯正骨切り術を行う．
遅発性尺骨神経麻痺：20°以上の内反肘変形で受傷後数年から数十年経過してから発症することがある．

上腕骨外側顆骨折

1 概要

前腕の伸筋群が起始する外側上顆を含む小児特有の骨折であり，5〜6歳をピークに2〜10歳に生じ，上腕骨顆上骨折に次いで多い．

2 原因

転倒して肘伸展位で手をついて内反力が加わり生じるか，屈曲位で手をついて外反力が加わり生じる．

3 症状・診断・分類

骨片の転位が軽度な場合は肘外側に限局した腫脹と軽度の疼痛・圧痛程度であるが，転位が大きくなると腫脹・疼痛・運動制限は強まる．単純X線像の2方向撮影にて転位のある骨折は診断可能であるが，骨折線の位置確認のためにMRIや関節造影を追加する．骨折の分類には骨折線の位置によるMilch分類と骨片の転位の程度によるJacob分類（図12-50）などがある．

4 治療

小児骨折のなかで手術適応となる可能性が高い数少ない骨折である．Jacob分類のⅠ型では

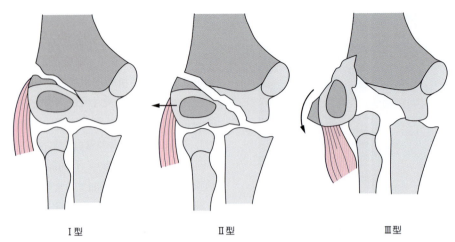

図12-50 外側顆骨折の転位の程度によるJacob分類（右肘）
Ⅰ型：転位がほとんどなく、関節面は関節軟骨の一部が断裂せずに連続性が保たれるため骨片は安定している．
Ⅱ型：側方転位を伴うもの．骨片は不安定で骨癒合が遅れやすい．
Ⅲ型：回転転位を伴うもの．手術の絶対的適応である．

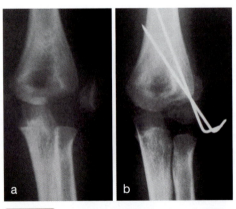

図12-51 上腕骨外側顆骨折のJacobⅢ型に対する観血的整復およびピンニング
a. 術前単純X線正面像：外側顆の回転転位を認める．
b. 術後単純X線正面像：整復位でピンニングされている．

肘関節屈曲90°前腕回外位で4～6週ギプス固定する．Ⅱ型とⅢ型は手術療法の適応で、観血的整復とKirschner鋼線（図12-51）などにより内固定し、術後は3～4週ギプス固定する．

5 合併症

偽関節・外反肘：初期治療を誤ると骨癒合が得られず偽関節となり、やがて外反肘を呈するが、内反肘に比べて外観上は目立たず、疼痛や可動域制限などの機能障害も軽微である．

内反肘：MilchⅡ型で骨片が内反位で癒合した後、外側顆部の過成長が加わり生じる．

遅発性尺骨神経麻痺：ほとんどの偽関節例で多くは30歳以降で生じてくる．

上腕骨内側上顆骨折

1 概要

前腕の回内屈筋群の起始部である内側上顆が剥離する骨折で、小児の肘関節骨折のなかで3番目に多い骨折である．内側上顆の骨端線が閉鎖する17歳までに発生し、11～12歳にピークがあり活動性の高い男児に好発する．

2 原因

転倒して肘関節伸展位・手関節背屈位で手をついて、外反力が加わるとともに回内屈筋群の牽引力が作用して内側上顆の剥離骨折を生じる．投球動作のくり返しによって内側上顆の骨端離開が発生することもある．

3 症状・診断・分類

小児が転倒して肘関節内側の疼痛と腫脹を生じている場合に本症を疑う．単純X線像では、

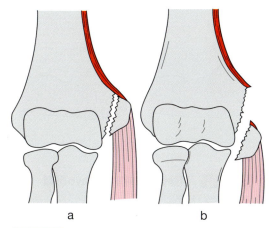

図 12-52 上腕骨内側上顆骨折の Watson-Jones 分類（Ⅰ〜Ⅳ型がある）
a. Ⅰ型：転位がほとんどない．
b. Ⅱ型：関節裂隙付近までの転位がある．

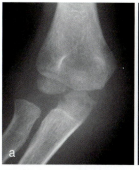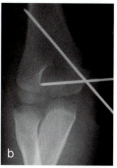

図 12-53 上腕骨内側上顆骨折（骨端線離開），Watson-Jones Ⅳ型の手術例
a. 術前単純X線正面像：側方脱臼を認める．内側上顆骨端核はまだ出現していない．
b. 術後単純X線正面像：観血的に内側上顆骨片を整復してピンニング．

内側上顆の骨端核が出現していれば可能だが（骨端核出現時期：男児7〜9歳，女児5〜8歳），それ以前では困難であり，局所の圧痛・触診とともに MRI やエコーにて確認する．Watson-Jones 分類（図 12-52）が汎用される．

4 治療

Ⅰ型では三角巾またはギプス副木固定を2〜3週行う程度で対処できるが，Ⅲ型以上では手術療法の適応となる．観血的整復後，ピンニング（図 12-53）・引き寄せ鋼線締結法・スクリューなどの内固定をし，2週ギプス固定する．

5 合併症

尺骨神経障害：生じても多くは一過性である．
偽関節：多くは骨端核出現前の見逃しと後方脱臼整復後の見逃しである．

肘頭骨折
fracture of the olecranon

1 原因

転倒時などの打撲で肘頭部への直達外力が加わって生じる場合と，転倒して手をついたときの上腕三頭筋や上腕筋の介達力で生じる場合がある．

2 症状・診断・分類

肘頭部の疼痛・圧痛・腫脹が明らかである．

直達外力による場合では骨折部が圧壊・粉砕骨折となり，介達外力による場合では斜・横骨折で離開することが多い．単純X線像にて骨折の確認は容易であり，分類は Mayo 分類（図 12-54）が代表的である．

3 治療

Mayo 分類Ⅰ型では肘関節屈曲 90° でシリンダーギプス固定を3〜4週行うが，前腕の回内回外運動は早期から開始する．Ⅱ・Ⅲ型は手術療法の適応となる．骨片の粉砕がない場合には引き寄せ鋼線締結法（図 12-55）やスクリューによる内固定，骨片の粉砕がある場合にはロッキングプレート固定と骨移植を併用し，術後の外固定は2週以内にとどめて関節拘縮を予防する．

橈骨近位端骨折
fracture of the proximal radius

1 原因・病態

橈骨頭は肘関節外反に対する安定性に寄与するとともに肘関節の屈曲伸展や前腕の回内回外運動の力の伝達に関与する．主に転倒・転落時に肘関節伸展位で手をついて軸圧と外反ストレスにより，小児では橈骨頸部骨折，成人では橈骨頭骨折を生じる．

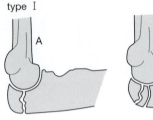
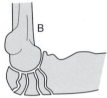
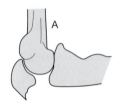
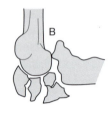

図 12-54 肘頭骨折に対する Mayo 分類
type Ⅰ：転位のないもの．
type Ⅱ：転位はあるが腕尺関節が安定しているもの．
type Ⅲ：腕尺関節の不安定なもの．
さらにそれぞれを A：粉砕のないもの，B：粉砕のあるもの，に分ける．

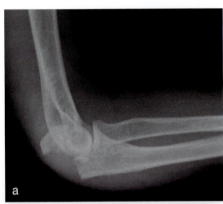
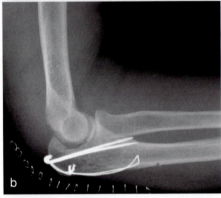

図 12-55 肘頭骨折に対する引き寄せ鋼線締結法
a. 術前単純 X 線側面像：肘頭骨片が上腕三頭筋の牽引力で近位に転位している．
b. 術後単純 X 線側面像：良好な整復が得られている．

2 症状・診断・分類

肘関節外側の疼痛・圧痛・腫脹と前腕回内回外運動制限を認める．単純 X 線像で診断は可能である．小児の橈骨頚部骨折の分類には Judet 分類（図 12-56）があり，成人の橈骨頭（頚部）骨折の分類には Morrey 分類（図 12-57）がある．

3 治療

Judet Ⅰ型・Ⅱ型，Morrey Ⅰ型ではシリンダーギプス固定を 3〜4 週行う．Judet Ⅲ型・Ⅳ型では Kirschner 鋼線による経皮的整復と内固定が行われる．Morrey Ⅱ型ではヘッドレススクリューやプレートによる内固定，Ⅲ型では内固定や人工橈骨頭置換術が適応される．

肘内障
pulled elbow, nurse-maid's elbow

1 概要，原因

2〜5 歳の小児に好発する．手を強く引っ張られたり腕を急に捻られた際，橈骨頭を被っていた輪状靱帯が近位に移動して腕橈関節に嵌入する病態である（図 12-58）．親が子どもと手をつないで歩いていて，子どもが転倒したり急に走り出すときに腕が引っ張られて発症することが多い．

2 症状，診断

受傷直後から患側上肢の痛みを訴えて麻痺

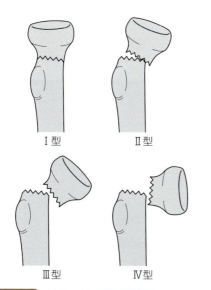

図12-56 小児の橈骨頚部骨折のJudet分類
Ⅰ型：転位・傾斜なし
Ⅱ型：横径1/2までの転位または30°未満の傾斜
Ⅲ型：横径1/2を超す転位または30°以上60°未満の傾斜
Ⅳ型：横径を超える転位または60°以上の傾斜
（坂井健介：橈骨頭・頚部骨折の治療法. MB Orhop 23：81-88, 2010）

 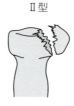 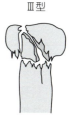

図12-57 橈骨頭骨折に対するMorrey分類
Ⅰ型：転位がほとんどない骨折
Ⅱ型：骨片が転位している骨折
Ⅲ型：粉砕骨折

たように下垂して回内位をとって自分で動かそうとはしない．腫脹はほとんどなく圧痛は小児のため確認不能なことも多く，受傷機転の聴取が診断の鍵となる．単純X線の確認は通常不要であるが，受傷機転が不明な場合には骨折を否定するために確認する．

3 治療

患児を保護者の膝の上に抱いてもらい，患児と正対して伸展位・回内位にある患肢をさらに回内する（図12-58）と典型的にはクリックとともに整復され，患児の機嫌が戻り自動運動がみられるようになる．整復感が不明瞭な場合には，いったん診察室を出てもらい保護者に自動運動が可能になったか確認してもらう．来院して待合い室にいる間やX線像撮影中に自然整復されることもある．

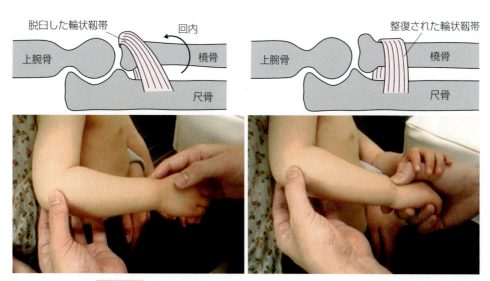

図12-58 肘内障のイメージと整復法（回内法, 2歳, 女児）
（西須 孝：これが私の小児整形外科診療. p.164, 南山堂, 2018）

前腕骨骨折 fracture of the forearm 必修

尺骨を軸にその周りを橈骨が回旋することにより前腕の回内と回外運動ができる．両骨が同時に骨折する場合もあれば，一方のみが骨折し橈尺関節が脱臼する場合もある．

橈骨・尺骨骨幹部骨折
fracture of the radius and ulna

前腕骨両骨骨幹部骨折

直達外力によるものが多く，橈骨の転位は骨折の高位により異なる．遠位骨片は方形回内筋により回内する．橈骨が円回内筋の停止部より近位で骨折すると，上腕二頭筋と回外筋により近位骨片が回外する．

1 診 断

受傷機転，症状，単純X線像から診断する．症状は，疼痛，運動時痛，骨折部に限局した圧痛，腫脹，骨折部の異常可動性，転位の大きい骨折では変形がみられる．

2 治 療

治療法は年齢，骨折部位，転位の程度，合併損傷の有無により決定される．転位の少ない骨折あるいは若木骨折の場合は保存治療が選択される（図12-59）．転位が残存すると回旋制限が生じる（図12-60）．転位があり整復が困難な場合や整復できても不安定な場合は手術治療を行う．プレートや髄内釘を用いて固定する．小児の場合はキルシュナー Kirschner 鋼線を用いることが多い．

橈骨骨幹部骨折

介達外力によることが多い．前腕回内位で手掌をついて転倒した際に生じることが多い．橈骨骨幹部骨折に遠位橈尺関節脱臼を伴う場合を Galeazzi 脱臼骨折と呼ぶ．

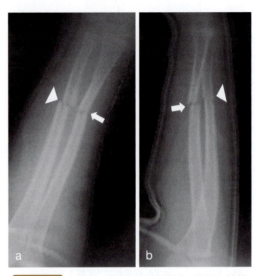

図 12-59 橈骨・尺骨骨幹部骨折の単純X線像
a. 正面像，b. 側面像
橈骨（矢印）と尺骨（矢頭）に骨折がみられる．

1 診 断

触診により圧痛がある部位を確認する．肘関節と手関節を含んだ単純X線を撮影することが大切で，骨折とともに橈尺関節の脱臼を見落とさないよう注意する．

2 治 療

小児の新鮮例で整復後に安定している場合は保存治療を行う．不安定な場合は手術を行う．

尺骨骨幹部骨折

直達外力による横骨折が多い．手掌をついて転倒した際に前腕の回旋力が加わると橈骨頭が脱臼する．尺骨骨幹部骨折と橈骨頭脱臼の合併を Monteggia 脱臼骨折と呼ぶ（図12-61）．Monteggia 脱臼骨折に橈骨神経深枝（後骨間神経）麻痺を合併することがある．

1 診 断

橈骨骨幹部骨折と同様である．

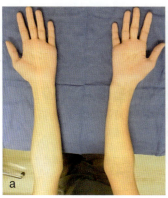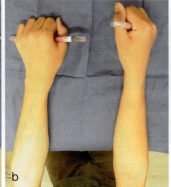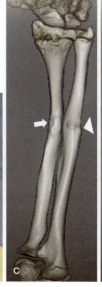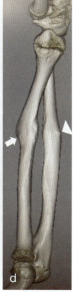

図 12-60 橈骨・尺骨骨幹部骨折の変形治癒
a. 前腕回外．制限なくできている．
b. 前腕回内．右は 30° に制限されている．
c. 3D-CT 正面像．d. 3D-CT 側面像．
橈骨（矢印）と尺骨（矢頭）の骨折部が回旋および屈曲した状態で癒合している．

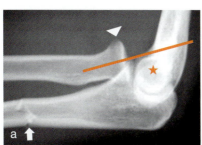
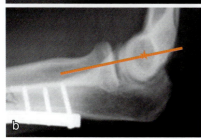

図 12-61 Monteggia 脱臼骨折の肘関節単純 X 線側面像
a. 初診時．尺骨骨幹部骨折（矢印）と橈骨頭脱臼（矢頭）がみられる．橈骨頸部の骨軸（radiocapitellar line，実線）が上腕骨小頭の中心（星印）の前方を通っている．
b. 手術後．橈骨頭は整復され，radiocapitellar line が上腕骨小頭の中心を通るようになった．

2 治　療

　転位の少ない骨折では，上腕から手部までのギプス固定で治療する．成人では外固定期間を短縮するためにプレートや髄内釘を用いて手術を行うことがある．Monteggia 脱臼骨折では，尺骨を整復すると橈骨頭脱臼は自然に整復されることが多い．尺骨の整復位の保持が困難な場合は内固定を行う．橈骨頭脱臼に対しては，肘関節 90° 屈曲位，前腕最大回外位でギプス固定を約 3 週行う．

橈骨遠位端骨折
fracture of the distal radius

　頻度の高い骨折のひとつである．青壮年の場合は高所からの転落や交通事故などによる高エネルギー外傷が多い．高齢者の場合は転倒などによる低エネルギー外傷が多く，骨粗鬆症による代表的な脆弱性骨折のひとつである．女性では発生率が 50 歳代後半から高くなり，60〜70 歳代で年間人口10万人あたり 300〜400 人に及ぶ.

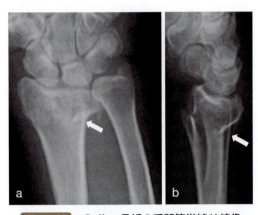

図 12-62　Colles 骨折の手関節単純 X 線像
a. 正面像, b. 側面像
橈骨遠位端の関節外骨折（矢印）で, 遠位骨片は背側に転位している.

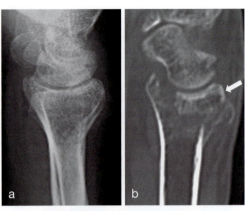

図 12-63　背側 Barton 骨折
a. 単純 X 線側面像. 骨折が明確でない.
b. CT 側面像. 橈骨遠位端の背側関節面の骨片（矢印）とともに舟状骨が背側に転位していることがよくわかる.

Colles 骨折

橈骨遠位端から数 cm 近位部で生じる関節外骨折である（図 12-62）. 手掌をついて転倒した際に起こるとされている. 遠位骨片は背側に転位する. 手関節が背側に膨隆し, 近位が陥凹する dinner fork 変形がみられる.

1 診　断

転倒など外傷のエピソード, 腫脹と圧痛などの局所所見から本骨折を疑う. 通常, 単純 X 線像で診断できる. CT に 3D-CT 検査を加えることで, より骨折の詳しい評価が可能になる.

2 治　療

転位が軽度の骨折, 徒手整復後に安定した骨折は保存治療の適応になる. 転位した骨折, 徒手整復後に不安定な骨折は手術治療の適応になる. 身体的・社会的背景も考慮して治療法を選択する. 活動性が高い高齢者は青壮年者と同様に治療法を選択する. 掌側ロッキングプレートを用いた手術は臨床成績が良好で, 現在広く行われている.

Smith 骨折

手関節を掌屈し, 手背をついて転倒した際に起こるとされている. 遠位骨片は掌側に転位する. 尺骨頭が背側に突出する. 逆 Colles 骨折とも呼ばれる.

1 診　断

通常, 単純 X 線像で診断できる. CT に 3D-CT 検査を加えることで, より正確な骨折の評価が可能になる.

2 治　療

転位が軽度の骨折, 徒手整復後に安定した骨折は保存治療の適応になる. 転位した骨折, 徒手整復後に不安定な骨折は手術治療の適応になる.

Barton 骨折

橈骨遠位端の関節内骨折である. 橈骨の背側縁が骨折し, 骨片が背側に転位するものを背側 Barton 骨折と呼ぶ. 橈骨の掌側縁が骨折し, 骨片が掌側に転位するものを掌側 Barton 骨折と呼ぶ.

1 診　断

通常, 単純 X 線像で診断できるが, 詳細な骨折型や転位の程度などについては CT で診断する（図 12-63）.

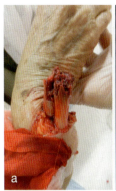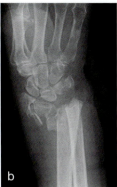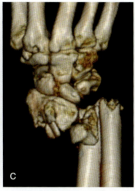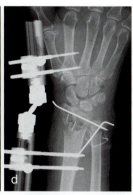

図 12-64 橈骨・尺骨遠位端関節内開放骨折
a. 橈骨遠位端骨折は掌側 Barton 骨折である．橈骨と尺骨の近位骨片が皮膚を突き破って背側に突出している．
b. 単純 X 線正面像．骨片は粉砕している．
c. 3D-CT 正面像．骨折型や転位の程度がよくわかる．
d. 創を洗浄し，創外固定とキルシュナー鋼線 2 本で固定した．

2 治療

　青壮年者では X 線上 step-off または gap が 1 mm 未満は許容されるが，高齢者では結論は出ていない．高齢者でも活動性が高ければ変形が残存したときに青壮年者と同じように，疼痛，握力低下，可動域制限などの機能障害が起きる確率が高くなるため，手術治療を考慮する．近年，掌側ロッキングプレートなど内固定材料の改良により治療成績が向上したため，上述の転位の基準に限定されることなく，手術適応は拡大される傾向にある．橈骨遠位端の関節面の骨片とともに手根骨が一緒に転位している場合は，橈骨遠位端の骨片を支えるプレート buttress plate を用いて内固定を行う．開放骨折や軟部組織の挫滅を伴った橈骨遠位端骨折では創外固定を選択する（図 12-64）．

手の外傷 hand trauma

手根骨骨折 carpal fracture

舟状骨骨折 scaphoid fracture

　手根骨骨折の約 80％ を占める．10〜40 歳代の活動性の高い男性に多い．受傷機転は，手関節背屈位で手掌をついて転倒した場合とパンチ動作で第 2 中手骨からの軸圧が舟状骨に剪断力として作用した場合とがある．
　舟状骨への血流供給の約 80％ は橈骨動脈からの枝による．この枝は遠位背側から骨内に逆行性に侵入する．近位部の骨折では，近位骨片への血液供給が断たれ，近位骨片が壊死に陥ることがある．偽関節や近位骨片を壊死の状態で長期間放置すると変形性手関節症である SNAC（scaphoid-nonunion advanced collapse）wrist になる．

1 診断

　症状は，手関節の腫脹，疼痛，運動制限がある．症状の程度が軽いために受診が遅れることが多い．また，初診時の X 線像で見逃され，手関節捻挫と診断されやすい．嗅ぎタバコ窩 snuff box や舟状骨結節に圧痛がある．
　初診時の単純 X 線手関節 2 方向撮影では骨折

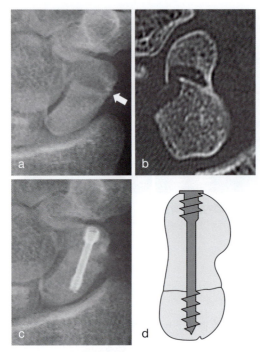

図 12-65 舟状骨骨折
a. 単純X線正面像：転位した舟状骨骨折（矢印）がみられる．
b. CT側面像：骨折部が掌屈転位している．
c. 単純X線正面像：観血的に転位を整復し，腸骨を移植してHerbertスクリューで固定した．
d. Herbertスクリューのシェーマ：スクリュー両端にあるねじ部のピッチの違いにより，骨片間に圧迫力がかかる．

線はみえないことが多い．舟状骨骨折を疑ったら，前腕回内45°の手関節斜位像や手関節尺屈位正面像を撮影する．画像で骨折と診断できない場合には，前腕母指スパイカギプスthumb spicaかシーネ固定を行い，2～3週後に再診させ，診察と単純X線検査を行う．MRは骨折の有無の早期判定に，CT長軸撮影は骨折線の描出に有用である．

2 治療

骨折の部位から結節部，遠位部，腰部，近位部に分けられる．骨折が新鮮か陳旧か，安定型か不安定型かで治療法を選択する．安定型骨折とは，結節部骨折と転位のない腰部亀裂骨折をさす．新鮮例で安定型骨折であれば，前腕母指スパイカギプスthumb spicaを8～12週行う．不安定型骨折であればHerbertタイプのスクリューで固定する（図12-65）．偽関節には骨移植を行う．

月状骨周囲脱臼 perilunate dislocation
月状骨脱臼 lunate dislocation

月状骨周囲脱臼は，月状骨周囲のすべての手根骨が背側に脱臼し，橈骨と月状骨のみが正常な位置関係を有している場合をいう．月状骨脱臼は，月状骨のみが掌側に脱臼し，橈骨とほかの手根骨が正常な位置関係を有している場合をいう．月状骨周囲脱臼は月状骨脱臼の約5倍多い．両者とも，手関節が背屈強制されることで起こる．手関節背屈位で手掌をついての転倒や自動車衝突事故などで生じることが多い．

1 診断

症状は，手関節および手の近位部の疼痛，腫脹，変形，運動制限である．単純X線4方向（正面像，側面像，両斜位像）を撮影する．見逃しを避けるため，真の側面像で橈骨，月状骨，有頭骨の関係を評価しなければならない．月状骨周囲脱臼では，側面像において，月状骨および橈骨のアライメントは正しいままで，有頭骨が月状骨および橈骨と垂直に並ばない像がみられる．月状骨脱臼では，月状骨が回転してアライメントから外れ，こぼしたティーカップの形状（spilled teacup configuration）になる（図12-66）．

2 治療

脱臼を徒手整復する．舟状骨骨折があればスクリューを用いて内固定を行う．手根靱帯を縫合する．靱帯が骨から断裂した場合は，スーチャーアンカーを用いて靱帯を修復する．脱臼が整復されず見逃された場合，正中神経損傷，月状骨壊死，変形性手関節症などが生じる．

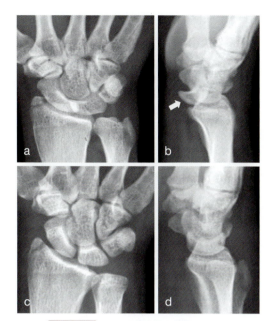

図 12-66 月状骨脱臼の単純 X 線像
a. 整復前の正面像：月状骨と舟状骨が重なってみえる．橈骨茎状突起に転位のない骨折を認める．
b. 整復前の側面像：月状骨（矢印）が掌側に脱臼し，こぼしたティーカップのようにみえる．
c. 整復後の正面像と，d. 側面像：月状骨が整復され，手根骨の配列が整っている．

手指骨折
finger fracture

中手骨骨折
metacarpal fracture

直達外力によって生じることが多い．安定型と不安定型がある．安定型は転位がないか，あっても軽度のもので，骨折面が接触しているものである．不安定型は転位や粉砕がみられ，斜めまたはらせん状の骨折で，複数の中手骨が骨折しているものなどである．

1 診 断

受傷機転，症状，単純 X 線像から診断する．中手骨骨折のなかには，次のような特別な名称で呼ばれる骨折がある．

■ ボクサー骨折

第 5 中手骨頸部骨折である（図 12-67）．硬いものを拳で突いたときに発生するため，ボク

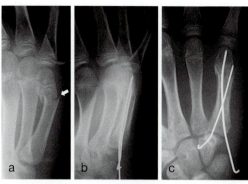

図 12-67 第 5 中手骨頸部骨折（ボクサー骨折）の単純 X 線像
a. 術前の斜位像：中手骨頸部が骨折（矢印）している．けんかで受傷した．
b. 術後の斜位像と，c. 正面像：中手骨近位部から髄内に弯曲させた鋼線を刺入して固定した（フーシェ Foucher 法）．

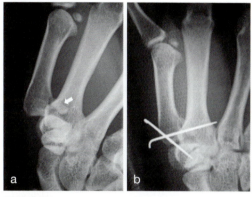

図 12-68 母指 CM 関節脱臼骨折（Bennett 骨折）の単純 X 線像
a. 術前の側面像：関節内に小骨片（矢印）が残っている．小骨片以外の中手骨は脱臼している．
b. 術後の側面像：徒手整復し，経皮的鋼線刺入固定を行った．

サー骨折と呼ばれる．実際にはボクシングでの発生は少なく，けんかやパンチングマシーンによるものが多い．

■ Bennett 骨折

母指 CM 関節脱臼骨折で，第 1 中手骨基部尺側の小骨片が原位置に残存し，CM 関節面の大部分を含む中手骨が近位方向に脱臼したものである（図 12-68）．長母指外転筋腱が牽引するため脱臼する．

■ 逆 Bennett 骨折

第5CM関節脱臼骨折で，第5中手骨基部橈側の小骨片が原位置に残存し，CM関節面の大部分を含む中手骨が近位方向に脱臼したものである．尺側手根伸筋腱と小指外転筋腱が牽引するため脱臼する．

■ Roland 骨折

母指CM関節内骨折で，第1中手骨基部が粉砕したものをいう．

■ 逆 Roland 骨折

小指CM関節内骨折で，第5中手骨基部が粉砕したものをいう．

2 治療

回旋変形は許容されない．回旋変形が残存すると手指を屈曲した際に，手指のオーバーラップが生じる．頸部骨折では，屈曲変形の角度は，示指10°，中指20°，環指30°，小指40°以下とする．関節面の転位や段差は1～2mm未満とする．転位の少ない安定型骨折はギプスで保存治療する．患指を隣接指とともにテーピング（buddy taping）することもある．これは，早期には回旋変形を防止し，アライメントを維持すること，後期には関節可動域を改善することの補助になる．不安定型骨折は，経皮的鋼線刺入固定，髄内鋼線固定，プレートやスクリューによる観血的整復内固定などを行う．

指節骨骨折
phalanx fracture

ほとんどの指節骨骨折は，手への直達外力によって生じる．関節内と関節外，安定型と不安定型に分けられる．安定型の骨折は，嵌入して転位がほとんどないかまったくない骨折である．不安定型の骨折は，通常，粉砕骨折，転位のある骨折，斜骨折あるいはらせん骨折である．

1 診断

受傷機転，症状，単純X線像から診断する．指節骨骨折には，基節骨，中節骨，末節骨骨折が含まれる．

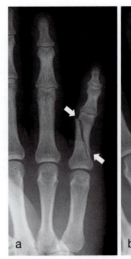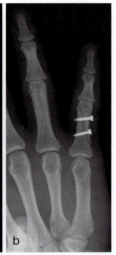

図12-69 基節骨骨幹部骨折の単純X線像
a．術前の正面像：不安定な斜骨折（矢印）を認める．
b．術後の正面像：観血的に整復し，スクリュー2本で固定した．

■ 基節骨骨折 proximal phalanx fracture

骨幹部骨折では腱による牽引のバランスにより掌側凸変形を生じる．回旋変形は許容されない．

■ 中節骨骨折 middle phalanx fracture

近位で骨折すると背側凸変形，遠位で骨折すると掌側凸変形になる．過伸展損傷や軸圧損傷で生じるPIP関節背側脱臼骨折では，その程度により，隣接指テープ固定で早期から可動域訓練を開始する方法，20～30°屈曲位での背側伸展ブロック副子で過伸展を防止する方法，あるいは，関節面の骨片を観血的整復内固定する方法（図12-69）で治療する．

■ 末節骨骨折 distal phalanx fracture

突き指と圧挫によって発生する．突き指によるものでは，槌指 mallet finger を生じることが多い．槌指は腱性と骨性がある．槌指はDIP関節の伸展機構が失われたことによるDIP関節の屈曲変形である．腱性槌指あるいは小さな裂離骨片の治療は，DIP関節を伸展位で6～8週副子固定する．骨性槌指には，石黒法による伸展ブロックを利用した経皮的鋼線刺入固定で治療することが多い（図12-70）．

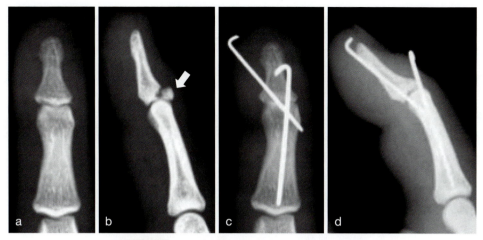

図12-70 末節骨骨折（骨性槌指）の単純X線像
a. 術前の正面像と，b. 側面像：末節骨背側DIP関節内に骨片（矢印）を認める．
c. 術後の正面像と，d. 側面像：伸展ブロックを利用した経皮的鋼線刺入固定（石黒法）を行った．

2 治療

　転位の少ない安定型骨折はギプスで保存治療する．患指を隣接指とともにテーピング（buddy taping）することもある．これは，早期には回旋変形を防止し，アライメントを維持すること，後期には関節可動域を改善することの補助になる．不安定型骨折は，経皮的鋼線刺入固定，髄内鋼線固定，プレートやスクリューによる観血的整復内固定を行う．開放骨折あるいは観血的整復固定術で対応できない高度な粉砕骨折には創外固定を行う．

切断指
digital amputation

　指尖部損傷から指の基部の切断まである．新鮮例では，全身状態，合併症，合併損傷，挫滅や引き抜き損傷などを考慮して，再接着術の適応か否かを検討する．切断指は直接水に浸さないようポリエチレンの袋に入れて密封した状態で袋ごと氷水の中に保存する．受傷後12〜24時間以内であれば，再接着が可能である．再接着の適応がなければ，断端形成を行う．断端形成には，開放療法，遊離植皮あるいは局所皮弁を用いる方法などがある．陳旧例でつまみ動作や握り動作に障害があれば，足指移植などを含めた指再建術の適応になる．

デグロービング損傷（手袋状剥皮損傷）
degloving injury

　回転するタイヤや機械に巻き込まれ，皮膚と皮下組織が強い牽引力によって筋組織から剥脱されて生じる損傷である．手が巻き込まれ，皮膚全体が手袋状に剥脱された損傷をデグロービング損傷，指輪により遠位の皮膚が剥脱された損傷を指輪損傷 ring injury と呼ぶ．剥脱した皮膚は挫滅が強く血行障害を生じていることが多く，そのまま元に戻して被覆しても壊死を生じる可能性が高い．皮膚を切除して遊離植皮や有茎皮弁などで被覆する場合が多い．

骨盤骨折 fracture of the pelvis 必修

1 骨盤の解剖と機能

1 解 剖

骨盤は2つの寛骨と1つの仙骨からなり，前方は恥骨結合，後方は仙腸関節で連結して輪状構造をとり，種々の靱帯が補強している．骨盤後方部には骨に近接して神経・血管が走行している．

寛骨は発生学的に恥骨・坐骨・腸骨の3つの骨が軟骨結合することによってできており，完全に骨性に癒合するのは15歳頃である．また，骨盤にある骨端核・骨端線の閉鎖時期はほかの部位に比べて遅く，成人近くまで残っている．寛骨臼は股関節の骨盤側の臼状構造（臼蓋）をさす．

2 機 能

① 骨盤内臓を保護する．
② 股関節を介して体幹と下肢を連結し荷重を伝達する．
③ 体幹および下肢の筋肉の起始・停止部となり，運動の支点となる．

2 受傷原因と骨折部位

骨盤の骨折は部位によってさまざまな名称がついているが（図12-71），大きく骨盤裂離骨折・骨盤輪骨折・寛骨臼骨折・病的骨折の4つに分けて考えると理解しやすい．

■ 骨盤裂離骨折

骨盤の骨端核はいくつかあるが，筋付着部に存在する代表的な骨端核としては上前腸骨棘，下前腸骨棘，坐骨結節などがある．骨端核にある成長軟骨（骨端線）は力学的に弱いため，筋腱の強力な牽引力で裂離骨折を起こしやすい．骨盤周囲の裂離骨折の典型例は，中学生，高校生がスポーツ中に突然の股関節部痛と歩行困難で発症する．

最も頻度の高い骨折は上前腸骨棘裂離骨折で，全力疾走中に生じることが多い．次いで下

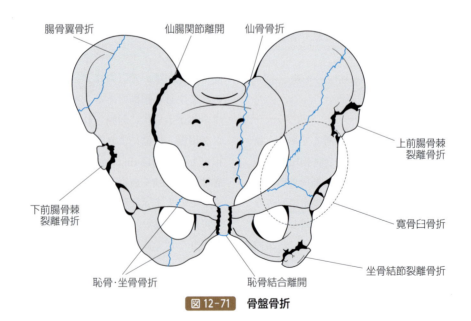

図12-71 骨盤骨折

前腸骨棘裂離骨折で，ボールを蹴る動作など股関節伸展位から急に屈曲する動作中に発症することが多い．坐骨結節裂離骨折は肉離れとして見逃されることがあるので注意が必要である．

■ 骨盤輪骨折

骨盤輪骨折は多発外傷患者の25～30%に合併し，交通事故による死亡者では約40%に達する．直達外力により骨盤に強い力が加わって骨折するため，腹部や胸部などの外傷を合併していることも少なくない．このため，骨盤輪骨折の存在は重症外傷の指標であり，全身管理を含めた総合的な診断・治療が求められる．また，骨盤輪骨折は恥骨結合離開や仙腸関節離開などの骨折以外の損傷を含むため，輪状構造の破綻として考える必要がある．

骨盤輪の安定性は主として後方要素が担っている．このため，前方要素のみの骨折，例えば片側または両側の恥骨・坐骨骨折は安定型損傷と考えられる．単独の腸骨翼骨折も骨盤輪の破綻をきたさないため安定型損傷である．一方，骨盤輪の前方と後方要素に少なくとも1ヵ所ずつ損傷があり，輪状構造の破綻をきたしたものを不安定型骨盤輪骨折と総称する．骨盤の不安定性が大きい場合や高齢者では出血性ショックを合併しやすい．出血源として，骨盤骨折に伴い損傷された動脈と静脈，骨折部の3つが挙げられ，主として後腹膜腔に出血する．

骨盤輪骨折に合併しやすい重要な損傷として神経損傷と膀胱・尿道損傷がある．神経損傷は骨盤輪骨折の約10%に合併するため，診察時には腰髄や仙髄神経支配領域の感覚障害や運動麻痺，膀胱直腸障害の有無に注意する．一方，膀胱・尿道損傷は転位の大きい骨盤前方要素の骨折に合併することが多い．特に，尿道損傷は男性に多く，決してまれなものではない．

■ 寛骨臼骨折・外傷性股関節脱臼

寛骨臼骨折は骨盤側臼蓋の関節内骨折の総称で，股関節機能に重大な影響を及ぼす．大腿骨の長軸方向または大転子部からの外力が大腿骨頭を通して寛骨に加わって生じる介達外力によるため，同側下肢骨折や靱帯損傷，股関節脱臼を合併することもある．最も頻度が高い骨折型は寛骨臼の後壁骨折で寛骨臼骨折の約30%を占め，外傷性股関節脱臼に伴って生じることが多い．

■ 病的骨折

転移性あるいは原発性骨腫瘍，骨軟化症，骨粗鬆症など，病的な状態によって骨強度が低下しているために，軽微な外力で骨折を引き起こすものである．骨粗鬆症を基盤に持つ高齢者の増加に伴い，明らかな外傷の既往がないか，あっても立位からの転倒程度の弱い外力で発生する脆弱性骨盤骨折が増えている．

3 診 断

骨盤骨折の診断はX線像による診断が基本である．骨折部位によっては骨盤X線正面像のみでは骨折がはっきりせず，斜位撮影やCTが有用な場合がある．特に寛骨臼骨折では3D-CT画像が関節面の評価に有用である．

不安定型骨盤輪骨折では，しばしば出血性ショックやほかの重要臓器損傷を合併するため，早期にはCTが施行できないことがある．このため初期評価では骨盤X線正面像の詳細な読影が必要となる．骨盤が輪状構造を呈していることを考え，1ヵ所でも転位の大きい骨折を認めた場合，隠れた後方要素の損傷の存在を疑う必要がある．視診での外尿道口からの出血を認めた場合は膀胱カテーテルの留置は避け，尿道造影を優先する．肉眼的血尿が認められた場合は膀胱損傷の可能性もあり，疑われた場合には膀胱造影を施行する．

4 治 療

治療法は骨折部位や転位の程度によって大きく異なる．裂離骨折では基本的には保存療法が選択される．筋肉の牽引力がかからないように上・下前腸骨棘骨折では股関節屈曲位で荷重を制限し，6～8週程度安静とすると骨癒合が得られる．

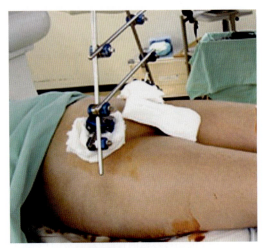

図 12-72　骨盤創外固定
両側の腸骨に創外固定ピンを挿入し体外で金属のバーで連結することにより，骨盤の比較的強固な安定化が図れる．

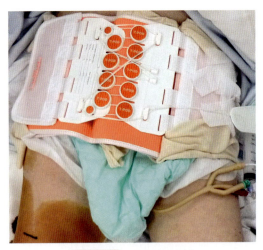

図 12-73　骨盤簡易固定
体表から骨盤周囲に弾力性のあるプラスチックや布を巻くことにより，損傷した骨盤の動揺をある程度制御することが可能となる．

　骨盤輪骨折の急性期の治療は気道確保，呼吸の維持とともに，骨盤輪骨折に起因する出血性ショックの治療が最優先される．動脈損傷の止血には IVR（interventional radiology）と総称されるカテーテルを用いた侵襲の少ない手段が第一選択となる．動脈塞栓術 transcatheter arterial embolization（TAE）は大変有効な方法であり，近年ではさらに大動脈内に生食を充填した風船を膨らませて，一時的に骨盤への動脈血流を遮断する大動脈バルーン遮断も普及してきている．一方，静脈損傷や骨折部からの出血には骨盤骨折部の整復と安定化が重要であり，創外固定（図12-72）や骨盤周囲を緊縛する簡易的な固定法が用いられる（図12-73）．最重症患者には骨盤骨折出血部位である後腹膜腔に直接ガーゼを挿入して圧迫するガーゼパッキングが選択されることもある．骨盤輪骨折に対する根本的治療は，不安定性が少ない損傷の多くは保存療法または創外固定で治療可能であるが，後方要素が完全に破綻した不安定型骨盤輪骨折は手術による強固な内固定が必要となる．

　寛骨臼骨折の治療法は，転位がほとんどない骨折は保存療法の適応となる．一方，寛骨臼の荷重部に転位がある場合，保存療法では早期に変形性股関節症に移行するため，手術による整復内固定が望ましい．股関節脱臼が合併した場合は，脱臼整復を最優先する．これは整形外科的緊急処置であり，早期に整復しないと大腿骨頭壊死の危険性が高くなる．整復前に坐骨神経麻痺の合併について評価しておくことも大切である．

大腿骨近位部骨折 proximal femoral fracture 必修

✓ 重要事項

骨 折 型 ≫ 関節包内の骨頭より遠位の骨折は大腿骨頸部骨折，関節包外で転子部に発生した骨折が大腿骨転子部骨折であり，両者を総称して大腿骨近位部骨折と呼ぶ．

症例の特徴 ≫ 骨粗鬆症を有する高齢者で，特に女性に多い．
　　　　　　高齢のため，呼吸・循環系などの全身合併症を有する患者が多い．

受傷原因 ≫ 骨粗鬆症を基盤にした高齢者の脆弱性骨折であり，屋内でつまずくなどの軽微な外傷で発生する．

症　　状 ≫ 殿部～股関節周囲の疼痛で歩行不能となる．
　　　　　　患肢は短縮し，伸展・外旋位をとることが多い．

診　　断 ≫ 単純X線診断による．
　　　　　　頸部骨折は転位の程度によってGarden stage I～IVに分類する．
　　　　　　転子部骨折は安定型，不安定型に分類する．

治　　療 ≫ 主に手術的治療により可及的早期に離床させ，受傷前の活動性レベルに復帰させることを目標とする．

1 疫 学

大腿骨近位部骨折は高齢者の骨粗鬆症性骨折の代表であり，日常診療ではきわめて頻度の高い外傷である．わが国における2007年の年間発生数は男性 31,300 人，女性 116,800 人と推定されており，女性に圧倒的に多い．人口の高齢化の進む現状ではさらに増加すると予想される．

2 大腿骨近位部の解剖と特徴

大腿骨近位部は体幹を支持する一方，寛骨臼との間に自由度の大きな球関節を形成している．大腿骨近位部は骨幹部と約 135°の頸体角と10～15°の前捻角をもって連結しているため，力学的弱点になりやすい（図 12-74）．高齢化による骨粗鬆症などによって骨強度が低下すると容易に同部の骨折が発生する．また大腿骨頭荷重部を栄養するのは内側大腿回旋動脈の分枝が主であり，虚血になりやすい特徴を持っている（図 12-75）．そのため，大腿骨頸部骨折では血

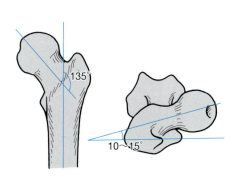

a. 頸体角　　　b. 前捻角
図 12-74　大腿骨近位端の解剖学的形態

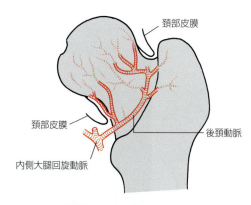

図 12-75　大腿近位の血流支配
内側大腿回旋動脈からの分枝により骨頭は栄養されている．

流障害を起こしやすく，骨折部の偽関節や外傷性骨頭壊死などの晩期合併症を発症しやすい．

3 受傷機転と骨折型

高齢者の場合には転倒などの低エネルギー外傷に発生することがほとんどである．なかにはその受傷機転がはっきりしない場合もある．一方，若年者では，交通事故や高所からの転落などの大きな外力が加わった場合であり，高エネルギー外傷で生じる．関節包内の骨折は大腿骨頸部骨折，関節包よりも遠位で転子部に発生した骨折は大腿骨転子部骨折と定義されており，両者を総称して大腿骨近位部骨折と呼ぶ．

4 診 断

■ 症 状

▶ 疼痛，歩行障害

股関節部〜大転子部に疼痛を訴え，ほとんどの場合は起立・歩行ができなくなる．しかし，大腿骨頸部骨折 Garden stage Ⅰ および Ⅱ ではまれに歩行可能なこともあるので注意を要する．圧痛はスカルパの三角から大転子周囲にみられ，叩打痛も同部に認められる．疼痛のため，他動による関節可動域も大きく制限される．

▶ 肢位と脚短縮

通常患肢は伸展・外旋位をとり，転位が大きな場合には患肢は短縮していることが多い．

▶ 腫脹，皮下血腫

頸部骨折は関節包内骨折であるため皮下血腫を認めないが，転子部骨折では大転子部から殿部にかけて皮下血腫と腫脹を伴う．

▶ 軋音

他動的に動かすと骨折部に軋音を感じる．

■ 画像診断

症状，臨床所見に加えて，単純X線にて確定診断を行う．治療法選択の意味からも単純X線2方向が必要となる．前述のように転位が少ない場合には歩行可能な場合もあるので注意を要

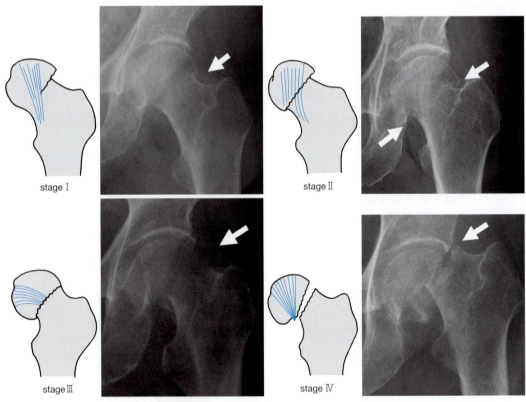

図 12-76　大腿骨頸部骨折の Garden 分類
矢印は骨折を示す．

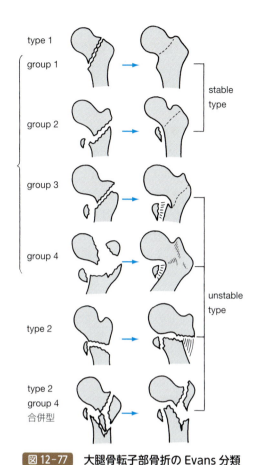

図 12-77　大腿骨転子部骨折の Evans 分類
（Evans, 1949）

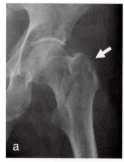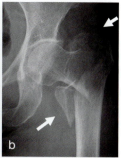

図 12-78　大腿骨転子部骨折
a. 安定型転子部骨折（group 1）
b. 不安定型転子部骨折（group 3）

する．たとえ骨折線が明らかでなくとも，本骨折が疑われる場合には MRI で骨折の有無を明らかにすることが勧められる．

5 骨折型

■ 大腿骨頸部骨折

大腿骨頸部骨折の分類には Garden 分類が汎用されている．骨折部の転位の程度によって分類され，治療法選択の目安となっている（図 12-76）．

- stage Ⅰ：骨性連絡が残っている不完全骨折で，骨頭は外反位を呈することが多い．
- stage Ⅱ：完全骨折ではあるが転位のないもの．
- stage Ⅲ：骨頭が回転転位を起こした完全骨折．
- stage Ⅳ：骨頭は回転せず原位置にあり，遠位骨片が大きく転位したもの．

stage Ⅲ と Ⅳ の相違は頸部後下方に存在する皮膜の連絡性が保たれているか否かによる．

stage Ⅲ ではこの皮膜が残っているために骨頭は遠位骨片の転位に伴って回転する．

一方，stage Ⅳ で皮膜の連絡がなくなると，骨頭と遠位骨片の連続性はなくなり，骨頭の回転は起こらない．

■ 大腿骨転子部骨折

大腿骨転子部骨折の分類で一般的なのは Evans 分類，Jensen 分類，AO 分類であるが，ここでは Evans 分類を引用する．Evans 分類では単純 X 線前後像で内側皮質の破砕の程度と，整復とその保持の難易度によって大きく安定型 stable type と不安定型 unstable type に分類し，さらに骨折線の方向によって group に細分する分類法である（図 12-77）．group 1, 2 は安定型で，group 3, 4 および type 2 は不安定型である（図 12-78）．

type 1：骨折線は内側遠位（小転子付近）から外側近位に向かう．これをさらに 4 つの group に分ける．

- group 1：転位なく，内側皮質の破砕もない．
- group 2：転位はあるが，整復容易で安定．
- group 3：転位，内側皮質の破砕があり，整復位の保持が困難で，内反変形を生じやすい．
- group 4：粉砕高度で内反変形を残しやすい．

type 2：骨折線は小転子付近から外側遠位に向かい，いわゆる転子下骨折に含めることもある．

6 治療

高齢者の長期臥床はしばしば肺炎やせん妄などの合併症を招く．したがって本骨折治療の目標は，早期離床・早期運動によってこのような高齢者特有の合併症の発生・増悪を防ぎ，受傷前の活動性を再獲得することである．通常は手術的治療の対象となる．

■ 保存療法

大腿骨頚部骨折 Garden stage Ⅰ および Ⅱ で症状が少なく，長期臥床に耐えられる場合は適応となるが治療期間は長い．また，全身状態が不良で手術療法に耐えられない場合も保存療法を行わざるを得ない．一般に牽引が行われ，4～7週程度の牽引が必要となる．

■ 手術療法

① 大腿骨頚部骨折

骨折を整復して内固定を行う骨接合術と骨頭骨片を摘出して人工骨頭置換術を行う方法がある．Garden stage Ⅰ～Ⅲ は骨接合術の適応であるが，stage Ⅲ のなかで整復困難なものや，高齢で全身状態が著しく悪いものは人工骨頭置換術の適応になる．stage Ⅳ は人工骨頭置換術の適応になる．

内固定には cannulated hip screw もしくは Hansson pin などのフックピンを大転子遠位より頚部軸に平行に挿入する方法が行われている．Garden stage Ⅲ～Ⅳ の症例が人工骨頭置換術の適応となる（図12-79）．

② 大腿骨転子部骨折

大腿骨転子部骨折の整復は頚体角，前捻角を健側と同様に保ちつつ，骨片同士の接触を得なければいけない．骨同士の接触がなければ骨癒合が遷延し，機能回復がしばしば遅れるからである．内固定材としては compression hip screw などのプレート固定式のものや short femoral

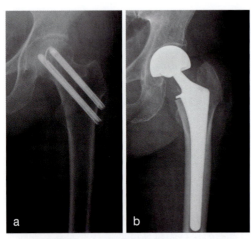

図12-79 **大腿骨頚部骨折に対する治療**
a. Hansson pin による骨接合
b. 人工骨頭置換術

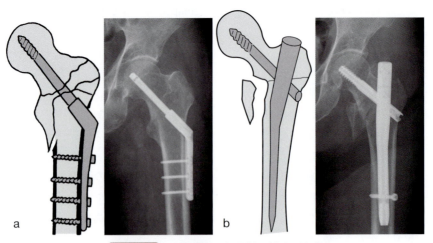

図12-80 **大腿骨転子部骨折に対する治療**
a. Compression hip screw による骨接合術
b. Short femoral nail による骨接合術

nail などの髄内釘タイプのものが使用されている（図 12-80）．

7 合併症

■ 偽関節

頸部骨折で骨接合術が行われた例における偽関節の発生率は 10〜15％と高い．Garden stage Ⅲ，Ⅳに多く発生する．転子部骨折ではまれである．比較的若年者では，骨頭を温存するために，外反骨切り術によって，骨折部に作用する剪断力を圧迫力に変え骨癒合を図る．高齢者では人工骨頭置換術あるいは人工関節置換術を行う．

■ 外傷性大腿骨頭壊死 late segmental collapse

Garden stage Ⅲ，Ⅳの頸部骨折で頻度が高くなり，10〜50％の発生率である．人工骨頭または人工関節置換術の適応となる．

■ 変形治癒

不十分に整復された骨折では，骨頭の内反や後捻変形が起こることがある．

■ 内固定材の骨頭穿孔

骨粗鬆症の強い高齢者の骨折であるので，内固定に用いた金属が骨頭を穿孔することがある．

大腿骨骨幹部骨折 fracture of the femoral diaphysis 必修

大腿骨骨幹部とはおおむね小転子より遠位から，大腿骨顆部よりも近位部分をさすことが多い．大腿骨骨幹部骨折は高エネルギー外傷によって発生し，青壮年の男性に多く，小児期にも発生する．小児期の発生は 2 歳頃にピークがあり，虐待によるものや転落が多い．青壮年になると交通事故が最も多く，転落，飛び降り，労働災害などが続く．

1 症状と診断

自発痛，運動痛が著明で，自動運動，起立歩行は不可能になる．骨折部位により，特徴的な肢位と変形，短縮を認め，骨折部に異常可動性と軋音を認める．多くは高エネルギー外傷であるため，その他の部位の合併損傷（頭部，胸部，腹部）に注意を要する．多発外傷の一部であることも多く，大腿骨近位部骨折の合併もありうるし，膝関節部周囲の骨折や半月板や靱帯損傷の合併も少なくない．出血量も多いため，全身的な管理も必要となる．

2 骨折部位と転位様式

骨折のレベルによって筋肉の作用による特有の転位を呈する（図 12-81）．近位 1/3 部の骨折では，近位骨片は中小殿筋によって外転，腸腰筋によって屈曲し，外旋筋によって外旋する．また遠位骨片は周囲の筋群の収縮によって短縮転位し，内転筋によって内方に引かれる．中央

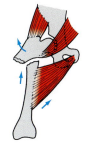
a. 近位1/3部の骨折

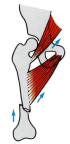
b. 中央1/3部の骨折

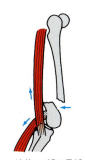
c. 遠位1/3部の骨折

図 12-81　骨折のレベルによる特有の転位

1/3部の骨折では，腸腰筋，内転筋に引っ張られて軽度屈曲，内転する．短縮した遠位骨片は後方に位置する．遠位1/3部の骨折では，近位骨片は屈曲内転し，遠位骨片は腓腹筋の収縮によって後方に回転転位する．

3 骨折型

本骨折の分類には，骨折の形態と粉砕の程度を基準に分類したAO分類がよく用いられている．骨折形態を単純骨折，楔状骨折，粉砕骨折の3型に分け，それぞれの型において外力の大きさでA～Cまで分類されている．小児では単純な骨折が多い（図12-82）．

4 治 療

■ 小児の大腿骨骨幹部骨折

小児では骨癒合能が高いため，牽引療法を中心とした保存療法が行われる．骨癒合後は過成長することが多い．おおよそ10歳までは10～15mm程度の過成長が期待でき，その程度の短縮は矯正可能である．屈曲・側方転位も自家矯正が期待できる．2歳までは30°程度，10歳までであれば15°程度は矯正される．しかし，回旋転位は矯正されにくいので，正確な整復を要する．さまざまな牽引法が提唱されており，年齢や転位の状態に応じて使い分ける（図12-83）．

■ 成人の大腿骨骨幹部骨折

成人でも牽引療法やギプスによる固定も可能ではあるが，離床や歩行までの期間がきわめて長いこと，遷延癒合や偽関節になりやすいことから手術療法が第一選択となる．手術法には創外固定，プレートによる内固定，髄内釘による内固定などが挙げられるが，本骨折は閉鎖性髄内釘法の最もよい適応である．長い筒状の金属ネイルで大腿骨の内側から固定するため，強固な固定性が得られ，早期に関節運動，荷重歩行が可能となる．またプレートのように骨折部を展開しないでよいために骨癒合にも有利である（図12-84）．

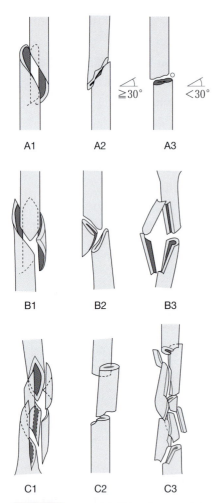

図 12-82 大腿骨骨幹部骨折のAO分類

type A：単純骨折．A1；螺旋骨折，A2；斜骨折，A3；横骨折
type B：楔状骨折．B1；螺旋楔状骨折，B2；屈曲楔状骨折，B3；破片楔状骨折
type C：粉砕骨折．C1；螺旋骨折，C2；分節骨折，C3；不規則骨折

（Müller ME, et al：The comprehensive classification of fractures of long bones, Springer, 1990）

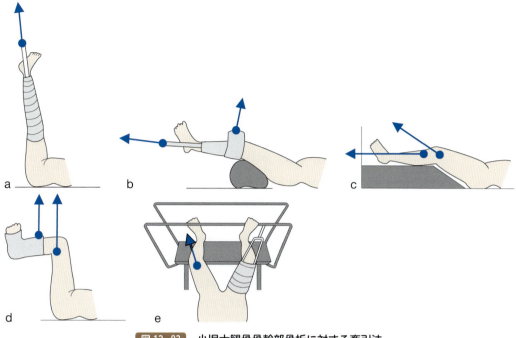

図 12-83 小児大腿骨骨幹部骨折に対する牽引法
a. Bryant 法
b. split Russell 法
c. Braun 下肢架台
d. 90°-90° 牽引
e. Weber 牽引
(岩本幸英編：神中整形外科学 下巻 第 23 版, p.989, 南山堂, 2013)

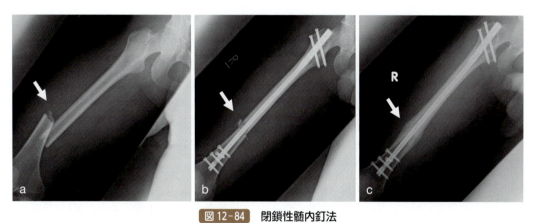

図 12-84 閉鎖性髄内釘法
a. 遠位 1/3 での骨折, b. 髄内釘による骨接合, c. 術後 6 ヵ月. 骨癒合

膝関節部骨折 fracture around the knee joint 必修

☑ 重要事項

特　　徴 » 骨折により生じた膝関節面での関節軟骨の段差を放置しておくと，早期に変形性膝関節症へと進行する．

大腿骨顆上部，顆部骨折 » 骨折部の不安定性が強いため，手術療法がよく選択される．早期に膝関節可動域訓練が行えなかった場合，膝関節拘縮を起こすことが多い．膝窩動脈損傷や神経損傷を合併することがある．

膝蓋骨骨折 » 骨折部の離開がある横骨折では，引き寄せ鋼線締結法（tension band wiring）がよい適応である．

脛骨プラトー骨折 » 脛骨プラトーは大腿骨顆部に比べて強度的に弱いため，この２つの骨に強い圧迫力が加わると，脛骨プラトーに陥没や亀裂などの骨折が生じる．

膝関節部骨折の治療原則 » 強固な内固定による早期可動域訓練と関節面の整復により，関節拘縮や変形性膝関節症への進行を防ぐ．

解剖学的特徴

　膝関節は，骨性には大腿骨と脛骨，膝蓋骨から構成されている．特に屈曲/伸展方向に大きな可動性を有するため，骨性には不安定な関節である．そのため，前・後十字靱帯や内・外側側副靱帯などの静的安定化機構や，大腿四頭筋などの動的安定化機構が膝関節の安定性において重要な役割を担っている．膝関節部骨折においては，骨折自体の評価とともにこれら軟部組織損傷の評価も行う必要がある．また，膝関節内では骨の表面を関節軟骨がおおっており，骨折に伴って関節軟骨にも段差などの損傷が生じることも多い．膝関節は関節軟骨の変性に伴う摩耗や軟骨下骨の硬化が進行して起こる「変形性関節症」を発症しやすい関節であるため，膝関節面での関節軟骨の段差を放置しておくと，早期に変形性膝関節症へと進行する．そのため，関節内骨折においては関節面の整復が重要となる．

大腿骨顆上部，顆部骨折

　大腿骨顆上骨折や顆部骨折は骨折部の不安定性が強いため，手術療法が選択されることが多い．

1 受傷原因

　交通事故や高所からの転落などの high energy による骨折と，骨粗鬆症を有する高齢者にみられる low energy による骨折がある．

2 症状と診断

　受傷と同時に骨折部周囲に激痛が生じ，起立不能となる．膝関節周囲に次第に腫脹が生じ，骨折の状態によっては下肢の変形を生じる．皮下に骨折部を触れることもあり，骨折部の断端が皮膚を破ると開放骨折となる．診断のためには単純X線撮影が行われるが，骨折の状態をより正確に把握するためにはCTが有用である（図12-85）．

3 分　類

　単純X線像やCT像による，AO分類が広く用いられている（図12-86）．

4 治　療

■ 手術療法

　大腿骨顆上骨折や顆部骨折は骨折部の不安定性が強いため，基本的には手術療法が選択される．ロッキングプレートや逆行性髄内釘を用いた強固な固定を行い，関節拘縮を防止するため

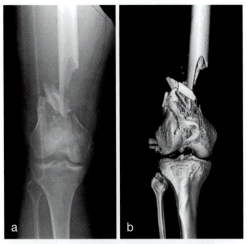

図12-85 大腿骨顆部・顆上部開放粉砕骨折の単純X線像（a）とCT像（b）

CTによる三次元再構成画像（b）により詳細な評価が可能となる．

にも可能であれば早期に膝関節可動域訓練を開始する．顆部のみの骨折の場合は，海綿骨スクリューなどによる固定も行われる．

■ 保存療法

全身状態が悪く手術が行えない場合や，関節外骨折で骨折部が転位のあまりない状態で嵌入している場合は，ギプス固定による保存療法が選択される．

5 合併症

■ 受傷時の合併症

膝窩動脈損傷や神経損傷を認めることがある．膝窩動脈損傷の場合，受傷後6時間から遅くとも8時間以内に血行再建術を行わないと下肢切断率が急激に上昇するとされている．開放骨折の場合は創部感染の危険性が高くなる．

■ 治療後の合併症

早期に膝関節可動域訓練が行えなかった場合，膝関節拘縮を起こすことが多い．骨折部整復後の下肢アライメントが悪い場合には変形治癒を生じる．骨折部に対して内固定力が弱い場合や，骨片間のギャップが大きい場合などでは，骨折部の遷延治癒や偽関節が生じる可能性がある．関節面の段差が大きいと変形性膝関節症を生じる．

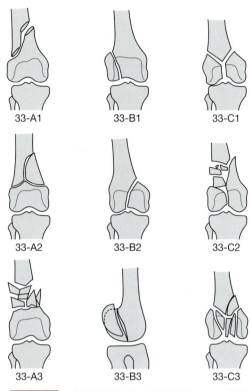

図12-86 大腿骨顆上部，顆部骨折のAO分類
(J Orthop Trauma, 10：42, 1996 より)

大腿骨遠位骨端線損傷

大腿骨遠位部は骨端線損傷の好発部位のひとつである（図12-87）．骨端線損傷の分類は，治療法の選択の有効な指標となるSalter-Harris分類が広く用いられている（第12章 p.316参照）．大腿骨遠位ではSalter-Harris分類のⅡ型が最も多い．

1 治療

まずは愛護的な牽引を主とする非観血的整復を行い，整復が得られればギプス固定を行う．整復位の保持が困難な場合は，経皮的鋼線刺入固定や内固定が行われるが，その際は骨端線に極力ダメージを与えないようにする．

2 合併症

ほかの骨端線損傷と同様に，大腿骨遠位骨端線損傷でも骨端線の早期閉鎖による下肢長の左右差や下肢の内外反，反張などの変形が生じる

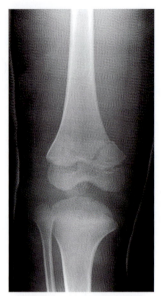

図 12-87 大腿骨遠位骨端線損傷の単純X線正面像

Salter-Harris 分類Ⅱ型

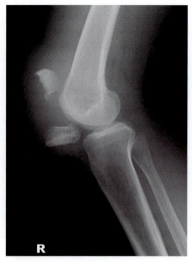

図 12-88 膝蓋骨横骨折の単純X線側面像

膝蓋骨中枢骨片は中枢側へ著明に転位.

可能性があるので,骨癒合後も注意深く観察する必要がある.

膝蓋骨骨折

膝蓋骨は大腿四頭筋の種子骨であり,種子骨としては体内で最大である.大腿骨滑車部と関節を形成する.

1 発生機序と骨折型

膝蓋骨骨折は直達外力により発生する場合と,大腿四頭筋の収縮に伴う介達外力により発生する場合がある.直達外力では粉砕骨折や縦骨折となることが多い.介達外力では横骨折となり,中枢骨片は大腿四頭筋に引っ張られて中枢側に転位する(図 12-88).

2 症状と診断

通常の膝蓋骨骨折では膝前面に強い疼痛があり,脂肪滴を含む関節血腫により膝の腫脹が出現する.単純X線検査が診断に有用であり,正面・側面像に加え,斜位撮影や軸位撮影を行うとより詳細な情報が得られる.分裂膝蓋骨との鑑別を要する.また,若年者では膝蓋骨下極裂離骨折(sleeve fracture)を生じることがあり注意を要する.

3 治療

骨折部の転位がなければ保存療法を行う.ニーブレイスなどの装具で膝伸展位固定を4～5週行う.荷重は膝関節伸展位であれば早期より許可するが,階段など膝関節を屈曲して荷重する動作は受傷後2～3ヵ月は禁止する.骨折部の離開や,関節面での骨折部の転位がある例では手術を行う.骨折部の離開がある横骨折では,キルシュナー鋼線を2本平行に刺入した後にワイヤリングでテンションをかける,引き寄せ鋼線締結法(tension band wiring)が最もよく使用されており,術後早期から膝関節可動域訓練を行うことができる.粉砕骨折では転位の状態に応じ,膝蓋骨の全周にワイヤーを通して固定する周辺締結法を行ったり,キルシュナー鋼線や細いスクリューで骨片間を固定したりするほか,転位の大きい例では小骨片をキルシュナー鋼線などでまとめて2つの大きな骨片を作製した後,前述の引き寄せ鋼線締結法を用いて固定する.

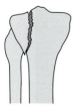
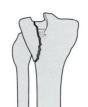
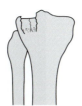
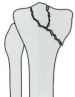
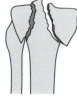
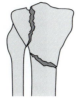

図12-89　脛骨プラトー骨折のSchatzker分類

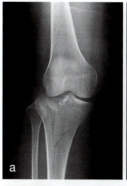
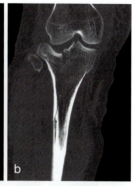

図12-90　脛骨プラトー骨折の単純X線正面像（a）とCT像（b）
Schatzker分類 type Ⅱ

脛骨プラトー骨折

脛骨プラトーは大腿骨顆部に比べて強度的に弱いため，外反などによりこの 2 つの骨に強い圧迫力が加わると，脛骨プラトーに陥没や亀裂などの骨折が生じることが多い．

1 受傷原因と骨折型

交通事故や高所からの転落などで生じる．膝に対する軸圧のほか，内外反が加わって骨折が生じることが多いため，内側側副靱帯損傷など，膝の靱帯損傷の合併に注意を要する．頻度の高い脛骨外側プラトー骨折では，外側半月板損傷を合併することが少なくない．脛骨プラトー骨折の分類としては，Schatzker分類がよく用いられている（図12-89）．

2 症状と診断

多くは受傷直後から荷重，歩行が不可能となり，膝の側方動揺性や関節血腫による腫脹がみられるが，軽症の場合は歩行可能な例もある．診断のためには単純X線撮影が行われるが，骨折の状態をより正確に把握するためにはCTがきわめて有用である（図12-90）．

3 治療

骨折部の転位や関節面での不整がなければ保存療法を行う．3～4週の外固定後，膝関節可動域訓練を行う．荷重は受傷後 8 週前後より徐々に開始する．骨折部の転位や関節面での不整があれば手術を行う．脛骨プラトー骨折では関節面を整復することが重要であるため，関節面の陥没がある例では，陥没した骨片を戻して関節面を修復することに主眼をおく．陥没骨折では関節軟骨と軟骨下骨のみが破壊されるのではなく，関節軟骨─軟骨下骨─海綿骨が一塊となって陥没している（図12-90b）．そのため，陥没した骨片の海綿骨を潰さないように一塊として関節面まで持ち上げることが重要となる．陥没骨片を持ち上げた際にできた下の間隙には，ブロック状の人工骨を詰めて下支えする．間隙には自家骨を移植することもある．その後，海綿骨スクリューやプレートで固定する．プレートは以前までの支持プレートに加え，最近ではロッキングプレートも多く用いられている．

膝関節部（骨）軟骨骨折

関節軟骨のみ，あるいはその深層の軟骨下骨を含んだ骨片が剝離したり，剝離しかかったりしている骨折の総称である．膝関節では，外傷性あるいは反復性膝蓋骨脱臼に伴って，膝蓋骨と大腿骨外側顆がぶつかり発生することが多い．軟骨片のみの場合は単純X線像ではみえず，MRIが診断に有用となる．骨片を含む場合

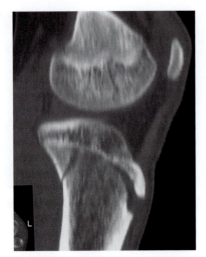

図12-91　跳躍動作により生じた脛骨近位骨端線損傷のCT矢状断像

Salter-Harris 分類Ⅱ型

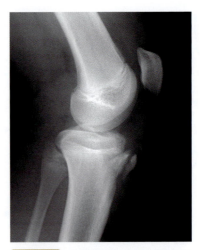

図12-92　脛骨粗面での骨端線損傷の単純X線側面像

脛骨粗面の骨片は中枢側へ転位.

でも，骨片が小さいものでは単純X線像では見逃されやすく，骨軟骨骨折が疑われる場合はCTによる評価が勧められる．骨軟骨骨折では急性期に関節血腫を生じることが多いが，軟骨のみの損傷であれば血腫は生じない．骨軟骨片が関節内に遊離すると，ロッキングや疼痛，関節水腫などを生じることがある．

離断性骨軟骨炎（第9章 p.237 参照）は膝関節に多くみられる．膝の離断性骨軟骨炎も関節内で骨軟骨片の剥離が生じる病態であり，1回の外力により生じる外傷ではないが，有力な原因としてくり返しのメカニカルストレスが挙げられている．

症状がある場合には手術が必要となる．ごく小さな骨軟骨片であれば摘出することとなるが，骨軟骨骨折部の母床が明らかで骨軟骨片が吸収性のピンなどで固定可能な大きさであれば固定する．

脛骨近位骨端線損傷

脛骨近位骨端線損傷は比較的まれな骨折とされている．発生機序については，交通事故などによって生じる直達外力と，跳躍動作などによって生じる介達外力がある（図12-91）．直達外力による脛骨近位骨端線損傷の場合，ときに膝窩動脈損傷を起こすことがあるので注意を要する．脛骨粗面での骨端線損傷（図12-92）では，大腿四頭筋による牽引により骨片が転位していることが多く，その場合は手術が選択される．

骨端線損傷により早期に骨端線が閉鎖した場合は，脚長差や下肢の内外反，反張膝などが生じ，程度により矯正手術が必要となる．

脛骨骨幹部骨折 fracture of the tibial shaft　必修

1　解剖学的特徴

下腿は直達外力を受けやすい部位であることもあり，脛骨骨幹部骨折は発生頻度の高い外傷である（図12-93）．脛骨はほぼ全長が下腿前内側面の皮下にあり，そのため皮膚が損傷され骨折部が外界と交通した状態である開放骨折（12章 p.311 参照）となりやすく，骨折部を軟部組織で被覆することに難渋する場合も少なくない．

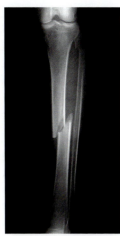

図 12-93 脛骨骨幹部骨折の単純X線正面像

骨折部は皮膚のほぼ直下に存在.

2 受傷原因

交通事故や転落事故など直達外力によるものと，スポーツにおける跳躍など介達外力によるものがある．直達外力によるものは，特に高エネルギー外傷では粉砕骨折や横骨折などになることも多く，開放骨折となることも少なくない．介達外力によるものは，直達外力による場合と比べて外傷を引き起こすエネルギーは小さく，斜骨折や螺旋骨折となる．

特殊なものとして脛骨疲労骨折がある．疲労骨折とは「通常は骨折しない程度の負荷が健常な骨にくり返し加わることによって生じる骨折」であり，主にランニングによって生じる疾走型と，ジャンプのくり返しによって生じる跳躍型がある．疾走型は脛骨遠位 1/3 と近位 1/3 に生じる，比較的頻度の高い疲労骨折である．脛骨遠位部の内側後方，または脛骨近位部の内側後方に圧痛を認める．脛骨遠位部の疲労骨折ではシンスプリントとの鑑別が必要であるが，臨床的に区別することが難しい例も少なくない．脛骨近位部の疲労骨折では，鵞足炎との鑑別が必要である．跳躍型は脛骨骨幹部中央に生じることが多く，難治性でしばしば完全骨折にいたる疲労骨折である．

3 症状

一度の外力により生じる通常の脛骨骨幹部骨折では，受傷直後から疼痛のため歩行不可能となり，徐々に骨折部を中心として腫脹を生じることが多い．腫脹が著しい場合はコンパートメント症候群(12 章 p.398 参照)に注意を要する．

4 診断

診断のためには単純 X 線撮影が行われる(図 12-93)．粉砕骨折などにおいては，骨折の状態をより正確に把握するために CT で評価する．皮膚が損傷され骨折部が外界と交通した状態である開放骨折となった場合は，本来無菌である骨軟部組織が細菌に曝されるため，開放骨折の治療は皮下骨折の治療と大きく異なるので注意を要する．

5 治療

小児の骨折や，成人の骨折でも転位のない場合には保存療法が行われる．以前は成人の骨折に対しても保存療法の適応範囲が広かったが，保存療法は長期間の外固定を要するため，関節拘縮や長い治療期間が問題であった．しかし横止め髄内釘の普及に伴い，手術療法が主流となっている．

手術療法では，前述の横止め髄内釘が脛骨骨幹部骨折に対してよく用いられている．また最近では，骨折部は展開せずにロッキングプレートを用いて骨折部を固定する最小侵襲手術も行われている．開放骨折などにより感染の危険性があって一次的に内固定できない場合は，創外固定器を用いて骨折部を安定化させる．

6 合併症

受傷後早期の合併症として，血管・神経損傷，コンパートメント症候群，隣接関節の靱帯損傷がある．ギプス固定時には腓骨神経麻痺の出現に注意する．開放骨折では感染や，皮膚を中心とした軟部組織の壊死に注意する．受傷後しばらく経過してから問題となりやすい合併症は，骨折部の遷延治癒や偽関節，関節拘縮などがある．

足関節部骨折 fracture of the ankle 必修

解剖学的特徴

足関節（距腿関節）は，脛骨遠位部（内果，天蓋部および後果），腓骨遠位部（外果），距骨により構成され，内果と外果からなる果間関節窩に距骨滑車がはまり込み安定した蝶番関節となっている．果間関節窩と距骨滑車は前方の横径が後方の横径より3～5 mm大きく後方すぼみの台形を呈し，背屈時には横径の大きい距骨滑車の前方部分が果間関節窩に入り込み安定する．内・外果は足関節の安定性を保つ．内果は前後方向に長く上下方向に短いが，外果は前後方向に短く内果より遠位に約1 cm長い．腓骨は足関節背屈時に外側・上方に，底屈時に内側・下方に移動し，動きのない内果と協調し距骨の安定性を保ち，内果は静的安定機構，外果は動的安定機構として機能する．足関節周囲には多くの靱帯が付着し，外果には前距腓靱帯，踵腓靱帯，後距腓靱帯により距骨と踵とが連結され，内果は三角靱帯により距骨および舟状骨と連結される．また遠位脛腓間には前脛腓靱帯，後下脛腓靱帯，骨間靱帯および骨間膜で靱帯結合し足関節の安定性を保っている．

足関節果部骨折

足関節果部骨折は，足関節部の骨折で最も多い骨折である．また変形性関節症の原因でもあるため，骨折のメカニズムとそれに基づいた治療を理解することが重要である．

1 症 状

受傷直後から骨折部に一致した疼痛，腫脹，皮下出血，局所に圧痛を伴い荷重での歩行は困難である．転位の少ない内果・外果の単独の骨折では歩行可能なこともある．転位が大きい場合は，内・外反の変形を呈する．内・外側靱帯の圧痛，腫脹，不安定性を確認する．

2 診 断

■ 単純X線像

診断と治療方針の決定に必須である．正確な足関節前後像，側面像，距腿関節窩撮影（mortise view：足関節15～20°内旋位前後像）で骨折部位，骨折型，内側関節裂隙の開大の有無を確認する．内側や遠位脛腓間結合部に所見があれば，下腿全長の単純X線像を追加し腓骨近位での骨折（Maisonneuve骨折）を見逃さないようにする．

■ ストレスX線像

腓骨骨折以外に骨傷がない場合は，三角靱帯断裂の有無の評価が必要である．重力ストレス撮影が有用で非ストレスX線像もしくは健側と比較し開大を確認する．

■ CT

詳細な骨片の大きさや転位が把握でき，特に脛骨後果の正確な診断に有用である．

3 骨折型の分類

分類には，Danis-Weberの分類とLauge-Hansenの分類がある．Danis-Weberの分類は簡便であるが，骨折の機序や損傷順序は説明していない．Lauge-Hansenの分類は，骨折の発生機序を説明しているので病態の理解に役立つが複雑である（図12-94）．

しかし，近年では骨折の発生機序の再検討がなされ，ほとんどすべての足関節果部骨折は回内位で発生しうること，受傷時に足関節にかかる外旋モーメントと外転モーメントの割合の違いによることが示された．すなわち足関節果部骨折は，主に外旋骨折と外旋-外転骨折の2つの型に分類しうると考えられている．

4 治 療

■ 保存療法

適応：転位のない内果骨折，内側損傷（内果骨折または三角靱帯）のない外果単独骨折．

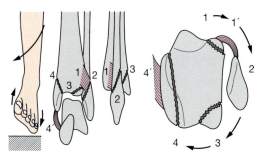

回外-外旋骨折 supination-external rotation (SER)
足が回外位に固定され，下腿より中枢が内方へねじれ，距腿関節内で距骨に外旋力が加わって生じる．
1. 前脛腓靱帯損傷あるいは付着部裂離骨折
2. 外果の斜骨折
3. 後下脛腓靱帯断裂あるいは後果骨折
4. 内果骨折あるいは三角靱帯断裂

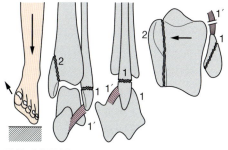

回外-内転骨折 supination-adduction (SA)
足が回外位に固定され，距腿関節内で距骨に内転力が加わって生じる．
1. 足関節より遠位で外果骨折あるいは外側靱帯断裂
2. 内果骨折

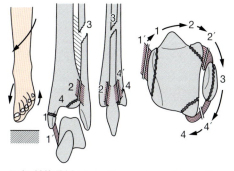

回内-外旋骨折 pronation-external rotation (PER)
足が回内位に固定され，下腿より中枢が内方へねじれ，距腿関節内で距骨に外旋力が加わって生じる．
1. 内果あるいは三角靱帯断裂
2. 前脛腓靱帯あるいは付着部裂離骨折
3. 腓骨高位の骨折
4. 後下脛腓靱帯断裂あるいは後果骨折

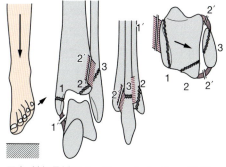

回内-外転骨折 pronation-abduction (PA)
足が回内位に固定され，距腿関節内で距骨に外転力が加わって生じる．
1. 内果骨折あるいは三角靱帯断裂
2. 前脛腓靱帯損傷および後下脛腓靱帯断裂あるいはその付着部での裂離骨折
3. 足関節より近位での腓骨骨折

図 12-94 Lauge-Hansen 分類
（仁木久照：足関節部外傷の診断と治療 —足関節果部骨折の診断と治療— 関節外科 23：38-39，2004 より）

整復・固定・後療法：整復位と安定性を確認し，下腿から足部 MTP 関節までギプス固定を行う．4〜6 週固定を行い，足関節周囲の腫脹の改善が得られたところでギプス着用下での荷重を行う．

■ **手術療法**
適応：転位のある内果骨折，内側損傷（内果骨折または三角靱帯）のある外果骨折．

整復・固定：

① 腓骨外果の整復固定：内側損傷（内果骨折または三角靱帯）がある場合は外果骨折は内固定を要する．腓骨の短縮，回旋を整復しスクリューとプレートを用いて固定する．

② 脛骨後果の整復固定：後果は腓骨と後下脛腓靱帯と靱帯結合しているため，腓骨が整復されれば原則内固定は不要である．

③脛骨内果の整復固定および三角靱帯断裂：転位のある場合や外果骨折を伴う場合は内固定を行う．骨片が大きい場合は海綿骨スクリュー2本で固定，骨片が小さい場合は引き寄せ鋼線締結法で固定する．骨折がなく内側が三角靱帯断裂の場合は，外果を固定すれば三角靱帯は観血的に縫合する必要はない．

④脛腓間結合の不安定性：内側が三角靱帯損傷で腓骨骨折が関節面より4.5 cmより近位にある場合にのみ脛腓間結合をスクリューで固定する．後果骨折を伴っている場合は，後果骨折を固定することにより安定性が得られる場合もある．

後療法：骨折型に応じた後療法が必要である．術後創部および周囲の軟部組織が落ち着き次第ギプス着用下で荷重を開始し，術後4週程度固定を行う．内果が強固に固定されていれば早期に足関節可動域訓練を始める．三角靱帯損傷がある場合は，三角靱帯が修復する3週程度外固定を追加する．後果骨片が大きい場合も早期荷重は控える．脛腓間スクリューを用いた場合は，3週で部分荷重を開始し，術後6～8週でスクリューを抜去し全荷重を許可する．

■ 合併症

骨粗鬆症：スクリューが効かずに強固な固定ができない場合がある．そのような場合は，外固定と免荷の期間を長くする．

糖尿病，血流障害：感染や創部癒合不全のリスクが高くなるため慎重に手術を行う．

その他：創部感染や深部静脈血栓症・肺血栓塞栓症のリスクなどがある．

脛骨遠位関節内骨折 [必修]

脛骨天蓋部骨折

脛骨遠位の関節面を含んだ足関節の骨軟骨骨折で，pilon骨折ともいわれ脛骨天蓋部の損傷だけではなく，骨端部の海綿骨損傷，果上部の皮質骨の骨折を伴う．また周囲の軟部組織の損傷を伴うことが多く，軟部組織の術前の評価は重要である．

1 受傷機転

スポーツなどにより下腿の回旋で生じる低エネルギー損傷と，高所からの転落や交通外傷による軸圧によって生じる高エネルギー損傷に大別される．近年では骨粗鬆症を伴う高齢者の活動性が高くなったため低エネルギー損傷が増加している．

2 診 断

■ 単純X線像

腓骨骨折の有無，関節面の粉砕の程度，骨折の部位の骨片の数，距腿関節，距腓関節，脛腓間結合などを観察する．

■ CT

詳細な骨片の大きさや転位が把握でき，特に関節面の粉砕の正確な診断に有用である．

3 骨折型の分類

単純X線像によるRüedi分類は，関節面の粉砕の程度による分類で単純で理解しやすい（図12-95）．

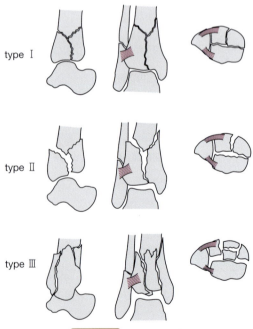

図12-95 Rüedi分類
type Ⅰ：骨片の転位なし
type Ⅱ：骨片の転位はあるが，粉砕はなし
type Ⅲ：骨片の転位と粉砕あり

4 治療
■ 保存療法
適応：骨片の転位が軽度な場合のみ適応である．
■ 手術療法
重度な軟部組織を伴わない Rüedi 分類Ⅰ，Ⅱ型には，受傷後早期に最小侵襲手術を選択する．Rüedi 分類Ⅲ型，軟部組織損傷が著しい場合や開放骨折には，二期的術式 2stage-protocol が原則である．1 st stage には創外固定による一時的な足関節架橋固定，2 nd stage では低侵襲での内固定あるいは足関節を架橋しない創外固定が用いられる．

■ 合併症
感染，遷延治癒，偽関節，二次性変形性足関節症が主な合併症である．重症例における二期的手術は感染のリスクを減らすことができ有効である．

踵骨骨折 fracture of the calcaneus　必修

　踵骨は足部最大の骨であり，薄い皮質骨に囲まれた殻の中に海綿骨が充満している特殊な骨であり，不定形な複雑な形態で前・中・後の3つの関節で距骨と対応する．踵骨骨折の多くは，高所からの転落，飛び降り動作で踵部から着地することにより発生する．

1 症　状
　受傷直後から踵部の激しい疼痛によって荷重が不能となり，腫脹と皮下出血が出現し局所の圧痛を伴う．特に踵部の腫脹が著しい場合は，水泡形成を伴うこともあり軟部組織の状態を注意して診察する必要がある．

2 診　断
■ 単純 X 線像
　骨折は複雑な形態を伴うことが多く，詳細に観察する必要がある．単純 X 線像では側面像，軸射像だけではなく，特に後距骨下関節面の転位の状態を正確に把握するためには，Anthonsen 像を撮影する．側面像は後距骨関節の沈み込みが観察され，Böhler 角（図 12-96）でその沈み込みの程度を評価する．軸射像では外壁の突出，内反の程度および内側骨折の有無や程度が観察され Preis 角で評価する．Anthonsen 像は後距踵関節面の転位の状態がよく観察され，整復の状態の目安となる．

■ CT
　詳細な骨片の大きさや転位が把握でき，治療

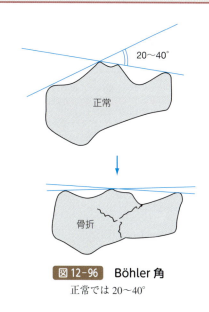

図 12-96 Böhler 角
正常では 20～40°

法の選択や治療結果の評価が可能となった．

3 骨折型の分類
　踵骨骨折の分類は数多くあるが，重要なことは骨折の分類によって骨折の治療の適応と予後を示唆できることである．単純 X 線像では，Essex-Lopresti 分類は受傷機転と後距踵関節の有無で分類する（図 12-97）．
　骨折が後距踵関節面に及ぶものに関しては，舌状型，陥没型，載距突起単独骨折，粉砕型に細分化している．舌状型は足部が足関節中間位にあるときに距骨滑車部に垂直に力が加わり，距骨外側突起が斧のように働き足根洞の外側か

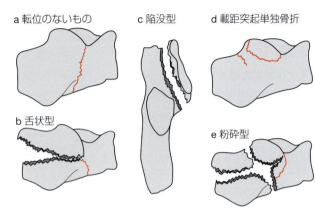

図12-97　Essex-Lopresti 分類

ら骨折を起こす．次いで強い力が加わると，踵骨の外側壁から足底部まで貫通し後方に走る二次骨折が起こる．最後に踵骨後方にかかった大きな力がシーソー状に働いて後距踵関節が沈み込み，後方の隆起部が上方に転位する．陥没型は足部が背屈位にあるときに，後距踵関節部に一種の剪断力が加わり生じる．二次性骨折線が後関節面の外側部分を含む骨片は外側壁の内側の海綿骨内に陥没する．最後は隆起部が上方に著しく転位して中央部の骨片はさらに陥没する．

CT像ではSanders分類が広く用いられ，後距骨下関節面を冠状面に内側から外側へ3分割し，骨折線の本数と部位から分類する(図12-98)．

4 治療

■ 保存療法
適応：隆起部水平骨折，後距踵関節外骨折，転位のない後距踵関節内骨折．

■ 手術療法
適応：転位がある後距踵関節内骨折．
整復・固定：
・大本法
腹臥位で膝関節を90°に屈曲して腓腹筋の緊張をとり，術者が両手で踵骨部を圧迫しながら手関節を動かし牽引しながら骨折部を内外反する．
・Westhues法（舌状型）
中枢へ転位した踵骨骨片を後方よりピンを刺入し，X線透視下にピンを持ち上げて整復する．整復が得られたらピンをそのまま距骨まで刺入し固定する．
・観血的整復固定術（陥没型）
側臥位で拡大L字皮切を用いた拡大外側進入法が標準的である．落ち込んだ後距踵関節面を整復し，膨隆した外側壁を整復しスクリューやプレートを用いて固定する．

■ 後療法
術創の治癒状況を確認しながら，痛みに応じて可動域訓練を開始する．荷重は術後約6週頃より開始する．

■ 合併症
▶ 疼痛残存
関節内に及ぶ陥没型や舌状型の骨折は疼痛残存することが多い．粉砕型の場合は予後は不良である．

▶ 変形性関節症
関節面，特に後距踵関節面の転位が残存すると発症し，疼痛・歩行障害の原因となる．

▶ 腓骨筋腱刺激症状
外側の膨隆が残存すると症状を起こす可能性が高く，外側膨隆をしっかり整復することが必要である．

▶ 術後皮膚壊死
術前からの軟部の著しい障害により軟部組織のトラブルが頻繁に起こるため，術後は創部を

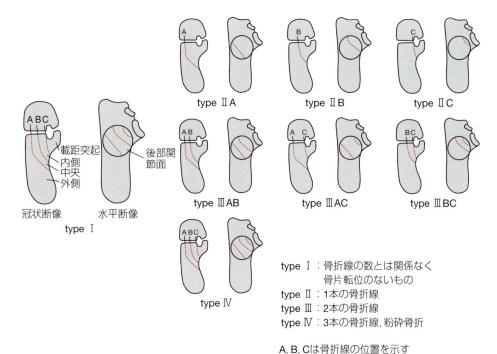

図 12-98 Sanders 分類

(Roy Sanders：Operative treatment in 120 Displaced intraarticular calcaneal fractures, Clinical orthipaedics, 290：89, Fig 1, 1993, J. B. Lippincott company)

注意深く経過観察する必要がある．拡大外側進入で起きやすく，手術展開時より注意して軟部組織を扱う必要がある．

距骨骨折 fracture of the talus　必修

距骨は頭部，頸部，体部からなる．頭部は舟状骨，体部滑車部は脛骨と，体部の底側は踵骨との関節面を形成している．距骨全体の約70％以上は関節軟骨でおおわれ，また筋の起始や停止はなく，この骨の血流循環は少なく骨折後に骨壊死が起こる頻度が高い．血行は後脛骨動脈，前脛骨動脈，腓骨動脈から供給される．後脛骨動脈は，足根洞内で腓骨動脈との貫通枝とともに足根洞動脈を形成し距骨体部の大部分の血流を保養している．距骨頸部は前脛骨動脈からの足背動脈，足根洞動脈および腓骨動脈から血行を受けている．

1 症　状

足関節から距骨下関節部にかけて著しい腫脹と疼痛が出現する．骨折が転位している場合は変形を認め，特に距骨体部が後方に脱臼した場合は長母趾屈筋腱が牽引され母趾が屈曲位となり伸展不能となる．

2 診　断

■ 単純 X 線像

単純 X 線像では，足関節正面像と側面像が診断に有用である．しかし骨折の転位がないもしくは転位が著しく位置関係が把握できない場合は斜位像，CT 画像が有用である．

距骨壊死では虚血状態とそれに伴う修復機転として，再骨化，血管新生，壊死骨の再吸収が行われる．骨折初期では正常と大差ないが，時間の経過とともに健常な骨組織は再吸収され骨

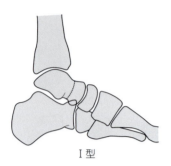
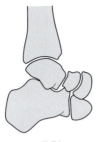
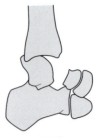
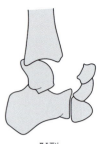

Ⅰ型
骨折部には転位はなく，距腿および距踵関節の脱臼は認められない．下方と側方からの血行は保たれる

Ⅱ型
骨折部に転位を生じ，距踵関節は亜脱臼ないしは脱臼し，3本の主な栄養動脈のうち2本が損傷する

Ⅲ型
骨折部は大きく転位し，距踵関節と距腿関節は脱臼し，すべての栄養動脈が損傷する

Ⅳ型
距骨頚部が骨折し足関節および距踵関節が脱臼し，距骨頭が距舟関節で脱臼している

図 12-99　Hawkins 分類
(谷口　晃：足部骨折．骨折・脱臼　改訂 4 版，p.1215，南山堂，2018 より)

量減少状態となる．完全に壊死に陥った部分には血流が再開されないため再吸収は行われない．そのため壊死部分は骨量減少状態になる周囲組織に比べて単純 X 線上で骨硬化像を示す．

■ CT
詳細な骨片の大きさや転位が把握でき，治療法の選択や治療結果の評価が可能となった．

3 骨折型の分類
受傷機転と病態を詳細に把握するため頚部と体部に分けて分類されるようになった．

▶ 頚部骨折
足部が背屈を強制されたとき，脛骨の関節前方部が距骨頚部に衝突して頚部に骨折が生じる．Hawkins 分類が広く用いられ，4 つの型に分けられる（図 12-99）．

▶ 体部骨折
外力の加わる方向により骨折部位が異なる．体部骨折は滑車部の骨軟骨骨折を加えた Mann 分類が便利である．
　Ⅰ型：滑車部の圧迫や剪断力による骨軟骨骨折
　Ⅱ型：圧迫骨折，前額面剪断骨折，矢状面剪断骨折
　Ⅲ型：後突起骨折
　Ⅳ型：外側結節骨折
　Ⅴ型：粉砕骨折

4 治　療
■ 保存療法
適応：転位のない骨折．
■ 手術療法
適応：転位がある骨折．
整復・固定：脱臼しているものに関しては，可及的速やかに整復を行う．しかし整復困難な場合は，観血的に整復を行うが，距骨体部への血行を温存する整復を行う．整復後は骨折面を密着させるためスクリューを用いて固定する．

■ 後療法
術後約 6 週はギプス固定を行い，足関節可動域訓練を開始する．荷重に関しては，距骨体部の血行を足関節単純 X 線像で，滑車部の軟骨下骨組織に出現する骨萎縮像（Hawkins 徴候　陽性）の有無により判断し許可する．初期に骨硬化像（Hawkins 徴候　陰性）を認める場合は，免荷期間を延長し PTB 装具などを用いる．

■ 合併症
▶ 骨壊死：距骨壊死は本骨折の最も重大な合併症であり予後に大きく影響する．骨折型により予後はある程度決定され，脱臼の程度と粉砕が強くなるほど壊死の発生率が高くなる．長期に壊死が残存する場合は，関節固定術なども考慮するが，壊死が広範な場合や長期間の外固定あるいは免荷期間が困難な場合にはわが国で開発

された人工距骨置換術を行う．人工距骨は短期から中期までの成績では良好な結果が得られている．
▶ **変形性関節症**：距骨下関節に発症することが多く，距腿関節に発生することは少ない．発症は受傷時の脱臼の整復不良であることが多い．発生予防には，解剖学的整復固定が重要である．距腿関節症は受傷時の滑車軟骨部の損傷範囲や壊死後の滑車部が陥没して関節不適合によって発症する．

足部の骨折・脱臼 [必修]

解剖学的特徴

足部はChopart関節（横足根関節）で後足部と中足部，Lisfranc関節（足根中足関節）で中足部と前足部に分かれ中足部は足部のアーチを構成する関節である．Chopart関節は内側は距骨と舟状骨からなる距舟関節で前方凸，外側は踵骨と立方骨からなる踵立方関節で後方凸の鞍状形で大きな可動域を有する．Lisfranc関節は第2中足骨基部がほぞ状に楔状骨に挟まりこむ構造である．第1楔状骨と第2中足骨間にはLisfranc靱帯と呼ばれる強靱な骨間靱帯が走行し，その背側，底側にも結合靱帯を有しわずかな底背屈方向の可動を有する．

Chopart関節脱臼骨折

1 症　状

中足部を中心に著しい腫脹と疼痛が出現する．受傷機転が明らかで変形を認めるようであれば第一に足根骨脱臼を考慮すべきである．

■ 単純X線像

単純X線像で，足部3方向（背底像，斜位像，側面像）を撮影し転位の状態を詳細に把握する．骨折や脱臼を伴う場合は斜位像が有用であり，立方骨と舟状骨の骨折には特に注意を払う．

■ CT

詳細な骨片の大きさや転位が把握でき，また転位のない骨折線を確認できる．治療法の選択や治療結果の評価にも有用である．

2 脱臼骨折の分類

▶ **内側型**：内転や内がえしの力が舟状骨もしくは距骨頭に加わり，立方骨か踵骨の裂離骨折を伴って脱臼が起こる．
▶ **軸圧型**：足部が底側位にあるとき中足骨を通じて強力な軸圧が加わり，楔状骨を伝達し舟状骨の骨折を伴った脱臼を起こす．
▶ **外側型**：外転や外がえしの大きな外力によって前足部が外側に転位し，舟状骨の裂離骨折と立方骨または踵骨の圧迫骨折を伴う．高エネルギー外傷では，大きな外力によって距舟関節と距踵関節が脱臼し，踵立方関節が保たれる回旋型がある．
▶ **底屈型**：高エネルギー外傷により底屈位で転落し，前足部が大きな外力で底屈を強制され起こる．前足部がChopart関節で足底に脱臼する場合と，距舟関節と距踵関節が脱臼し，踵立方関節が保たれるものがある．
▶ **粉砕型**：舟状骨と立方骨が粉砕し，前足部や後足部にも骨折が及ぶ．

3 治　療

■ 保存療法

適応：脱臼整復後安定性が保たれ，転位のない舟状骨と立方骨の骨折．

■ 手術療法

適応：転位がある舟状骨または立方骨の骨折，脱臼整復が困難な場合．

整復・固定：麻酔下で脱臼を可及的速やかに整復を行い，スクリューもしくは鋼線を用いて内固定を行う．しかし圧迫骨折例では整復困難な場合は，観血的に整復を行うが，距骨体部への

血行を温存する整復を行う．整復後は骨折面を密着させるためスクリューを用いて固定する．圧迫骨折で長さが保持できない症例には，創外固定による整復固定が有用である．

■ 後療法

術後約6週は固定を行い，足関節可動域訓練を開始する．荷重に関しては，術後8週から部分荷重を開始し，疼痛にあわせて荷重を開始する．

■ 合併症

足部アーチの破綻による凹足変形や外反扁平足が起こり，疼痛が残存し長期的には変形性関節症へと移行するため，正しい解剖学的な整復が必要である．

Lisfranc 関節脱臼骨折

1 受傷機転

重量物が足に落下するような直達外力，足部が底屈位で中足骨部に大きな外力が加わる介達外力により発生する．

2 症 状

中足部を中心に著しい腫脹と疼痛が出現し，足底部に皮下出血を認める．受傷機転が明らかで変形を認めるようであれば第一に足根骨脱臼を考慮すべきである．また骨折もなく比較的軽微な外傷でも，足背に腫脹が強く第1～2中足骨基部に圧痛がある場合はLisfranc靱帯損傷を疑うべきである．

3 診 断

■ 単純X線像

単純X線像で，足部3方向（背底像，斜位像，側面像）を撮影し転位の状態を詳細に把握する．正面像と斜位像（足部回内位）でLisfranc関節の適合性を観察する．健側との比較が重要である．

■ CT

詳細な骨片の大きさや転位が把握でき，また転位のない骨折線を確認できる．治療法の選択や治療結果の評価にも有用である．

■ MRI

高解像度MRIはLisfranc靱帯の描出も可能

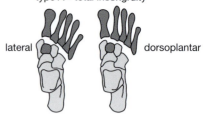
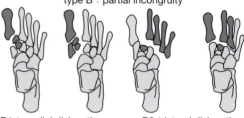
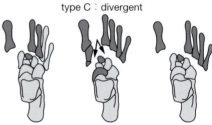

図 12-100 Myerson 分類

(Mark S Myerson：Fracture dislocations of the tarsometatarsal joints：end results correlated with pathology and treatment, Foot & ankle, 6：5, Fig 3, 1986, American orthopaedic foot and ankle society)

で，靱帯損傷の診断に有用である．

4 脱臼骨折の分類

Lisfranc関節脱臼骨折は，Myersonらの分類が用いられる（図12-100）．Typeにより損傷部位が比較的明確になるため，固定範囲や手術方法の選択に役立つ．

5 治 療

■ 保存療法

転位のない骨折．

■ 手術療法

適応：脱臼していた場合は，整復が得られても外固定のみでは解剖学的整復位の保持が困難であるため手術加療が必要である．

整復・固定：麻酔下で脱臼を整復，母趾から第3中足骨部まではスクリューによる内固定を行う．

第4,5中足部は鋼線で固定する．Lisfranc靱帯は骨間の安定性を司るだけではなく，動きの中心的な役割も担っており，近年では靱帯再建なども行われている．
■ 後療法
　術後約6週は固定を行い，術後6週から踵荷重歩行を開始し，術後8週から部分荷重を始めるが荷重によりスクリュー折損の恐れがあるため足部の踏み返しは行わない．術後4～6ヵ月でスクリューを抜去し，全荷重での歩行，運動を許可する．
■ 合併症
　足部アーチの破綻による凹足変形や外反扁平足が起こり，疼痛が残存し長期的には変形性関節症へと移行するため，正しい解剖学的な整復が必要である．

中足骨骨折

　母趾，第2,3中足骨はそれぞれ内側，中間，外側楔状骨と，第4,5中足骨は立方骨と関節を形成する．第2中足骨が最も長く母趾中足骨が最も短い．遠位部はそれぞれ基節骨と中足趾節関節（MTP関節）を形成している．

1 受傷機転
　重量物が足に落下するような直達外力によるものが大半である．第5中足骨基部骨折に関しては，足部の内がえし強制で付着する短腓骨筋腱が牽引され起こる．

2 症　状
　前足部を中心に著しい腫脹，疼痛，皮下出血，限局する圧痛がある．転位がなく疼痛，腫脹が軽度なものは見逃しやすく注意が必要である．

3 診　断
■ 単純X線像
　単純X線像で，足部3方向（背底像，斜位像，側面像）を撮影し転位の状態を詳細に把握する．

4 治　療
■ 保存療法
　転位のない骨折．

■ 手術療法
　適応：骨折部が不安定または徒手整復が困難な転位のある骨折．
　整復・固定：徒手整復後，鋼線もしくはプレートを用いて固定を行う．
■ 後療法
　術後約4週はギプスシーネ固定を行い，術後6週から部分荷重歩行を開始する．

足趾骨折

　第2-5足趾は，基節骨，中節骨，末節骨からなり基節骨と中節骨の間で近位趾節関節（PIP関節），中節骨と末節骨との間で遠位趾節間関節（DIP関節）を形成する．母趾のみ基節骨と末節骨で趾節間関節（IP関節）を形成する．第4・5趾は母趾と同様に2関節のことがある．

1 受傷機転
　重量物の足趾への落下や角に足趾をぶつけるような直達外力によるものが大半である．

2 症　状
　前足部を中心に著しい腫脹，疼痛，皮下出血，限局する圧痛がある．転位がなく疼痛，腫脹が軽度なものは見逃しやすく注意が必要である．

3 診　断
■ 単純X線像
　単純X線像で，足趾2方向（背底像，側面像）を撮影し転位の状態を詳細に把握する．

4 治　療
■ 保存療法
　転位のない骨折．
■ 手術療法
　適応：骨折部が不安定または徒手整復が困難な転位のある骨折．
　整復・固定：徒手整復後，鋼線を用いて固定を行う．
■ 後療法
　約3週はギプスシーネ固定を行う．

C 筋・腱の損傷

肉ばなれ，筋断裂 [必修]

✓ 重要事項
肉ばなれ，ハムストリング肉ばなれ，腓腹筋断裂，二関節筋，遠心性筋収縮

1 病　態
　一般的に，筋肉の部分断裂を肉ばなれ，完全断裂を筋断裂と称することが多い．瞬間的に強い筋収縮が起こったとき，関節運動に伴って筋肉が伸ばされると同時に筋収縮が起こったとき（遠心性筋収縮）などに生じやすく，スポーツ外傷に多発する．競技種目別，部位別に発生件数を調べると，陸上競技，サッカー，ラグビーなどの種目において，ハムストリング（膝関節屈曲および股関節伸展筋）に最も多く発生している．ほかにも大腿四頭筋や腓腹筋にも多く発生する．筋肉の起始と停止の間に2つの関節を跨いでいる二関節筋に生じやすい．

2 発症要因
　筋肉の柔軟性の不足（ストレッチ不足），筋力低下，筋疲労，拮抗筋との筋力のアンバランス，筋力の左右差，環境などが挙げられる．

3 重症度
　3段階に分けられる．
　第1度損傷：筋線維の断裂はほとんどなく，小血管の損傷のみである．筋肉間損傷．
　第2度損傷：筋線維の部分断裂が生じ，筋肉は血管に富んでいるため出血しやすい．筋肉内損傷．筋肉内出血では疼痛や機能障害が生じやすい．
　第3度損傷：筋の完全断裂と定義されることが多い．保存的加療では元の状態への回復は難しく，断裂部に一致して陥凹がみられることが多い．

ハムストリング肉ばなれ

1 症　状
　スポーツでは，陸上競技とサッカーで多くみられる．全力疾走時やジャンプの着地の際などに，急に患部に激痛を生じる．重症度によって異なるが，通常は歩行にも支障をきたす．次第に患部に腫脹が生じ，翌日には皮下出血がみられることもある．運動中の突然の激痛から診断は容易であるが，重症度の判定は受傷直後では困難な場合が多い．1～2日後にSLR（Straight Leg Raising；下肢伸展挙上）テストを行い，その制限の程度により重症度を判定し，スポーツ復帰への目安とする（図12-101）．完全断裂では触診で注意深く診察すると局所に陥凹を触れる．

2 画像診断
■ MRI
　筋断裂の診断には有用であるが，必ずしも必要とはしない．T2強調像で高信号域がみられ，組織の浮腫や出血を反映している．出血範囲の確認および重症度の決定，復帰時期を予想する際には重要な検査であり，トップアスリートに対しては実施することが多い．図12-102の症例はハムストリングの肉ばなれ受傷後1日で，ハムストリングの筋肉間にSTIR像で高信号を呈する出血像を認める．

■ 超音波
　無侵襲であり，動的観察が可能である超音波

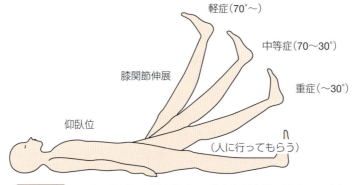

図12-101 ハムストリング肉ばなれの重症度判定法（SLRテスト）

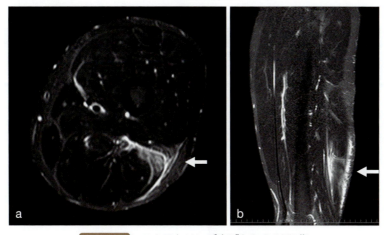

図12-102 ハムストリング肉ばなれのMRI像
a. 水平断, b. 矢状断
28歳プロ野球選手．ゲーム中，全力疾走時に受傷．ハムストリングの筋間から筋肉内にSTIR像で高信号を呈する出血像を認める（矢印）．

（エコー）検査も有用である．受傷後早期には筋損傷部に一致して筋線維の乱れを認め，筋束の断裂部周囲は高エコー化する．また，低エコー像を示す血腫も認め，パワードップラーでは血管増生が確認できる．

3 治療

患部の安静，スポーツ救急処置の基本であるRICE（Rest：安静，Icing：冷却，Compression：圧迫，Elevation：挙上）を行う．患部の筋肉はストレッチされると疼痛を生じるが，無理のない範囲で患部を伸展するようにする．

第1度損傷：軽症ではあるが，それでも1週間近くのスポーツ活動制限が必要なことが多く，復帰を焦ってはいけない．症状の程度に応じて可動域訓練，ストレッチング，筋力訓練を行っていく．筋力訓練は関節を動かさずに筋収縮を行う等尺性運動から始めて，徐々に負荷の少ない等張性運動から負荷の大きい抵抗運動へとステップアップする．SLRテストなどのストレッチでも疼痛を生じなくなってからスポーツを徐々に許可する．

第2度損傷：第1度と同様の保存療法，リハビリテーション加療を行うが，安静期間は長くなり，2〜4週ほどを要し，スポーツ復帰には約2ヵ月かかることもある．

第3度損傷：完全断裂であり，急性期に手術

が行われることもある．断裂した筋肉を吸収糸を用いて縫合する．

腓腹筋断裂，その他の筋断裂

ダッシュやジャンプの着地などの動作において，膝関節伸展，足関節背屈に伴って腓腹筋の筋収縮が起こる際に，腓腹筋内側頭の筋腱移行部に断裂が生じ，下腿後面に突然はじけるような強い痛みが生じる．テニス中に生じる腓腹筋断裂をテニス脚症候群（tennis leg syndrome）ともいう．筋・腱の柔軟性が低下している中年に多くみられる．ほかにも，急な強い筋収縮に伴って，大腿四頭筋（主に大腿直筋）や股関節内転筋群の断裂，体操，重量挙げなどで大胸筋断裂がみられる．

腱断裂 必修

✓ 重要事項

アキレス腱断裂，Thompson テスト，Simmonds テスト，パラテノン

スポーツ外傷，骨折，関節リウマチ，感染，退行性変性などで生じる．最もよくみられるのはアキレス腱断裂であり，その他肩腱板，上腕二頭筋長頭腱，膝蓋腱，長母指伸筋腱などにも好発する．

アキレス腱断裂 必修

1 病態

アキレス腱断裂はジャンプや着地動作，急なスタートのときなどに生じやすい．踵骨付着部から近位へ約 2～6 cm の実質部は血行が乏しいため断裂しやすい部分であり，同部では腱鞘の代わりに腱上膜であるパラテノンにおおわれており，これが腱への血行と腱の滑走に関与している．

2 症状

好発年齢は 30～40 歳で 50 歳代にもピークがあり，発生の基盤には腱の変性が存在していると考えられている．問診にて，受傷時の様子を「後ろから誰かに蹴られた感じがした」，「硬いボールをぶつけられた」などと表現することが多く，ときに断裂音（pop 音）が聞こえることもある．歩行は可能であるが，筋力が低下し，つま先立ちができず，走ることや階段昇降もできなくなる．後脛骨筋や足趾の屈筋腱の作用により，足関節の底屈は可能であり，注意を要する．

3 臨床所見

理学所見としては Thompson（トンプソン）テストが有用である．患者を伏臥位にして，下腿三頭筋の筋腹部分をつまむ（搾り出す）ことで，通常は下腿三頭筋の働きによって足関節は底屈するが，アキレス腱が断裂していると足関節は動かない（Thompson テスト陽性）（図 12-103）．新鮮例では断裂部に陥凹を確認できるが，陳旧例では瘢痕で埋まるため，陥凹がはっきりしないこともあり，また Thompson テスト陰性例もあるので注意を要する．

4 治療

手術による腱縫合術と，ギプスや装具固定による保存療法がある．手術では，アキレス腱の直上を切開し，腱の断裂端を寄せて，Kessler（ケスラー）変法や Bunnell（バネル）法などの intertendinous suture（図 12-104）にて縫合を行う．保存療法の固定期間や荷重開始時期は各施設によってさまざまであるが，一般的には，アキレス腱の緊張を解くため足関節を尖足位（最大底屈位），膝関節を屈曲位にして膝上からギ

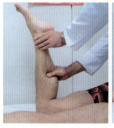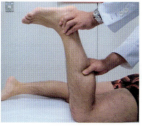

図12-103 Thompson（トンプソン）テスト
左：健側，右：患側
アキレス腱断裂がある右足では下腿三頭筋をつまんでも底屈運動がみられない．

プスを約2週巻く．その後，膝下のみの下腿ギプスを2週行う．その後，可動域訓練を開始し，徐々に体重を負荷していくが，装具固定を継続する場合もある．いずれの方法でも，スポーツ復帰までには約半年を要する．手術療法の長所は再断裂が少ないことであり，保存療法の長所は手術による合併症の心配がなく患者の精神的・経済的負担も少ないことである．

その他の腱断裂

■ 肩腱板断裂

加齢による腱の変性，腱板筋の収縮による応力集中，肩峰とのインピンジ，外傷などさまざまな要因が重なって起こるといわれている．変性を基盤とする高齢者の肩腱板断裂にはまず保存療法が選択されるが，約30％の患者は保存療法に抵抗するため，腱板修復術が行われる．

■ 上腕二頭筋長頭腱断裂

瞬間的な筋収縮により生じることもあるが，上腕骨の結節間溝部において絞扼されたり，変性などによって脆弱した状態のときに断裂することが多い．中年以降に発症しやすい．上腕二頭筋長頭腱断裂では，筋肉が遠位方向に移動するため筋腹が弛緩し，筋腹の異常な盛り上がりがみられる（ポパイサイン）（図12-105）．肘関節の屈曲筋力低下は約20％と考えられ，若年者では手術療法が選択されることもあるが，中年以降では保存療法が選択されることが多い．

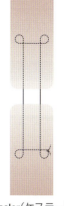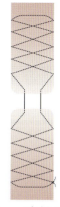

Kessler（ケスラー）変法　　Bunnell（バネル）法

図12-104 腱縫合の方法
早期に運動療法を開始するためには，縫合時により強い張力を得ることが肝要であり，上図2法などさまざまな縫合方法が行われている．

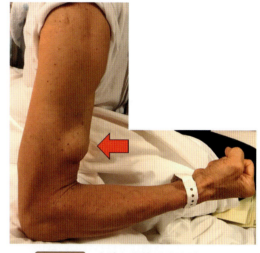

図12-105 上腕二頭筋長頭腱断裂後のポパイサイン

■ 膝蓋腱断裂

大腿四頭筋が収縮しながら，膝関節が屈曲された（遠心性筋収縮）ときに起こりやすい．膝関節の腫脹は高度で，膝蓋骨高位を呈する．治療としては縫合術の適応であるが，ほかの靱帯や人工靱帯を用いて補強術を要することもある．

■ 長母指伸筋腱断裂

急激に生じるのではなく，橈骨遠位端骨折などで腱鞘が損傷を受け，徐々に擦り切れるように断裂することがある．転位の少ない橈骨遠位端骨折に伴いやすい．

コンパートメント症候群 必修

✓ 重要事項

急性コンパートメント症候群，慢性コンパートメント症候群，筋内圧，筋膜切開

骨，筋膜，骨間膜，筋膜中隔に囲まれた閉鎖腔（筋区画）において，出血，毛細血管の透過性の増加，浮腫などの要因によって筋区画内圧が上昇し，筋区画内の組織が循環障害を起こし，組織が変性する状態をコンパートメント症候群（区画症候群）と呼ぶ．最終的には組織の壊死を生じることもある．本症は急性と慢性に分けられ，急性コンパートメント症候群は強い打撲や骨折，長時間の圧迫，熱傷などによって生じ，慢性コンパートメント症候群は走りすぎなどによって生じる．

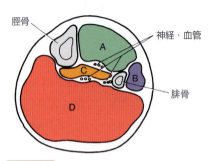

図 12-106　4つの下腿コンパートメント
A. 前方コンパートメント：前脛骨筋，長母趾伸筋，長趾伸筋
B. 外側コンパートメント：長・短腓骨筋
C. 深後方コンパートメント：後脛骨筋，長母趾屈筋，長趾屈筋
D. 浅後方コンパートメント：ヒラメ筋，腓腹筋

急性コンパートメント症候群

1 病態

スポーツ活動では，競技中などに強い打撲を下腿に受けたときに生じやすい．その他，労働災害や交通事故に伴う骨折や筋肉内出血，動脈損傷でも生じる．下腿の筋肉は筋膜，骨間膜などによって4つの区画に分けられている（図12-106）．強い外力が加わると筋肉内に出血が起きるが，筋区画は閉鎖腔であるため区画内圧は異常に高くなる．通常，下腿の筋内圧は20～30 mmHgであるが，本症では30 mmHg以上になり，動脈の攣縮をきたして動脈血流が減少し，血行障害が起こり，筋肉と神経の壊死を生じる．

2 症状

四肢阻血徴候の6Pとして，pain（疼痛），pallor（蒼白），paralysis（運動麻痺），paresthesia（感覚異常），pressure（内圧上昇），pulselessness（動脈拍動の消失）が知られている．強い打撲の後に局所は異常に腫脹し，著しい疼痛と感覚障害を起こす．また，損傷された筋肉を他動的に伸張したときに，耐え難い疼痛を生じる passive stretching pain が特徴的である．脈拍の減弱・消失は症状が進行した際にみられる．

3 検査

臨床所見よりコンパートメント症候群を疑う場合には，区画内圧測定を行う．最近は，専用の区画内圧測定器があり，簡便に内圧測定ができるが，なければ動脈圧モニター用のルートに針をつけて測定するか，水銀血圧計を利用する needle manometer 法を行う．血液生化学検査においては，CPK，LDH，GOT，血清カリウム値の上昇や，ミオグロビン尿を認める．CPKは筋の阻血性壊死を反映して，ときに著しい高値を示すことがあり，結果として急性腎不全が起こり，BUNやクレアチニンの上昇をきたすこともある．

4 治療

筋膜切開の適応は各施設によって異なるが，

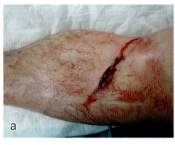 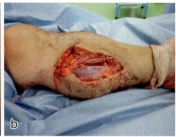 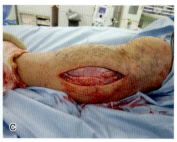

図 12-107　筋膜切開術
脛骨開放骨折に伴う急性コンパートメント症候群に対して，内外側より4つのコンパートメントを開放した．
a．脛骨開放骨折により下腿が腫脹している
b．内側の筋膜切開
c．外側の筋膜切開

一般的には区画内圧が30〜45 mmHgを超えるか，拡張期血圧との差が30 mmHg以下の場合とされている．阻血性壊死を起こさないためのゴールデンタイムは6〜8時間であり，循環障害が疑われるときは，壊死を起こし重篤な後遺症を残す危険性が高いため，緊急に筋膜切開を行う（図12-107）．腫脹が軽減されたのち，数日後に皮膚の縫合を行うが，皮膚の緊張が強いときには皮膚移植を要することもある．

慢性コンパートメント症候群

本症はいわゆる overuse syndrome のひとつであり，筋肥大を基盤とする運動負荷が誘因とされるが，確定診断が難しいこともある．原因となる運動中または運動後に症状が出現し，運動を中止すると軽快する．治療は安静，アイシング，交代浴，ストレッチングなどの保存療法が主体であるが，軽快しない場合には筋膜切開の適応となる．

D　末梢神経損傷　必修

✓ 重要事項

神経損傷の分類（Seddonの分類）》一過性神経伝導障害：neurapraxia
　　　　　　　　　　　　　　　　軸索断裂：axonotmesis
　　　　　　　　　　　　　　　　神経断裂：neurotmesis
発生機序，原因》開放性損傷：切創，裂創，挫滅創，銃創など
　　　　　　　　非開放性損傷：骨折，脱臼，牽引，圧迫，注射など
　　　　　　　　その他：電撃傷，放射線障害，化学損傷
症　　状》運動障害，知覚障害，痛み，自律神経障害，筋萎縮，皮膚や汗腺の萎縮
診　　断》損傷部位，特有な肢位，感覚評価，筋力評価，Tinel徴候，発汗，血流，皮膚萎縮，電気生理学的検査
神経損傷》腕神経叢損傷，橈骨神経麻痺，正中神経麻痺，尺骨神経麻痺，総腓骨神経麻痺

保存的治療》整復，固定，局所安静，圧迫の除去，関節拘縮予防，筋萎縮予防
手術治療》神経縫合術，神経移植術，神経再生誘導術，神経剝離術，神経移行術，腱移行術
末梢神経の解剖と機能》末梢神経は中枢神経系からの神経インパルスを効果器（筋肉，腺）に伝える遠心性線維（運動神経，自律神経）と感覚器からの情報を中枢神経へ伝える求心性線維で構成されている．末梢神経は神経軸索の集合であり，その機能には①興奮の伝導以外にも，②軸索輸送による神経伝達物質や軸索構成物質などの運搬，③効果器（筋線維，知覚受容体）の形態を維持する神経構成因子の運搬があり，軸索が損傷を受けることにより，①伝導の途絶（神経麻痺），②切断部より末梢の軸索変性（Wallerian degeneration），③効果器の萎縮が起こる．
神経線維の構造はその周囲にある血管と疎性結合組織が神経内膜（endoneurium）を構成し，神経線維と神経内膜を神経周膜（perineurium）がおおい神経束（funiculus）を形成し，神経上膜（epineurium）が神経束を包み神経幹を形成している．

1 神経損傷の分類

末梢神経損傷はSeddonにより3型に分類されている（表12-7）．これは臨床において，外傷性神経損傷手術適応を検討する場合に都合がよい．

neurapraxia：軸索断裂のない一過性の伝導障害で原則として自然回復する．

axonotmesis：軸索は断裂しているため，その遠位はWaller変性をきたす．Schwann細胞の基底膜は損傷を免れており，再生軸索はその中を再生し本来の終末器官に到達する．肉眼的に神経の連続性を認める．

neurotmesis：神経の連続性が完全に途絶した状態．瘢痕により連続している場合もある．

これを細分化したものにSunderland分類があり，より実用的な分類となっている（表12-7）．

2 発生機序，原因

■ 開放性損傷

鋭利なガラスやナイフなどによる切創では神経も鋭利に損傷されているため，神経縫合により比較的良好な機能回復が期待できるが，挫滅損傷の場合は，神経にも広範囲な挫滅や欠損を認め，神経移植が必要になる．銃創はわが国ではまれであるが，神経損傷範囲が広いのが特徴である．

■ 閉鎖性損傷

圧迫損傷，牽引損傷，注射針や薬液による損傷などがある．圧迫損傷では脱臼や骨折に伴う神経の圧迫牽引による損傷がある（股関節脱臼：坐骨神経麻痺，肩関節脱臼：腋窩神経麻痺，上腕骨骨幹部骨折：橈骨神経麻痺など）．牽引損傷ではオートバイ事故による腕神経叢損傷が多い．また骨折治療時のギプスや副子，術中術後の不良肢位などによる圧迫損傷もあり注意が必要である．

■ その他

電撃傷や放射線障害によるものがある．電撃傷では，急性期は神経障害だけでなく血管損傷による循環障害，区画症候群にも注意が必要である．また神経障害が遅発性に進行することもあり，長期的なフォローが必要である．

3 症状

末梢神経が損傷されると，損傷部位より遠位の神経支配領域の運動障害，感覚障害，自律神経障害が生じる．運動障害は支配筋の弛緩性麻痺となり，経過が長くなると筋萎縮も高度となる．感覚障害は支配神経領域でしびれ，知覚脱失や低下を認める．自律神経障害による皮膚の発汗低下，血管拡張，皮膚萎縮などを生じる．

表 12-7　神経損傷の病態分類（Seddon, Sunderland）

Sunderland分類	Seddon分類	模式図	病態
		神経上膜／神経周膜／軸索／基底膜（Schwann管）／神経内膜	
1度	neurapraxia		軸索断裂のない伝導障害
2度	axonotmesis		軸索断裂しているが, schwann管は保たれている状態
3度	neurotmesis		軸索およびschwann管の断裂あり, 神経周膜は保たれている
4度			神経周膜の断裂あり
5度			神経外膜の断裂あり

4　診断

開放性か閉鎖性か，骨折や脱臼，筋肉，腱，血管などの合併損傷の有無を把握することと，運動機能，感覚機能，自律神経機能，Tinel 徴候などから末梢神経の損傷高位と損傷程度を判定することが必要である．

■ 運動機能

徒手筋力テスト（manual muscle testing：MMT）による筋力評価（正常：5～，収縮なし：0 の 6 段階）を行う．損傷神経の支配筋の評価を丁寧に行うことで損傷高位の正確な評価や回復状況の把握が可能になる．被験筋と腱の緊張を触知しながら，健側との比較評価を行う．

■ 感覚機能

末梢神経損傷の場合，感覚障害の範囲が特定の神経領域像を呈するため，診断，鑑別に感覚検査は重要である．表在感覚（触覚，痛覚，温度覚）と深部感覚（運動覚，位置覚，振動覚，圧覚）があり，日常臨床では痛覚，触覚・圧覚，温度覚などを検査する．具体的には触覚・圧覚の定量的検査として Semmes-Weinstein モノフィラメントテスト（図 12-108a）を行う．複合的体性感覚の検査として二点識別覚を検査する（図 12-108b）．これらの方法は客観的，定量的に評価できるため重症度や改善度の評価が行える．痛覚は pinprick やローラーを用いて評価する．

■ 自律神経機能検査

自律神経障害に対する検査としては，発汗テストや温浴テストを参考にする．

■ Tinel 徴候

神経走行に沿って皮膚上から叩打していくと神経断端部や損傷部において，その神経の支配領域に放散するしびれや痛みが出現することをいう．Tinel 徴候により神経損傷の高位や損傷範囲が判断できる．また，神経再生時に最も過敏

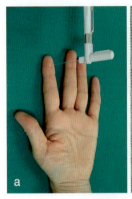
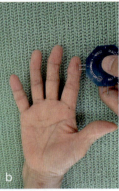

図 12-108　感覚検査
a. Semmes-Weinstein モノフィラメントテスト
b. 二点識別覚

な部位が経過とともに（1日1mm程度）遠位方向へ移動していく現象が認められ，神経再生状況の確認にも有用である．

■ 電気生理学的検査

▶ 神経伝導速度（nerve conduction velocity）

神経損傷があると神経線維の伝導性が絶たれているため，損傷部位での神経伝導速度は導出されないが，neurapraxia の場合は神経損傷部位より遠位は Waller 変性になっていないため伝導速度が導出可能である．神経切断例でも受傷後2日以内では Waller 変性が遠位まで及んでいないので損傷部位より遠位の神経伝導速度検査が測定可能である．

▶ 筋電図 electromyography（EMG）

神経切断後，約3週間経過すると，支配筋肉の脱神経のため線維自発電位（fibrillation potential），線維束電位（fasciculation potential），陽性棘波（positive sharp wave）が導出される．

■ 特徴的な肢位

各神経に特有な肢位も診断や経過観察に有用である．

▶ 猿手 ape hand：正中神経麻痺（図 12-109a, b）

母指球筋の麻痺により母指の対立運動が不能となる．母指球筋の萎縮をきたすと猿の手に類似した外観となる．前腕中央より近位での損傷の場合は猿手に加えその損傷高位により母指IP関節や指のPIP関節屈曲なども障害されることになる．

▶ 鷲手：尺骨神経麻痺（図 12-109c）

MP関節を屈曲，PIP関節を伸展する骨間筋，虫様筋が麻痺し，環指と小指にMP関節過伸展，PIP関節屈曲の鉤爪変形をきたす．示指と中指の虫様筋は正中神経支配であり尺骨神経麻痺の場合，通常は環指と小指のみが鉤爪変形となる．

▶ 下垂手：橈骨神経麻痺（図 12-109d）

橈骨神経麻痺で起こる．上腕部での橈骨神経損傷では手関節と手指の伸展ができない下垂手となる．肘関節より遠位での橈骨神経損傷では，橈側手根伸筋への運動枝は温存されるため下垂指（図 12-109e）をきたす．

▶ 下垂足：総腓骨神経麻痺

足関節の背屈が不能となり，外反や足趾の伸展も障害される．また下腿外側から足背，第5足趾背側以外の足趾背側の知覚障害も認める．

5 代表的な末梢神経損傷

■ 腕神経叢損傷 brachial plexus injury

牽引外力によって腕神経叢が損傷されて起こる重篤な外傷である．原因としては，分娩時の肢位による分娩麻痺とオートバイ事故などの交通外傷，機械に上肢を巻き込まれるなどして受傷する労働災害などがある．損傷形態として神経根引き抜き損傷（節前損傷）と断裂（節後損傷）がある．

▶ 分類

損傷神経により上位型（C5, 6 または C5, 6, 7：Erb-Duchenne 型），下位型（C8, Th1 または C7, 8, Th1：Klumpke 型），全型（C5-Th1）に分類されている．

▶ 診断

腕神経叢の解剖を理解し麻痺筋の分布，感覚障害などの身体所見を丁寧にとることで損傷高位，損傷神経根や神経を評価できる．また損傷後の回復傾向の有無の評価にも身体所見の正確な評価が重要である．MRI，脊髄造影や神経伝導速度検査，筋電図検査などを行い，損傷部位，節前損傷か節後損傷かの評価を行う．

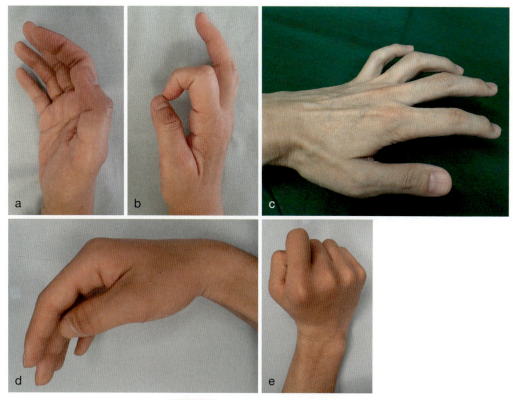

図 12-109 神経麻痺に特徴的な肢位
a. 猿手：母指球筋の萎縮，b. 対立障害：perfect O sign がつくれない，c. 鷲手：環指小指の鉤爪変形，
d. 下垂手：橈骨神経麻痺による下垂手，e. 橈屈位での背屈：下垂指

▶治療

神経根引き抜き損傷（節前損傷）の場合，損傷神経の回復は望めないため，神経移行術（肋間神経→筋皮神経，尺骨神経の一部→筋皮神経，副神経→肩甲上神経など）や遊離筋肉移植術による肘屈曲，肩挙上再建，関節固定術や腱移行術を用いた機能再建を組み合わせて行い，節後損傷の場合は，神経移植術を行うが，重度の麻痺例では機能回復は必ずしも十分ではない．利き手交換などの現実的な訓練も同時に行う必要がある．

■ 正中神経麻痺 median nerve palsy

鋭利な刃物やガラスなどによる切創が多い．周囲の筋肉，腱，動脈などの損傷を伴うことが多く，同時に修復する必要がある．肘関節より近位での損傷による高位麻痺と手関節部での損傷による低位麻痺とに分類されるが，運動枝の分岐と損傷レベルにより麻痺の状態は異なる（図 12-110）．

▶低位麻痺

母指球筋（短母指外転筋，母指対立筋，短母指屈筋浅頭）の麻痺と萎縮が起こり，母指の対立運動が障害され猿手となる．感覚障害が損傷部遠位の正中神経領域に生じる．

▶高位麻痺

低位麻痺に加え，長母指屈筋，浅指屈筋，示指中指の深指屈筋，円回内筋，方形回内筋，橈側手根屈筋の麻痺が起こるため，前腕の回内障害，母指示指（中指）の屈曲障害（祈祷肢位：benediction attitude，図 12-111a）が出現する．

▶前骨間神経麻痺

肘周辺の痛みが数日続きその後に前骨間神経の麻痺をきたす場合と，刃物などによる損傷による場合がある．示指（と中指）の深指屈筋，

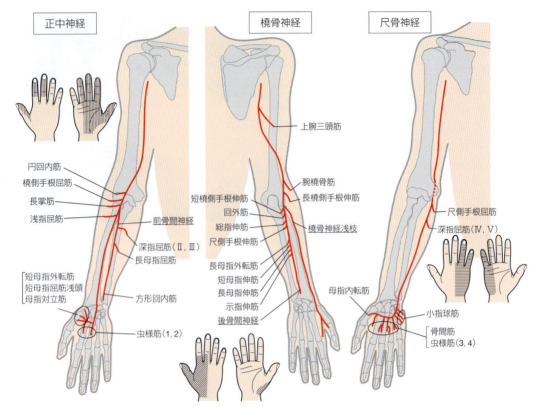

図 12-110 正中神経，橈骨神経，尺骨神経の支配筋と分岐，手部の感覚支配領域

長母指屈筋，方形回内筋が麻痺するため，tear drop sign 陽性となる（図 12-111b）．感覚障害は原則的には認めない．

■ 橈骨神経麻痺 radial nerve palsy

上腕部での損傷による高位麻痺と，肘から前腕部での損傷による低位麻痺がある．

▶ 高位麻痺

上腕骨骨折や，橈骨神経溝部での圧迫（Saturday night palsy）などによるものが多い．橈骨神経領域の感覚障害と下垂手（図 12-109d）を示す．

▶ 低位麻痺

Monteggia 骨折や橈骨神経管症候群によるものや前骨間神経麻痺発症時と同様に肘周囲の疼痛の後に橈骨神経の運動枝である後骨間神経麻痺が生じるものがある．長橈側手根伸筋は障害されないため（図 12-109e），手関節の背屈は可能であるが，母指の伸展や外転，示指から小指の MP 関節伸展が不能となる（下垂指）．感覚障害は原則通常認めない．

■ 尺骨神経麻痺 ulnar nerve palsy

鋭利な刃物やガラスによるものが多い．上腕や肘関節部での損傷による高位麻痺と前腕遠位部や手関節部での損傷による低位麻痺に分類されるが，運動枝，感覚枝の分岐と損傷レベルにより麻痺の状態は異なる（図 12-110）．

▶ 低位麻痺

尺骨神経は手関節部尺側の尺骨神経管（Guyon 管）を通り感覚枝の浅枝と運動枝の深枝に別れる．浅枝が損傷されると小指球隆起，環指尺側半分と小指の感覚障害が起こる．手背尺側の感覚は手関節部の近位で背側枝が分岐しているため，障害を受けない．深枝が損傷されると小指球筋（小指外転，小指対立，小指屈筋），骨間筋，第 3，第 4 虫様筋，母指内転筋，短母指屈筋が障害されるため，鷲手変形（図 12-

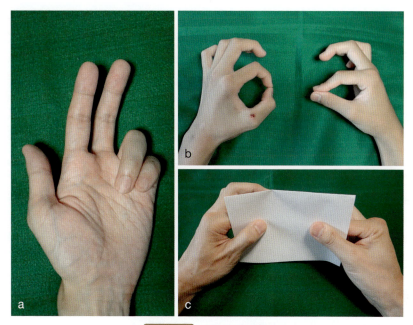

図 12-111 特徴的な徴候
a. 祈祷肢位，b. tear drop sign，c. Froment sign

109c）が生じ，Froment sign（図 12-111c）も陽性となる．

▶ 高位麻痺

低位麻痺に尺側手根屈筋，環小指の深指屈筋の運動麻痺と手背尺側の感覚障害が加わる．

■ 腓骨神経麻痺 peroneal nerve palsy

切創や膝関節脱臼骨折などの外傷のほか，ギプスや不良肢位などによる腓骨頭部の圧迫などが原因となる．足関節の背屈外反，足趾の伸展が障害され，第 5 趾の背側を除く足背部と下腿外側に感覚障害を認める．

6 治 療

刃物やガラス片などによる鋭利な開放性損傷で神経障害を認める場合，診断は比較的容易である．その場合の多くは神経幹断裂であり，できるだけ早期（受傷後 6 時間以内）に創部のデブリドマンと神経縫合など手術治療を行う．創部の組織の挫滅が強い場合や，受傷後 6〜8 時間経過し，感染の併発が疑われる場合などは，損傷神経の確認と創部のデブリドマンを行い，受傷後 3 週程度で神経縫合を行う場合がある．神経の縫合までに長期間を要した場合は二次的に神経を修復するが，神経移植が必要になることが多い．また神経縫合術の結果が不十分な場合や長期間経過し神経再建が不能な場合は，腱移行術や関節固定術などの機能再建手術を行う．

閉鎖損傷の場合は原則として保存的治療（骨片整復，局所安静固定，高挙など）を行い，運動・知覚麻痺の回復や Tinel 徴候の遠位への進行を認めればそのまま保存的に加療する．約 3 週の経過観察にて回復の徴候が認められず，Tinel 徴候の末梢への移動を認めない場合は neurotmesis を疑い，神経損傷部を展開する．

■ 神経縫合術

神経の断裂を認めるときは神経縫合術を行う．鋭利な刃物やガラスなどによる損傷の場合には，創部の洗浄，デブリドマンの後に直ちに神経縫合を行う．一方で創部の挫滅や汚染が強く感染の可能性のある場合には，創が治癒してから二次的に神経縫合を行うが，できるだけ早期（1 ヵ月以内）のほうが神経回復は良好である．神経縫合部に緊張がかかるようであれば無理を

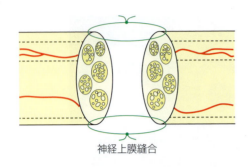

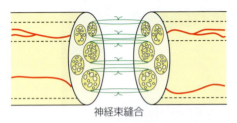

図 12-112 神経上膜縫合と神経束縫合

神経上膜縫合は神経上膜を縫合するため縫合が容易であるが，神経束断端のずれなどが生じやすい．
神経束縫合は神経束間で縫合するので断端のずれによる問題は少ないが技術的に難しい．

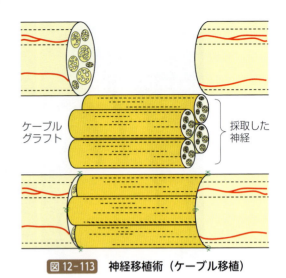

図 12-113 神経移植術（ケーブル移植）

せず，神経移植術を選択する．神経縫合方法としては，神経上膜縫合と神経束縫合がある（図12-112）．

■ 神経移植術

挫滅による神経の欠損部が大きく神経縫合が不可能な場合は神経移植術を行う．移植神経としては欠損部神経の口径に合わせ，腓腹神経，前腕内側皮神経などを採取して使用するが，太い神経を再建する場合は束にして移植をする（図12-113）．

■ 神経再生誘導術

臨床で人工神経が使用できるようになった．指神経など感覚神経の 20 mm 程度の欠損に対する治療に用いられている．自家神経採取の必要がないため，神経採取部の問題がなく，感覚機能も自家神経移植と同程度の回復が期待できる．

■ 神経剝離術

不全損傷など神経の連続性を保たれた損傷に対して行う．瘢痕組織から神経幹を一塊にして剝離する神経外剝離と，それぞれの神経束を瘢痕の中から剝離する神経内剝離があるが，できるだけ伴走血管は温存し，神経内の剝離は最小限に留める．過度な剝離は神経血流を低下させ，瘢痕形成を増加させることになるため注意が必要である．

■ 神経移行術

腕神経叢の神経根引き抜き損傷などで神経移植による再建が困難な場合，損傷した神経が支配する筋肉に対して，ほかの神経を切断して接続して機能を回復させる方法である．肋間神経移行や尺骨神経の部分移行術などがある．

■ 筋・腱移行術

前述の手術を行っても運動機能の回復が得られない場合は，麻痺筋の代わりにほかの健常筋の機能を利用して運動機能再建を行う．遊離・有茎の筋肉移植，腱移行術による機能再建を考慮する．

第13章

末梢神経障害

A 絞扼性神経障害　entrapment neuropathy　必修

✓ 重要事項

　末梢神経が脊髄から出て手足に走行する際に，関節近傍の腱性結合組織でおおわれた狭路で絞扼され，慢性圧迫と反復刺激を受けて絞扼部位より末梢での感覚，運動障害をきたす外因性神経障害である．圧迫は局所の循環障害の原因となり，神経軸索流障害や神経伝導障害を引き起こす．神経支配領域に一致した感覚，運動障害が出現し，放置すると進行性で非回復性障害に移行するが，早期の除圧で予後良好なことが多い．わが国の人口の約10%は本症に罹患するといわれ，手根管症候群が最も多い．

診　断》感覚・運動機能評価，筋萎縮や変形の有無，神経絞扼部位に一致したTinel徴候などの身体所見のほか，各種誘発テストや画像診断，電気生理学的検査を併用し行う．

治　療》原因となる動作の制限や関節の外固定，ステロイド注射を含めた薬物療法などの保存療法が基本であるが，症状が軽快しない場合やすでに高度の運動麻痺がある場合，疾患によっては絞扼（圧迫）因子の除去を含めた神経剥離術などの手術療法を選択する．

上肢の絞扼性神経障害

肩甲上神経麻痺

1 病態

　肩甲上神経は腕神経叢上神経幹から分かれて外側に走行し，上肩甲横靱帯の下で肩甲切痕を通って肩甲骨の上縁から背側にいたり，棘上筋に筋枝を出した後，下降して下肩甲横靱帯の下で棘窩切痕を通り棘下筋に分布する（図13-1）．肩の過度の外転外旋位強制のくり返しで肩甲切痕で，内転内旋位強制で棘窩切痕で絞扼される．

2 原因

　外傷による牽引損傷と絞扼性障害がある．後者の原因としては肩甲切痕の形態異常や，野球やバレーボール，テニス，水泳などスポーツにおけるオーバーヘッドモーションのくり返しによる棘窩切痕での絞扼や損傷がある．また，肩関節唇損傷に合併したガングリオンによる棘窩切痕での圧迫も原因となる．

3 症状

　肩周囲の運動時痛や自発痛，だるさ，進行すると肩の挙上障害を生じる．

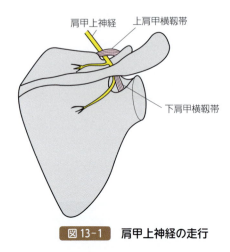

図13-1　肩甲上神経の走行

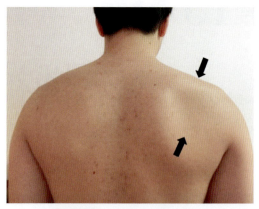

図13-2　肩甲上神経麻痺外観
棘上筋と棘下筋の萎縮著明（↑）．

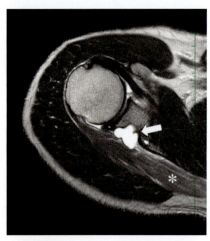

図13-3　肩甲上神経麻痺 MRI 像
後方関節唇に連続した均質な腫瘤（ガングリオン，↑）と，棘下筋の高信号化（＊）を認める．

5 治療

骨の形態異常や腫瘍性病変のないものでは保存療法が主体で，原因と考えられる動作を制限する．ステロイドと麻酔薬の局所注射が有効なこともある．ガングリオンが原因であれば超音波ガイド下穿刺を行う．

保存療法が無効な場合や骨の形態異常が原因の場合には手術療法を選択する．肩甲横靱帯の切離や骨棘があればそれらの切除を，ガングリオンであれば肩関節鏡視下に削壊する．

正中神経の絞扼性神経障害

回内筋症候群

1 病態

肘レベルで回内筋中枢縁や浅指屈筋起始部の腱性アーチ（図13-4）で正中神経が絞扼されて前腕の疼痛や正中神経支配領域のしびれをきたす疾患である．原因としては職業やスポーツでの過度の前腕回内外運動のくり返しが考えられるが，不明な場合も多い．非常にまれな病態であるが，手根管症候群の鑑別診断として念頭におく必要がある．

2 症状

前腕の痛みや正中神経領域のしびれ，握力低下などが主訴となる．

4 診断

身体所見として棘上筋・棘下筋萎縮（図13-2）や棘下窩の圧痛，外旋筋力低下を認める．

電気生理学的検査では鎖骨上窩（Erb 点）刺激での棘上筋，棘下筋の筋電波形導出で終末潜時を左右で比較する．単純 X 線検査，CT では肩甲骨，特に肩甲切痕や棘窩切痕の形態異常の有無を観察する．MRI，超音波検査ではガングリオンなどの腫瘍性病変の有無を確認する．また，脱神経による棘下筋の信号変化を認めることがある（図13-3）．

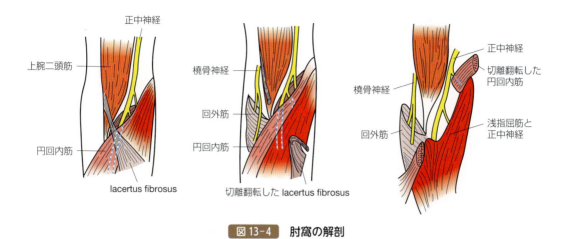

図 13-4 肘窩の解剖

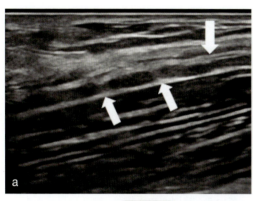
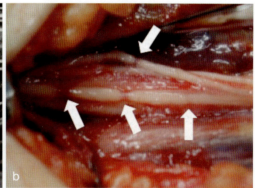

図 13-5 前骨間神経麻痺症例の「砂時計様くびれ」
超音波検査（a）で神経束のくびれが明らかで（↑）術中（b）にも同様のくびれ（↑）を認めた．
a. 超音波画像，b. 術中所見

3 診断

　回内筋中枢縁で正中神経上に圧痛を認める．感覚障害は手掌部を含めた正中神経支配領域に認める．神経伝導速度検査では異常を認めない．超音波検査で神経の圧迫や偽神経腫が確認できることがある．治療の意味も含めて圧痛部位にステロイド注射を行い，効果があれば本疾患を強く疑う．

4 治療

　原因となる動作があれば避けるように指導する．圧痛部位にステロイド注射を行い，症状が強く社会活動に制限がある場合には神経剝離術を考慮する．

前骨間神経麻痺

1 病態

　正中神経の分枝である前骨間神経に限局した運動麻痺で，以前は肘レベルでの絞扼性神経障害と考えられていたが，現在では neuralgic amyotrophy（神経痛性筋萎縮症）との関連が疑われている．手術時所見では肘周囲で正中神経内の前骨間神経神経束に高度の絞扼，「砂時計様くびれ」（図 13-5）を認める．

2 症状

　特に誘引なく突然肩や肘関節周囲の激痛が出現し，2〜3日で軽快した後に前骨間神経支配領域（長母指屈筋，示指深指屈筋，方形回内筋）

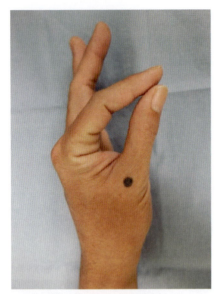

図13-6 前骨間神経麻痺における tear drop sign（涙のしずく徴候）

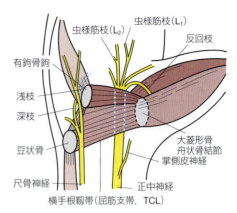

図13-7 手根管とGuyon管（尺骨神経管）
手関節掌側では正中神経と尺骨神経が靱帯と骨に囲まれた狭路を通過するため絞扼性神経障害が生じやすい．

の運動麻痺が出現し，母指と示指でのつまみ動作が障害される．全筋が障害されることもあれば，部分的な麻痺の場合もある．感覚障害は通常認めない．

3 診断

疼痛などの前駆症状を確認する．肘レベルで正中神経上に高度の圧痛があるが，通常Tinel徴候は認めない．母指指節間関節，示指遠位指節間関節の屈曲障害，前腕の回内障害の有無を確認し，母指と示指の屈筋が障害されると tear drop sign（涙のしずく徴候）（図13-6）を認める．超音波検査で肘レベルの正中神経内に砂時計様くびれが確認できることがあり（図13-5），筋電図検査では脱神経電位が観察される．

4 治療

6ヵ月以上の経過観察で麻痺の回復徴候を認め，その後1年程の経過で徐々に麻痺が改善してくることが多いため，発症後6ヵ月程度は経過観察を行うのが一般的であるが，砂時計様くびれが確認できれば早期に手術（神経束内神経剥離術）を行うことにより短期間での麻痺の回復が期待できる．1年以上回復が認められない場合には腱移行術で母指と示指の屈曲再建を行う．

手根管症候群

1 病態

正中神経が手関節掌側の手根管で絞扼され，指レベルの感覚障害や母指の対立運動障害を生じる疾患で，手のしびれをきたす疾患で最も頻度が高い．手根管は掌側が横手根靱帯，背側が手根骨という非常に閉ざされた空間で（図13-7），その中を屈筋腱が9本と正中神経が走行している．腱周囲や手根骨，靱帯に異常があると，最も軟らかい組織である正中神経が容易に障害される．女性，特に50歳代以降に多い．明らかな原因のない特発性が最多で，屈筋腱周囲組織の肥厚や靱帯の加齢による変性，硬化が原因となる．その他，透析患者でのアミロイド沈着や，腫瘍，Kienböck病などの手根骨病変，橈骨遠位端骨折が原因となる．

2 症状

指レベルの正中神経支配領域の母指から環指橈側までの感覚障害や疼痛が主な症状で，疼痛は夜間や起床時に強く覚醒の原因となるが，手を振ると軽快するのが特徴である．疼痛はときに中枢方向に広がり，肩周囲までの疼痛を訴えることもある．進行すると短母指外転筋の萎縮，筋力低下が著明となり，母指の対立運動が障害され，母指と示指での正円形成が困難となる（perfect O sign）（図13-8）．

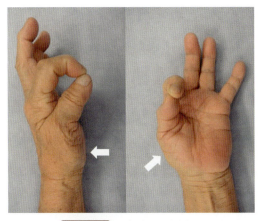

図 13-8　perfect O sign
進行した手根管症候群では短母指外転筋の萎縮（↑）のために正円をつくることが困難になる．

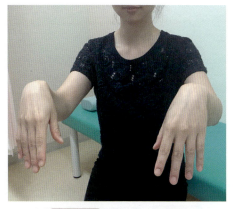

図 13-9　Phalen テスト
あまり肘を屈曲せずに手関節を重力に任せて屈曲させる．60秒以内に症状が再現されれば陽性．

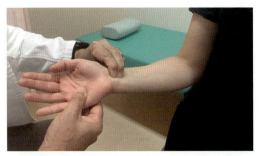

図 13-10　手根管圧迫テスト（Durkan test）
手根管中枢部で正中神経を直接圧迫し，30秒で症状の再現性があれば陽性．

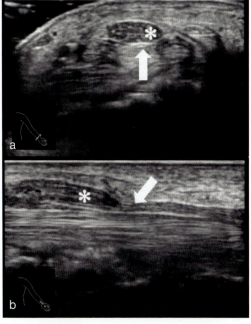

図 13-11　手根管症候群超音波画像
a（短軸）では手根管中枢での正中神経（＊）の腫大を，b（長軸）では横手根靱帯での圧迫を認める（↑）．

3　診　断

　感覚障害は正中神経領域に限局している．つまり，環指尺側には障害を認めず（ring finger split sign），手背にも認めないのが特徴である．また，手掌部はそこを支配する正中神経掌側枝が手根管より中枢で分岐するために障害されない．母指の対立位をとらせると母指球筋力が低下しており，進行すると短母指外転筋の萎縮が著明となる．

　代表的な誘発試験として，手根管入口部のTinel 徴候，Phalen テスト（図 13-9），手根管圧迫テスト（Durkan test）（図 13-10）があるが，圧迫テストが最も感受性，特異性が高い．

　神経伝導速度検査では運動神経終末潜時が遅延し，感覚神経伝導速度が低下する．超音波検査では手根管中枢での神経の腫大（偽神経腫）や横手根靱帯での神経の圧迫が観察される（図13-11）．

4　治　療

　初期であれば手関節のスプリント固定や非ス

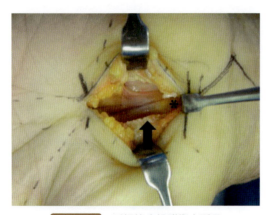

図13-12 手根管症候群術中所見
横手根靱帯（↑）直下で正中神経（＊）は圧迫され充血し、中枢では軽度の偽神経腫形成を認める．

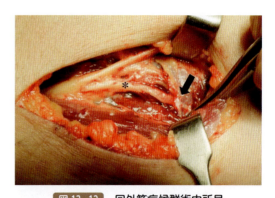

図13-13 回外筋症候群術中所見
後骨間神経（＊）は回外筋入口部（arcade of Frohse）で圧迫され、圧痕を認めた（↑）．

テロイド性消炎鎮痛薬、ビタミンB_{12}の内服、手根管内ステロイド注射を行う．スプリント固定は夜間痛には効果があるが、内服は効果が限定的である．ステロイド注射で効果がない場合や症状が強いもの、伝導速度検査で明らかな障害があるものは手術療法を選択する．手術では直視下あるいは鏡視下に横手根靱帯を完全切離する（図13-12）．母指球筋萎縮が著明で、母指対立運動障害が主訴となっている場合には対立再建術を追加する．

橈骨神経の絞扼性神経障害

回外筋症候群

1 病態

橈骨神経から肘中枢で分岐する運動神経である後骨間神経が、回外筋下に進入する部位、arcade of Frohse（腱弓）で絞扼され運動障害を生じた状態である（図13-13）．過度の前腕回内外運動や、腱弓の硬化が原因と考えられている．また、近位橈尺関節に由来したガングリオンによる突き上げが原因となることがある．ガングリオン以外非常にまれである．

2 症状

母指を含めた手指伸展障害、母指外転障害が生じる．短橈側手根伸筋、尺側手根伸筋は障害されるが、長橈側手根伸筋は温存されるため手関節橈背屈は可能である．感覚障害はない．

3 診断

arcade of Frohseに一致して圧痛があり、筋電図検査で当該筋の脱神経電位を確認する．超音波検査で腫瘍性病変の有無や、arcade of Frohseでの神経の絞扼や偽神経腫の有無を確認する．

4 治療

腫瘍性病変があれば切除するが、病態が明らかでなければ経過観察とする．症状に変化がなかったり進行する場合には、arcade of Frohseの切離を含めた神経剥離術を考慮する．

後骨間神経麻痺

1 病態

橈骨神経の運動分枝である深枝（後骨間神経）に限局した運動麻痺で、前述の前骨間神経麻痺と同様にneuralgic amyotrophy（神経痛性筋萎縮症）との関連が最も疑われ、手術時所見では肘レベルで後骨間神経の神経束に砂時計様くびれを認める．

2 症状

前駆症状として多くの場合、肩や肘関節周囲の激痛が出現し、その後、後骨間神経支配領域、つまり母指を含めた全指障害が出現するが、手関節の伸展は可能である．感覚障害は通常認めない．

3 診断，治療

肘レベルで橈骨神経深枝上に高度の圧痛があるが，Tinel 徴候は認めない．中手指節間関節の伸展障害，母指の外転障害の有無を確認する．超音波検査で肘レベルの後骨間神経内に砂時計様くびれが確認できることがある．筋電図では脱神経電位が観察される．治療は前骨間神経麻痺に準じる．

橈骨神経管症候群

1 病態

後骨間神経の絞扼により運動麻痺ではなく局所の疼痛をきたす疾患で，上腕骨外顆炎の鑑別疾患として考慮する必要がある．

2 症状

上腕骨外顆炎とよく似た運動時の肘関節外側部痛であるが，本疾患のほうが疼痛部位が末梢である．前腕の回内運動や手関節背屈で疼痛が出現する．

3 診断

後骨間神経が回外筋に進入する arcade of Frohse あたりや表層に出てくる回外筋末梢縁あたりに高度の圧痛がある．電気生理学的検査での異常は明らかではなく，超音波検査で神経の絞扼や偽神経腫の形成が確認できることがある．治療の意味も含めて圧痛部位にステロイド注射を行い，効果があれば本疾患を強く疑う．

4 治療

原因となる動作があればなるべく避けるように指導する．圧痛部位にステロイド注射を行い，症状が強く生活に支障がある場合には神経剝離術を考慮する．神経剝離術を行う際には中枢の arcade of Frohse だけでは不十分で，回外筋末梢の確認が必要なことがある．

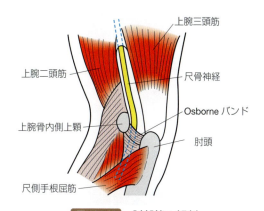

図 13-14　肘部管の解剖
肘後内側は尺骨神経絞扼の好発部位である．

尺骨神経の絞扼性神経障害

肘部管症候群，遅発性尺骨神経麻痺

1 病態

肘内側で，深層が腕尺関節内側関節包，前後が上腕骨内側上顆と肘頭，表層が Osborne バンドと尺側手根屈筋上腕骨頭と尺骨頭間の線維性起始部で囲まれた尺骨神経が通過するトンネルを肘部管といい（図 13-14），ここでの尺骨神経絞扼性障害を肘部管症候群という．原因としては肘変形性関節症による狭窄が最も多く，その他長年の肘の屈伸を多用する作業労働やスポーツ活動が原因となる．ガングリオンなどの占拠性病変や滑車上肘筋などの解剖学的破格が圧迫因子となることもある．小児期の上腕骨外顆骨折が偽関節となり，外反肘，外反不安定性が持続することで外傷後 10 年以上経過して症状が発現した場合には遅発性尺骨神経麻痺という．

2 症状

尺骨神経支配領域の小指と環指尺側にしびれが出現し，手指の内外転障害をきたし，書字や箸使いといった巧緻運動障害を訴える．

3 診断

手関節より末梢の尺骨神経領域に感覚障害を認め，小指球筋や第 1 背側骨間筋に萎縮を認める．比較的早期から環指，小指の内転障害があ

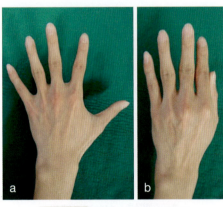

図 13-15 wartenberg 徴候
外転は可能であるが（a），内転は困難で指間が離開する（b）．

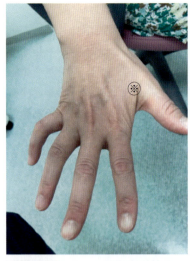

図 13-16 環・小指の鷲爪変形と第1背側骨間筋の萎縮（※）

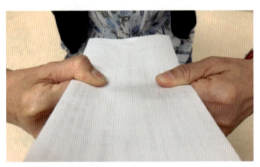

図 13-17 Froment 徴候
右手（向かって左）が陽性．

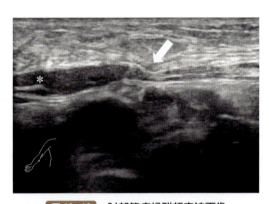

図 13-18 肘部管症候群超音波画像
尺骨神経（＊）はOsborneバンド（↑）で絞扼され，中枢（向かって左）では腫大している（偽神経腫）．

り（wartenberg 徴候）（図 13-15），進行すると環指，小指の鷲爪変形を認め（図 13-16），小指の屈曲力が低下する．肘部ではOsborneバンドに一致してTinel徴候があり，肘の屈伸で尺骨神経の前方脱臼，亜脱臼を認めることがある．肘屈曲テスト（肘屈曲位保持でのしびれの増強）が陽性となる．また，第1背側骨間筋の萎縮のためにつまみ力が低下し，強いつまみ動作を指示すると動作の代償のために母指IP関節が過屈曲するFroment徴候が陽性となる（図 13-17）．

単純X線検査で肘部管の骨棘形成を確認し，超音波検査ではOsborneバンドでの神経の絞扼やその中枢での偽神経腫形成，ガングリオンや骨棘での神経の圧迫や肘屈伸での神経の脱臼，亜脱臼が観察される（図 13-18）．

神経伝導速度検査では肘部管をはさんでの伝導速度の遅延が観察される．

4 治療

感覚障害だけの場合には肘屈曲動作を避けるように指導し経過観察するが，多くの場合進行性で手術療法が必要となる．手術ではOsborneバンドの切離を中心とした神経剝離術を行う（図 13-19）．神経の皮下あるいは筋層下前方移行や上腕骨内側上顆の部分切除を追加することもある．進行例以外は予後良好である．

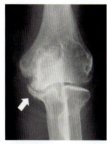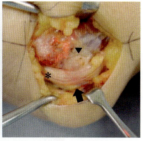

図 13-19　変形性関節症に続発した肘部管症候群の単純 X 線画像と術中所見

骨棘（白↑）により尺骨神経（＊）は深層から突き上げられて Osborne バンド（▼）で圧迫され細くなり（黒↑），その中枢（向かって左）は腫大（偽神経腫）している．

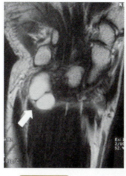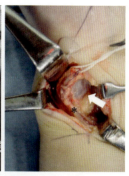

図 13-20　Guyon 管症候群の MRI 画像と術中所見

ガングリオン（↑）により尺骨神経（＊）は圧排されている．

Guyon 管（尺骨神経管）症候群

1 病態

手関節掌尺側で，深層が屈筋支帯と豆状有鉤骨間靱帯，尺側が豆状骨，橈側が有鉤骨鉤，掌側を掌側手根靱帯が囲むトンネルを Guyon 管（尺骨神経管）といい（図 13-7），ここでの尺骨神経の絞扼性障害を Guyon 管（尺骨神経管）症候群という．原因としてはガングリオンが最も多い（図 13-20）．

2 症状

環指，小指掌側のしびれや手指の内転，外転障害，巧緻運動障害が出現する．

3 診断，治療

肘部管症候群に似ているが，尺骨神経背側枝が手関節中枢から分岐するために手背側の感覚障害はなく，小指屈曲力の低下もないのが特徴である．

神経伝導速度検査では手関節レベルでの遅延を認める．超音波検査でガングリオンが確認できればガイド下に穿刺を，再発すれば切除術を行う．

下肢の絞扼性神経障害

梨状筋症候群

梨状筋との交差部位での坐骨神経の絞扼性障害である（図 13-21）．梨状筋あるいは坐骨神経の解剖学的破格，下殿動静脈の奇形などの血管異常，外傷や特定の運動による梨状筋部の過緊張によって発症する．

1 臨床像

殿部から下肢にかけての疼痛で，腰椎椎間板ヘルニアや腰部脊柱管狭窄症の症状と区別がつきにくい．腰椎疾患では歩行により疼痛が増悪することが多いが，梨状筋症候群では坐位で増悪し殿部を持ち上げ動作をとり，歩行により痛みが軽減することが多い．

2 診断

神経学的所見は腰椎疾患と異なり，髄節性の脱落症状は認めない．Freiberg test（仰臥位で股関節を屈曲・内旋すると疼痛が誘発）や Pace test（股関節外転・外旋の抵抗運動で疼痛が誘発），腹臥位内旋テスト（腹臥位・膝関節 90°屈曲位で，股関節の抵抗外旋運動で疼痛が誘発）

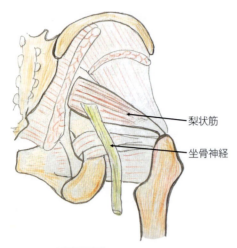

図13-21　梨状筋症候群
シェーマは梨状筋間を坐骨神経が貫通する解剖変異を示す．（著者作図）

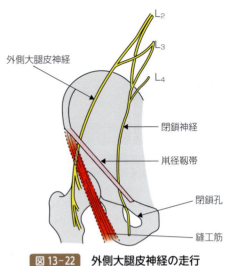

図13-22　外側大腿皮神経の走行

で陽性を示す．

坐骨神経ブロックの診断精度は，感度100％，特異度58％で，無効であった場合には本症を否定しうる．しかし，ほかの鑑別疾患でも坐骨神経ブロックが有効な場合があること，腰椎神経根ブロックが本症の一部に著効することがあるので注意を要する．

3 治療

保存的治療として，消炎鎮痛薬や筋弛緩薬，梨状筋膜ブロックなどが選択される．抵抗する場合には，梨状筋切離により坐骨神経を除圧する手術が行われる．

異常感覚性大腿痛症
Meralgia paresthetica

鼠径部での外側大腿皮神経の絞扼性神経障害である（図13-22）．1万人中4～10例に発症し，30～40歳代の男性に多い．

1 原因

圧迫部位は，鼠径靱帯部，腸骨筋膜や縫工筋内，神経の走行異常に起因した腸骨稜での圧迫に分類される．神経への慢性の微小外傷で発症し，手術時の圧迫など医原性の報告もある．

2 臨床像

神経支配領域である大腿前外側の疼痛や灼熱感，しびれを訴える．幅広のベルトや窮屈な衣類，コルセットの着用によって増悪する．同部に知覚障害を呈し，鼠径靱帯上に放散痛または圧痛を示す．

3 治療

消炎鎮痛薬などの薬物療法，大腿神経ブロックなどを行い，60～90％は保存的治療で軽快する．保存療法が無効な場合に，神経剝離術を行う．

足根管症候群

足関節内側の足根管内において，脛骨神経が圧迫されることによって生じる．足根管は，内果・距骨・踵骨からなる骨性の壁と，踵骨結節から脛骨内果に扇状に広がる屈筋支帯によって形成される（図13-23）．足根管遠位部で母趾外転筋により圧迫される障害を遠位足根管症候群と呼ぶ．

1 原因

特発性，外傷性，占拠性病変によるものがある．占拠性病変はガングリオンや距踵骨癒合症による圧迫が多い．

2 臨床像

足関節内側から足底や足趾の痛み，しびれ感

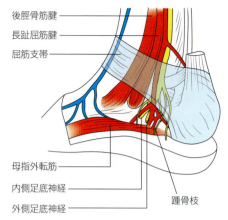

図 13-23　足根管の解剖
脛骨神経は，内果後方で屈筋支帯の深部を通過する．

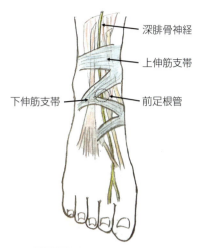

図 13-24　前足根管症候群
深腓骨神経が下伸筋支帯の深層で圧迫を受ける．距舟関節部の骨棘が神経を圧迫する場合がある．
（著者作図）

などを訴える．足根管部に放散痛を訴える．病状が進行すると母指外転筋の筋萎縮を認める．

3　診断

他動的に足関節最大背屈位，足部外がえしにて足趾を伸展させて疼痛を誘発するdorsiflexion eversion testが陽性となる．単純X線像，超音波検査，CT，MRIで占拠病変の有無を確認する．電気生理学的検査で，母趾外転筋への運動神経の終末潜時，感覚神経伝導速度が遅延する．

4　治療

急性期には局所の安静，消炎鎮痛薬の投与を行う．装具療法として，関節の可動性が保たれている場合には内側ウェッジ足底板を用い，扁平足では足底板で縦内側アーチサポートを装着する．足根管内へのステロイド注入を併用する．保存療法に抵抗する場合や占拠病変がはっきりしている場合，手術により屈筋支帯を切離・占拠病変を摘出し，脛骨神経を除圧する．

前足根管症候群

足関節前面の下伸筋支帯と交差する部分で生じる深腓骨神経の絞扼性障害である（図 13-24）．

1　臨床像

第1〜2趾間背側の異常知覚やしびれ感を訴え，靴を履いて活動すると増悪する．深腓骨神経の走行に沿った圧痛，放散痛が存在する．

2　診断

単純X線やCTで距舟関節部の骨棘，MRIや超音波検査で同部位のガングリオンなどの腫瘍を同定する．電気生理学的検査では，短指伸筋の遠位潜時が遅延する．

3　治療

局所麻酔薬による神経ブロックを行う．保存療法が奏効しない場合や占拠性病変が明らかな場合には，手術的に深腓骨神経を除圧する．

Morton病

第2〜3あるいは第3〜4趾間部における趾神経の絞扼性神経障害で，中年の女性に多く発症する．第3〜4趾間部の障害が多い．

1　臨床像

足底中足部痛と足趾のしびれ感を訴える．つま先立ちの肢位で，深横中足靱帯により神経が圧迫を受け，症状が誘発される（図 13-25）．指間のみの感覚鈍麻は特徴的な所見である．

2　診断

足底の第2趾間あるいは第3趾間における圧痛，Tinel徴候を同定する．中足骨頭間の底側に

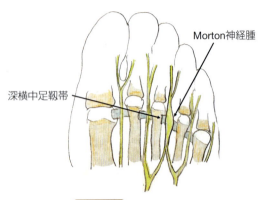

図 13-25　Morton 病
第3趾間の趾神経の神経腫を示す．神経の背側には深横中足靱帯が位置し，圧迫の原因になる．　（著者作図）

可動性のある腫瘤を触れ，第1・第5中側骨頭を両側から把持・圧迫することで疼痛が誘発される（Mulder sign）．超音波検査やMRIで神経腫が描出されることがある．

3 治　療

保存的治療として，ハイヒールの使用を避け，圧痛部位にパッドを併用した metatarsal bar を装着する．神経ブロックは疼痛が強い場合に有効である．手術は保存的治療に抵抗する場合に行い，神経腫切除術と神経剝離術がある．軽症例では神経剝離術を勧める報告があるが，神経腫切除術が多く行われている．足背進入は足底に手術瘢痕をつくらない利点があるが，神経の展開に困難を伴う．足底進入は創治癒にやや時間を要するが，趾神経の展開が容易である．

胸郭出口症候群 thoracic outlet syndrome（TOS）　必修

1 定義，概念

1959 年に Peet が，第 1 肋骨，鎖骨，斜角筋で形成される胸郭出口およびその近傍における腕神経叢・鎖骨下動静脈の圧迫や伸張によって生じた上肢の痛みやしびれを有する疾患群を胸郭出口症候群と命名した．これまで報告されていた斜角筋症候群，頚肋症候群，肋鎖症候群，過外転症候群などを包括したもので，腕神経叢が胸郭出口において圧迫または牽引刺激により神経過敏状態となり頚部，肩周囲，上肢の痛みやしびれを引き起こした状態のことを TOS と呼ぶ．

2 解剖（図 13-26）

前斜角筋，中斜角筋，第 1 肋骨で形成される斜角筋三角，第 1 肋骨と鎖骨の間である肋鎖間隙，烏口突起下で小胸筋と胸壁の間である小胸筋下間隙が絞扼障害の原因部位となる．

3 分　類

1999 年 Wilbourn により提唱された分類では大きく vascular 型と neurogenic 型，そしてその combine 型に分けられ，vascular 型は arterial と venous に，neurogenic 型は true または classic と disputed または nonspecific, symptomatic に分けられる．また combine 型は traumatic と disputed に分けられる．血管障害が主症状である血管性 TOS は少なく，患者の 90％以上が disputed neurogenic 型で，これは自覚症状主体で他覚的に明瞭な神経学的異常所見がなく，存在そのものに懐疑的な意見もある．

病態分類として圧迫型と牽引型に分類できるが，大多数が牽引型でくり返しの牽引刺激での障害であり，牽引刺激を取り除くことで症状は軽快する．伸張刺激による神経周囲血流や神経軸索流の障害が原因と考えられている．

外傷の有無で分類すると非外傷性では腫瘍や炎症，頚肋や第 1 肋骨異常に伴う異常索状物，最小斜角筋などの骨・軟部組織の解剖学的異常が考えられるが，明らかな異常を見出せないことが多い．外傷性では交通事故やスポーツでの比較的強い外力が引き金となり，腕神経叢周囲の瘢痕形成や癒着，斜角筋の瘢痕形成による圧迫，神経可動性の低下が原因として考えられ

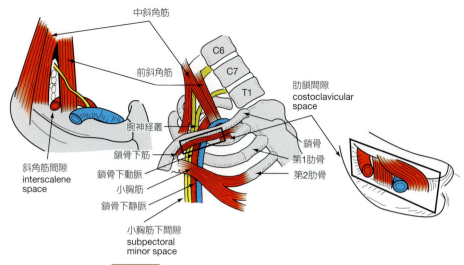

図 13-26 胸郭出口の 3 ヵ所の解剖学的狭窄部位
近位より斜角筋間間隙，肋鎖間隙，小胸筋下間隙が代表的な圧迫部位である．

る．交通事故の場合補償問題などの心因性要因が関与し，症状が長期化することがある．

特別なものとして true neurogenic TOS のなかに，腕神経叢の下神経幹（T1，ときに C8 を含む）が障害され，短母指外転筋，背側骨間筋，小指外転筋の萎縮とときに手と前腕の尺側に感覚障害を認めるものを Gilliatt-Sumner hand という．

4 症　状

頸部，肩甲骨周囲のこりや疼痛，倦怠感，上肢のしびれ感や痛み，だるさ，冷感やチアノーゼ，蒼白，手指の動かしにくさや握力低下などさまざまな症状を呈する．一般に緩徐に発症し寛解，増悪をくり返して慢性化するが，外傷やスポーツ，きついブラジャーや重いリュックサックの使用などがきっかけとなる．

腕神経叢圧迫症状として上肢挙上により症状が増悪したり，肩外転外旋 90° の保持で症状の再現や増悪がある．腕神経叢牽引症状としては上肢下方牽引で症状が増悪し，肘掛け椅子で上肢を保持すると症状が軽快する．その他，うつ状態などの精神症状や交感神経機能不全に伴う血流障害や発汗異常を認めることもある．また，頭痛，嘔気，めまい，全身倦怠感といった不定愁訴も多く，症状が多彩なのが TOS の特徴である．

5 診　断

本疾患の最大の問題点は特異的な検査法がなく，広く認められた診断基準がないことであり，丁寧な問診と誘発テストを含めた身体所見の取得，他覚的所見の明らかな他疾患との鑑別を行い，総合的に判断して診断を確定する．

20～30 歳代の比較的若い女性に多く，男女比は 1：2～3 で女性が多いが理由は明らかでない．女性では痩せ型で筋肉の発達が十分でないなで肩が多く，筋肉質の男性にも認められる．外傷をきっかけとした場合には体格の特徴はなく，外傷直後ではなく，数日から数週間，ときに数ヵ月を経て徐々に発症することが多いとされている．胸椎円背，肩甲骨内転内旋などの不良姿勢を認めることも多い．

身体所見では他覚的に明確な異常所見を認めることはまれで，頸部から肩甲部の圧痛を認める．圧迫型 TOS では鎖骨上顆部での Tinel 徴候を認め，肩関節 90° 外転外旋位で症状が誘発される．牽引型 TOS では斜角筋部での Tinel 徴候を認め，上肢下方牽引で症状が誘発され，上肢を保持すると症状が軽快する．

■ 神経症状誘発テスト

Roos テスト（図 13-27）：1976 年，D. B. Roos が神経性 TOS に有用な検査として報告した．

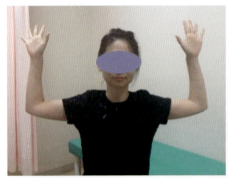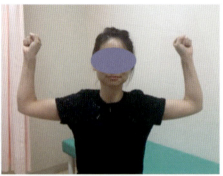

図 13-27　Roos テスト
坐位で肩関節 90°外転外旋位，肘関節屈曲 90°保持で手指の屈伸運動を 3 分間継続させ症状の再現と持続困難となれば陽性.

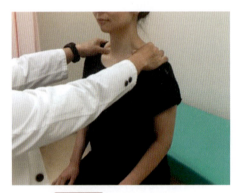

図 13-28　Morley テスト
鎖骨上窩部で腕神経叢を圧迫し，局所の圧痛と末梢にかけての放散痛の有無を調べる．

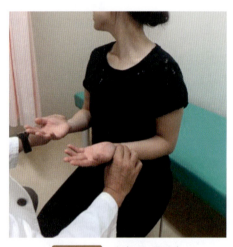

図 13-29　Adson テスト
坐位で橈骨動脈を触知しながら頚椎を患側に回旋させ深呼吸を促したときの拍動の減弱・消失があれば陽性．

Morley テスト（図 13-28）：1913 年，J. Morley が報告した．腕神経叢の Tinel 徴候を反映しており，圧迫型 TOS の診断に有用性が高い．牽引型では斜角筋三角部での圧痛，放散痛の有無を調べる．

■ 脈管圧迫テスト

Adson テスト（図 13-29）：1927 年，A. W. Adson が報告した．
Wright テスト（図 13-30）
Eden テスト（図 13-31）：1939 年，K. C. Eden が報告した．陽性であれば肋鎖間隙での圧迫を疑う．

　脈管圧迫テストはいずれも偽陽性率が高いため注意する．

■ 画像診断

頚椎単純：頚肋や第 1 肋骨奇形などの異常の有無を確認する．
MRI：頚椎疾患や腫瘍性病変の有無の確認に行う．
CTA，MRA：下垂位と挙上位を比較することで血管の圧迫を確認できることがある．
腕神経叢造影：上肢の挙上や牽引で異常所見を認めるとの報告がある．

■ 電気生理学的検査

　ほかの末梢性絞扼性神経障害などとの鑑別診断のために必須である．牽引型 TOS ではほとん

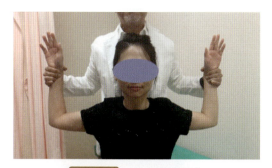

図 13-30　Wright テスト

坐位で橈骨動脈を触知しながら肩関節を過外転させたときの拍動の消失・減弱があれば陽性.

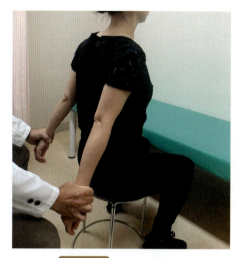

図 13-31　Eden テスト

坐位で橈骨動脈を触知しながら胸を張らせ，上肢を後下方に引いたときの拍動の消失・減弱や症状の再現性があれば陽性.

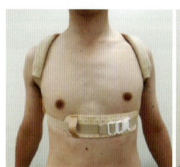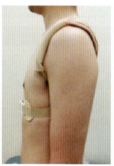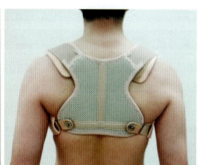

図 13-32　肩甲骨装具（スカプラバンド）

どの例で可逆性障害のため進行例を除き異常所見はない.

6 鑑別診断

頚椎病変としてヘルニア，変形性脊椎症などや絞扼性神経障害として肘部管症候群や手根管症候群があり，肩周囲の頭痛の原因として肩関節周囲炎や肩板損傷などを鑑別する．本疾患に比較的高頻度にほかの絞扼性神経障害が併存している可能性があるため注意する．

7 治　療

確定診断が困難なことからも筋力増強訓練を中心とした保存療法が主体となる．

生活指導：上肢の使用過多を制限することや姿勢矯正の指導を行う．

装具療法（図 13-32）：良姿勢を保つためにスカプラバンドを処方する．不良姿勢のままでは効果がなく，良い姿勢を保持させると症状は早期から減弱する．

運動療法：肩甲帯周囲筋，姿勢保持筋の持久力の向上などで，肩甲帯の下垂や不良姿勢の改善を図る．

薬物療法：一般的な非ステロイド性消炎鎮痛薬は効果が乏しく，神経障害性疼痛治療薬のプレガバリンを投与する．

手術療法：症状の改善がまったく得られず日常生活に高度の支障がある場合や，神経学的ある

いは循環障害が明らかな場合には手術を考慮するが，病態が完全に解明されておらず効果が不十分な場合も多々あるために，その適応は慎重であるべきである．1976年にRoosらの報告した経腋窩アプローチによる第1肋骨切除（図13-33）が最も高頻度に行われているが，圧迫型TOSには理論上適応があるが，牽引型では効果不明である．その他，前斜角筋，中斜角筋の切断術が選択されるが，効果は一定ではない．

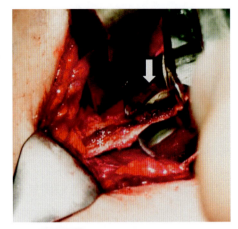

図13-33 経腋窩第1肋骨切除術
腋窩侵入で第1肋骨（↑）を切除．

B 神経痛　neuralgia　必修

✓ 重要事項

■神経痛 complex regional pain syndrome, reflex sympathetic dystrophy
神経に直接起因する痛みを広くneurogenic painと呼ぶが，このなかでいわゆる神経痛は疾病とされるものであり"体性感覚神経系の病変や疾患によって引き起こされる疼痛"をneuropathic pain（神経障害性疼痛）と定義している．神経障害性疼痛には末梢神経の障害によるものと中枢神経の障害によるものに大別される．

末梢性神経障害性疼痛	中枢性神経障害性疼痛
帯状疱疹後神経痛	脳卒中後疼痛
有痛性糖尿病性神経障害	外傷性脊髄損傷後疼痛
複合性局所疼痛症候群（CRPS typeⅡ）	多発性硬化症による痛み
化学療法による神経障害	脊柱管狭窄による圧迫性脊髄症
HIV感覚神経障害	パーキンソン病などに伴う痛み
幻肢痛	HIV脊髄症
三叉神経痛	虚血後脊髄症
急性/慢性炎症性の脱髄性多発神経根障害	放射線照射後脊髄症/放射線照射後脳症
アルコール性神経障害	脊髄空洞症/延髄空洞症
絞扼性末梢神経障害（手根管症候群など）	
医原性神経障害（開胸術後疼痛など）	
特発性感覚性神経障害	
腫瘍による神経圧迫または浸潤による神経障害	
栄養障害による神経障害	
放射線照射後神経叢障害	
神経根障害	
中毒性末梢神経障害	
外傷性末梢神経損傷後疼痛	
腕神経叢引き抜き損傷	
舌咽神経痛	
自己免疫性神経障害	
慢性馬尾障害	

赤で示したものは整形外科領域で治療対象となるもの，青で示したものは鑑別または診断の対象となる可能性のあるもの

整形外科領域における神経障害性疼痛は，末梢神経あるいは中枢神経の外傷あるいは病変による圧迫，虚血やこれらによって引き起こされる二次的な神経の変性に起因するものが多いが，本書では各項目に神経障害性疼痛が取り上げられているため本項では診療上問題となる複合性局所疼痛症候群，神経痛性筋萎縮症（neuralgic amyotrophy）および神経根症について詳述する．

複合性局所疼痛症候群
complex regional pain syndrome（CRPS）

慢性的な痛みおよび浮腫，皮膚温の異常，発汗異常などといった症状を伴う難治性の慢性疼痛症候群である．発症のきっかけは骨折や捻挫，打撲などの外傷であるが，脳血管障害，心筋梗塞，帯状疱疹などの疾患や，手術後の患部固定などによる四肢不動も誘因となる．また，外傷が軽度でも発症することもある．

病態の主要因は不明であるが，その複合的な症状などから必ずしも単一の要因ではなく，複数の要因が重なり合って形成されていると考えられる．これらには末梢神経などの機能障害だけでなく，中枢神経系や心理社会的な要因やそれに伴う2次的な疼痛行動（痛みに伴って患部を過剰に動かさないための障害など）も関与している．

CRPSの病態については古くから反射性交感神経性ジストロフィー reflex sympathetic dystrophy（RSD）やカウザルギーと称された疾患であり，国際疼痛学会がRSDのような明らかな神経損傷がない病態をtypeⅠ，カウザルギーのような神経損傷がみられる病態をtypeⅡと分類（表13-1）し，同時に診断基準を発表した．わが国においては，厚生労働省CRPS研究班により日本版のCRPS判定指標が作成されている（表13-2）．これらの診断にあたっては，さまざまな外傷における初期症状において一過性のCRPS様症状は出現するため，診断は慎重に行わなければならない．

表13-1　CRPS type別病態

CRPS typeⅠ 　神経損傷がないもの 　＝反射性交感神経性ジストロフィー
侵害的な出来事（軽微な外傷など）の後に発生し，単一の末梢神経の分布領域に限局せずに広がる，明らかに刺激となった出来事と不釣り合いな強い症状を示す症候群． 疼痛部位あるいはアロディニア・痛覚過敏領域において，経過中に，浮腫，皮膚血流の変化，発汗異常が伴われる．
第1期（急性期：3ヵ月） 　　次第に灼熱痛に変化し，感覚過敏 　　皮膚の発赤，皮膚温上昇，局所腫脹となる 　　その後，チアノーゼ，冷たく汗ばむ 　　筋痙攣，硬直，可動域の制限 　　6週を過ぎると抜き打ち状の骨萎縮 　　発汗の増加（多汗症） 第2期（亜急性期：3〜9ヵ月） 　　痛みはより強く，より広範囲になる 　　腫脹は拡大し，体毛は固くなり，その後少なくなる 　　爪は速く伸び，もろく，ひびがある 　　骨萎縮は全体的に均一化 第3期（慢性期：9ヵ月〜2年） 　　疼痛はやや緩和される場合がある 　　関節拘縮と皮膚萎縮が進行し，関節の可動性は消失する 　　組織の顕著な萎縮が最終的に不可逆的になる 　　疼痛は患肢全体に広がる 　　患者の数パーセントは全身に広がる
CRPS typeⅡ 　神経損傷と関連するもの 　＝カウザルギー
1本の神経やその主要な分枝の部分損傷後に起こる，通常手や足の領域の灼熱痛，アロディニア，痛覚過敏 カウザルギーは，末梢神経の急性外傷に続発する特殊な型の神経痛である．

（IASP Classification of Chronic Pain／Lankford LL：Reflex sympathetic dystrophy "Surgery of the Musculoskeletal System" 2nd ed. Churchill Livingstone. 1265-1296 より改変）

1　評価・ゴール設定と治療

CRPSは強い痛みや機能障害を引き起こすが，しばしば起因となった外傷の程度にそぐわない場合もある．その発症や維持メカニズムについては受傷起点，創傷の状態，治療経過，廃用，治療意欲，遺伝的素因，病態が続くことによる心理社会的な影響などが複雑に関与している．特に病態が長引くと組織は廃用などの結果として，筋・骨などの萎縮や関節の拘縮なども

含めて不可逆的な変化が増えてくる（図13-34）．したがって，治療に向けては原因の評価と現実的なゴール設定をしつつ個々に検討していく必要がある．

■ 運動療法

運動療法には可動域訓練と筋力強化訓練がある．患肢のアロディニアや痛覚過敏が強い症例では，患部より離れた場所に限られた自動運動しかできない場合もある．筋力強化訓練は対象部位や時期を考慮して痛みを増悪させる危険性の少ない方法で行う．CRPS では運動に対する恐怖や協調運動障害など中枢神経系の機能異常も指摘されており，筋力そのものの強化よりはむしろ運動の再獲得を目標とし「少しでも良好な機能を獲得させる」ことを医療者と患者の共通の目的とすることが重要である．関連して，運動イメージ訓練は CRPS type I 患者の痛みの軽減と機能改善に有効である．

■ 薬物療法

罹患部位の炎症病態が関与していると考えられる急性期の症例では NSAIDs，ステロイド薬などの投与を行う場合がある．ノイロトロピン®は副作用が少ない薬物であり著効症例の報告がある．神経障害性疼痛の要素が大きい場合には三環系抗うつ薬やプレガバリンの使用を検討する．CRPS に対するオピオイドの効果に関する報告はほとんどなく，オピオイドの使用はトラマドールを除き勧められない．

■ ブロック治療ほか

▶ 局所静脈内ステロイド薬注入

ギプス固定の後など急性期で浮腫の強い症例に有効である．浮腫の軽減が得られれば，ステロイドの使用は中止する．

▶ 交感神経ブロック

CRPS の治療に以前から実施されているが，効果は症例によって異なるため，効果を観察し

表13-2　CRPS 判断指標（日本版）

【臨床用】
A　病期のいずれかの時期に，以下の自覚症状のうち2項目以上該当すること．
　　ただし，それぞれの項目内のいずれかの症状を満たせばよい．
　　1．皮膚・爪・毛のうちいずれかに萎縮性変化
　　2．関節可動域制限
　　3．持続性ないしは不釣合いな痛み，しびれたような針で刺すような痛み（患者が自発的に述べる），知覚過敏
　　4．発汗の亢進ないしは低下
　　5．浮腫
B　診察時において，以下の他覚所見の項目を2項目以上該当すること．
　　1．皮膚・爪・毛のうちいずれかに萎縮性変化
　　2．関節可動域制限
　　3．アロディニア（触刺激ないしは熱刺激による）ないしは痛覚過敏（ピンプリック）
　　4．発汗の亢進ないしは低下
　　5．浮腫

（厚生労働省 CRPS 研究班：本邦における CRPS の判定指標．日本臨床麻酔学会誌 30（3）：420-429, 2010）

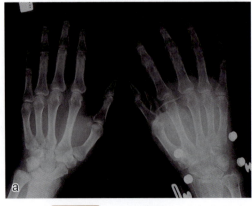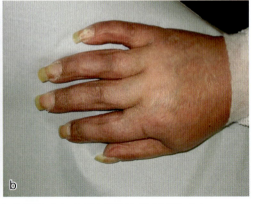

図13-34　CRPS 患者にみられる Sudeck 骨萎縮（a）と手の腫脹と爪の異常（b）

ながら継続して実施するか中止するかを決める．自発痛の減少，運動時痛の減少，可動域の改善，筋力の改善などを確認しつつ行い，改善がみられなくなったら中止する．

▶ **硬膜外ブロックおよび末梢神経ブロック**

リハビリテーションとの併用が重要であり，一定期間継続しても効果が一時的な場合は中止する．

▶ **硬膜外脊髄電気刺激法**

硬膜外脊髄電気刺激法は，CRPS の治療に有効であることが報告されている．慢性期の症例にも効果は期待できるが，長期的な追跡調査では効果が減弱することが報告されている．

いずれの治療も CRPS に分類される症例のうち，外傷の程度と機能障害の解離が著しい症例では，心理的因子や背景因子に十分配慮し，治療が過剰にならないような注意が必要である．

神経痛性筋萎縮症
neuralgic amyotrophy（NA）

神経痛性筋萎縮症は確立された診断方法が存在しておらず，さまざまな病態や疾患名で診断が下されている．急性の激痛の後，上肢近位の麻痺が起こる．かつては腕神経叢炎とも呼ばれていた．病理的には，末梢神経が砂時計様のくびれに形態変化した病態が NA であると考えられる．治療は神経障害性疼痛の治療に準じて非侵襲的な投薬を中心に行う．

第14章 整形外科疾患のリハビリテーション治療

A 理学療法と作業療法

✓ 重要事項

理学療法 » 運動療法と物理療法を行う．
作業療法 » 応用的動作能力または社会的能力の回復を図る．

1 理学療法 必修
physical therapy（PT）

理学療法 physical therapy（または physiotherapy）とは，「身体に障害のある者に対し，主としてその基本的動作能力の回復を図るため，治療体操その他の運動を行なわせ，及び電気刺激，マッサージ，温熱，その他の物理的手段を加えることをいう」（理学療法士及び作業療法士法 第2条）と定義されているが，障害の発生が予想される場合や機能低下例でも行われる．

これらの手技は運動療法 therapeutic exercise と物理療法 physical therapy に大別される．

運動療法の基本的アプローチは，関節可動域訓練，筋力増強訓練，持久力増強訓練，協調運動，歩行練習，階段昇降練習，移乗動作練習などである．

1 関節可動域訓練

関節可動域訓練には自動 active と他動 passive がある．関節の運動制限は関節構造の異常，筋・腱・皮膚などの関節外組織の伸張具合で決まり，関節構成体自身に起因するものを強直 ankylosis，関節構成体以外の組織によるものを拘縮 contracture と呼ぶ．

関節可動域運動は，自動，他動，自己他動の運動種類があり，治療手段としては，セルフストレッチングのほかに徒手伸張法，PNF（proprioceptive neuromuscular facilitation，固有受容性神経筋促通手技），器具を用いた牽引，機械を用いた持続的他動運動 continuous passive motion（CPM）がある．

2 筋力増強訓練

筋力を簡便に評価する方法として徒手筋力テスト（MMT）があり（第2章の表2-2 p.22参照），Zero（0）～Normal（5）の6段階に評定する．検査結果に基づく運動処方は，Normal（5）や Good（4）であれば抵抗運動，Fair（3）であれば自動運動，Poor（2）では自動介助運動，Trace（1）では自動介助運動，筋電バイオフィードバックなどである．Zero（0）では随意的筋収縮が不可能なので電気刺激によって代償的に筋収縮させる方法がある．

また，筋の長さと運動の関係から等尺性運動 isometric contraction（図14-1a）と等張性運動 isotonic contraction（図14-1b）に分類される．

等尺性運動は筋線維の長さを一定にして筋収

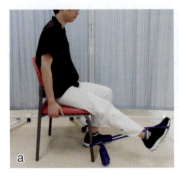 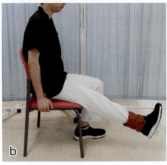 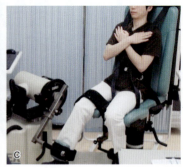

図 14-1　筋力増強訓練
a. 等尺性運動
　セラバンドを用いて膝屈伸角度を変えずに膝伸筋に抵抗を加える．
b. 重錘バンドを用いた等張性運動
　膝伸筋にとって重錘の重さに打ち勝って膝を伸展させる運動を求心性収縮，逆に膝が屈曲する運動を遠心性収縮という．
c. トルクマシーンを用いた等運動性運動
　マシーン制御により，筋収縮による関節運動が加速されない．抵抗運動が可能な部位では，求心性収縮，遠心性収縮のいずれにも等運動性負荷が生じる．

縮を行う運動で，関節運動を伴わない．術後や受傷早期に筋萎縮予防，筋力増強を目的として用いるが，運動の強さ，量などを規定するのが難しく，心肺に負担が大きい側面もあるので注意が必要である．

一方，等張性運動は筋線維の張力を一定にして筋収縮を行う運動で，関節運動を伴う．抵抗運動を行うためには自重，徒手や道具が必要であり，例として立位での踵挙上，PNF，重錘を用いた求心性・遠心性収縮，トルクマシーンを用いた等運動性運動 isokinetic exercise（図 14-1c），水中における浮力抵抗運動などが挙げられる．

筋持久力を向上させるためには，筋力増強の場合よりも低い抵抗でより多くの回数で運動を行うのが原則であるが，筋力と密接に関連しており，筋力増強運動と並行して行われる．

3　持久力訓練

心肺機能などの持久力を向上させる目的で行う．最大酸素摂取量（VO_2max）の 40〜80％程度の負荷で 20 分間以上行う有酸素運動が一般的である．身体廃用の進行が著しいときは，より低負荷・短時間・高頻度で行うほうがよい場合もある．運動負荷としては，エルゴメーター

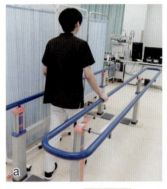 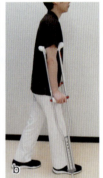

図 14-2　歩行練習
a. 平行棒内歩行，b. 2 本松葉杖歩行

ergometer，トレッドミル treadmill，連続歩行などで行われる．

4　起立・歩行訓練

前段階として起き上がり動作，坐位保持，移乗動作練習を経て，あるいは並行して行われる．歩行練習はトレッドミルなどによる定量的運動負荷の方法，実際の平地および階段を歩行させる方法とがある．実際の平地歩行練習では，平行棒内歩行（図 14-2a），杖歩行（図 14-2b）という順序で進められる．

5　物理療法

物理療法 physical therapy は，① 寒冷療法，

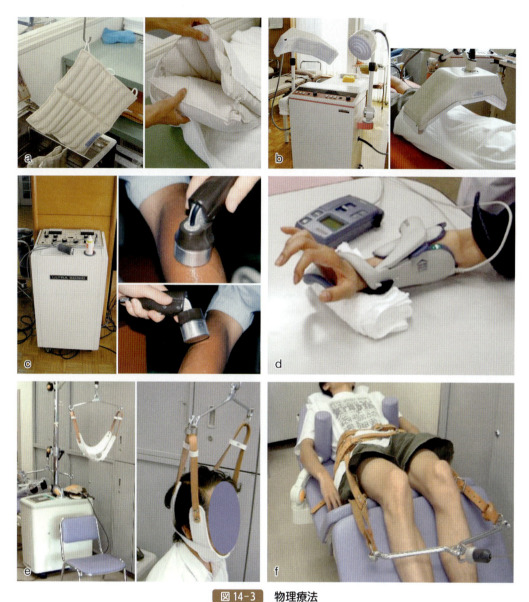

図 14-3　物理療法
a. ホットパック，b. 極超短波，c. 超音波，d. 機能的電気刺激，e. 間欠牽引（頸椎），f. 間欠牽引（腰椎）

②温熱療法，③電気刺激療法，④光線療法，⑤牽引療法，⑥水治療に分類される．

■ 寒冷療法

　アイスパックや冷却装置を急性期および類似の状態に用いる．また一時的に無痛覚の状態を得られるため早期に関節可動域運動を行いたいときに用いられるが，直後の激しい運動は避けるべきである．

■ 温熱療法

　鎮痛効果，末梢血管の拡張作用，毛細血管圧の増加，コラーゲンの粘弾性低下，筋紡錘の興奮性抑制などが期待され，その組織への到達度により使い分けられる．皮膚および皮下組織を加温するときにはホットパック（図 14-3a）やパラフィン浴，深部皮下組織や筋を加温するときは超短波や極超短波（図 14-3b）が適しており，腱，靱帯，神経，関節には超音波（図 14-

■ 電気刺激療法

疼痛軽減，筋スパズム弛緩，筋再教育，麻痺筋運動などの目的で用いる．経皮的電気刺激 transcutaneous electrical nerve stimulation は疼痛軽減のために，治療的電気刺激 therapeutic electrical stimulation は術後の筋萎縮防止などに，機能的電気刺激 functional electrical stimulation は横隔膜ペーシング，運動機能再建（図 14-3d）などに用いられている．

■ 光線療法

低反応レベルレーザーや近赤外線治療器を消炎・鎮痛，紫外線を殺菌効果や血流増加による創傷治療の目的に使用する．レーザーと紫外線は眼球には禁忌である．

■ 牽引療法

持続牽引と間欠牽引（図 14-3e, f）がある．一般に間欠牽引のほうが脊椎周囲の軟部組織に対する循環改善やマッサージ効果があるとされるが，急性期は好ましくない．椎間の拡大，椎間関節包の伸張，陥入した滑膜の整復，筋緊張の低下などが効果として考えられる．

2 作業療法 必修
occupational therapy（OT）

作業療法とは，「身体又は精神に障害のある者に対し，主としてその応用的動作能力又は社会的適応能力の回復を図るため，手芸，工作その他の作業を行なわせることをいう．」（理学療法士及び作業療法士法 第2条）と定義されている．日本作業療法士協会は，作業療法の定義を「作業療法は，人々の健康と幸福を促進するために，医療，保健，福祉，教育，職業などの領域で行われる，作業に焦点を当てた治療，指導，援助である．作業とは，対象となる人々にとって目的や価値を持つ生活行為を指す．」とし，以下の注釈をつけた．

【注釈】
・作業療法は「人は作業を通して健康や幸福になる」という基本理念と学術的根拠に基づいて行われる．
・作業療法の対象となる人々とは，身体，精神，発達，高齢期の障害や，環境への不適応により，日々の作業に困難が生じている，またはそれが予測される人や集団を指す．
・作業には，日常生活活動，家事，仕事，趣味，遊び，対人交流，休養など，人が営む生活行為と，それを行うのに必要な心身の活動が含まれる．
・作業には，人々ができるようになりたいこと，できる必要があること，できることが期待されていることなど，個別的な目的や価値が含まれる．
・作業に焦点を当てた実践には，心身機能の回復，維持，あるいは低下を予防する手段としての作業の利用と，その作業自体を練習し，できるようにしていくという目的としての作業の利用，およびこれらを達成するための環境への働きかけが含まれる．

（日本作業療法士協会　作業療法の定義　2018年5月26日　定時社員総会にて承認）

このように，対象，目的，手段はそれぞれ拡大してとらえており，例えば対象には障害の予測される者まで含まれている．手段に関しても，「作業活動」として日常の諸動作から，仕事，余暇活動，教育活動，その他の社会参加など，手工芸にとらわれない人間の生活にかかわるあらゆる活動が用いられている．身体障害に対する作業療法の役割を述べる．

1 機能的作業療法

関節可動域制限，筋力低下，巧緻動作障害，身体的耐久性の低下などの改善を目的に，作業療法士による運動，サンディングテーブル，ペグ，輪入れなどの器具，手工芸などを用いて治療する．

2 日常生活動作への働きかけ

食事，整容，更衣，排泄，入浴などの日常生活動作が可能になるよう，機能的作業療法から実際場面での指導まで行う．必要に応じて，家事などの日常生活関連動作や家屋環境の整備も指導する．

3 自助具，装具の作製と使用

残存機能だけでは遂行できない動作がある場合，それを可能にするための道具（自助具）を作製する．また，関節変形予防や矯正を主な目的としたスプリント（手の装具）を作製する．

4 義手の装着・操作練習

上肢の切断に対して，義手の装着練習，操作練習，応用動作練習を行う．

5 高次脳機能障害への働きかけ

認知や行為，記憶の障害などを評価し，能力に応じて単純な動作から生活のなかの動作まで可能になるように指導する．

6 精神・心理的支持

作業療法士による働きかけや気晴らし的な作業活動を通して，精神・心理的な支持を行う．

7 職業前作業療法

職業復帰を前提とした身体的能力，精神的能力の評価および訓練を行う．

B 運動器のリハビリテーション治療 必修

1 脊椎疾患のリハビリテーション治療

1 頚椎の運動療法

■ リラクセーション

安楽な姿勢をとらせて肩の力を抜くようにさせる．これを生活リズムに取り入れ，意識的に行わせる．

■ ストレッチ

筋伸張を目的に頚椎屈曲，伸展，側屈，回旋運動を自動，他動に行う．拮抗筋の伸張感が得られるまで動かすが，頚椎疾患では運動範囲が過度になると，疼痛，麻痺の悪化を生じることがあり，注意を要する．

■ 筋力増強訓練

頚部の筋力増強訓練は主に等尺性運動を用いる．訓練は坐位か立位で行う．手で頭部に抵抗を加え，抵抗に抗して頭部を保持させる（図14-4）．屈曲伸展時には顎が上がらないように注意する．これは，過伸展に伴う神経症状の悪化を防ぐ意味で重要である．

■ 固有受容性神経筋促通手技（PNF）

PNF（proprioceptive neuromuscular facilitation）によりリラクセーション，筋再教育，筋力増強を行う．PNFによるストレッチは，肩甲骨下制パターンを用い，最終域まで運動させストレッチを加える（図14-5）．筋再教育と筋力増強は，rhythmic stabilizationやstabilizing reversalを用いる．

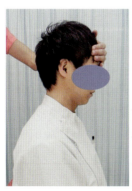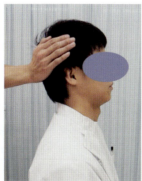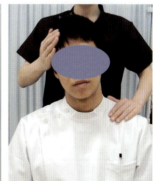

図14-4　頚部の筋力増強訓練
等尺性運動で抵抗を加える．

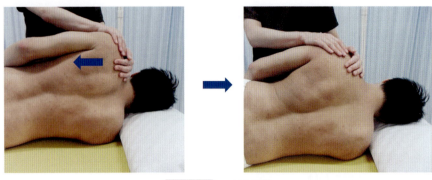

図 14-5　PNF 手技

患者は肩甲帯を後方挙上して保持する．次いで力を抜いてセラピストが肩甲帯をゆっくり下制する．

はじめは軽度の抵抗により筋収縮の再教育を行い，徐々に強度を増して肩甲帯，体幹から拮抗する訓練を行う．

2　胸椎疾患の運動療法

高齢者では，骨粗鬆症による椎体骨折により，矢状面で後弯変形をきたし，背筋力が低下する．この筋力低下は，さらに後弯を助長し，慢性背部痛，内臓器障害へと結びつく．高齢者以外では，近年コンピュータを多用する職業従事者に肩甲骨周囲筋の張り，疼痛などが問題となっている．さらに胸郭出口症候群では，肩甲帯や上肢にこり，しびれなどを訴える．これらに対する胸椎における運動療法は，良姿勢の保持，リラクセーション，背筋力増強などの筋力訓練が主となる．

■ 姿勢保持

頭部と脊柱を解剖学的良肢位とし，頭頂部に本を置き，1～2分保持させたり，電話帳などの上に足部前 1/2 を乗せ，脊柱を upright に保持したままの立位を 1～2 分間維持させる（図 14-6a, b）．

■ リラクセーション

コンピュータ従事者などの若中年者に対して肩甲骨周囲の筋，および僧帽筋をリラックスするよう指導する．これを定期的に行わせ，症状の発現，増悪を阻止する．慢性的な疼痛にならないように疲労を感じたら休憩をとり，疲れを残さないことが重要であることを認識させる．

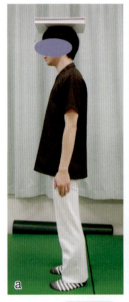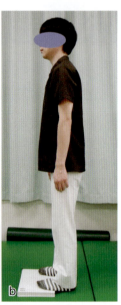

図 14-6　姿勢保持訓練

a. 頭頂部に本などを置き 1～2 分間保持させる．
b. さらに電話帳などの上に足部前 1/2 を乗せ，脊柱を upright に保持したまま立位を 1～2 分間保持させる．

■ 筋力増強訓練

背筋強化が最も重要で腹臥位にして頭，肩を持ち上げる．高齢者では痛みが増強しない範囲で行うことが重要である．さらに背臥位で行うブリッジ運動，下肢の筋力強化なども有用である（図 14-7a, b）．

胸郭出口症候群では肩・肩甲帯挙上筋，頸部，上背部筋，胸部の筋力強化を行う．セラバンドを使った僧帽筋の強化や背臥位で肘を伸ば

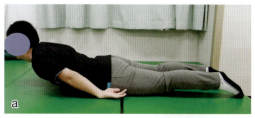
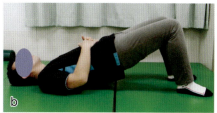

図 14-7　胸椎の筋力増強訓練
a. 背筋強化訓練, b. ブリッジ運動

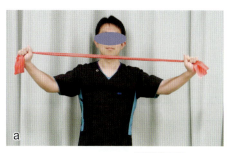
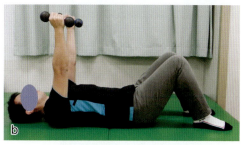

図 14-8　胸郭出口症候群に対する訓練
a. セラバンドを使った僧帽筋の強化.
b. 前鋸筋運動. 背臥位で両手に重りを持って肘を伸ばしたまま肩甲帯を押し上げる.

したまま両手に 1〜2 kg の重りを持って床から肩甲帯を押し上げる前鋸筋運動が有効である（図 14-8a, b）.

3　腰椎の運動療法

■ 腰痛体操の意義

正しい姿勢の習得，軟部組織のストレッチング，腹筋・背筋などの筋力強化などを行う．種々の体操が考案されているが代表的なものを述べる．

■ Williams 体操（図 14-9）

腰椎前弯，腰仙角増大を減少させるために，腹筋，殿筋強化，腰背筋・ハムストリングスのストレッチングを行う．

実際の手技は図 14-9 のように行う．

① 股関節，膝関節を屈曲して上半身を起こす（腹筋強化）．

② 骨盤を回す感じで腰部を床に押しつけて殿部下端を少し浮かせる．その際，腹筋，大殿筋の収縮を確認する（腹筋，殿筋強化，腰椎前弯減少）．

③ 両膝を抱えて仙骨が床から離れるように体幹を屈曲する（背筋ストレッチング）．

④ 下肢伸展挙上と足関節背屈（ハムストリングスと下腿三頭筋のストレッチング）．

⑤ 一側下肢屈曲，他側下肢伸展前傾位をとる（大殿筋と腸腰筋のストレッチング）．

⑥ 蹲踞位で体幹を前屈する（背筋のストレッチング）．

■ McKenzie 体操

Williams 体操とは逆に脊柱を伸展させる．腰痛の原因として坐位姿勢，伸展制限，屈曲の 3 つを挙げている．日常生活では多くが脊柱屈曲姿勢をとっていることから治療として脊柱伸展手技，脊柱モビライゼーション，マニピュレーションを行うが背筋増強はしない．

■ Kraus-Weber 体操

最小限の physical fitness を設定し，体幹の可動性と筋力を調べて訓練のレベルを決め，維持，改善を図る．

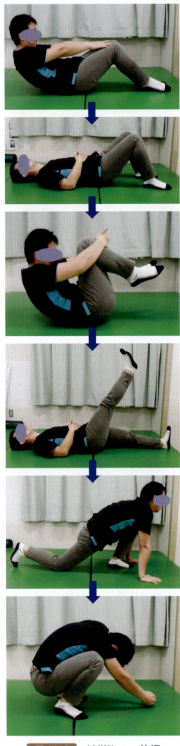

図14-9 Williams体操

■ マニピュレーション

患者自身で行うのが困難な伸張に有効で，椎間関節症や椎間板ヘルニアの一部に劇的な改善をみることがある．しかし，暴力的に行うことは危険で，麻痺，骨折を発生することもあるので注意を要する．

2 脊髄損傷のリハビリテーション治療

脊髄損傷に対するリハビリテーション治療は，急性期の合併症予防を経て，残存機能を最大限に活用し，機能障害，能力低下，社会的不利の各階層に応じて処方する．神経症状の分類は，American Spinal Injury Association（ASIA）impairment scaleで行われ，適切な機能予後の予測が必要である．近年，再生医療技術が進歩しており，将来的には脊髄損傷治療におけるリハビリテーション治療の果たす役割がより重要になるであろう．

高位麻痺では，脊髄ショックを脱すると痙性麻痺となり，痙縮が強くなれば，その後のリハビリテーションに大きな障害となる．薬物療法のほかに，リハビリテーションとして温熱療法，筋のストレッチ，ブロック，電気刺激などが行われる．

リハビリテーション治療で，常に注意をしなくてはならないものに褥瘡がある．脊髄損傷では血管運動麻痺と持続性圧迫によって容易に皮膚が壊死する．そのため，2時間ごとの体位変換，座位可能なものには30分ごとにpush-upをさせる．高位損傷では，腕を車椅子のサイドに引っかけて仙骨部を除圧する．

1 急性期のリハビリテーション治療
■ 理学療法

関節可動域の維持，残存筋力の維持，筋力増強，褥瘡予防，平衡感覚訓練，血管運動神経調節，呼吸訓練などを行う．四肢麻痺では肩関節外転拘縮，肘関節屈曲拘縮，対麻痺では尖足位を予防，矯正し可動域を維持することは，車椅子などの機能予後に大きく影響する．起立性低

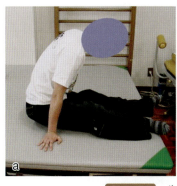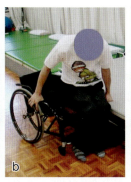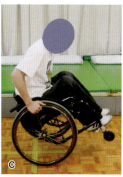

図 14-10 生活期のリハビリテーション練習
a. push-up 訓練, b. 車椅子からベッドへの移乗訓練, c. キャスター上げ

血圧に対する血管運動神経調整,平衡感覚訓練,骨粗鬆症や尿路結石予防のために起立台訓練などを行う.

■ 作業療法

不良肢位拘縮予防のため,可動域訓練を行い,上肢装具を作製する.訓練が進んだら,食事,整容などで自助具を活用する.

2 生活期のリハビリテーション治療

■ 理学療法

① 呼吸練習

高位頸髄損傷者は吸気筋麻痺のため胸郭の可動域制限が生じる.気道内分泌物の除去とともに,胸郭のコンプライアンス維持のため最大吸気位をとらせる必要がある.息こらえを利用しながら吸気をくり返すエアスタック法が適している.

② 寝返り動作

C7 損傷以下では自立する.C6 損傷は自立の上限であるが,C5 損傷でもまれに可能である.ベッドの枠につかまったり,上肢の対角回旋運動を利用する.

③ 坐位保持

頸髄損傷,高位胸髄損傷では体幹筋も麻痺するため困難であるが,下位損傷では必須である.

④ push-up 訓練(図 14-10a)

三角筋,広背筋,大胸筋,前鋸筋がある程度残存しなくてはならず,C7 損傷以下で行う.

⑤ 車椅子訓練

ベッドと車椅子との移乗動作は,日常生活に重要である(図 14-10b).しかし,C6 損傷以上では上腕三頭筋が働かないため,トランスファーボードを利用する.

さらに車椅子駆動の訓練が必要である.これには,三角筋,大胸筋,上腕二頭筋が働かなくてはならず,C5 損傷以下ではハンドリムの滑り止めなどで可能となる.高位頸髄損傷では電動車椅子の支給対象となる.対麻痺では,キャスター上げ訓練などを行い,障害物を乗り越えられるようにする(図 14-10c).

⑥ 歩行訓練

L2 損傷では,松葉杖と長下肢装具で歩行が可能である.T10 損傷以上では reciprocating gait orthosis(RGO)などの骨盤帯付き長下肢装具,長下肢装具に股関節継ぎ手を付けて左右の安定性を図る Walkabout や Primewalk などが用いられる.機能的電気刺激 functional electrical stimulation(FES)は麻痺した筋を駆動力として用いることができ,長下肢装具併用での歩行再建可能例もある(図 14-11).さらに,リハビリテーションロボットによる歩行練習や歩行再建も実用的になりつつある.

■ 作業療法

① 上肢装具

各種の自助具,上肢装具を活用して介助量を減らし,自立できることを増やす.C5 損傷では

balanced forearm orthosis（BFO）や腕つりが適応となる．さらに長対立装具，手関節背屈保持装具が用いられ，これらに自助具を付けて身の回りの動作を行わせる．C6損傷では，手関節作動式把持装具やtenodesis actionを利用する．C7損傷では短対立装具が処方される．

② その他

手工芸，革細工，食事，書字（図14-12）などを行わせる．さらに脊髄損傷で最も大きな問題である心理的サポートを行う．

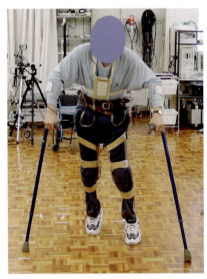

図14-11　FES併用の内側股継手付長下肢装具による歩行訓練

3　股関節のリハビリテーション治療

股関節のリハビリテーションでは，疼痛の軽減，関節可動域制限の改善，筋力増強などによって日常生活動作の改善を目標とする．

1　温熱療法

ホットパックや極超短波（マイクロウェーブ）などの温熱療法は，筋緊張の低下・鎮痛作用があり，変形性股関節症などにおける疼痛緩和や可動域改善に効果がある．

2　関節可動域訓練

関節拘縮の予防と改善目的に関節可動域訓練が行われる．持続的他動運動continuous passive motion（CPM）機器や徒手的な他動運動および自動運動による伸張訓練が効果的である．

3　筋力増強訓練

徒手的および機械器具による等尺性・等張性・等運動性運動により下肢筋の筋力増強訓練が行われる．特に股関節周囲筋（主に殿筋群）の筋力低下や筋萎縮に対して重要であり，側臥位での下肢挙上やゴムバンドによる外転筋増強訓練，背臥位での下肢挙上straight leg raising（SLR）訓練などが行われる．

4　歩行訓練

T杖，ロフストランド杖，松葉杖などを用いて適切な免荷歩行ができることを目指す．下肢長差がある場合には補高を行うこともある．

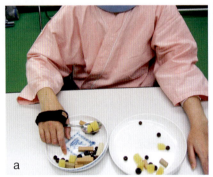 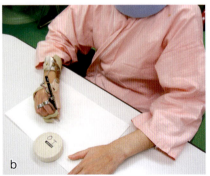

図14-12　脊髄損傷の上肢訓練
a. 食事訓練，b. 書字訓練

5 水治療法（水中浴）

　水の特性（静水圧，浮力，粘性抵抗，水温）を利用して水中で股関節の免荷歩行，関節可動域訓練，筋力増強訓練を効果的に行うことができる．臍部までの水深で体重の約半分の免荷，頸部までの水深でほぼ完全免荷と同じ効果が得られる．

4 膝関節のリハビリテーション治療

1 変形性膝関節症

　大腿四頭筋などの筋力増強運動，ストレッチ，生活指導などを行い，物理療法（主に温熱療法），装具療法（内反変形には外側楔状足底板）の適応を検討する．変形した関節面になるべく過剰な負担をかけないために体重減量，杖の使用を心がけ，重量物運搬と和式生活を避けるように生活指導する．

2 膝靱帯損傷

■ 前十字靱帯（ACL）損傷

　ACL再建術後は下腿の前方移動を抑制しながら，大腿四頭筋の筋力強化運動を行う必要があり，膝屈曲域70°以上，抵抗を下腿の近位にかけ，ハムストリングスとの同時収縮で行う．閉鎖的運動連鎖 closed kinetic chain（CKC）で行うなどの工夫が必要である．トルクマシーンによる大腿四頭筋トレーニングは再建靱帯に過剰なストレスをかけるので，術後早期のACLリハビリテーション治療では避けられている．また，スポーツ復帰をゴールとする者に対しては早期から有酸素運動を行わせる必要がある．ACL損傷用膝装具には多くの種類があるが，膝を屈曲したときには生理的に生ずる生体の下腿回旋に適合できず，ねじれが生じ，矯正力が働かなくなるので過信は禁物である．なお術後，スポーツ復帰が許可されるためには，固有受容性が左右同じで大腿四頭筋やハムストリングスが等運動性で健側比80〜90％に達していること，関節可動域が完全で関節浮腫がなく，靱帯の安定性が満足している必要がある．さらに競技に応じたバランス，接地，着地練習なども必要である．

■ 後十字靱帯（PCL）損傷

　急性期で関節腫脹が強い場合は，炎症症状の鎮静化を目的にリハビリテーションを実施する．急性期炎症期が過ぎれば，腫脹と疼痛を指標に早期から関節可動域拡大の運動，さらに装具装着下に筋力強化運動，部分荷重を開始する．ハムストリングスの筋力強化では下腿の後方引き出しを抑制しながら行う必要があり，後方不安定性に対しては，大腿四頭筋による下腿の後方動揺制動作用が重要である．内側側副靱帯（MCL）損傷の保存療法におけるリハビリテーション治療はPCL損傷と同様である．

5 肩関節のリハビリテーション治療

1 炎症が強い急性期

　リラクセーションが第1選択となる．不適切な機械的刺激を与えず，炎症部位の回復を促すことが重要である．この時期のむやみな運動は，炎症を広げるだけでなく，コラーゲン線維の増殖を促すため，注意が必要である．筋の過緊張や疲労を回避するため，リラックスした肢位の指導を行う．夜間就寝時（図14-13）はクッションやタオルを利用し，肩甲上腕関節に過剰なストレスが生じないよう指導する．日常生活上の留意点などを指導する．肩甲上腕関節に対する他動・自動運動や抵抗運動は避けるべきである．

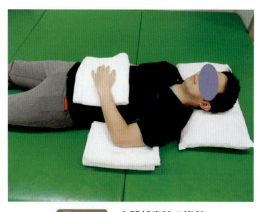

図14-13　夜間就寝時の姿勢
肘の位置が肩より下がらないよう注意する．

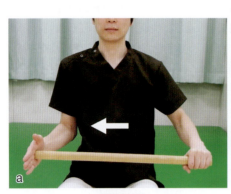
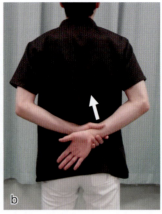

図 14-14　棒体操と Connolly exercise
a. 棒体操，b. Connolly exercise

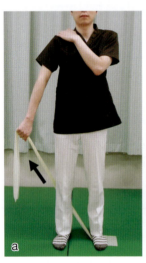
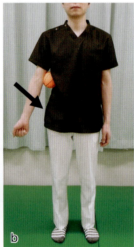
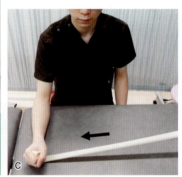

図 14-15　Cuff-Y exercise
a, b. 棘上筋トレーニング，c. 棘下筋トレーニング

2 回復期

疼痛を確認しながら軟部組織のストレッチングや筋力増強，関節包内運動などを組み合わせて行う．可動域の改善とともに運動機能の改善を図る．自宅で簡単に行う可動域改善の自主練習としては，Connolly exercise や棒体操（図 14-14）などがある．これらは，関節複合体に対する運動も含まれるため，無計画に行わずどこを伸張するのか詳細な評価に基づいて実施されるべきである．また，腱板機能の改善として Cuff-Y exercise（図 14-15）なども自宅で簡単に行うことができるが，肢位や運動の方向を正確に理解して行うよう指導する．

6 手のリハビリテーション治療

1 末梢神経損傷

① 浮腫・腫脹の管理

浮腫や腫脹がみられる場合は高挙位保持，マッサージなどにより改善を図る．

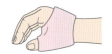
a　正中神経麻痺

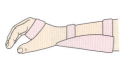
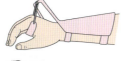
b　橈骨神経麻痺

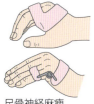
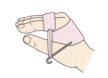
c　尺骨神経麻痺

図 14-16　それぞれの神経麻痺に対するスプリント
(聖マリアンナ医科大学リハビリテーション部作業療法科：「OT 臨床ハンドブック」増補版，p.212，三輪書店，2007 より一部改変)

② スプリント
麻痺筋の過度の伸張を避け，拘縮を予防するとともに，機能的には手の使用を助けるため，それぞれの神経麻痺に応じたスプリントを作製する（図 14-16）．手術後の神経修復部の安静，絞扼性末梢神経障害における炎症反応の軽減にも使用される．

③ 可動域訓練
神経が回復するまでのあいだ，他動運動などにより拘縮を予防し関節可動域を維持する．

④ 筋力増強訓練
徒手筋力テスト（MMT）で Trace「1」以下の段階ではバイオフィードバックを利用した筋の再教育を行う．Fair「3」以上では自動運動での練習が可能である．その後，等張性運動，等尺性運動，器具や道具，電気刺激などを用い，回復に応じた抵抗運動を開始する．

⑤ 感覚障害に対する訓練
神経の再支配により生じる感覚異常には，受傷前とは異なる感覚パターンの再教育が必要である．

2　屈筋腱損傷

屈筋腱縫合術後のリハビリテーションは早期運動療法と 3 週間固定法とに大別される．早期運動療法は no man's land における損傷に対し，術直後より関節可動域を維持し，周囲との癒着を防止して腱の滑走性を得るため開発された．しかし，再断裂の危険性も高いため，理解力が十分な患者のみが対象となり，小児や理解度が低い場合には適応とならない．3 週間固定法は縫合部が癒合してから訓練を開始するので，早期運動療法に比べて再断裂の危険性は低いが，拘縮は若干起こりやすくなる．

① 手術翌日から術後 3～4 週
Kleinert 法に代表される早期運動療法では，手関節掌屈 45°，MCP 関節屈曲 60°，PIP 関節伸展 0°の背側ブロックスプリント装着下で，手指関節の他動運動，フレクションコイルやゴムバンドによる他動屈曲と自動伸展を行う（図 14-17）．3 週間固定法では術直後から 3 週間，手関節，MCP 関節屈曲位，PIP 関節，DIP 関節伸展位でギプス固定する．

② 3～4 週以降
この時期に背側ブロックスプリントやギプスは除去され，温浴，自動運動（軽度の力から），瘢痕マッサージなどを開始する．ただし，自動運動がスムーズな場合は縫合部の治癒が遅れていることも多く，再断裂の危険が強いため，プログラムを 1 週間遅らせる．夜間や移動時は背側ブロックスプリント，副木を装着する．

③ 6 週以降
他動運動，浅指屈筋と深指屈筋の分離を促すブロッキングエクササイズを始める．7 週以降に軽度の抵抗運動，屈筋腱伸張用スプリントを開始し，抵抗は漸増させる．8 週以降は強い握りをしなければほとんどの ADL が許可される．手の使用制限が解除される目安は 12 週となる．

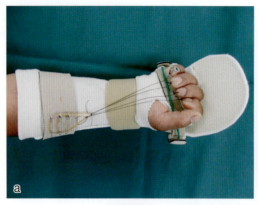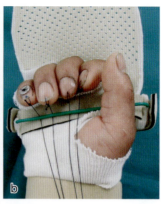

図14-17 早期運動療法のための背側装具
a. 装具全景とゴムバンドによる他動屈曲.
b. 滑車機構により牽引方向を調整する.

7 脳性麻痺のリハビリテーション治療

　脳性麻痺では，脳での病変は非進行性とされるが，その症状は成長に伴って変化することが多い．これは身体的な成長や全身状態の増悪などが筋緊張に影響を及ぼし，結果として筋緊張の異常が継続することで四肢・体幹の変形をきたすためである．四肢・体幹の変形で特徴的なものは，上肢では橈骨頭脱臼・母指内転拘縮，下肢では鋏肢位変形・股関節脱臼・尖足変形などがあり，体幹では側弯症が挙げられる．これらの変形・拘縮は身体の成長終了後も出現したり，程度の増悪がみられることがあり，二次障害と呼ばれる．

　脳性麻痺の治療は早期からの対応が必要であり，わが国では「療育」という概念に含まれる．新生児期から乳幼児期には全身状態の維持を最優先としながらも，早期から異常姿勢の矯正などの対応を行い，その後も成長に合わせて運動発達を促し，長期的な展望に立って対応しなければならない．

　さらに，脳性麻痺では筋緊張の程度・罹患肢の分布・知的障害の程度・全身状態の良否・その他の合併症の有無など，さまざまな因子によって発達段階が異なるため，個人の状態に合わせた治療が要求される．

　脳性麻痺に対するリハビリテーション治療では理学療法をはじめ，作業療法や言語聴覚療法を合わせて行うことが多い．このなかでそれぞれの目的には，理学療法では粗大運動の発達，作業療法では坐位の安定を確保しながら上肢機能の向上，聴覚言語療法では摂食機能や言語機能の改善などが考えられる．

　脳性麻痺を対象とする理学療法を中心としたリハビリテーション治療の方法には多くのものが報告されており，現在ではボバース法・上田法・ボイタ法などが広く行われている．これらの方法はいずれも徒手的な治療法であり，脳性麻痺による運動障害に対し，それぞれの観点からアプローチを行い運動発達につなげようとするものである．実際の治療では，これらの方法に加え，装具療法・薬物療法・手術治療などを組み合わせて行う．

　装具療法は主に下肢の治療のために処方され，股関節の内転拘縮・（亜）脱臼に対する外転装具，尖足変形を中心とした足部変形に処方される短下肢装具などがある．

C 義肢・装具療法 必修

1 義手

1 義手の分類

義手は切断部位によって上腕義手，前腕義手などに分類され，機能によって，装飾用義手，作業用義手，能動義手，電動などの体外力源義手に分類される．

2 能動義手の構造と機能

義手は断端に装着するソケット，関節に相当する継手，手先に相当する能動フックや能動ハンド，義手を確実に固定するためのハーネス，そしてフックやハンドの開閉を操作するコントロールケーブルシステムから構成される（図14-18）．

3 能動義手装着前の訓練

義手装着前には，断端の機能保持，強化，必要に応じて利き手交換が行われる．また，断端痛，幻肢および幻肢痛，年齢，性別など義手装着に影響を与える因子を確認しておく．

4 能動義手装着訓練

はじめに義手を構成する部品の名称と機能を教える．そして着脱方法を指導し，次にコントロールケーブルシステムによる肘継手のロック，解除，フックやハンドの開閉を練習する．このような基本動作に次いで日常生活活動，家事，仕事など応用的な動作を取り入れていく．また，継続した断端の管理，義手の管理，その他合併症の管理についての指導も重要である．

2 義足

1 義足の分類

義足は下肢の切断高位によって分類され，股義足，大腿義足，膝義足，下腿義足，サイム義足，足根義足などと呼ばれる（図14-19）．

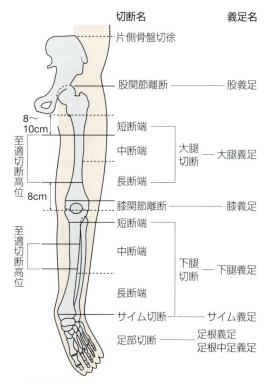

図14-19 下肢切断の部位別名称と義足名
（豊永敏宏：四肢の切断と義肢．岩本幸英編，神中整形外科学 第23版，上巻 p.165，南山堂，2013より一部改変）

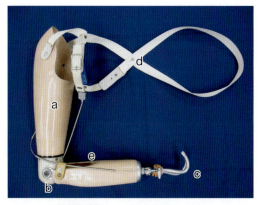

図14-18 上腕能動義手の構造
a. ソケット，b. 肘継手，c. 能動フック，d. ハーネス，e. コントロールケーブルシステム

2 義足のソケット

義足のソケットには，断端収納，体重の伝達，懸垂の3要素が要求される．大腿切断では坐骨結節，下腿切断では膝蓋腱，脛骨内・外顆が体重支持点となる．

3 義足の継手

■ 足継手と足部

単軸継手（底背屈を1軸の継手で行うもの），solid ankle cushion heel（SACH）foot（踵に弾力性のあるフォームラバーを入れたもの），エネルギー蓄積型足部（立脚相の踏み切り期に蓄えたエネルギーを放出して走ったり，ジャンプしたりできる）などさまざまなものが開発されている．

■ 膝継手

立脚時の膝崩れの防止と遊脚期の膝関節運動の制御など多機能なものが多く存在する．
単軸膝，多軸膝，コンピュータで制御しているインテリジェント膝継手などである．

4 義足装着訓練

術後に不必要な廃用症候群を発生させないことが重要となる．術後早期は断端の形状が常に変化するため，頻回のソケット修正が必要となる．個々の症例に応じゴールが異なるため，それに応じた義足の処方とリハビリテーションが必要となる．

3 上肢装具

1 適 応

骨関節疾患による手の変形や拘縮，末梢神経麻痺，肘・肩関節疾患，腕神経叢損傷，頸髄損傷などが適応となる．

2 目 的

① 変形・拘縮の予防・矯正

関節拘縮に対しては可動部分を持つ動的スプリント，あるいは持たない静的スプリントを用いて，持続的な矯正力を働かせる．

② 固定による組織の安静とアライメントの保持

炎症，外傷，持続的外力による痛みなどがある場合，関節を固定して組織の安静を保ち，治癒を促進する．また，関節に異常可動性が生じた場合，固定したり，異常な動きのみをブロックしてアライメントを保持したりする．

③ 失われた機能の代償と補助

外部からの力によって，運動麻痺などで消失あるいは低下した機能を再現する．また，手関節，手指などを機能的肢位に保つことで手指機能を拡大する．

④ 熱傷後瘢痕形成のコントロール

圧迫法による瘢痕抑制にプラスチック素材のスプリントが用いられることがある．

⑤ 痙縮の抑制

目的とする関節を良肢位に固定し，痙縮の抑制を図る．

⑥ 機能再建術前後の上肢装具

再建術後の状態を模擬的につくり，再建内容の検討や対象者への説明に利用する．術後は新たに再建された機能を定着させるため，くり返しの練習ができるよう動きのパターンを設定する．

3 代表的な上肢装具

図14-20に代表的な上肢装具を挙げた．

4 下肢装具

1 目 的

①変形の予防と矯正，②病的組織の保護，③機能の代償と補助である．

2 主な障害に用いる下肢装具

■ 関節疾患

先天性股関節脱臼に対するリーメンビューゲル（Riemenbügel）装具（図14-21a），Perthes病に対する股関節外転装具，先天性内反足に対するDenis Browne装具などがある．また，免荷が必要な場合は，坐骨支持長下肢装具やpatellar tendon bearing（PTB）短下肢装具などが処方される．関節不安定性や筋力低下などに対しては，継手のロックやストラップ，伸展補助装置をつける．

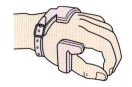
a　短対立装具（ランチョ型）

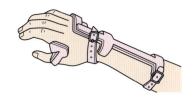
b　長対立装具（ランチョ型）

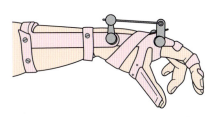
c　手関節駆動型把持装具（エンゲン型）

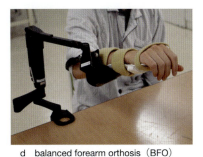
d　balanced forearm orthosis（BFO）
（川崎医科大学　花山耕三先生の写真）

図14-20　代表的な上肢装具

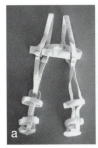
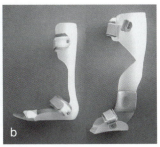

図14-21　下肢装具
a．リーメンビューゲル装具
b．プラスチック短下肢装具

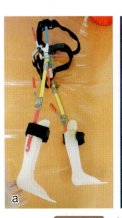
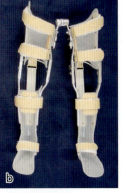

図14-22　対麻痺者用装具
a．advanced reciprocal gait orthosis（ARGO）
b．内側股継手付長下肢装具（Walkabout）

■ 末梢神経障害

腓骨神経麻痺や坐骨神経麻痺に対しては，プラスチック短下肢装具（図14-21b）や両側金属支柱付き短下肢装具を処方する．

■ 対麻痺

損傷高位により異なる．下腿部の麻痺の場合は短下肢装具，第1，2腰髄レベルより高位の場合は長下肢装具が用いられる．上位胸髄レベルより高位の場合は，骨盤帯付きが望ましい．長下肢装具には内側股継手で連結したものや，骨盤帯が付いているARGOやWalkaboutなど多種多様である（図14-22a, b）．

5　体幹装具

1　頸椎装具

■ 頸椎カラー（図14-23a）

頸椎部を取り囲み，頸椎の前屈を制限する．頸椎外傷・術後などに用いられる．

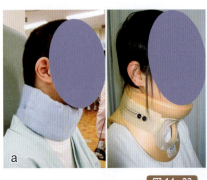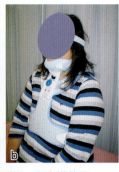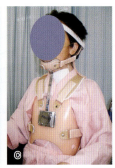

図 14-23　頚椎，頚胸椎装具
a. 頚椎カラー，b. 支柱付き頚椎装具，c. モールド式頚椎装具

■ **支柱付き頚椎装具**（図 14-23b）

　胸骨，後頭骨，下顎骨を固定するものに sternooccipital mandibular immobilizer（SOMI）brace がある．

■ **モールド式頚椎装具**（図 14-23c）

　前屈・後屈・側屈・回旋のすべてを強く制限する．

2　頚胸椎装具

■ **ハロー式頚胸椎装具**

　頭蓋骨にピンで固定したもので，頚椎の前屈・後屈・側屈・回旋を制限する．重みの支持も強い．

3　胸腰仙椎装具

■ **軟性胸腰仙椎装具**

　主に布製の材料で体幹の輪郭に合わせてつくられた装具である．

■ **モールド式胸腰仙椎装具**（図 14-24a）

　プラスチックなどで胸腰椎の前屈・後屈・側屈・回旋を制限する．

■ **ジュエット型胸腰仙椎装具**（図 14-24b）

　胸骨部と恥骨上部に対して前方から，胸腰椎部に対して後方から力を加えて前屈を制限し，後屈を可能にする．

■ **テーラー型胸腰仙椎装具**

　後方に金属支柱があり，肩を固定する紐をつけ，前面を軟性とした装具で前屈・後屈を制限する．

■ **軟性腰仙椎装具，ダーメンコルセット**（図 14-24c）

　主に布製で腰痛症などに処方される．

■ **ナイト型腰仙椎装具**

　体幹の側方および後方を金属枠とし，前面を軟性とした装具．

■ **ウイリアムス型腰仙椎装具**（図 14-24d）

　側方支柱に回旋軸を持ち後屈と側屈を制限し，前屈を可能にしたもの．

■ **チェアバック型腰仙椎装具**

　体幹の後方を金属枠とし，前面を軟性とした装具で前屈と後屈を制限するが，側方に対する制限は軽度である．

6　歩行補助具

　体重支持，バランス保持，下肢免荷などに用いられ杖と歩行器がある．

1　杖

　ケイン cane とクラッチ crutch がある．ケインは手による一点支持で用いるものであり，T字杖 T-handle cane（図 14-25a），折りたたみ杖 folding stick（図 14-25b），多点杖 multi-point cane などがある．多点杖には四脚杖（図 14-25c），Hemiwalker などがあり，床面への支持性が高いために安全性に優れているが，機能的には劣るため歩行スピードは遅くなり，また障害物があるとき，床面がフラットでない場合には不安定性が増強する．クラッチは手とほかの上肢部分を使って複数点支持で用いるものであり，前腕

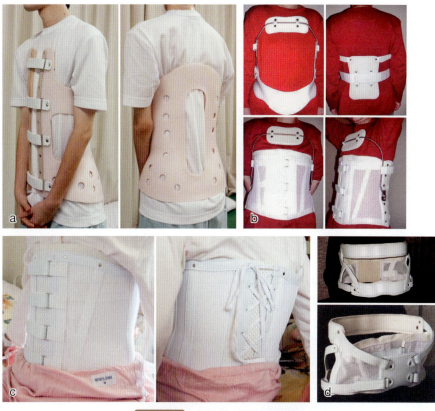

図 14-24　腰仙椎，胸腰仙椎装具
a. モールド式胸腰仙椎装具，b. ジュエット型胸腰仙椎装具，
c. ダーメンコルセット，d. ウイリアムス型腰仙椎装具

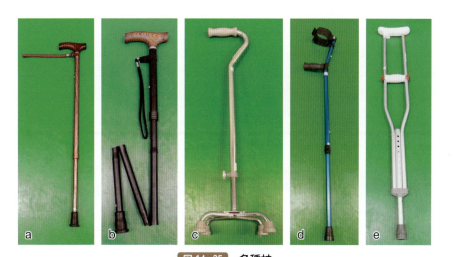

図 14-25　各種杖
a. T字杖，b. 折りたたみ杖，c. 多点杖，d. ロフストランド杖，e. 松葉杖

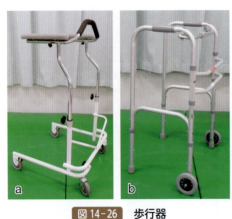

図 14-26　歩行器
a. キャスター付歩行器
b. 二輪型歩行器

14-25d），カナディアンクラッチ Canadian crutch などがある．これらは T 字杖よりも安定性がよく，運動失調や上肢筋力が低下している症例にも適している．ロフストランド杖はエルボークラッチとも呼ばれる．腋窩支持杖には松葉杖 axillary crutch（図 14-25e），アンダーアームクラッチ underarm crutch，Ortho-crutch などがある．

2 歩行器 walker

歩行能力としては平行棒と杖歩行の中間に位置する程度が主な対象となる．キャスター付歩行器（図 14-26a）が多く用いられるが，二輪型歩行器（図 14-26b）や固定型・交互型歩行器も歩行練習に用いられる．

支持杖と腋窩支持杖がある．前腕支持杖 forearm crutch にはロフストランド杖 Lofstrand crutch（図

D　身体障害者福祉法・介護保険法・障害者自立支援法・障害者総合支援法

✓ 重要事項

■身体障害者福祉法
　都道府県知事から身体障害者手帳が交付され福祉制度を利用．
■介護保険法
　市町村から要介護認定・要支援認定を受けた対象者に各種サービスを施行．
■障害者自立支援法・障害者総合支援法
　障害者の自立を支援する観点から，これまでは障害種別ごとに異なる法律に基づいて提供されてきた福祉サービス，公費負担医療などについて，共通の制度の下で一元的に提供する．2013 年に福祉サービスを利用できる障害者の範囲を見直し，難病も対象にするなど改正が行われ障害者総合支援法として成立．

1　身体障害者福祉法　必修

　身体障害者福祉法は 1949 年に制定（2005 年 4 月一部改正）され，身体障害者の自立と社会経済活動への参加を促進するため，「身体障害者を援助し，及び必要に応じて保護し，もって身体障害者の福祉の増進を図ること」を目的としている．

　身体障害者福祉法における「身体障害者」の定義は，法に掲げる身体上の障害がある 18 歳以上の者であって，都道府県知事から身体障害者手帳の交付を受けた者をいう．障害の程度によって 1 級（重度）から 6 級（軽度）までに区分されている．

　身体障害者手帳に基づいて，更生医療の給付，補装具（義眼，補聴器，義肢，車椅子，ストマ用装具など）の交付・修理，日常生活用品の給付・貸与，身体障害者施設の利用などの福

祉制度を利用することができる．また，税の控除・減免，鉄道運賃・航空運賃などの割引などのサービスを利用することができる．

2 介護保険法 必修

介護保険法は，日本社会の急速に進む高齢化に対して縦割りの制度になっていた老人医療と老人福祉を再編成するために1997年に制定，2000年4月に実施され，加齢に伴って生ずる心身の変化に起因する疾病などによって，入浴，排泄，食事などの介護，機能訓練ならびに看護および療養上の管理その他の医療を要する者に必要な保健医療サービスおよび福祉サービスを行うことを目的としている．

介護保険の対象者（被保険者）は，第1号被保険者（65歳以上の者で要介護者または要支援者）および第2号被保険者（40歳以上65歳未満の医療保険加入者で要介護者または要支援者のうち，初老期認知症，脳血管障害などに起因する疾病によるもの）である．市町村の要介護認定・要支援認定を受けて，介護サービス計画（ケアプラン）の作成，サービス内容の選定や介護サービス提供機関との調整を専門家に依頼し，サービスが実施される．

3 障害者自立支援法・障害者総合支援法 必修

障害者自立支援法は，2005年に制定され，身体障害者・知的障害者・精神障害者・障害児を対象に，その有する能力および適性に応じて自立した日常生活または社会生活を営むことができるようにすることを目的とする法律である．障害者基本法の基本的理念にのっとり，これまで障害種別ごとに異なる法律に基づいて自立支援の観点から提供されてきた福祉サービス，公費負担医療などについて，共通の制度の下で一元的に提供する仕組みを創設し，自立支援給付の対象，内容，手続きなど，地域生活支援事業，サービスの整備のための計画の作成，費用の負担などを定めている．2013年に福祉サービスを利用できる障害者の範囲を見直し，難病も対象にするなど改正が行われ障害者総合支援法として成立した．

第15章 ロコモティブシンドローム

A 総論

重要事項

　ロコモティブシンドローム（ロコモ）とは，運動器の障害によって移動機能の低下をきたした状態であって，進行すると日常生活動作（ADL）の制限，生活の質（QOL）の低下，要介護状態を招来する．また，サルコペニアとは筋量と筋力の進行性かつ全身性の減少に特徴づけられる症候群で，身体機能障害，QOLの低下，死のリスクを伴う．
　一方，フレイルとは高齢期に生理的予備能が低下することでストレスに対する脆弱性が亢進し，生活機能障害，要介護状態，死亡などの転帰に陥りやすい状態である．サルコペニアはロコモに含まれ，ロコモは身体的フレイルに含まれる．フレイルは，社会的フレイルや精神神経的フレイルをも含んだ，より包括的概念である．

1 ロコモティブシンドロームの概念

　日本では高齢化率が2007年以降，21％を超え超高齢社会となっており，2045年には全都道府県で30％を超えると推計されている．運動器を長年使用し続ける超高齢社会の到来は，運動器障害による移動機能の低下という新たな問題を提起した．その特徴は，①中高年者で多発すること，②主たる疾患である骨粗鬆症，変形性膝関節症，変性性腰椎症などが複合していること，③介護が必要な状態（要介護状態）の主因であること，である．
　これに対峙するためには新たな概念の構築が必要とされ，2007年日本整形外科学会によってロコモティブシンドローム（以下，ロコモ）が提唱された．すなわち，ロコモとは運動器の障害によって移動機能の低下をきたした状態である．その発生機序は身体運動を行ううえで支柱である骨や運動中心である関節と椎間板，およびそれらを起動・制動する筋や神経系が障害された結果，疼痛，可動域制限，筋力低下，バランス低下を招き，起立・歩行などの移動能力が低下するというものである．進行すると日常生活動作（ADL）の制限，生活の質（QOL）の低下，要介護状態を招来する（図15-1）．

2 サルコペニアの概念

　加齢によって骨格筋の筋量と筋力が低下する．特に，高齢者では高速・高出力タイプの運動にかかわる速筋線維数や，筋肥大・成長・修復能力を持つ衛星細胞が減少するといわれている．
　このような加齢に伴う骨格筋筋量の減少を1989年Rosenbergはサルコペニア sarcopeniaと

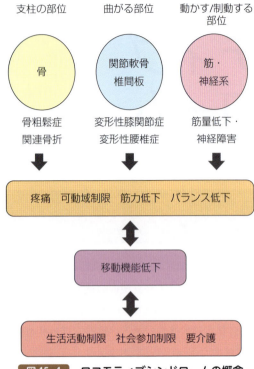

図15-1　ロコモティブシンドロームの概念
(中村耕三：ベッドサイドの高齢者運動器の診かた．p.83, 南山堂，2014 より)

命名した．これはギリシャ語で筋を表す「sarx」と減少・消失を表す「penia」を合わせてつくられた造語である．当初サルコペニアは筋量のみで判定されていたが，2010年に European Working Group on Sarcopenia in Older People（EWGSOP）によって，筋量［骨格筋量指数：skeletal muscle mass index（SMI）］，筋力（握力），身体機能（歩行能力）の3項目で判定することになった．また，サルコペニアは「筋量と筋力の進行性かつ全身性の減少に特徴づけられる症候群で，身体機能障害，QOL低下，死のリスクを伴うもの」と定義された．加齢以外に原因のない原発性と，加齢に加え活動性や疾患，栄養が原因とされる二次性に大別されている．

3 フレイルの概念

フレイル（frailty：虚弱）は「高齢期に生理的予備能が低下することでストレスに対する脆弱性が亢進し，生活機能障害，要介護状態，死亡などの転帰に陥りやすい状態」である．フレイルの診断は，①体重減少，②握力低下，③易疲労感，④歩行速度の低下，⑤日常生活活動度の減少，のうち2項目以上あればフレイル，1〜2項目あればプレフレイルとされる．

フレイルは身体障害と健常との間で適切な介入が行われれば，健常近くに戻れる可逆性を持つ．また，身体的問題（身体的フレイル）のみならず，認知機能障害やうつなどの精神・心理的問題，独居や経済的困窮などの社会的問題（社会的フレイル）をも含む多面性を持つ．このため，フレイルでは高齢者が持つ種々の疾患・異常の治療やロコモおよびサルコペニアに対する治療・介入のみならず，精神・心理的状態や社会的問題にも目を向けた総合的なアプローチが必要である．

4 ロコモ，サルコペニア，フレイルの位置づけ

サルコペニアはロコモに含まれ，ロコモは身体的フレイルに含まれる．フレイルは，社会的フレイルや精神／神経的フレイルをも含んだ，より包括的概念である（図15-2）．

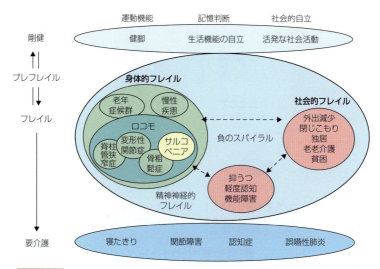

図 15-2 ロコモ，サルコペニアおよびフレイルの位置づけと相互関係
(原田 敦：ロコモティブシンドロームにおけるサルコペニアの位置づけ．
日本老年医学会．https://jpn-geriat-soc.or.jp/press_seminar/report/seminar_02_04.html)

B 各 論

✓ 重要事項

　ロコモの診断にはロコチェックやロコモ度テストがある．ロコチェックは運動機能の低下をスクリーニングする方法である．ロコモ度テストは移動能力を評価する方法で，立ち上がりテスト，2ステップテスト，ロコモ25などがある．
　ロコモの予防には運動を生活に習慣づける日常生活指導や，片脚立ちやスクワットなどのロコトレや運動療法，および食事指導・栄養管理が行われる．

1 ロコモの診断

1 ロコチェック

　ADLにおける運動器機能の低下をスクリーニングする方法としてロコチェックがある（図15-3）．このうち1項目でも該当すればロコモの可能性があり，後述するロコトレが推奨される．

2 ロコモ度テスト

　ロコモ度テストは，立つ・歩く・走る・座るなど，日常生活に必要な移動機能を評価する方法で，「立ち上がりテスト」，「2ステップテスト」および「ロコモ25」の3つのテストからなる．

■ 立ち上がりテスト

　片脚または両脚で，40 cm，30 cm，20 cm，10 cmの4種類の台から起立できるか否かで，下肢筋力を評価する（図15-4）．ロコモ度1とは40 cmの高さから片脚で起立できない場合で，移動機能の低下が始まっていることを示す．ロコモ度2とは両脚で20 cmの高さから起立できない状態であり，移動機能の低下が進行した状態で自立した生活が送れないリスクが高いことを示す．

■ 2ステップテスト

　歩幅を測定することで下肢の筋力・バランス

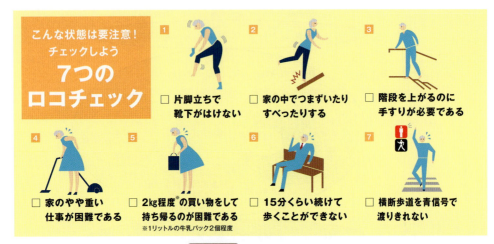

図 15-3　ロコチェック
（ロコモ チャレンジ！推進協議会：ロコモパンフレット 2015 年度版より）

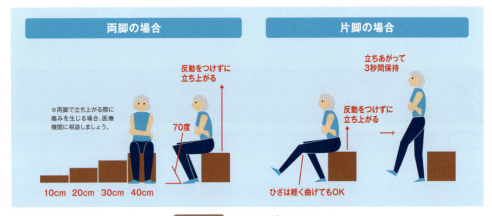

図 15-4　立ち上がりテスト
（ロコモ チャレンジ！推進協議会：ロコモパンフレット 2015 年度版より）

能力・柔軟性などを含めた歩行能力を総合的に評価する（図 15-5）．2 ステップ値（2 歩幅/身長）が 1.3 未満であればロコモ度 1 と，1.1 未満であればロコモ度 2 と判定される．

ロコモ 25

直近 1 ヵ月間での運動器疼痛や日常生活上の困難度にかかわる 25 の質問について，0 点（痛くない，困難でない）から 4 点（ひどく痛い，ひどく困難）の 5 段階に評価する．合計点が 7 点以上であればロコモ度 1 と，16 点以上であればロコモ度 2 と判定される．

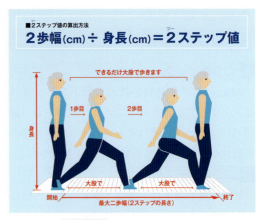

図 15-5　2 ステップテスト
（ロコモ チャレンジ！推進協議会：ロコモパンフレット 2015 年度版より）

2 ロコモの予防

ロコモの予防には運動器機能の適切な評価のうえ，日常生活での運動習慣の指導や運動療法が行われる．また，肥満やサルコペニアの予防のために食事指導・栄養管理も重要である．

1 日常生活指導

なるべく自転車や徒歩で通勤したり，階段を使うようにしたり，休憩時間に散歩をしたり，家事や仕事の合間にストレッチをしたりするなど，生活に運動を習慣づける．

2 ロコモーショントレーニング（ロコトレ）

ロコモの発生予防と進行予防がある．ロコモの主因である変形性膝関節症や骨粗鬆症などの特定疾患にかかわる予防は別項に委ねる．ここでは日本整形外科学会が提唱する「ロコモーショントレーニング（ロコトレ）」ついて述べる．

■ 片脚立ち

転倒しないように身体を支えるテーブルなどが近くにある所で行い，床に付かない程度に片脚を上げる．支えが必要な人は両手や片手をテーブルに付けて行う．左右1分間ずつ1日3回行うよう推奨されている．バランス能力を高め転倒回数を減少させる効果があるといわれている．

■ スクワット

大腿四頭筋，ハムストリング，殿筋などの下肢筋力を強化するロコトレである．両足を肩幅より少し広げ，つま先を30°ほど開き，起立した状態から殿部を後ろに引くようにして両膝を屈曲する．この際，膝を痛めないように両膝がつま先より前方に出ないようにする．深呼吸をするペースで5～6回くり返し1日3回行う．

■ ヒールレイズ

両足で起立した状態で踵を上げ，ゆっくりと降ろす．1日10～20回を2～3セット行う．下腿筋量・筋力増加とバランス改善効果があるといわれている．

■ フロントランジ

下肢の柔軟性やバランス能力をつけるロコトレで，起立した状態から片脚をゆっくり前に大きく踏み出し，大腿部が水平となるくらい腰を落とす．その後，腰を上げ踏み出した脚を元に戻す．1日5～10回を2～3セット行う．

■ その他の体操

緩徐で大きな動作を入れた柔軟体操や上肢・下肢や体幹の緩徐なストレッチングを行う．

3 食事指導・栄養管理

適切なエネルギー・栄養摂取は運動療法を行ううえで不可欠である．基本的にはメタボリックシンドローム・肥満や痩せすぎに注意し，5大栄養素（炭水化物，脂質，タンパク質，ビタミン，ミネラル）を毎日3回の食事からバランス良く摂取することが重要である．

ロコモの主因である骨粗鬆症の予防には，1日700～800 mgのカルシウム摂取が勧められ，牛乳，乳製品，小魚，緑黄色野菜，海藻類，大豆を積極的に摂取する．骨質を良好に保つためにはカルシウムのほかに，タンパク質，ビタミンD・Kも重要である．ビタミンDは鮭などの魚類やキノコ類に，骨形成や骨質の維持に働くビタミンKは納豆や青菜に多く含まれる．その他，マグネシウム，ビタミンB_6・B_{12}，葉酸も大切である．一方，加工食品に多く含まれるリンは骨吸収を妨げたり，塩分やカフェインの過剰摂取はカルシウムの尿中排泄を促進させたりするため過剰な摂取は避けるべきである．

また，十分なエネルギー摂取をしないと，筋量が減少するため，筋を構成するタンパク質とともにエネルギー源である炭水化物，脂質を適切に摂取する．その他，タンパク質の代謝に関与するビタミンB_6および筋力の維持や転倒予防に関与するビタミンDも摂取する．ビタミンDは紫外線曝露によって活性化されるため，十分かつ適切な栄養摂取の後に紫外線曝露下での散歩などの運動が勧められる．

資料

医師国家試験出題基準対応表（平成30年度版）

〔整形外科学関連項目のみ抜粋して掲載〕
〔⇒は本書対応頁〕

【医学総論】

Ⅰ 保健医療論

大項目	中項目・小項目・【備考】	対応頁
5 保健・医療・福祉・介護関係法規	N 難病対策，社会福祉，介護 　　6 身体障害者福祉法 　　8 介護保険法	 447 447

Ⅱ 予防と健康管理・増進

大項目	中項目・小項目・【備考】	対応頁
6 高齢者保健	B 高齢者の健康保持・増進 　　1 加齢と健康状態 　　2 日常生活動作〈ADL〉 　　3 生活の質〔quality of life〈QOL〉〕 　　4 閉じこもり，廃用症候群　【サルコペニア】⇒449 　　5 介護予防	 449 449 449 — 449

Ⅲ 人体の正常構造と機能

大項目	中項目・小項目・【備考】	対応頁
8 心理，精神，神経，運動器	C 中枢神経・末梢神経の構造・機能 　　1 頭蓋，脳，脊柱，脊椎，脊髄，神経根 　　14 脊髄の機能局在と主な伝導路 　　15 末梢神経 　　18 感覚系伝導路　【デルマトーム】 　　19 反射　【求心路，中枢，遠心路】 E 運動器の構造・機能 　　1 骨，軟骨，筋，腱，靱帯，末梢神経 　　2 骨格（頭蓋，脊柱，胸郭，骨盤，四肢） 　　3 関節（関節軟骨，滑膜，関節包，半月板，椎間板） 　　4 骨の成長と骨形成・吸収　【成長軟骨】 　　5 神経支配 　　6 運動生理	 43, 49 43 400 68, 88 14, 340 1, 8, 12 1 8 5 13 13

Ⅳ 生殖，発生，成長，発達，加齢

大項目	中項目・小項目・【備考】	対応頁
8 加齢，老化	B 加齢による変化，疾患の特徴 　　8 運動器　【骨密度測定】⇒180　【運動器症候群〈ロコモティブシンドローム〉】⇒449 E 高齢者の疾患の特徴と頻度の変化 　　3 老年症候群　【誤嚥，転倒，失禁，褥瘡】 　　4 日常生活障害　【運動器不安定症】	 449 451 449

V 病因，病態生理

大項目	中項目・小項目・【備考】	対応頁
3 損傷，炎症	B 物理的損傷	
	1 鋭的外傷，穿通性損傷　【刺創，銃創，杙創】	313
	2 鈍的外傷，非穿通性損傷　【墜落，転落，転倒，狭圧】	313

VI 症　候

大項目	中項目・小項目・【備考】	対応頁
9 神経，運動器	G 筋の障害	
	1 筋萎縮	399
	2 筋力低下	394
	H 反射異常　【Babinski 徴候〈Babinski 反射〉，Chaddock 反射】	23
	I 運動系の異常	
	1 運動麻痺	22
	6 起立・歩行障害	17, 23
	J 平衡・感覚・自律神経系の障害	
	1 感覚鈍麻	22
	2 異常感覚	22
	L 脊髄・神経根障害	
	1 脊髄障害　【横断性脊髄症，Brown-Séquard 症候群】⇒340	67, 339
	2 神経根障害　【神経根症】	340
	3 末梢神経障害	407
	M 脊柱の異常	
	1 姿勢の異常　【不良姿勢】	50
	2 脊柱変形　【側弯，後弯，前弯，円背，平背】	50
	3 脊椎運動制限	―
	N 関節の障害	
	1 関節拘縮　【良肢位〈機能肢位〉】	199
	2 関節強直	243
	3 関節弛緩	194
	4 関節動揺性	192
	5 関節不安定性	192
	6 関節痛	203
	7 関節腫脹	209
	8 関節破壊，関節変形	200, 223
	O その他	
	2 肩凝り	116
	3 背部痛	63, 67
	4 腰痛	59, 86

Ⅶ 診 察

大項目	中項目・小項目・【備考】	対応頁
1 二次・三次救急の診察	A 初診時の評価	
	1 バイタルサイン	307
	2 意識レベル 【Glasgow coma scale〈GCS〉】	309
	6 運動機能障害の判定	310, 341
	7 緊急治療の要否・部位別治療優先順位の判断	307
	8 重症度と緊急度	307
	B 病態に応じた診察，評価と原因の鑑別	
	1 ショック 【ショック指数〈shock index〉】	307〜
	2 意識障害	307〜
	14 外傷	307〜
	16 熱傷（電撃症，化学的損傷を含む）	307〜
2 高齢者の診察と評価	B 高齢者総合機能評価	
	1 日常生活動作〈ADL〉，手段的日常生活動作〈IADL〉	449
	4 運動機能	449
	7 介護の必要度 【フレイルの評価】⇒450	449

Ⅷ 検 査

大項目	中項目・小項目・【備考】	対応頁
1 検体検査	B 一般臨床検査	
	6 関節液	11
	G 病理組織学検査，細胞診	27
2 生体機能検査	J 筋電図・神経伝導検査	
	1 針筋電図検査	27
	2 反復誘発筋電図検査	27
	3 末梢神経伝導検査	27
3 皮膚・感覚器・発声機能検査	A 皮膚検査	
	6 皮膚温測定法，サーモグラフィ	26
6 画像検査	A 超音波検査	26
	G エックス線単純撮影	25
	H 血管造影検査	25
	K その他の造影検査	
	7 関節造影検査	25
	8 脊髄腔造影検査〈ミエログラフィ〉	91
	L CT	25
	M 造影CT	25
	N 磁気共鳴画像検査〈MRI〉の原理と技術	25
	O 造影磁気共鳴画像検査〈造影MRI〉	25
	Q シンチグラフィ	25
7 内視鏡検査	A 内視鏡の種類と原理	26
	B 内視鏡検査の適用部位	
	13 関節腔	26

IX 治療

大項目	中項目・小項目・【備考】	対応頁
2 薬物療法	F 疾患に応じた薬物治療	
	7 副腎皮質ステロイド及び非ステロイド性抗炎症薬〈NSAIDs〉	29, 230
	8 抗菌薬	150
4 手術，周術期の管理，麻酔	A 手術	
	1 手術適応	34
	2 手術時期	34
	B 基本的な手術手技	
	4 切除術	38
	8 減圧法	48, 217
	J 疼痛の管理	
	2 神経障害性疼痛	422
	5 神経ブロック	30, 91
5 臓器・組織・細胞移植，人工臓器，再生医療	D 人工臓器の種類と適応	
	5 人工関節・骨・腱・靱帯	39
8 内視鏡治療	A 種類と適応	
	7 内視鏡下手術	26
9 リハビリテーション	B リハビリテーションの技術	
	1 理学療法 【筋力増強訓練，関節可動域訓練，基本動作訓練，歩行訓練，促通訓練】	427
	2 作業療法	430
	4 日常生活動作〈ADL〉訓練	430
	6 物理療法	428
	9 福祉用具 【義肢，装具，移動器機（杖，白杖，歩行器，車椅子，リフト），自助具】⇒441	431
	C 身体障害のリハビリテーション	
	3 脊髄損傷	434
	4 脳性麻痺	440
	5 神経・筋疾患	438
	6 骨・関節疾患	436
	7 切断	441
	11 廃用症候群	442
10 二次・三次救急の治療	D 外傷の治療・処置	
	1 創傷の治療・処置 【洗浄，デブリドマン，止血，縫合，創閉鎖，皮膚欠損の処置，破傷風とガス壊疽の予防】	307
	2 捻挫・骨折・脱臼の治療・処置 【整復，固定（非観血的，観血的）】	314
	4 顔面・頸部外傷 【眼外傷，頸部刺創】	328
	5 胸部外傷	333
	7 骨盤・四肢外傷	368
	8 脊椎・脊髄外傷	328, 339
	10 挫滅〈圧挫〉症候群〈crush syndrome〉	312
	11 区画〈コンパートメント〉症候群 【筋膜切開】	312, 398
	12 多発外傷，爆傷 【部位別治療優先順位の判断，ダメージコントロール】	310

【医学各論】

III 皮膚・頭頚部疾患

大項目	中項目・小項目・【備考】	対応頁
2 腫瘍・母斑性皮膚疾患	B 母斑症 　　1 神経線維腫症1型〈von Recklinghausen病〉【café au lait斑】⇒169	56
	C 血管腫 　　1 毛細血管奇形〈単純性血管腫〉 　　2 幼児血管腫〈イチゴ状血管腫〉 　　3 Kasabach-Merritt症候群 　　4 静脈奇形〈海綿状血管腫〉	297 297 297 297
	E 皮膚良性腫瘍 　　7 グロムス腫瘍	296
	F 皮膚悪性腫瘍 　　6 血管肉腫	303

IV 呼吸器・胸壁・縦隔疾患

大項目	中項目・小項目・【備考】	頁対応
3 免疫学的機序が考えられる疾患	B 全身性疾患に伴う肺病変 　　6 Langerhans細胞組織球症	293
7 胸膜・縦隔・横隔膜・胸郭の形態・機能異常と外傷	C 胸壁，横隔膜 　　1 肋骨骨折【flail chest】⇒308	319

V 心臓・脈管疾患

大項目	中項目・小項目・【備考】	対応頁
8 脈管疾患	A 大動脈疾患 　　6 Marfan症候群【大動脈弁輪拡張症，Bentall手術】⇒55	54
	B 末梢動脈疾患 　　4 急性動脈閉鎖症【挫滅〈圧挫〉症候群〈crush syndrome〉】⇒312	—
	C 静脈疾患 　　1 深部静脈血栓症［deep vein thrombosis〈DVT〉］【肺血栓塞栓症】	319

VII 血液・造血器疾患

大項目	中項目・小項目・【備考】	対応頁
1 赤血球系疾患	D 造血不全症 　　2 再生不良性貧血【Fanconi貧血】⇒127	—
3 リンパ系疾患	C 成熟B細胞性腫瘍 　　7 多発性骨髄腫【Mタンパク，Bence Jonesタンパク，続発性アミロイドーシス】	189

Ⅷ 腎・泌尿器・生殖器疾患

大項目	中項目・小項目・【備考】	対応頁
1 糸球体病変	D 膠原病に伴う腎病変 　　3 関節リウマチ	*223*
2 血管・尿細管・間質病変	C 尿細管機能異常 　　2 Fanconi 症候群 　　3 尿細管性アシドーシス 　　5 家族性低リン血症性くる病	*185* *186* *185*
9 更年期・閉経後障害	B 閉経後障害 　　2 骨粗鬆症	*179*

Ⅸ 神経・運動器疾患

大項目	中項目・小項目・【備考】	対応頁
2 脳腫瘍	A 脳実質内腫瘍 　　1 神経膠腫 　　4 血管芽腫 B 脳実質外腫瘍 　　1 髄膜腫 　　3 神経鞘腫	*103* *105* *102* *101*
3 神経・運動器の感染性・炎症性疾患	F 骨・関節感染症 　　1 化膿性脊椎炎　【椎間板炎，椎体炎】 　　2 結核性骨関節炎　【結核性脊椎炎〈脊椎カリエス〉】⇒*64*, *92* 　　　　　　　　　　【結核性関節炎】⇒*252* 　　3 化膿性骨髄炎　【Brodie 骨膿瘍】⇒*248* 　　4 化膿性関節炎　【乳児化膿性股関節炎】⇒*149*	*95* — *245* *250*
4 神経変性・代謝性・脱髄疾患，中毒	G 運動ニューロン疾患 　　1 筋萎縮性側索硬化症〈ALS〉 H 脱髄疾患 　　1 多発性硬化症	*73*, *78*, *88* *73*
5 末梢神経・神経筋接合部・筋疾患	A 末梢神経の炎症性・遺伝性・代謝性疾患 　　3 遺伝性運動感覚性ニューロパチー　【Charcot-Marie-Tooth 病】⇒*174* B 末梢神経の絞扼性疾患 　　1 手根管症候群　【Tinel 徴候】⇒*401*, *407* 　　2 肘部管症候群 C 神経痛 　　1 三叉神経痛 　　3 坐骨神経痛	— *410* *131*, *413* *422* *415*

大項目	中項目・小項目・【備考】	対応頁
7 脊椎・脊髄疾患, 骨・関節系統疾患	A 脊椎・脊髄疾患	
	1 斜頸 【筋性斜頸】	*41*
	2 Klippel-Feil 症候群	*47*
	3 側弯症	*50*
	4 後弯症〈円背〉	*58*
	5 平背	—
	6 椎間板ヘルニア	*67, 86*
	7 変形性脊椎症	*59, 92*
	8 脊髄症, 神経根症	*67*
	9 脊柱靱帯骨化症 【後縦靱帯骨化症】⇒*82* 【黄色靱帯骨化症】⇒*84*	*81*
	10 脊柱管狭窄症	*86*
	11 脊椎分離症	*86*
	12 脊椎すべり症	*86*
	13 腰痛症 【急性腰痛症】	*86*
	14 強直性脊椎炎	*66*
	15 脊椎腫瘍	*99*
	16 脊髄腫瘍	*99*
	17 脊髄血管障害	*49*
	B 骨系統疾患	
	1 軟骨無形成症	*191*
	2 骨形成不全症	*194*
	3 脊椎骨端異形成症	*198*
	4 大理石骨病	*196*
	5 先天性多発性関節拘縮症	*199*
	C 代謝性骨疾患	
	1 骨粗鬆症	*179*
	2 くる病, 骨軟化症	*185*
	3 骨 Paget 病	*200*
8 上肢・下肢の運動器疾患, 非感染性骨・関節・四肢軟部疾患	A 肩関節の疾患	
	1 反復性脱臼	*115, 348, 349*
	2 胸郭出口症候群	*418*
	3 肩関節周囲炎	*121*
	4 腱板断裂	*118*
	B 肘関節の疾患	
	1 肘内障	*124*
	2 上腕骨外側上顆炎 【テニス肘】	*124*
	3 外反肘, 内反肘	*122*
	C 手の疾患	
	1 強剛母指	*242*
	2 多指症, 合指症	*128, 129*
	3 Dupuytren 拘縮	*125*
	D 股関節の疾患	
	1 発育性股関節形成不全〈先天性股関節脱臼〉	*139*
	2 大腿骨頭すべり症	*144*
	3 Perthes 病	*218*
	4 特発性大腿骨頭壊死症	*213*
	5 変形性股関節症 【Trendelenburg 徴候】	*204*

大項目	中項目・小項目・【備考】	対応頁
	E 膝関節の疾患	
	1　Osgood-Schlatter 病	*164*
	2　半月板障害	*160*
	3　膝蓋軟骨軟化症	*166*
	4　変形性膝関節症	*209*
	5　外反膝，内反膝，反張膝	*152*
	F 下腿・足の疾患	
	1　先天性下腿偽関節	*168*
	2　内反足	*171*
	3　外反母趾	*175*
	G 骨壊死	
	1　Kienböck 病，膝関節壊死	*221*
	H 滑膜炎，関節炎	
	1　関節リウマチ	*223*
	2　痛風，偽痛風	*232*
	3　滑液包炎，腱鞘炎【de Quervain 病，ばね指】⇒*241*	*134, 242*
	I 関節症	
	1　神経病性関節症【Charcot 関節】	*235*
	2　血友病性関節症	*236*
	3　変形性関節症【Heberden 結節】	*203*
	J 四肢軟部病変	
	1　腱付着部炎	*240*
	2　異所性骨化	*243*
	3　ガングリオン	*244*
9　骨・軟部腫瘍と類似疾患	A 原発性良性骨腫瘍	
	1　骨軟骨腫【多発性軟骨性外骨腫】	*269*
	2　内軟骨腫	*272*
	3　類骨骨腫	*274*
	4　骨巨細胞腫	*275*
	B 原発性悪性骨腫瘍	
	1　骨肉腫	*279*
	2　軟骨肉腫	*281*
	3　Ewing 肉腫	*282*
	4　骨悪性線維性組織球腫	*283*
	5　脊索腫	*284*
	C 転移性骨腫瘍	*288*
	D 骨腫瘍類似疾患	
	1　単発性骨嚢腫	*289*
	2　動脈瘤様骨嚢腫	*291*
	3　線維性骨異形成	*292*
	E 良性軟部腫瘍	
	1　脂肪腫	*295*
	2　血管腫	*297*
	3　グロムス腫瘍	*296*
	4　神経鞘腫	*298*
	5　類腱腫	*296*
	F 悪性軟部腫瘍	
	1　脂肪肉腫	*300*
	2　悪性線維性組織球腫	*305*
	3　滑膜肉腫	*304*
	4　悪性末梢神経鞘腫	*303*
	5　平滑筋肉腫	*302*

大項目	中項目・小項目・【備考】	対応頁
10 神経・運動器の外傷，脳・脊髄の奇形，神経皮膚症候群，その他	B 脊髄損傷	
	1 頚髄損傷	
	2 胸髄損傷　【脊椎脱臼骨折】	328, 339
	3 腰髄損傷	
	C 骨折	
	1 脊椎骨折　【脊椎圧迫骨折】	328
	2 骨盤骨折	368
	3 四肢骨折　【大腿骨近位部骨折】⇒371	351〜
	【橈骨遠位端骨折】⇒361	
	4 開放骨折　【golden period】	311, 323
	D 関節の外傷	
	1 捻挫〈靱帯損傷〉	326
	2 関節内骨折	314, 316
	3 脱臼，亜脱臼	326, 344
	E 四肢軟部損傷	
	1 末梢神経損傷　【腕神経叢損傷，分娩麻痺】⇒402	399
	2 四肢血管損傷	313
	3 筋断裂，腱断裂	394, 396
	4 区画〈コンパートメント〉症候群　【Volkmann拘縮】⇒355	398
	5 挫滅〈圧挫〉症候群〈crush syndrome〉	312
	F 四肢切断	
	1 外傷性切断，関節離断	38, 313
	G スポーツ外傷	
	1 肩関節脱臼	115, 121
	2 離断性骨軟骨炎	237
	3 突き指　【槌指〈mallet finger〉】⇒132	366
	4 肉離れ	394
	5 膝靱帯損傷	157〜
	6 半月板損傷	160
	7 足関節捻挫	163
	8 アキレス腱断裂	168
	H 外傷の合併症	
	1 偽関節	356, 357, 372, 375, 383, 387
	2 変形治癒骨折	324, 375
	3 関節拘縮	379, 383
	4 骨壊死	372, 375, 390
	5 塞栓症　【脂肪塞栓症，静脈血栓塞栓症】⇒319	―
	6 複合性局所疼痛症候群〈CRPS〉	325, 423
	I 水頭症	
	1 閉塞性水頭症	
	2 交通性水頭症	192, 193
	3 特発性正常圧水頭症	
	J 先天奇形	
	3 二分脊椎，髄膜瘤	45
	4 Chiari 奇形	47
	5 脊髄空洞症	48
	K 神経皮膚症候群，母斑症	
	1 神経線維腫症　【神経線維腫症1型〈von Recklinghausen病〉】	56, 299
	4 von Hippel-Lindau 病	105

X　内分泌・代謝・栄養・乳腺疾患

大項目	中項目・小項目・【備考】	対応頁
2　甲状腺疾患	A　甲状腺機能障害	
	1　甲状腺機能亢進症　【Basedow病〈Graves病〉，Plummer病】	190
	2　甲状腺機能低下症	190
3　副甲状腺〈上皮小体〉疾患とカルシウム・リン代謝異常	A　副甲状腺〈上皮小体〉機能障害	
	1　副甲状腺〈上皮小体〉機能亢進症	188
	2　副甲状腺〈上皮小体〉機能低下症	188
	B　カルシウム・リン代謝異常	
	1　骨粗鬆症　【骨密度測定〈DXA〉】⇒181	179
	2　くる病，骨軟化症	185
	3　悪性腫瘍に伴う高カルシウム血症	189
	4　腫瘍性低リン血症性骨軟化症	185
9　その他の代謝異常	A　ビタミン類の代謝異常	
	1　ビタミン欠乏症　【ビタミンB1欠乏症（Wernicke脳症），ナイアシン〈ニコチン酸〉欠乏（ペラグラ）】	185
	2　ビタミン過剰症	184
	B　プリン（尿酸）代謝の異常	
	1　痛風	232
	F　コラーゲン代謝の異常	
	1　Marfan症候群	54
	2　Ehlers-Danlos症候群	55

XI　アレルギー性疾患，膠原病，免疫病

大項目	中項目・小項目・【備考】	対応頁
2　膠原病と類縁疾患	A　膠原病	
	5　関節リウマチ	223
	C　関節炎を主体とする類縁疾患	
	1　悪性関節リウマチ	231
	2　成人Still病	232
	3　強直性脊椎炎	66
	4　反応性関節炎　【Reiter症候群】⇒252	—
	8　結晶誘発性関節炎　【痛風，偽痛風】⇒232，234	251
5　その他の重要な小児領域の疾患	A　膠原病と類縁疾患	
	1　若年性特発性関節炎〈JIA〉	232

日本語索引

- 用語およびその読み方は，日本整形外科学会 編「整形外科学用語集」第8版に準拠した．
- 医師国家試験出題基準に掲載されている項目および疾患名は青字とした．

あ

アーチ構造　172
アームスリング　32
アキレス腱障害　168
アキレス腱断裂　396
アキレス腱反射　88
アキレス腱付着部症　241
悪性関節リウマチ　231
悪性骨腫瘍　257
悪性線維性組織球腫　257, 283, 305
悪性軟部腫瘍　258, 268
悪性非上皮性腫瘍　279
悪性末梢神経鞘腫瘍　303
アクチン　12
アグリカン　9
足アーチ　174
アシドーシス　185
亜脱臼　327
圧挫症候群　312
圧迫骨折　315, 334
圧迫性脊髄症　81
圧迫損傷　400
アドリアマイシン　266
アポトーシス　4
アルカリフォスファターゼ　180
アルコール性特発性大腿骨頭壊死症　213
アンドロゲン　7

い

Ⅰ型コラーゲン　194
イグラチモド　230
萎縮　16
異常感覚性大腿痛症　416
移植骨　265
異所性骨化　243
位置覚　70
位置性脱臼　115
一次骨化中心　43
一次骨梁　196
一次性変形性関節症　203
一過性神経伝導障害　353
一過性大腿骨頭萎縮症　217
イホスファミド　266
インストゥルメンテーション　337
インピンジメント徴候　118

う

ウイリアムス型腰仙椎装具　444
烏口下脱臼　345
烏口突起　348
打ち抜き像　286
うちわ歩行　172
腕相撲骨折　352
運動　22
運動器の外傷　310
運動器のリハビリテーション治療　431
運動麻痺　22
運動療法　427
　──，胸椎疾患　432
　──，頚椎　431
　──，腰椎　433

え

腋窩神経損傷　348
腋窩動脈損傷　348
エストロゲン　7, 29
エトポシド　267
エリブリン　268
遠位型多発性関節拘縮　200
遠位橈尺関節不安定症　137
円形細胞肉腫　268
炎症性滑膜炎　224
炎症性疾患，脊椎　63
炎症性斜頚　41
遠心性筋収縮　394
遠心性神経　14
円板状半月板　162

お

横骨折　316, 352
横手根靱帯　410
黄色靱帯　82
　──骨化　82
黄色靱帯骨化症　84
黄色ブドウ球菌　63, 150, 245, 250
横足根関節　391
横断型脊髄損傷　340
横紋筋　12
横紋筋性腫瘍　302
オーバーユース障害　164
オスグッド・シュラッター病　164, 218
オステオカルシン　5
オステオポンチン　5
オステオン　3
温痛覚　70
温熱療法　429

か

ガーディー結節　167
下位運動ニューロン障害　53
回外筋症候群　412
介護保険法　447
外在筋　130
外傷後関節症　325
外傷死の三徴　311
外傷性（亜）脱臼，肩関節　345
外傷性頚部症候群　332
外傷性股関節脱臼　369

外傷性骨折　315
外傷性軸椎すべり症　328
外傷性ショック　317
外傷性大腿骨頭壊死　216, 375
外傷性脱臼　326
外傷性不安定症，肩関節　115
外傷のプライマリケア　307
回旋転位　317
蓋層　44
外側コンパートメント　398
外側尺側側副靭帯　135
外側脊髄視床路　70
外側側副靭帯　135
　　——損傷　135
外側大腿皮神経　416
介達外力　157, 351
介達牽引　31, 83, 321
介達痛　317
回内筋症候群　408
開排制限　140
外反膝　152
外反ストレステスト　160, 238
外反肘　122, 356
外反母趾　175
解剖頸骨折　351
開放骨折　316
　　——の治療　311
開放創　312
海綿骨　2, 9, 315
解離性感覚障害　49
カウザルギー　423
過外転症候群　418
果間関節窩　384
下関節上腕靭帯　115, 344
嗅ぎタバコ窩　363
鉤爪趾　176
鉤爪変形　131, 403
学童期側弯症　51
下肩甲横靭帯　408
仮骨　320
下肢アライメント　210
下肢機能軸　210

下肢痙性麻痺　100
下肢伸展挙上テスト　24, 89, 394
下肢装具　443
下肢長　19
過剰仮骨形成　324
下垂手　402
下垂足　402
仮性麻痺　149, 247
下前腸骨棘裂離骨折　368
画像検査　25
鵞足炎　167
片脚立ち　453
下腿コンパートメント症候群　174
肩関節　344
　　——障害　115
肩関節（亜）脱臼　31, 344
肩関節周囲炎　121
滑液　10
滑液包炎　242
学校健診　51
褐色腫　188
活性型ビタミンD製剤　29
滑膜　8
滑膜炎　203, 223
滑膜関節　8, 67
滑膜細胞　10
滑膜性腱鞘　134
滑膜肉腫　258, 304
滑膜ひだ　166
可動関節　8
ガドリニウム造影像　100
化膿性関節炎　221, 250
化膿性屈筋腱腱鞘炎　134
化膿性股関節炎　149
化膿性脊椎炎　63, 95, 245
カフェオレ斑　17, 56, 87, 169
カムラティ・エンゲルマン病　197
ガリウムシンチグラフィー　92
カルシウム　181
カルシトニン　7, 29
がん　256
陥凹徴候　116

感覚障害　22
ガングリオン　244, 415
間欠牽引　430
間欠跛行　17, 98
寛骨　368
寛骨臼　139, 204
　　——回転骨切り術　208
　　——骨折　368
　　——切痕　204
がん骨転移　256
環軸椎回旋位固定　41
間質性肺炎　29, 226
眼性斜頸　41
関節　8
関節（滑）液　8, 10
関節エコー　224
関節炎　223
関節円板　11
関節可動域　19
　　——訓練　427
関節鏡検査　26
関節鏡手術　38
関節拘縮　199, 354
関節固定術　38
関節挫傷　327
関節腫脹　18
関節受動術　38
関節唇　11
関節水腫　150, 203
関節制動術　38
関節切除術　38
関節痛　203
関節動揺　18
関節内血腫　157
関節内骨折　316
関節軟骨　8
　　——の層構造　9
関節包　8
　　——縫縮術　117
関節リウマチ　223
　　——，薬物療法　29
　　——の分類基準　225

乾癬　17
完全骨折　316
感染性関節炎　250
感染性偽関節　318, 325
完全麻痺　340
環椎後弓切除　47
環椎歯突起間距離　329
環椎破裂骨折　328
間葉系幹細胞　4
がんリハビリテーション　289
寒冷療法　429
がんロコモ　289

━━━ き ━━━

キアリ奇形　47
キーンベック病　221
偽関節　325, 356, 375
気管軟骨軟化症　198
義肢　441
義手　441
偽性偽性副甲状腺機能低下症　190
偽性副甲状腺機能低下症　190
基節骨骨折　366
義足　441
偽痛風　234
祈祷肢位　405
気道評価　308
機能性後弯　58
機能的自立度評価法　342
機能的電気刺激　435
亀背　64
基板　44
ギプス　32, 321
　――副子　32
逆 Bennett 骨折　366
逆 Colles 骨折　362
逆 Roland 骨折　366
脚延長法　39
逆流性食道炎　59
臼蓋　368
臼蓋形成不全　139, **143**
球海綿体反射　340

球関節　204
吸収窩　4
求心性神経　14
急性化膿性骨髄炎　246
急性コンパートメント症候群　398
急性塑性変形　316
急性腰痛症　87
急速破壊型股関節症　217
胸郭出口症候群　418
強剛母指　242
胸鎖乳突筋　41
鏡視下 Bankart 修復術　115
鏡視下関節包解離術　121
鏡視下腱板修復術　120
胸髄　68
　――損傷　339
矯正ギプス包帯法　171
矯正骨切り術　196
協調運動　427
強直　**18**, 427
強直性脊椎炎　66
強直性脊椎骨増殖症　82
胸椎カーブ　50
　――損傷　333
胸腰仙椎装具　445
胸腰椎カーブ　50
胸腰椎損傷　333
棘間靱帯　82
棘上靱帯　82
局所麻酔薬　30
距骨　389
　――滑車　384
距骨骨折　389
距骨無腐性壊死　177
距舟関節　391
挙上法　31
距腿関節　384
起立・歩行訓練　428
キルシュナー鋼線固定　36
亀裂骨折　316
筋萎縮性側索硬化症　73
筋原線維　12

筋挫創　174
筋弛緩薬　30, 73
筋性斜頚　41
筋性側弯症　53
筋節　68
筋断裂　394
筋電図　402
筋の損傷　394
筋板　43
筋腹　12
　――切開　399
筋力　22
　――増強訓練　427

━━━ く ━━━

空気止血帯　310
区画症候群　398
口笛様顔貌　200
屈曲回旋型脱臼骨折　334
屈曲骨折　315
屈曲時腰痛　107
屈曲伸延型脱臼骨折　334
屈曲転位　317
屈曲内転テスト　150
屈筋腱皮下断裂　137
クボステック徴候　189
クリッペル-ファイル症候群　47
グルココルチコイド　7
くる病　185
　――の診断基準　187
車椅子訓練　435
クローヌス　23, 174
グロムス腫瘍　296

━━━ け ━━━

頚胸椎装具　444
脛骨遠位関節内骨折　386
脛骨近位骨端線損傷　382
脛骨骨幹部骨折　382
脛骨神経　416
脛骨粗面　164
脛骨天蓋部骨折　386

脛骨疲労骨折　383
脛骨プラトー骨折　381
頸髄　68
　　──損傷　339
痙性斜頸　42
痙性歩行　17
痙性麻痺　174
形態骨折　181
頸椎アライメント　70
頸椎カラー　79, 329, 443
頸椎牽引　31, 79
頸椎後縦靱帯骨化症　82
　　──のX線像分類　83
頸椎症　75
　　──性筋萎縮症　78
頸椎症性神経根症　75
頸椎症性脊髄症　75
頸椎人工椎間板置換術　75
頸椎前方除圧固定術　74
頸椎装具　443
頸椎椎間板ヘルニア　67
頸椎捻挫　332
経皮的内視鏡下椎間板摘出術　94
頸部脊柱管拡大術　80
頸部痛　332
鶏歩　174
頸肋症候群　418
ケーラー病　223
外科頸骨折　351
外科的清掃　311
血液検査　92
結核性関節炎　252
結核性股関節炎　151, 221
結核性脊椎炎　64
血管柄付き骨移植　39
血管芽細胞腫　105
血管奇形　297
血管腫　258, **297**
血管性腫瘍　257, **303**
血管柄付き自家骨移植　266
血行再建法　313
結合組織内骨化　320

楔状骨　391
月状骨周囲脱臼　364
月状骨脱臼　364
月状骨軟化症　221
月状面　204
血清アルカリフォスファターゼ
　　　　　　　　　　　201
血清カルシウム　180
血友病性関節症　236
腱　12
　　──の損傷　394
減圧性大腿骨頭壊死症　217
牽引挙上法　348
牽引損傷　400
牽引療法　30, 430
腱滑膜巨細胞腫　258
腱弓　412
肩甲骨関節窩　344
肩甲骨装具　421
肩甲上神経　407
　　──麻痺　407
肩甲脊椎骨　113
顕在性二分脊椎　45
腱性槌指　133
腱断裂　396
原発性悪性骨腫瘍　256, **279**
原発性悪性軟部腫瘍　256
原発性骨腫瘍　256
原発性骨粗鬆症　181
原発性軟部腫瘍　257
原発性副甲状腺機能亢進症　188
原発性良性骨腫瘍　269
腱反射　22
腱板断裂　**118**, 348, 397
　　──の種類　119
腱付着部症　240
肩峰外側縁　345
肩峰下インピンジメント症候群
　　　　　　　　　　　118
腱縫合術　36

こ

高位診断　340
更衣動作　68
高位麻痺
　　──，尺骨神経麻痺　404
　　──，正中神経麻痺　403
　　──，橈骨神経麻痺　404
高エネルギー外傷　308, 351, 375
高カリウム血症　313
高カルシウム血症　188
広基状骨軟骨腫　270
後距腓靱帯　163
抗菌薬　150
　　──含有セメント　253
後脛骨筋腱機能不全症　174
後脛骨動脈　389
抗結核薬　151, 252
後骨間神経　412
　　──麻痺　412
好酸球性肉芽腫　293
合指症　128
後十字靱帯損傷　159
後縦靱帯　82
　　──骨化　82
拘縮　**18**, 427
甲状腺機能亢進症　190
甲状腺機能低下症　190
甲状腺ホルモン　7
後脊髄動脈症候群　49
鋼線牽引　31
光線療法　430
巧緻運動　68
　　──障害　413
構築性後弯　58
構築性側弯　50
鉤椎関節　68, 76
後天性脱臼　326
高尿酸血症　232
好発年齢
　　──，多発性骨軟骨腫　278
　　──，内軟骨腫症（多発性内軟骨腫）　274

好発部位と好発年齢
　——，Ewing 肉腫　283
　——，悪性線維性組織球腫　284
　——，巨細胞腫　276
　——，好酸球性肉芽腫　293
　——，骨髄腫　286
　——，骨肉腫　280
　——，脊索腫　285
　——，線維性骨異形成　292
　——，線維肉腫　287
　——，単発性骨軟骨腫　270
　——，単発性骨嚢腫　290
　——，単発性内軟骨腫　273
　——，動脈瘤様骨嚢腫　291
　——，軟骨芽細胞腫　271
　——，軟骨肉腫　281
　——，非骨化性線維腫　277
　——，類骨骨腫　274
広範切除縁　265
後部脊髄損傷　340
後方（亜）脱臼，肩関節　348
後方除圧固定術　81, 83
後方脱臼　326
　——，股関節　31
　——，肘関節　31
硬膜外ブロック　30
硬膜内髄外腫瘍　101
高ミオグロビン血症　313
肛門反射　340
絞扼性神経障害　407
　——，下肢　415
　——，尺骨神経　413
　——，正中神経　408
　——，橈骨神経　412
絞扼輪　129
抗リウマチ薬　230
後弯症　58
ゴールデンタイム，解放骨折治療の
　　　　　　324
股関節　204
股関節炎　148
股関節脱臼　31, 213

股関節痛　144
小刻み歩行　17
五十肩　121
姑息的照射　268
骨悪性線維性組織球腫　283
骨移植術　265, 325
骨壊死症　213
骨開窓術　247
骨格　1
　——筋　12
骨芽細胞　4
骨化性筋炎　243, 324
骨幹　2
　——異形成症　197
骨幹端　2
　——部骨折　316
骨幹部　351
　——骨折　316
骨柩　246
骨吸収　180
　——抑制効果　29
骨強度　180
骨巨細胞腫　275
骨切り術　37
コッキング期　122
骨形成　180
　——性腫瘍　256
　——促進効果　29
骨形成不全症　194, 318
骨系統疾患　191
骨好酸球性肉芽腫　293
骨細胞　4
骨シアロ蛋白　5
骨腫瘍　255
　——の好発部位　257
骨腫瘍辺縁　259
骨腫瘍類似疾患　289
骨シンチグラフィー　25, 92
骨髄炎　245, 318, 325
骨髄間質細胞　3
骨髄腫　285
骨性 Bankart 損傷　345

骨性架橋　128
骨性斜頚　41
骨性槌指　133
骨折　314
　——，Barton　362
　——，Bennett　365
　——，Chopart 関節脱臼　391
　——，Colles　362
　——，Lisfranc 関節脱臼　392
　——，Roland　366
　——，Smith　362
　——，圧迫　315, 334
　——，横　316
　——，外傷性　315
　——，開放　316
　——，寛骨臼　369
　——，関節内　316
　——，完全　316
　——，基節骨　366
　——，逆 Bennett　366
　——，逆 Roland　366
　——，亀裂　316
　——，屈曲　315
　——，脛骨遠位関節内　386
　——，脛骨骨幹部　382
　——，脛骨天蓋部　386
　——，脛骨プラトー　381
　——，骨幹端部　316
　——，骨幹部　316
　——，骨端部　316
　——，骨盤　368
　——，骨盤輪　369
　——，骨盤裂離　368
　——，指節骨　366
　——，膝蓋骨　380
　——，膝関節部（骨）軟骨　381
　——，斜　316
　——，尺骨骨幹部　360
　——，舟状骨　363
　——，手根骨　363
　——，手指　365
　——，上腕骨遠位　354

骨折
- ──，上腕骨外側顆　355
- ──，上腕骨顆上　354
- ──，上腕骨近位端　351
- ──，上腕骨骨幹部　352
- ──，上腕骨内側上顆　356
- ──，脆弱性　315
- ──，脊椎　328
- ──，剪断　315
- ──，前腕骨　360
- ──，前腕骨両骨骨幹部　360
- ──，足関節果部　384
- ──，足関節部　384
- ──，足趾　393
- ──，大腿骨近位部　371
- ──，大腿骨頸部　373
- ──，大腿骨転子部　373
- ──，中手骨　365
- ──，中節骨　366
- ──，中足骨　393
- ──，橈骨遠位端　361
- ──，橈骨骨幹部　360
- ──，捻転　315
- ──，破裂　334
- ──，皮下　315
- ──，肘関節部　354
- ──，病的　315, 369
- ──，疲労　315
- ──，複雑　316
- ──，不顕性　316
- ──，不完全　316
- ──，粉砕　316
- ──，閉鎖　315
- ──，膨隆　316
- ──，ボクサー　365
- ──，末節骨　366
- ──，螺旋　316
- ──，裂離　315
- ──，若木　316

骨折・脱臼，足部　391
骨接合術　36
骨折線　315

骨セメント　39
骨線条症　197
骨粗鬆症　179, 361
- ──，薬物療法　29
- ──の診断基準　182

骨粗鬆症性骨折　371
骨代謝マーカー　180
骨端　2
- ──核　357

骨端症　218
骨端線閉鎖　185
骨端部骨折　316
骨端離開　316
骨痛　187
骨転移　257
骨頭阻血性壊死　143
骨内ガングリオン　244
骨軟化症　185
- ──の診断基準　187

骨軟骨異形成症　114
骨軟骨腫　257, 269
骨肉腫　257, 266, 279
骨盤　368
- ──牽引　31
- ──骨切り術　143

骨盤骨折　368
骨斑紋症　197
骨盤輪骨折　369
骨盤裂離骨折　368
骨皮質浸食像　281
骨被覆細胞　4
骨膜　2
- ──反応　259

骨密度　180
- ──検査　181

骨ミネラル代謝異常　185
骨モデリング　6
骨リモデリング　7
骨梁　6, 289
- ──構造　2

固有受容性神経筋促通手技　427
コラーゲン　5, 9

混合骨　1
混合性上衣腫　103
根治照射　268
コンパートメント　264
コンパートメント（筋区画）症候群
　　　312, 318, 398

さ

再現痛　91
最小侵襲骨接合術　323
再造形　320
細胞診・組織診　27
作業療法　430
坐骨　368
- ──骨折　368
- ──神経　415
- ──切痕　192

鎖骨頭蓋異形成症　114
サルコペニア　449
猿手　131, 402
三角巾固定　32
三角靱帯　171
三角線維軟骨複合体損傷　136
三次性副甲状腺機能亢進症　189
三尖手　192
サンドイッチ椎体　197

し

肢位・変形　19
シートベルト損傷　334
シーバー病　176, 218, 222
自家海綿骨移植術　325
歯牙形成不全　195
自家骨　265
- ──移植　38

自家処理骨移植　266
色素性絨毛結節性滑膜炎　235
持久力増強訓練　427
軸圧痛　317
軸椎関節突起間骨折　328
シクロホスファミド　267
四肢血管損傷　313

四肢牽引法 *31*	脂肪体徴候 *354*	上衣腫 *103*
四肢切断術 *38*	脂肪肉腫 *258*	小円形細胞肉腫 *303*
四肢短縮型低身長 *191*	斜角筋症候群 *418*	障害者自立支援法 *447*
四肢長 *19*	尺側偏位 *226*	障害者総合支援法 *447*
四肢麻痺 *49, 340*	尺側列欠損 *127*	小顎症 *198*
思春期側弯症 *51*	若年性後弯症 *58*	上関節上腕靱帯 *344*
思春期扁平足 *173*	若年性特発性関節炎 *232*	小結節骨折 *351*
視診 *17*	斜頚 *41*	上肩甲横靱帯 *408*
指伸筋 *131*	斜骨折 *316*	上行頚動脈 *49*
ジストニア *42*	ジャックナイフストレッチ *109*	症候性(二次性)大腿骨頭壊死症 *216*
シスプラチン *266*	尺骨 *135*	踵骨骨折 *387*
姿勢 *19*	——骨幹部骨折 *360*	踵骨骨端症 *176*
——保持訓練 *432*	——神経管症候群 *415*	小指球 *130*
指節骨骨折 *366*	——神経麻痺 *123, 402, 404*	上肢装具 *442*
指尖床間距離 *19, 87*	シャルコー関節 *235*	上肢長 *19*
持続牽引 *430*	ジャンパー膝 *166*	硝子軟骨 *8*
持続的他動運動 *427*	周囲径 *19*	掌蹠嚢胞症 *17*
支柱付き頚椎装具 *444*	習慣性脱臼 *115, 326*	上前腸骨棘裂離骨折 *368*
膝蓋腱 *164*	重症外傷 *369*	掌側 Barton 骨折 *362*
——断裂 *397*	舟状骨偽関節 *137*	小児期扁平足 *173*
——反射 *88*	舟状骨骨折 *137, 363*	小児骨折 *354*
膝蓋骨骨折 *380*	重垂バンド *428*	小脳扁桃 *47*
膝蓋骨脱臼 *162*	終動脈 *318*	上皮小体（副甲状腺）機能亢進症
膝外側角 *152*	手根管症候群 *410*	*188*
膝蓋大腿関節 *166*	手根骨骨折 *363*	踵腓靱帯 *163*
膝蓋跳動 *18, 210*	手指巧緻運動障害 *79*	上皮性悪性腫瘍 *257*
膝蓋軟骨軟化症 *166*	種子骨 *2, 380*	上方関節唇損傷 *121, 348*
膝窩動脈損傷 *379*	手指骨折 *365*	静脈血栓塞栓症 *319*
疾患修飾性抗リウマチ薬 *29*	手指の拘縮 *138*	踵立方関節 *391*
膝関節 *378*	手指変形 *130*	上腕骨 *135, 351*
——特発性骨壊死 *217*	手術療法 *34*	——遠位部骨折 *354*
——部（骨）軟骨骨折 *381*	——，骨・軟部腫瘍 *264*	——外顆骨折 *122*
膝関節部骨折 *378*	手掌腱膜 *125*	——外側顆骨折 *355*
膝前面痛 *166*	出血性ショック *317*	——外側上顆炎 *241*
失調性歩行 *17*	シュプレンゲル変形 *113*	——顆上骨折 *354*
歯突起骨折 *328*	腫瘍性骨軟化症 *185*	——近位端骨折 *179, 351*
歯突起先端 *46*	腫瘍内切除縁 *265*	——骨幹部骨折 *352*
脂肪腫 *258, 295*	腫瘍用人工関節置換術 *266*	上腕骨外側上顆炎 *124, 241*
脂肪性腫瘍 *257, 300*	シュワノマトーシス *56*	上腕骨骨折 *351*
指放線 *128*	ショイエルマン病 *58*	上腕骨頭 *344*
脂肪塞栓 *319*	上位運動ニューロン障害 *53, 88*	上腕骨内側上顆骨折 *356*
——の臨床診断基準 *320*	上位頚椎損傷 *328*	上腕長 *19*

上腕動脈損傷　355
上腕二頭筋長頭腱断裂　397
ジョーンズ骨折　167
触診　18
書痙　42
触覚　70
指列誘導障害　128
心因性斜頚　42
深横中足靱帯　417
真菌性関節炎　252
神経因性膀胱　68
神経学的所見　22
神経管　43
神経筋協調　14
神経溝　43
神経根　67
　——症状　67
　——損傷　340
　——ブロック　30, 91
神経障害性疼痛　422
神経鞘腫　101, 258, **298**
神経性側弯症　53
神経線維腫　299
神経線維腫症Ⅰ型　56
神経線維腫症Ⅱ型　56
神経徴候　23
神経痛　422
　——性筋萎縮症　409, 412, 425
神経堤　43
神経伝導速度　402
神経剝離術　406
神経板　43
神経病性関節症　235
神経縫合術　405
人工関節　39
　——術後感染　252
　——置換術　38
人工距骨置換術　391
人工股関節置換術　209, 216
人工骨　40
人工骨頭置換術　216, 352, 374
人工膝関節置換術　212

進行性骨化性線維異形成症　243
深後方コンパートメント　398
シンスプリント　167
新生骨　4
腎性骨ジストロフィー　185
新鮮脱臼　327
靱帯　11
　——性腱鞘　241
　——損傷　326
身体障害者福祉法　446
診断的反射　23
シンチグラフィー　25
シンディング・ラーセン・ヨハンソン病　218, 222
伸展時腰痛　108
振動覚　70
浸透状骨破壊　259
深腓骨神経　417
深部感覚　22
深部腱反射　340
深部静脈血栓症　319

す

随意性（亜）脱臼，肩関節　345
随意性脱臼　326
髄核　43, 67
錐体路障害　100
水治療法（水中浴）　437
水頭症　45, 192
髄内腫瘍　103
髄内釘固定　36, 322
髄膜瘤　45, 102
スカプラバンド　421
スクレロスチン　184
スクワット　453
スティムソン法　31
ステロイド性骨粗鬆症　181
ステロイド性特発性大腿骨頭壊死症　213
ストレプトマイシン　151
砂時計腫　100
砂時計様くびれ　409

スパイナル針　92
スピードトラック牽引法　31
スプリント　439
スポーツ外傷，下肢　157
スポーツ障害
　——，下肢　155, 164
　——，肩関節　121
　——，脊椎　106
　——，手関節・手　136
　——，肘関節　135
スリッピング現象　116
スルファサラゾピリジン　230
スワンネック変形　132, 226

せ

生検　260
脆弱性骨折　179, 315, 361
成熟骨　196
正常股　140
星状細胞腫　104
正常肘　123
青色強膜　194
成人型線維肉腫　301
成人期扁平足　174
正中神経　410
　——障害　354
　——麻痺　402
成長軟骨板　6, 316
成長ホルモン　7
静的安定機構，肩関節　344
整復　321
生物学的製剤　29, 320
生理的外反膝　152
生理的内反膝　152
脊索　43
脊索腫　257, **284**
脊髄横位診断　70
脊髄腔造影検査　91
脊髄空洞症　48
脊髄係留症候群　46
脊髄血管障害　49
脊髄梗塞　49

脊髄終糸症候群　45	線維性骨異形成　257, 292	先天性膝関節脱臼　154
脊髄出血　50	線維軟骨　67	先天性垂直距骨　173
脊髄腫瘍　99	線維肉腫　287	先天性脊椎骨端異形成症　198
脊髄症状　67	線維輪　67	先天性側弯症　53
脊髄ショック　340	遷延治癒　325	先天性脱臼　326
脊髄髄膜瘤　45	前距腓靱帯　163	先天性多発性関節拘縮症　199
脊髄造影　71	前脛骨区画症候群　319	先天性内反足　171
脊髄損傷　23, 328, **339**	浅後方コンパートメント　398	先天性扁平足　173
脊髄動静脈奇形　50	仙骨　368	前部脊髄損傷　340
脊髄半側損傷　340	──骨折　338, 368	前方（亜）脱臼，肩関節　31, 345
脊髄裂　45	前骨間神経麻痺　403, 409	前方コンパートメント　398
脊柱管　67	潜在性二分脊椎　45	前方除圧固定術　80, 83
脊柱管狭窄症　59	前斜走線維　135	前方脱臼　326
──，薬物療法　30	前十字靱帯損傷　157	前方不安感テスト　115
脊柱管癒合不全　17	前縦靱帯　82	前腕骨骨折　360
脊柱後側弯　195	全身性エリテマトーデス　213	前腕長軸　122
脊柱骨盤アライメント　61	全身性特発性骨増殖症　82	
脊柱靱帯　82	仙髄　68	● そ ●
脊柱靱帯骨化症　81	前脊髄動脈症候群　49	造影検査　25
脊柱側弯症　50	尖足　171, 174	創外固定法　321
──の分類　51	前足根管症候群　417	装具療法　33, **441**
脊柱変形，小児の　50	剪断型脱臼骨折　334	造血幹細胞　4
脊柱変形，成人の　59	先端合指症　129	層板骨　3
脊椎骨折・脱臼　328	剪断骨折　315	総腓骨神経麻痺　402
脊椎症　99	仙腸関節　368	創閉鎖　312
脊椎椎体骨折　179	──離開　368	足関節　384
脊椎分離症　96	仙椎損傷　337	──果部骨折　384
脊椎分離すべり症　96	前庭神経鞘腫　56	──捻挫　163
切開生検　262	舟底足変形　172	足関節部骨折　384
石灰性腱炎　117	先天異常	足根中足関節　391
切除縁評価法　265	──，肩関節の　113	足趾骨折　393
接触外傷　157	──，脊椎・脊髄の　43	足底腱膜炎　168, 241
切断指　367	──，手　126	足底挿板　211
セラバンド　428	先天性外反踵足　173	続発性骨粗鬆症　181
ゼロポジション法　348	先天性下腿偽関節症　168	続発性副甲状腺機能亢進症　189
線維芽細胞性腫瘍　257	先天性下腿弯曲症　170	足部　391
線維芽細胞増殖因子受容体　191	先天性肩甲骨高位症　113	側方転位　317
線維形成性腫瘍　256	先天性拘縮性クモ状指症　55	側弯症，小児の　50
線維骨　320	先天性絞扼輪症候群　129	側弯症，成人の　59
線維腫　258	先天性後弯症　58	鼠径皮膚溝　141
線維性/筋線維性腫瘍　301	先天性股関節脱臼　139	足根管症候群　416
線維性結合織　113	先天性鎖骨偽関節症　114	足根洞動脈　389

た

ダーメンコルセット　444
第1ケーラー病　177, 223
体幹短縮型低身長　198
大結節骨折　351
大後頭孔減圧術　48
代謝性アシドーシス　312
代謝性疾患　179
代償性カーブ　50
帯状疱疹　17
体節　43
大前根動脈　49
大腿回旋動脈　213
大腿脛骨角　210
大腿脛骨関節　210
大腿骨遠位骨端線損傷　379
大腿骨延長術　193
大腿骨顆上部・顆部骨折　378
大腿骨近位部骨折　179, **371**
大腿骨頚部骨折　213, 373
大腿骨減捻内反骨切り術　143
大腿骨幹部骨折　319, **375**
　　　—，小児の　376
大腿骨転子部骨折　373
大腿骨頭　139, 204, 218
　　　— 壊死症　213
　　　— 回転骨切り術　215
大腿骨頭すべり症　144
大腿骨内側顆骨壊死　217
大腿骨内反骨切り術　215
大腿三角　207
大腿膝蓋関節　210
大腿神経伸展テスト　24, 29
大腿部皮膚溝　140
大動脈解離　87
タイドマーク　9
大理石骨病　196
タクロリムス　230
多指症　129
立ち上がりテスト　451
脱臼　326
　　　—，脊椎　328

脱臼，先天性膝関節　154
　　　— 股　140
　　　— 骨折　327, 334
　　　— 整復法　31
多点杖　444
タナ障害　166
多発外傷　310, 319
多発骨折　319
多発性硬化症　73
多発性骨軟骨腫　278
多発性軟骨腫　273
多方向性不安定症　116
ダメージコントロール手術　311
短骨　1
炭酸アパタイト　117
単純X線　25
単純性股関節炎　150, 221
端々吻合　313
短橈側手根伸筋　124
弾発指　241
単発性骨嚢腫　257, 289

ち

知覚　22
恥骨骨折　368
恥骨結合離開　368
地図状骨破壊　259
遅発性尺骨神経麻痺　355, 413
緻密骨　196
中・下位頚椎損傷　330
中央策　132
中関節上腕靱帯　344
肘外偏角　122
肘関節　135
　　　— 脱臼　31
肘関節部骨折　354
注射療法　30
中手骨骨折　365
中心性脊髄損傷　340
中枢性神経障害性疼痛　422
中節骨骨折　366
中足骨骨折　393

肘頭骨折　357
肘内障　**124**, 358
肘部管症候群　413
治癒的（広範）切除縁　265
長管骨　1, 316
　　　— 骨折　316
腸脛靱帯炎　167
腸脛靱帯摩擦症候群　167
蝶形椎　53
腸骨　265, 368
腸骨翼骨折　368
長軸転位　317
聴神経鞘腫　56
蝶番関節　384
長母指伸筋腱断裂　397
腸腰動脈　49
直達外力　157, 351
直達牽引　31, 83, 321
陳旧性脱臼　327

つ

2ステップテスト　452
椎間円板　43
椎間関節　67
　　　— 障害　59, 109
椎間孔　67
　　　— 拡大術　75
椎間板　67
　　　— 炎　95
　　　— 靱帯複合体　332
　　　— 性腰痛　107
　　　— 線維輪　67
　　　— 造影　91
　　　— ヘルニア　67
　　　— 変性　59, 76
椎弓形成術　75, 80, 83
椎弓根消失像　89
椎弓根スクリュー　52
椎弓癒合　42
椎骨動脈　49
　　　— 循環不全症　78
槌趾　176, 366

槌趾変形　132
椎体終板障害　107
椎板　43
対麻痺　49, 340
通顆骨折　354
痛風　232
　——結節　234
突き指　133, 366
つまみ動作　126

■━━━━ て ━━━━■

低悪性線維粘液性肉腫　301
低位脊髄円錐　45
低位麻痺
　——，尺骨神経麻痺　404
　——，正中神経麻痺　403
　——，橈骨神経麻痺　404
低エネルギー外傷　308
低リン血症　185
テーピング　32
デグロービング損傷　367
テストステロン　7
デスモイド型線維腫症　296
テニス脚症候群　396
テニス肘　124, 241
デニスブラウン様装具　171
デノスマブ　182, 275
手の外傷　363
手の先天異常　126
デブリドマン　311, 324
デルマトーム　68, 88
転移性骨腫瘍　256, 288
転移性軟部腫瘍　256
電気刺激療法　430
電気生理学的検査　27, 402, 408
電撃傷　400
点状出血　319

■━━━━ と ━━━━■

等運動性運動　428
頭蓋頚椎移行部異常　46
頭蓋牽引　31

頭蓋底陥入症　46
投球骨折　352
投球障害肩　122
投球障害肘　135
凍結肩　121
橈骨遠位端骨折　179, 361
橈骨近位端骨折　357
橈骨頚部骨折　359
橈骨骨幹部骨折　360
橈骨神経管症候群　413
橈骨神経障害　354
橈骨神経麻痺　402, 404
橈骨頭　124
　——骨折　359
　——脱臼　360
橈骨動脈　363
等尺性運動　427
同種骨移植　39, 266
同種保存骨　40
洞脊椎神経　67
橈側側副靱帯　135
橈側列欠損　127
等張性運動　427
動的安定機構，肩関節　344
動的脊柱管狭窄　76
逃避性跛行　205
動物咬傷　134
動脈塞栓術　370
動脈瘤様骨嚢腫　291
動揺性肩関節　116
特発性側弯症　51
特発性大腿骨頭壊死症　213
　——の診断基準　214
　——の病期分類　215
ドケルバン病　241
徒手筋力テスト　22, 427
徒手牽引　31
徒手整復　321
トラベクテジン　268
トルソー徴候　189
トレッドミル　428
トンプソンテスト　396

■━━━━ な ━━━━■

内固定法　322
内在筋　130
　——プラス手　131
　——マイナス手　131
内側側副靱帯損傷　135, 159
内側大腿回旋動脈　371
内軟骨腫　257, **272**
内軟骨性骨化　192
内反上腕　114
内反尖足　174
内反肘　**123**, 355
内反膝　152
軟骨移植術　39
軟骨下骨　9
軟骨芽細胞腫　271
軟骨形成性腫瘍　256
軟骨低形成症　193
軟骨内骨化　5, 320
軟骨肉腫　257, 281
軟骨無形成症　191
難治性骨折　323
軟部腫瘍　255
軟部病変　240

■━━━━ に ━━━━■

Ⅱ型コラーゲン　198
肉ばなれ　369, **394**
二次性変形性関節症　203
二重エネルギー X 線吸収測定法
　　　　　　　　　　　181
日常生活動作　179
二点識別覚　401
二分脊椎　45
乳幼児期側弯症　51
ニューロフィブロミン　56

■━━━━ ね ━━━━■

粘液線維肉腫　258, 301
粘液乳頭状上衣腫　103
捻挫　157, 326
捻転骨折　315

の

農場外傷　311
脳性麻痺　440
能動義手　441

は

敗血症　247
肺血栓塞栓症　319
肺線維症　226
肺塞栓症　319
背側 Barton 骨折　362
バイタルサイン　308
梅毒性関節炎　252
ハイドロキシアパタイト　40, 265
ハウシップ窩　4
パケット　3
跛行　205
破骨細胞　4, 196
梯子段状変形　225
パゾパニブ　268
発育性股関節形成不全　139
発育性脊柱管狭窄　70
バニオン　242
ばね指　241
ハバース管　3
馬尾　44
　──腫瘍　99
パミドロン酸　194
ハムストリング肉ばなれ　394
破裂骨折　334
ハローベスト　329
ハングマン骨折　328
半月板　11, 160
　──損傷　160
反射・病的反射　23
反射性交感神経性ジストロフィー
　　　　　　　　325, 423
半椎　53
　──弓　42
パンナー病　222
反復性肩関節脱臼　115
反復性前方（亜）脱臼，肩関節　349

反復性脱臼　116
ハンマートウ　176

ひ

ヒアルロン酸　9, 30, 208
ヒールレイズ　453
非円形細胞肉腫　268
非外傷性（亜）脱臼，肩関節　345
非外傷性不安定症，肩関節　115
皮下骨折　315
皮下出血　317
被虐待児症候群　195, 318
引き寄せ鋼線締結法　380
非骨化性線維腫　257, 277
腓骨神経麻痺　405
腓骨動脈　389
膝外側角　152
膝関節→しつかんせつ　378
膝関節特発性骨壊死　217
膝関節部（骨）軟骨骨折　381
膝関節部骨折　378
膝変形，小児　153
皮質骨　2
微小骨折　180
非ステロイド性抗炎症薬
　　　　　　　　29, 73, 230
ビスフォスフォネート　182, 195, 201
非接触外傷　157
ビタミン D　7, 181
　──欠乏症　185
ヒドロキシアパタイト　5
腓腹筋断裂　396
皮膚分節　68
ピボットシフトテスト　158
表在感覚　22
表在性知覚障害　100
病的外反膝　152
病的骨折　315, 369
病的脱臼　326
病的内反膝　152
病的反射　22

病理像
　──，Ewing 肉腫　283
　──，滑膜肉腫　305
　──，好酸球性肉芽腫　294
　──，骨巨細胞腫　276
　──，骨髄腫　286
　──，骨軟骨腫　271
　──，骨肉腫　280
　──，脂肪腫　296
　──，硝子軟骨性腫瘍　273
　──，脊索腫　285
　──，線維性骨異形成　293
　──，単発性骨嚢腫　290
　──，デスモイド型線維腫症　297
　──，動脈瘤様骨嚢腫　291
　──，軟骨芽細胞腫　272
　──，軟骨肉腫　282
　──，非骨化性線維腫　277
　──，平滑筋肉腫　302
　──，類骨骨腫　275
病理組織診断　262
病歴聴取　15
疲労骨折　167, 315
ビンクリスチン　267

ふ

ファンコーニ症候群　186
不安定型骨盤輪骨折　369
フォルクマン管　3
フォロースルー期　122
不完全骨折　316
不完全麻痺　340
不規則骨　1
副甲状腺機能低下症　189
副甲状腺（上皮小体）機能亢進症
　　　　　　　　　　188
副甲状腺ホルモン　7, 188
複合性局所疼痛症候群　423
複雑骨折　316
副子　32
不顕性骨折　316
腐骨　246

ブシャール結節　*133*
ブシラミン　*230*
不全骨折　*316*
物理療法　*427*
不動関節　*8*
浮遊肘　*353*
浮遊母指　*127*
プライサー病　*223*
フライバーグ病　*177, 223*
プラスチック短下肢装具　*443*
フレイル　*450*
プレート固定　*36, 322*
プロスタグランジン　*30, 224*
プロテオグリカン　*5, 9*
フロントランジ　*453*
粉砕骨折　*316, 352*
分子標的型合成抗リウマチ薬　*230*
分裂膝蓋骨　*380*

■■■■■■■■ へ ■■■■■■■■

平滑筋性腫瘍　*257*
平滑筋肉腫　*258, 302*
閉鎖骨折　*315*
閉鎖式持続洗浄　*251*
閉鎖性髄内釘法　*376*
ベネット損傷　*122*
ヘバーデン結節　*133*
ヘモジデリン　*103*
ペルテス病　*218*
ペルテス様変形　*143*
ヘルニア　*93*
辺縁切除縁　*265*
変形　*17*
　──癒合　*324*
変形性関節症　*203*
　──，薬物療法　*30*
変形性股関節症　*204*
変形性膝関節症　*209*
変形性脊椎症　*59*
変形性腰椎症　*99*
変性脊柱管狭窄　*76*
片側癒合椎　*53*

扁平距骨滑車　*172*
扁平骨　*1*
扁平足　*172, 226*
扁平椎　*195, 198*

■■■■■■■■ ほ ■■■■■■■■

膀胱直腸障害　*49, 68, 79*
放散痛　*69, 298*
棒体操　*438*
膨隆骨折　*316*
ポートワイン尿　*313*
ボクサー骨折　*365*
歩行器　*446*
歩行補助具　*444*
歩行練習　*427*
母指CM関節症　*203*
母指球　*130*
母指多指症　*129*
保存療法　*29*
ボタン穴脱臼　*327*
ボタン穴変形　*132, 226*
ホットパック　*79, 429*
ボツリヌストキソイド　*174*
骨Paget病　*200*
ポパイサイン　*397*
歩容　*17, 205*
ポリオ　*174*

■■■■■■■■ ま ■■■■■■■■

マイクロクラック　*180*
膜性骨化　*5, 195, 320*
マクロファージコロニー刺激因子
　　　　　　　　　　　　4
マックマレーテスト　*161*
末梢神経障害　*407*
末梢神経性腫瘍　*298*
末梢神経損傷　*399*
末梢性神経障害性疼痛　*422*
末動脈疾患　*98*
末節骨骨折　*366*
松葉杖　*444*
麻痺性イレウス　*343*

マルゲーニュの圧痛点　*317*
マレットトウ　*176*
慢性化膿性骨髄炎　*248*
慢性コンパートメント症候群　*399*
慢性腎臓病　*185*
慢性疼痛症候群　*423*

■■■■■■■■ み ■■■■■■■■

ミエログラフィー　*91*
ミオグロビン尿　*313*
ミオシン　*12*
ミオトーム　*68*
未熟骨　*196*
未石灰化骨　*185*
未分化多型肉腫　*305*

■■■■■■■■ む ■■■■■■■■

虫食い状骨破壊　*259*
無腐性骨壊死　*325*

■■■■■■■■ め ■■■■■■■■

メチシリン耐性黄色ブドウ球菌
　　　　　　　　　　95, 245
メトトレキサート　*29, 230*
　──大量療法　*266*
メニスカスガングリオン　*244*
免疫組織化学　*262*

■■■■■■■■ も ■■■■■■■■

モールド式胸腰仙椎装具　*444*
モールド式頚椎装具　*444*

■■■■■■■■ や ■■■■■■■■

夜間痛　*207, 249, 275*
野球肘　*135, 237*
薬物療法　*29*

■■■■■■■■ ゆ ■■■■■■■■

ユーイング肉腫　*257, 267, 282*
有痛弧徴候　*118*
癒合椎　*53*
癒着性関節包炎　*121*

癒着性くも膜炎　48
指屈筋腱　134
指輪損傷　367

よ

腰髄　68
腰仙髄・馬尾併存損傷　339
腰椎カーブ　50
腰椎疾患　86
腰椎側弯　59
腰椎椎間板ヘルニア
　　　　87, **93**, 107, 415
腰椎のスポーツ障害　106
腰椎分離症　87, 108
腰椎変性後側弯症　59
腰痛　59, 86, 93, 106
　――診断　86
　――体操　433
腰動脈　49
腰背部痛　54, 180
腰部脊柱管狭窄症
　　　　59, 87, **97**, 192, 415
翼状頸　200
翼板　44

ら

ラガージャージ椎体　197
ラセーグ徴候　89
螺旋骨折　316, 352
ラックマンテスト　157

り

リーメンビューゲル法（装具）
　　　　142, 443
リウマトイド結節　226
理学療法　33, **427**
梨状筋症候群　415
離断性骨軟骨炎　135, 165, 223, **237**
リバース型人工肩関節置換術　352
リハビリテーション治療
　――肩関節　437
　――股関節　436
　――脊髄損傷　434
　――脊椎疾患　431
　――手　438
　――脳性麻痺　440
　――膝関節　437
リハビリテーションロボット　435
リモデリング　6
流注膿瘍　64
流蝋骨症　197
良性骨腫瘍　257
良性軟部腫瘍　258, **295**
淋菌性関節炎　252
リン欠乏　185
リン酸三カルシウム　40, 265
臨床骨折　181
輪状靱帯　124, 135

る

類骨　4, 185
類骨骨腫　274
涙滴骨折　332

れ

軋音　317
裂離骨折　315
攣縮性斜頸　42

ろ

瘻孔　249
肋鎖症候群　418
ロコチェック　451
ロコモーショントレーニング
　（ロコトレ）　453
ロコモティブシンドローム（ロコモ）
　　　　449
ロコモ度テスト　451
肋間動脈　49
肋骨骨折　195
ロモソズマブ　182

わ

若木骨折　316
鷲爪変形　414
鷲手　402
腕尺関節　122
腕神経叢　418
　――炎　425
　――損傷　402

外国語索引

A

ABCDE アプローチ *308*
acetabular dysplasia *143*
Achilles tedinopathy *168*
Achilles tendon reflex（ATR） *88*
achondroplasia *191*
acquired disolocation *326*
activities of daily living（ADL） *179*
acute plastic deformation *316*
acute pyogenic osteomyelitis *246*
adhesive capsulitis *121*
adipocytic tumors *300*
adolescent scoliosis *51*
adriamycin *266*
Adson テスト *420*
adult fibrosarcoma *301*
advanced reciprocal gait orthosis（ARGO） *443*
aggrecan *9*
Aichroth 分類 *237*
Airway *308*
Albright 症候群 *292*
Allen 分類 *331*
Allis 徴候 *141*
alternative motion rate（AMR） *70*
alveolar rhabdomyosarcoma *302*
amyotrophic lateral sclerosis（ALS） *73*
Anderson 分類 *329*
aneurysmal bone cyst *291*
angiosarcoma of soft tissue *303*
angular displacement *317*
ankle brachial index（ABI） *98*
ankle sprain *163*
ankylosing spinal hyperostosis（ASH） *82*
ankylosing spondylitis *66*
ankylosis *18, 427*
annular ligament *135*
anserine bursitis *167*
anterior apprehension test *115, 347*
anterior column *333*
anterior cord lesion *340*
anterior cruciate ligament injury *157*
anterior knee pain *166*
anterior longitudinal ligament *82*
anterior spinal artery syndrome *49*
anterior tibial compartment syndrome *319*
AO/OTA 分類 *317*
ape hand *402*
Apert 症候群 *128*
apophyseopathy *218*
apoptosis *4*
arcade of Frohse *412*
Arnold Chiari 奇形 *47*
arteriovenous malformation *50*
arthrogryposis multiplex congenita *154,* **199**
articular cartilage *8*
articulation *8*
astrocytoma *104*
atlanto-dental interval（ADI） *329*
avascular necrosis *325*
avulsion fracture *315*
axillary crutch *446*
axonotmesis *353, 400*

B

Babinski 反射 *23, 88*
Baker 嚢胞 *242*
balanced forearm orthosis（BFO） *443*
ballottement of patella（BOP） *18*
ball-socket joint *139*
bamboo spine *66*
Bankart 損傷 *115, 345*
Barlow 法 *141*
Barthel index *342*
Barton 骨折 *362*
basilar impression *46*
battered child syndrome *318*
belly press test *120*
bending fracture *315*
benign locally aggressive neoplasm *275*
Bennett 骨折 *365*
Bennett 損傷 *122*
Bimastoid line 法 *46*
biopsy *260*
Blount 病 *154*
Böhler 角 *387*
bone marrow stromal cell *3*
bone morphogenetic protein（BMP） *4, 40*
bone pain *187*
bone sialoprotein *5*
bone specific alkaline phosphatase（BAP） *201*
bone transport *325*
Bouchard 結節 *133*
brachial plexus injury *402*
brachytherapy *268*
Brachyury *284*
Braun 下肢架台 *377*
Breathing *308*
Brodie 膿瘍 *249*
brown tumor *188*
Brown-Séquard syndrome *79*
Bryant 法 *377*
buckle fracture *316*
bunion *242*
Bunnell 法 *396*
bursitis *242*
burst fracture *334*
butterfly vertebra *53*
buttonhole deformity *132*

C

café-au-lait spot *56, 87, 169*
calcific tendinitis *117*
calcified zone *6*
callus luxuriance *324*
Calvé 扁平椎 *294*
Calvé 線 *142*
cambium layer *2*
cancellous bone *2, 9*
cap sign *103*
Capner 徴候 *146*
capsular plication *117*

carpal fracture　363
carrying angle　122
Catterall 分類　220
Cavendish 分類　113
center-edge angle（CE 角）　207
central cord lesion　340
central cord syndrome　79
centrum　43
cervical disc herniation（CDH）　67
cervical line　69
cervical spondylosis　75
cervical spondylotic amyotrophy（CSAM）　78
cervical spondylotic myelopathy（CSM）　75
cervical spondylotic radiculopathy　75
Chaddock 反射　88
Chance 骨折　335
Chapman 分類　46
Charcot joint　235
Charcot-Marie-Tooth 病　174
Chiari 奇形　47
chicken wire calcification　271
chondroblastoma　271
chondromalacia patella　166
chondrosarcoma　257, **281**
Chopart 関節脱臼骨折　391
chordoma　257, **284**
chronic compartment syndrome　399
chronic kidney disease（CKD）　185
chronic pyogenic osteomyelitis　248
Chvostek 徴候　189
Circulation　308
cisplatin　266
CKD-mineral and bone disorder（CKD-MBD）　185
claw finger　131
clear zone　4
cleidocranial dysplasia　114
click sign　141
clinical fracture　181
clonus　23
closed fracture　315
Cobb 角　51, 59
cocking phase　121
Codman 三角　259

collagen　5
Colles 骨折　362
comminuted fracture　316
compartment syndrome　319
complete fracture　316
complex regional pain syndrome（CRPS）　423
compound fracture　316
compression fracture　315, 334
compression hip screw　374
compressive extension（CE）　331
compressive flexion（CF）　330
congenital club foot　171
congenital constriction hand syndrome　129
congenital contracural arachnodactyly（CCA）　55
congenital dislocation　326
——of the hip（CDH）　139
——of the knee　154
congenital pseudoarthrosis of the clavicle　114
congenital pseudoarthrosis of the leg　168
congenital scoliosis　53
congenital talipes varus　171
congenitally elevated scapula　113
Connolly exercise　438
construction　6
contact injury　157
continuous passive motion（CPM）　427
contracture　427
corrective cast　171
cortical bone　2
COX-2 選択的阻害薬　208
coxitis　148
Crandall 分類　70, 76
crepitation　317
crush syndrome　312
C-shaped　293
CT　25
cubitus valgus　122
cubitus varus　123
Cuff-Y exercise　438
curative wide margin　265
cyclophosphamide　267

D

damage control orthopedics（DCO）　311
damage control surgery　311
de Quervain 病　241
deadly triad　311
dedifferentiated liposarcoma　300
deep vein thrombosis（DVT）　319
degenerative canal stenosis　76
degloving injury　367
delayed union　325
dermatome　68
desmoid-type fibromatosis　296
developmental canal stenosis　70
developmental dysplasia of the hip（DDH）　139
diaphyseal fracture　316
diaphysis　2
diarthroidal joint　8
diffuse idiopathic skeletal hyperostosis（DISH）　82
digital amputation　367
dinner fork 変形　362
DIP 関節　130, 366
direct fracture　315
direct insertion　11
discitis　95
discoid meniscus　162
disco-ligamentous complex（DLC）　332
disease activity score（DAS）　28, 228
DISI（dorsal intercalated segment instability）変形　138
dislocation　314
——of the patella　162
dislocation and subluxation of the shoulder　344
displaced fat pad sign　354
displacement　317
distal phalanx fracture　366
distractive extension（DE）　331
distractive flexion（DF）　331
DMARDs　29
Doppler arterial pressure index（Doppler API）　313
Drehmann 徴候　145
drop foot　174

dual energy X-ray absorptiometry （DXA） 181
dumbbell tumor 100
Dupytren 拘縮 125
dural tail sign 102
Durkan test 411
dynamic canal stenosis 76
dynamic stenosis 77

■ E ■

ectopia lentis 症候群 55
ectopic ossification 243
Eden テスト 420
Ehlers-Danlos 症候群 55
Eichhoff テスト 241
electromyography 402
embryonal rhabdomyosarcoma 302
enchondroma 257, 272
enchondromatosis 273
endochondral ossification 5, 320
enthesis 240
enthesopathy 240
entrapment neuropathy 407
eosinophilic granuloma 293
ependymoma 103
epiphyseal fracture 316
epiphyseal separation 316
epiphysis 2
epithelioid hemangioendothelioma 303
ergometer 428
Essex-Lopresti 分類 388
etoposide 267
Evans 分類 373
Ewing sarcoma（Ewing 肉腫） 256, 267, 282

■ F ■

FABER テスト 206
FAI（femoro-acetabular impingement, Cam type） 147
fallen fragment sign 289
Fanconi 症候群 186
Fanconi 貧血 127
fasciculation potential 402
fat embolism 319
fatigue fracture 315
femoral nerve stretch test（FNST） 24, 89

femoroacetabular impingement （FAI） 206
femorotibial angle（FTA） 152, 210
fenestration 247
fibrillation potential 402
fibroblast growth factor receptor 3 （FGFR3） 191
fibroblastic/myofibroblastic tumors 301
fibrodyaplasia ossificans progressiva（FOP） 243
fibroma 258
fibrosarcoma 287
fibrous dysplasia 257, 292
fibrous layer 2
film terminale syndrome 45
finger floor distance（FFD） 19, 87
finger fracture 365
fissure fracture 316
flat bone 1
flat foot 172
flat top talus 172
flexion-distraction type fracture dislocation 334
flexion-rotation type fracture dislocation 334
floating elbow 353
flow void 298
fluorescence in situ hybridization （FISH） 263
focused assessment with sonography for trauma（FAST） 309
folding stick 444
follow-through phase 121
foraminal compression test 69
foraminotomy 75
fracture 314
　──around the knee joint 378
　──dislocation 334
　──of the ankle 384
　──of the calcaneus 387
　──of the distal humerus 354
　──of the distal radius 361
　──of the elbow 354
　──of the femoral diaphysis 375
　──of the forearm 360
　──of the humeral shafty 352
　──of the humerus 351

　──of the olecranon 357
　──of the pelvis 368
　──of the proximal humerus 351
　──of the proximal radius 357
　──of the radius and ulna 360
　──of the talus 389
　──of the tibial shaft 382
fragility fracture 315
frailty 450
Frankel 分類 341
Freeman-Sheldon 症候群 200
Freiberg test 415
Freiberg 病 177, 223
Froment 徴候 404, 414
frozen shoulder 121
full endoscopic discectomy（FED） 108
functional brace 353
functional electrical stimulation （FES） 435
functional independent measure （FIM） 342
fused vertebra 53

■ G ■

Galeazzi 脱臼骨折 360
ganglion 244
Garden 分類 372
Garré 硬化型骨髄炎 249
genu valgum 152
genu varum 152
Gerdy's tubercle 167
germinal cell zone 6
giant cell tumor 275
　──of tendon sheath 258
Gilliatt-Sumner hand 419
Glasgow coma scale（GCS） 309
Glisson 係締 31
glomus tumor 296
gout 232
greenstick fracture 316
Grisel syndrome 41
growth plate 316
Gustilo 分類 311
Guyon 管症候群 415

H

habitual dislocation　115
hallux valgus　175
hammer toe　176
hand trauma　363
Hand-Schüller-Christian 病　293
hanging cast　32
Hansson pin　374
Harrison 溝　186
haversian canal　3
Hawkins 分類　390
Heberden nodes　133
hemangioma　258, **297**
hematopoietic stem cell　4
hemicord lesion　340
hemivertebra　53
hemophilic arthropathy　236
Herbert スクリュー　364
high signal intensity zone（HIZ）　107
Hilgenreiner 線　142
Hill-Sachs 損傷　345
HLA-B27　66
Hoffmann 反射　23, 70
Homans 徴候　319
Howship's lacunae　4
Hueter-Volkmann の法則　324
humeral avulsion of the glenohumeral ligament（HAGL）　115
humerus varus　114
humoral hypercalcemia of malignancy（HHM）　189
hyaline cartilage　8
hyaluronic acid　9
hydroxyapatite（HA）　5, 39
hyperkyphosis　58
hyperparathyroidism　188
hyperthyroidism　190
hypertrophic cell zone　6
hypochondroplasia　193
hypoparathyroidism　189
hypothyroidism　190
hypovolemic shock　317

I

idiopathic osteonecrosis of the femoral head　213
idiopathic osteonerosis of the knee　217
idiopathic scoliosis　51
ifosfamide　266
iliotibial band friction syndrome　167
impaction　317
incomplete fracture　316
indirect fracture　315
indirect insertion　11
induced membrane technique　325
infantile scoliosis　51
infected nonunion　325
infectious arthritis　250
inferior glenohumeral ligament（IGHL）　115, 344
in situ fixation　146
insulin-like growth factor（IGF）　7
interspinous ligament　82
interventional radiology　370
intra-articular fracture　316
intralesional margin　265
intramembranous ossification　5, 320
intrinsic minus hand　131
intrinsic plus hand　131
involucrum　246
isokinetic exercise　428
isometric contraction　427
isotonic contraction　427

J

Jackson テスト　69
Jacob 分類　355
Jefferson 骨折　328
joint　8
——capsule　8
——contracture　18
——distension　121
Jones 骨折　167
Judet 分類　359
jumper's knee　166
juvenile ideopathic arthritis（JIA）　232
juvenile scoliosis　51

K

Kanavel の 4 徴候　134
Kemp 徴候　24, 89
Kessler 変法　396
Kienböck 病　221
Kirschner 鋼線固定　36
Klippel-Feil 症候群　47
Kniest 骨異形成症　199
Köhler 病　223
Kraus-Weber 体操　433
kyphosis　58

L

Lachman test　157
lamellar bone　3
laminoplasty　75, 81
Langenskiöld 分類　154
Langerhans cell histiocytoma　293
Larsen grade　229
Larsen 症候群　154, 200
Lasegue 徴候　89
late segmental collapse　375
lateral epicondylitis of the humerus　124
lateral flexion(LF)　331
lateral ulnar collateral ligament　135
Lauge-Hansen 分類　385
leiomyosarcoma　258, **302**
Lenke 分類　52
Letterer-Siwe 病　293
Levine-Edwards 分類　330
Lichtman 分類　222
lift-off test　120
lipoma　258, **295**
liposarcoma　258
Lisfranc 関節脱臼骨折　392
Lisfranc 靱帯　391
load sharing classification（LSC）　334
local osteolytic hypercalcemia（LOH）　189
Lofstrand crutch　446
long bone　1
longitudinal displacement　317
Lowenberg 徴候　319
low-grade fibromyxoid sarcoma　301
lumbar disc herniation（LDH）　93
lumbar spinal stenosis（LSS）　97
lunate dislocation　364
Luschka 関節　68, 76

M

Madelung 変形　*128*
madial collateral ligament injury　*159*
Maffucci 症候群　*273*
magnetic resonance imaging（MRI）　*259*
Maisonneuve 骨折　*384*
Malgaigne の圧痛点　*317*
malignant fibrous histiocytoma（MFH）　*257*, **283**, *305*
malignant peripheral nerve sheath tumor　*303*
malignant rheumatoid arthritis　*231*
mallet finger　*132*, *366*
malunion　*324*
manual muscle testing（MMT）　*22*, *340*
manual reduction　*321*
Marfan 症候群　*54*
marginal margin　*265*
Mayo 分類　*358*
Mazabraud 症候群　*292*
McGregor 法　*46*
McKenzie 体操　*433*
McLaughlin 法　*120*
McMurray test　*161*
medial collateral ligament（MCL）　*135*
median nerve palsy　*403*
meningioma　*102*
meningocele　*45*
meniscus injury　*160*
Meralgia paresthetica　*416*
merlin　*56*
mesenchymal stem cell　*4*
metacarpal fracture　*365*
metaphyseal fracture　*316*
metaphyseal-diaphyseal angle（MDA）　*153*
metaphysis　*2*
metastatic bone tumor　*288*
methicillin resistant *Staphylococcus aureus*（MRSA）　*95*, *245*
methotrexate　*266*
Meyerding 分類　*96*
micro endoscopic discectomy（MED）　*94*
middle column　*333*
middle glenohumeral ligament（MGHL）　*344*
middle phalanx fracture　*366*
Mikulicz 線　*153*, *210*
Milch 法　*347*
minimally invasive plate osteosynthesis（MIPO）　*323*
minimally invasive spine stabilization（MISt）　*96*
modeling　*6*, *320*
Modic change　*107*
modified total sharp score　*229*
Monteggia 脱臼骨折　*360*
Morley テスト　*420*
morphological fracture　*181*
mortise view　*384*
Morton 病　*417*
MP 関節　*130*
MRI　*25*
multi directional instability（MDI）　*116*
multi-planar reconstruction（MPR）　*318*
multiple hereditary exostoses　*278*
multiple sclerosis（MS）　*73*
multi-point cane　*444*
muscle belly　*12*
musculoskeletal infection society（MSIS）　*253*
myelography　*71*
myeloma　*285*
myelomeningocele　*45*
myelopathy hand　*68*
myeloschisis　*45*
Myerson 分類　*392*
myositis ossificans　*243*, *324*
myotome　*68*
myxofibrosarcoma　*301*
myxoid/round cell liposarcoma　*300*
myxopapillary ependymoma　*103*

N

Neer 分類　*351*
nerve conduction velocity　*402*
neuralgia　*422*
neuralgic amyotrophy（NA）　*409*, *412*, *425*
neurapraxia　*353*, *400*
neurinoma　*101*
neurocentral junction　*43*
neurofibroma　*299*
neurofibromatosis type 1（NF1）　*56*
neurofibromatosis type 2（NF2）　*56*
neurofibromin　*56*
neurogenic pain　*422*
neuromuscular scoliosis　*53*
neuropathic pain　*422*
neurotmesis　*400*
nidus　*274*
non-contact injury　*157*
nonossifying fibroma　*277*
non-union　*325*
notochord　*43*
NSAIDs　*29*
numerical rating scale（NRS）　*88*
nurse-maid's elbow　*358*

O

oblique fracture　*316*
occult fracture　*316*
occupational therapy（OT）　*430*
Ollier 病　*273*
Ombrédanne 線　*142*
omovertebral bone　*113*
onion peel appearance　*259*
onion-skin appearance　*282*
open fracture　*316*
orthopaedic sign　*45*
Ortolani 法　*141*
os odontoideum　*329*
Osborne バンド　*413*
Osgood-Schlatter 病　**164**, *218*, *222*
ossification of ligamentum flavum（OLF）　*82*, **84**
ossification of posterior longitudinal ligament（OPLL）　*82*
　── of cervical spine　*82*
ossification of spinal ligament　*81*
ossification of yellow ligament（OYL）　*82*, **84**
osteoarthritis　*203*
　── of the hip　*204*
　── of the knee　*209*
osteocalcin　*5*
osteochondritis dissecans　*165*, *223*, **237**

osteochondroma 257, **269**
osteogenesis imperfecta **194**, 318
osteoid 4
　——osteoma 274
osteomalacia 185
osteomyelitis 325
osteon 3
osteonecrosis 213
　——of the femoral head 213
osteopetrosis 196
osteopontin 5
osteoporosis 179
osteosarcoma 257, **279**
overuse injury 164
overuse syndrome 399
O 脚 152, 182, 210

P

Pace test 415
packet 3
Paget's disease of bone 200
Panner 病 222
Papineau 法 249
paraplegia 340
parathyroid hormone（PTH） 7
　——related protein（PTHrP） 189
Parrot 仮性麻痺 252
passive stretching pain 398
patellar tendon reflex（PTR） 88
pathological dislocation 326
pathological fracture 315
Patrick テスト 206
Pauwels 理論 205
pedicle screw（PS） 52, 54
pedicle sign 89, 288
pedicle subtraction osteotomy（PSO）
　　61
peel back mechanism 121
pelvic incidence（PI） 61
pelvic tilt（PT） 61
perception 22
percutaneous endoscopic discecto-
　my（PED） 94
perfect O sign 403, 410
periarthritis of the shoulder 121
perilunate dislocation 364
periosteum 2
peripheral arterial disease（PAD）
　　98

Perkins 線 142
peroneal nerve palsy 405
Perthes 病 218
phalanx fracture 366
Phalen テスト 411
physical therapy（PT） 427
physiotherapy 427
pigmented villonodular synovitis
　（PVS） 235
pilon 骨折 386
pincers mechanism 79
PIP 関節 130
pivot shift test 158
plantar fascitis 168
pleomorphic liposarcoma 300
pleomorphic rhabdomyosarcoma
　　302
POEMS（polyneuropathy, organo-
　megaly, endocrinopathy, M-
　protein and skin changes）症候群
　　285
pollex rigidus 242
polydactyly 129
Ponseti 法 171
positional dislocation 115
positive sharp wave 402
**positron emission tomography
　（PET）** 26
posterior column 333
posterior cord injury 340
posterior cruciate ligament injury
　　159
posterior drawer test 159
posterior jerk test 349
posterior longitudinal ligament 82
posterior lumbar interbody fusion
　（PLIF） 61
posterior spinal artery syndrome
　　49
posterolateral rotatory instability
　（PLRI） 135
post-traumatic osteoarthritis 325
Preiser 病 223
primary hyperparathyroidism 188
primary survey 308
proliferative cell zone 6
proprioceptive neuromuscular facil-
　itation（PNF） 427
proteoglycan 5, 9

proximal femoral fracture 371
proximal phalanx fracture 366
pseudoarthrosis 325
pseudogout 234
pseudohypoparathyroidism 190
pseudoparalysis 247
pseudopseudohypoparathyroidism
　　190
psoas position 64
pulled elbow 124, 358
pulmonary embolism（PE） 319
pulmonary thromboembolism（PTE）
　　319
punched out lesion 286
push-up 訓練 435
pyogenic arthritis 250
pyogenic flexor tenosynovitis 134
pyogenic osteomyelitis 245
pyogenic spondylitis 63

Q

quadriplegia 340

R

radial deficiency 127
radial nerve palsy 404
radiculopathy 67
Ranawat 法 46
range of motion（ROM） 19
rapidly destructive coxarthrosis
　（RDC） 217
receptor activator of nuclear
　factor-κB（RANKL） 4
reconstruction 6
recurrent dislocation 326
　——of the shoulder 115
Redlund-Johnell 法 46
reduction 320
referred pain 91
reflex sympathetic dystrophy（RSD）
　　325, 423
remodeling 6, 320
retropharyngeal distance 332
reverse Bankart 損傷 349
reverse Hill-Sachs 損傷 349
rheumatoid arthritis（RA） 223
rickets 185
ring finger split sign 411
ring injury 367

Risser sign 52
rocker-bottom foot 172
Roland 骨折 366
Romberg 徴候 24
Roos テスト 419
root lesion 340
Rosenberg 撮影 210
rotational displacement 317
Rüedi 分類 386
ruffled border 4

―――― S ――――
sacral slope (SS) 61
sacral sparing 340
sagittal vertical axis (SVA) 61
Salter-Harris 分類 316, 379
Sanders 分類 389
sarcopenia 449
Saturday night palsy 404
scaphoid fracture 363
Scarpa 三角 207
Schatzker 分類 381
Scheuermann 病 58
Schwab's spinal osteotomy classification 61
schwannoma 101, 258, **298**
Schwannomatosis 56
Schwann 細胞 13, 299
sclerosing epithelioid fibrosarcoma 301
scoliosis 50
seat belt injury 334
secondary hyperparathyroidism 189
secondary survey 310
Seddon 分類 400
selective estrogen receptor modulator (SERM) 29, 182
Semmes-Weinstein モノフィラメントテスト 401
sensation 22
sepsis 247
septic arthritis of the hip 149
sequester 246
sesamoid bone 2
Sever 病 176, 218, 223
Sharpey 線維 11
shear type fracture dislocation 334
shearing fracture 315

Shenton 線 142
shepherd's crook deformity 293
shin splints 167
short bone 1
short TI inversion recovery (STIR) 96
Shprintzen-Goldberg 症候群 55
shredded carrots 299
Sillence 臨床分類 194
simple bone cyst 257
simple cyst 289
Sinding Larsen-Johansson 病 218, 222
Sjögren 症候群 226
skeletal muscle tumors 302
skeletal traction 321
skeleton 1
skin traction 321
SLAP(superior labrum anterior and posterior)損傷 121
sleeve fracture 380
slipped capital femoral epiphysis 144
Slocum 理論 135
SLR (Straight Leg Raising) 394
Smith 骨折 362
SNAC(scaphoid nonunion advanced collapse) wrist 138, 363
snapping finger 241
snowstorm shadow 319
snuff box 363
soap-bubble sign 275
somite 43
space available for the spinal cord (SAC) 77
spicula 259, 282
spilled teacup configuration 364
spina bifida 45
―― aperta 45
―― occulta 45
spina malleolar distance (SMD) 19
spinal cord injury 339
spindle cell/sclerosing rhabdomyosarcoma 302
spine fracture and dislocation 328
spiral fracture 316
split Russell 法 377
spondyloepiphyseal dysplasia congenita 198

spondylolysis 96
spondylosis 99
sprain 326
Sprengel 変形 113
Spurling テスト 24, 69
SRS-Schwab 分類 60
Steinbrocker の病期分類 229
Stewart-Treves 症候群 303
Stickler 症候群 199
Stimson 法 347
straight leg raising test (SLR test) 24, 89, 436
stress fracture 167, 315
striated muscle 12
subchondral bone 9
subcutaneous hemorrhage 317
Sudeck 骨萎縮 424
Sulcus sign 116
sunburst 259
Sunderland 分類 400
superior glenohumeral ligament (SGHL) 344
supraspinous ligament 82
surgical site infection (SSI) 34
surgical staging system (SSS) 264
swannneck deformity 132
swelling 317
synarthroidal joint 8
syndactyly 128
synovial fluid 8
synovial joint 8
synovial membrane 8
synovial sarcoma 258, **304**
syringomyelia 48

―――― T ――――
target sign 298
tartrate-resistant acid phosphatase 4
tear drop sign 405, 410
tenderness 317
tennis leg syndrome 396
tension band wiring 380
tension sign 23
terminal artery 318
tertiary hyperparathyroidism 189
tertiary survey 310
tethered cord 45
TFCC 損傷 136

外国語索引

T-handle cane　444
therapeutic exercise　427
Thomas テスト　207
Thompson テスト　396
Thomsen テスト　124, 241
thoracic outlet syndrome（TOS）
　　　　418
three column theory　333
throwing shoulder　122
thumb spica　364
tide mark　9
Tinel 徴候　18, 401
toe-in gait　172
torsion fracture　315
torticollis　41
trabeculation　289
transcatheter arterial embolization
　（TAE）　370
transient osteoporosis of the hip
　　　　217
transient synovitis of the hip　150
translational displacement　317
transverse cord lesion　340
transverse fracture　316
transverse lesion syndrome　76, 79
traumatic dislocation　326
traumatic fracture　315
treadmill　428
Treat To Target　229
Trendelenburg 徴候　141, **205**
Trethowan 徴候　145
tricalcium phosphate（TCP）　39
trigger finger　241

trochanter malleolar distance(TMD)
　　　　19
Trousseau 徴候　189
tuberculous arthritis　252
　――of the hip　151
tuberculous spondylitis　64
tumor-induced osteomalacia（TIO）
　　　　185
Turner 症候群　122

U
ulnar deficiency　127
ulnar nerve palsy　404
ultrasonographic joint space（UJS）
　　　　150
undifferentiated pleomorphic
　sarcoma　305
unilateral unsegmented bar　53

V
valgus stress　160
vascular malformation　297
vascular tumors　303
vascularized bone graft　325
venous thromboemolism（VTE）
　　　　319
vertebral column resection（VCR）
　　　　61
vertical compression(VC)　331
Vickers ligament　128
vincristine　267
Virchow の3徴　319
visual analog scale（VAS）　88

vital sign　308
Volkmann canal　3
Volkmann 拘縮　131, **354**
voluntary dislocation　326
von Hippel-Lindau 病　105
von Recklinghausen 病　56
Von Rosen 装具　142

W
Waldenstrom 徴候　219
Waller 変性　402
wartenberg 徴候　414
Wartenberg 反射　23, 70
Wassel 分類　129
Watson-Jones 分類　357
Weber 牽引　377
Weil-Marchesani 症候群　55
wide margin　265
Williams 体操　433
Wilson 徴候　238
winking owl sign　89, 288
woven bone　320
Wright テスト　421
wryneck　41

X
X 脚　152, 210

Y
yellow ligament/ligamentum
　flavum　82
Y-shaped　293

【編者略歴】

大鳥精司（おおとりせいじ）
1994年千葉大学医学部卒業，2001年同大学院修了．2002年カルフォルニア大学サンディエゴ校に留学．以後，2003年からは千葉大学大学院医学研究院整形外科学にて助教，2012年同院にて講師，2015年准教授，2016年教授就任．2018年千葉大学大学院医学研究院副研究院長，千葉大学医学部附属病院・浦安リハビリステーション教育センター長兼任．2019年同院のスポーツメディクスセンター長，痛みセンター長兼任．2019年より日本整形外科学会理事．現在に至る．

髙相晶士（たかそうまさし）
1989年千葉大学医学部卒業，1996年同大学院修了．以後国立千葉東病院などを経て，2006年北里大学整形外科講師，2007年北里大学整形外科診療准教授，2010年北里大学整形外科主任教授，2014年北里大学新世紀医療開発センター副センター長，2015年北里大学病院患者サービスセンター長，2018年北里大学病院副院長，2021年より病院長．専門は脊椎脊髄外科，脊柱変形．
日本整形外科学会専門医，日本整形外科学会認定脊椎脊髄病医，日本脊椎脊髄病学会認定指導医．

出家正隆（でいえまさたか）
1988年広島大学医学部医学科卒業，広島大学大学院医学系研究科修了後，広島大学助手（医学部），講師を経て，2008年広島大学大学院保健学研究科教授．
2015年に現職の愛知医科大学医学部整形外科学講座 主任教授．専門は整形外科学，特に膝関節，スポーツ医学で，靱帯損傷，半月板・軟骨損傷，膝蓋骨脱臼に対する治療を研究．

吉矢晋一（よしやしんいち）
1979年神戸大学医学部卒業，神戸大学整形外科および関連病院にて臨床研修の後，1984年米国クリーブランドクリニック整形外科留学，1986年神戸大学医学部附属病院整形外科助手，1988年明和病院整形外科医長（1995年から同部長），2002年神戸大学医学部運動機能学（整形外科）助教授，2005年兵庫医科大学整形外科教授，2019年退職，西宮回生病院顧問．日本整形外科学会名誉会員．

TEXT 整形外科学

1996年 1月10日　1版1刷　　　　　　© 2019
2012年 4月 1日　4版1刷
2017年 3月15日　　　4刷
2019年 9月 2日　5版1刷
2021年 8月20日　　　2刷

編　者
　おおとりせいじ　たかそうまさし　でいえまさたか　よしやしんいち
　大鳥精司　　髙相晶士　　出家正隆　　吉矢晋一

発行者
　株式会社 南山堂　代表者 鈴木幹太
　〒113-0034 東京都文京区湯島4-1-11
　TEL 代表 03-5689-7850　www.nanzando.com

ISBN 978-4-525-32055-3

JCOPY ＜出版者著作権管理機構 委託出版物＞
複製を行う場合はそのつど事前に（一社）出版者著作権管理機構（電話03-5244-5088，FAX 03-5244-5089, e-mail: info@jcopy.or.jp）の許諾を得るようお願いいたします．

本書の内容を無断で複製することは，著作権法上での例外を除き禁じられています．また，代行業者等の第三者に依頼してスキャニング，デジタルデータ化を行うことは認められておりません．